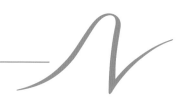

系統看護学講座

別巻

# 救急看護学

| | | |
|---|---|---|
| 山勢　博彰 | 山口大学大学院教授 | |
| 山勢　善江 | 湘南医療大学教授 | |
| 菅原　美樹 | 札幌市立大学准教授 | |
| 石川　幸司 | 北海道科学大学准教授 | |
| 伊勢　雄也 | 日本医科大学付属病院薬剤部長 | |
| 清村　紀子 | 大分大学教授 | |
| 坂口　達哉 | 湘南医療大学助教 | |
| 佐藤　憲明 | 日本医科大学付属病院看護師長 | |
| 須田　果穂 | 山口大学大学院助教 | |
| 立野　淳子 | 小倉記念病院クオリティマネジメント課課長 | |
| 冨岡小百合 | 大阪府立中河内救命救急センター看護師長 | |
| 平尾　明美 | 千里金蘭大学教授 | |
| 福島　綾子 | 日本赤十字九州国際看護大学講師 | |
| 増山　純二 | 令和健康科学大学教授 | |
| 山田　裕紀 | 県立広島大学助教 | |

**医学書院**

**系統看護学講座　別巻　救急看護学**

| 発　　　行 | 1991 年 1 月 7 日 | 第 1 版第 1 刷 |
| | 1993 年 2 月 1 日 | 第 1 版第 4 刷 |
| | 1994 年 3 月 15 日 | 第 2 版第 1 刷 |
| | 1998 年 5 月 1 日 | 第 2 版第 9 刷 |
| | 1999 年 3 月 15 日 | 第 3 版第 1 刷 |
| | 2005 年 2 月 1 日 | 第 3 版第 8 刷 |
| | 2006 年 3 月 15 日 | 第 4 版第 1 刷 |
| | 2012 年 2 月 1 日 | 第 4 版第10刷 |
| | 2013 年 1 月 6 日 | 第 5 版第 1 刷 |
| | 2017 年 2 月 1 日 | 第 5 版第 5 刷 |
| | 2018 年 1 月 15 日 | 第 6 版第 1 刷 |
| | 2023 年 2 月 1 日 | 第 6 版第 6 刷 |
| | 2024 年 1 月 15 日 | 第 7 版第 1 刷Ⓒ |

著者代表　山勢博彰
やませ ひろあき

発 行 者　株式会社　医学書院
　　　　　代表取締役　金原　俊
　　　　　〒113-8719　東京都文京区本郷 1-28-23
　　　　　電話　03-3817-5600(社内案内)
　　　　　　　　　03-3817-5657(販売部)

印刷・製本　三美印刷

本書の複製権・翻訳権・上映権・譲渡権・貸与権・公衆送信権(送信可能化権
を含む)は株式会社医学書院が保有します.

ISBN978-4-260-05307-5

# はしがき

　救急医療は医の原点ともいわれる。われわれ人類は先史時代から，急病やけがに対して薬草や祈祷（きとう），傷の手当てなどを施してきた。こうした行為は，古代の救急処置そのものであって，現在の医療へとつながる治療とケアのはじまりととらえることができる。救急処置に始まる現代医療は，疾病や外傷を治すだけでなく，病気を予防し健康の維持と促進を目ざすようになった。昨今の救急医療でも，最初の処置である医療の「入り口」だけではなく，治療後の継続医療や地域医療への橋渡しなどの「出口」にも目が向けられるようになった。これは，諸外国に例をみないスピードで高齢化が進むわが国の医療構造の変化を反映したものでもある。また，傷病者の命を救い社会復帰に導くための一連の流れである「救命の連鎖」において，「心停止の予防」が位置づけられ，救急医療における疾病予防も重要視されるようになった。このように，医の原点として出発した救急医療は，最初の救急処置を主体としながらも，予防から社会復帰までの幅広い視野をもつようになった。

　救急看護は，救急医療の変化を受けてその役割が拡大してきた。かつて，救急看護とは，救急病院の初療室や救急外来での看護とみなされてきたが，プレホスピタルケアでの活動，災害急性期の看護，一般市民への救急処置と急病予防の教育などの役割も担うようになった。さらに，地域包括ケアシステムにおける救急看護の果たす役割についても議論されるようになった。また，医療におけるタスクシフト・タスクシェアが推進され，業務の移管と共同化が進められるようになり，救急看護師の役割にも影響を及ぼすようになった。それに伴い，救急看護の専門性も掘り下げられ，役割が拡大するだけでなく役割の深化が進んでいる。

　本書の基本的コンセプトは，救急看護はすべての看護職が学ぶべきものという考えのもと，看護師として知っておくべき救急看護の知識と技術を解説するというものである。何度か改訂を重ねてきたが，このコンセプトはかわっていない。加えて，救急看護の拡大する役割にこたえ，救命救急センターや救急病院での救急看護の展開だけでなく，プレホスピタルケア，院内救急，災害救急，在宅看護領域での救急，学校保健や産業保健における救急などにも言及している。

　本書は，看護の初学者の学習に適したテキストであるとともに，拡大と深化が進む救急看護の役割を専門的な視点で解説したテキストでもある。救急看護の基礎から臨床実践へと応用できる知識と技術を，本書から学び取ってほしい。

2023年11月

著者を代表して

山勢博彰

# 目次

第1章 **救急看護の概念**

山勢博彰・増山純二・山勢善江

A **救急看護とは** ……………… 山勢博彰 **2**
　① 救急看護の定義と役割 ………………… 2
　　1 救急看護とは ……………………………… 2
　　2 救急看護の特徴 …………………………… 2
　　3 救急看護の役割 …………………………… 5
　② 救急看護師と救急看護の専門性 …… 7
　　1 救急看護師とは …………………………… 7
　　2 救急看護の専門性 ……………………… 10
　③ 救急看護の課題と展望 ……………… 11
　　1 救急看護の学術的側面と高度専門化
　　　………………………………………………… 11
　　2 救急看護師による社会への貢献 ……… 11
　　3 タスクシフト・タスクシェアの推進
　　　………………………………………………… 12
　　4 救急看護師の健康問題 ………………… 12
B **救急医療体制** ……………………… **12**
　① わが国の救急医療体制 ……………… 12
　　1 救急医療の歴史 ………………………… 12
　　2 救急医療システム ……………………… 14
　　3 救急医療施設 …………………………… 15
　　4 救急搬送システム ……………………… 16
　　5 救急医療情報システム ………………… 19
　　6 救命の連鎖 ……………………………… 20
　　7 救急救命士制度 ………………………… 21
　　8 メディカルコントロール体制 ………… 21
　② 諸外国の救急医療体制 ……………… 22
　　1 アメリカの救急医療体制 ……………… 22
　　2 ヨーロッパの救急医療体制 …………… 23
C **救急看護の場** …………… 増山純二 **23**
　① プレホスピタルケア(病院前救護) …… 23

　　1 プレホスピタルケアにおける
　　　救急蘇生法 ……………………………… 24
　　2 救急隊との連携・協働 ………………… 25
　　3 ドクターカー・ドクターヘリ ………… 26
　② インホスピタルケア ………………… 27
　　1 救急初療室・救急外来 ………………… 27
　　2 X線室・CT室，手術室，
　　　カテーテル室，内視鏡室 ……………… 27
　　3 救急病棟(集中治療室，高度治療室，
　　　一般病室) ……………………………… 28
　　4 院内救急 ………………………………… 28
　③ 災害医療 ……………………………… 29
　　1 災害の定義 ……………………………… 30
　　2 災害医療体制 …………………………… 30
　　3 世界の災害と被災地への支援 ………… 33
　④ 地域医療 ……………………………… 33
　　1 地域包括ケアシステム ………………… 34
　　2 学校保健 ………………………………… 34
　　3 産業保健 ………………………………… 35
D **救急看護と法的・倫理的側面** …… **36**
　① 関連法規と救急看護 ………………… 36
　　1 看護師による医行為 …………………… 36
　　2 医師と救急救命士に関する法律 ……… 39
　　3 救急医療に関連する法的責任 ………… 40
　② 倫理面への配慮 …………… 山勢善江 41
　　1 インフォームドコンセント …………… 42
　　2 アドボカシー …………………………… 43
　　3 予期しない終末期 ……………………… 43
　　4 プライバシー保護 ……………………… 45

# 第2章　救急看護の対象の理解

山勢博彰・山勢善江

## A 救急患者の特徴 ……………… 山勢博彰 48
- 1 救急出動件数からみた特徴 ………… 48
- 2 患者背景の特徴 ……………………… 49
  - 1 患者層に特徴がある ……………… 49
  - 2 情報が限られている ……………… 49
  - 3 社会情勢によって影響を受ける … 50
- 3 発症様式と病態の特徴 ……………… 50
  - 1 突然の発症 ………………………… 50
  - 2 緊急度が高い ……………………… 50
  - 3 重症度がさまざまである ………… 51
  - 4 発症原因の多様性 ………………… 51
  - 5 さまざまな病態を呈する ………… 51
  - 6 発症の時間と場所による特徴がある
    ………………………………………… 51
- 4 心理的特徴 …………………………… 52
  - 1 コミュニケーションがむずかしい … 52
  - 2 不安と恐怖が強い ………………… 52
  - 3 さまざまな心理的ストレス反応を示す
    ………………………………………… 53
  - 4 精神的な危機状態にある ………… 53
  - 5 精神症状が合併しやすい ………… 54

## B 救急患者家族の特徴 ………… 山勢善江 54
- 1 家族システムへの影響 ……………… 54
- 2 心理・社会的特徴 …………………… 55
  - 1 パニック状態 ……………………… 56
  - 2 情報不足による不安やいらだち … 56
  - 3 心理的ストレス反応 ……………… 57
  - 4 代理意思決定による葛藤 ………… 57
  - 5 悲嘆反応 …………………………… 57
  - 6 家族システムの不均衡状態 ……… 58
  - 7 経済的負担 ………………………… 58
  - 8 家族の発達課題への影響 ………… 58
- 3 家族のニーズ ………………………… 58

# 第3章　救急看護体制と看護の展開

菅原美樹・福島綾子・石川幸司・山勢善江・山田裕紀

## A 初期・第二次救急医療における対応
………………………………… 菅原美樹 62
- 1 看護体制 ……………………………… 62
  - 1 施設と設備 ………………………… 62
  - 2 人員配置 …………………………… 62
- 2 看護の展開 …………………………… 63
  - 1 患者の受け入れシステム ………… 63
  - 2 トリアージ ………………………… 63
  - 3 初期対応 …………………………… 66
  - 4 処置・検査・手術への対応 ……… 66
  - 5 家族や付添人への対応 …………… 67
  - 6 院内他部門・多職種との連携 …… 67
  - 7 他院との連携 ……………………… 68
  - 8 看護記録 …………………………… 69

## B 第三次救急医療における対応 …… 69
- 1 看護体制 ……………………………… 69
  - 1 施設と設備 ………………………… 69
  - 2 人員配置 …………………………… 70
- 2 看護の展開 …………………………… 70
  - 1 患者の受け入れシステム ………… 70
  - 2 トリアージ ………………………… 70
  - 3 初期対応 …………………………… 71
  - 4 処置・検査・手術への対応 ……… 72
  - 5 家族への対応 ……………………… 73
  - 6 院内他部門・多職種との連携 …… 74
  - 7 他院との連携 ……………………… 75
  - 8 看護記録 …………………………… 75

## C 災害時における対応 ……………… 75
- 1 救急看護に求められる災害時の対応 … 75
  - 1 災害サイクル ……………………… 75
  - 2 災害時の医療対応の原則
    「CSCATTT」 …………………… 76
- 2 看護の展開 ………………… 福島綾子 76
  - 1 超急性期・急性期 ………………… 76

**2** 亜急性期・慢性期 ……………………… 82
**3** 静穏期・準備期 ………… 菅原美樹 82
**3** 他機関多職種との連携 ………… 福島綾子 83
**D** 院内急変時における対応 ……… 石川幸司 85
**1** 初期対応 …………………………………… 85
**2** 処置・検査・手術への対応 …………… 86
**3** 家族への対応 …………………………… 87
**4** 院内他部門・多職種との連携 ………… 87
**5** 看護記録 ………………………………… 88
**E** 終末期における対応 ………… 山勢善江 88
**1** 看護師の役割と対応 …………………… 88
**1** 苦痛の緩和 …………… 福島綾子 89
**2** 意思決定の支援 ……………………… 92
**3** 悲嘆へのケア ………… 山勢善江 94
**4** 看護記録 ……………………………… 95
**2** 連携システム …………………………… 96
**1** チーム医療の推進 …………………… 96

**2** 組織体制の整備 ………………………… 96
**3** 脳死への対応 …………………………… 96
**1** 脳死状態と植物状態の違い ………… 96
**2** 脳死と臓器移植 ……………………… 97
**3** 脳死患者の看護 ……………………… 98
**4** 脳死患者の家族への看護 …………… 98
**F** 在宅療養における対応 ………………… 98
**1** 在宅療養をめぐる状況 ………………… 98
**2** 看護の展開 …………… 山田裕紀 100
**1** 連携システム ………………………… 100
**2** 初期対応 ……………………………… 101
**3** 家族への対応 ………… 山勢善江 104
**4** 看護記録 ……………………………… 105
**G** 学校保健における対応 ……………… 105
**1** 連絡システム ………………………… 106
**2** 初期対応 ……………………………… 107
**3** 看護記録 ……………………………… 107

第4章 **救急患者の観察とアセスメント**

冨岡小百合・清村紀子・坂口達哉・平尾明美・菅原美樹・須田果穂・山勢博彰

**A** 周囲の状況確認と感染予防対策
…………………………… 冨岡小百合 110
**1** 初療場面における周囲の状況確認と
感染予防対策 ………………………… 110
**2** 院内急変時における周囲の状況確認と
感染予防対策 ………………………… 111
**3** 在宅急変時における周囲の状況確認と
感染予防対策 ………………………… 112
**4** 学校や産業の場での救急時における
周囲の状況確認と感染予防対策 112
**5** 急性感染症(インフルエンザ,
COVID-19 など)の対応における
周囲の状況確認と感染予防対策 ……… 112
**B** 全身の概観の観察とアセスメント
…………………………… 清村紀子 113
**1** 救急の場における
フィジカルアセスメント …………… 113
**1** 生命危機の有無 ……………………… 113
**2** 緊急度・重症度・優先順位 ………… 113

**3** フィジカルアセスメントの3つの相
………………………………………… 114
**4** フィジカルアセスメントにおける
臨床推論のプロセス ………………… 115
**2** 全身の概観の観察とアセスメントの方法
………………………………………… 115
**1** 第一印象
(ファーストインプレッション) …… 116
**2** ABCDE アプローチ ………………… 116
**3** 健康歴の聴取・問診 ………………… 116
**4** 身体診査のスクリーニング ………… 118
**C** 緊急検査 ……………………… 坂口達哉 123
**1** 血液の検査 …………………………… 123
**1** 血球計算(血算) ……………………… 124
**2** 血液生化学検査 ……………………… 124
**3** 凝固・線溶系検査 …………………… 124
**4** 血液型検査 …………………………… 124
plus　救急診療における血糖検査 ………… 124
**5** 血液ガス分析 ………………………… 126
**2** 尿検査 ………………………………… 126

plus 尿中薬物スクリーニング検査 ……… 126
③ 感染症に関連した検査 …………… 128
　❶各種培養検査 …………………… 128
　❷PCR 検査 ……………………… 128
　❸抗原検査 ……………………… 128
④ 生理機能検査 …………………… 129
　■心電図検査 …………………… 129
⑤ 画像検査 ………………………… 129
　❶超音波検査(エコー検査) ……… 129
　❷単純 X 線撮影 ………………… 129
　❸CT ……………………………… 130
　❹MRI ……………………………… 130
　plus 死のトンネル ………………… 130
　❺血管造影検査 ………………… 131
　❻内視鏡検査 …………………… 131
D 脳・神経系 ……………… 平尾明美 131
① 脳・神経系の観察とアセスメント … 132
　❶問診 …………………………… 132
　❷視診 …………………………… 134
　❸触診 …………………………… 136
　plus 頭痛 …………………………… 137
② 随伴症状の観察とアセスメント … 138
　❶呼吸状態 ……………………… 138
　plus 痙攣 …………………………… 138
　❷循環状態 ……………………… 139
　❸体温 …………………………… 139
　❹皮膚 …………………………… 139
E 呼吸器系 ………………… 菅原美樹 139
① 呼吸器系の観察とアセスメント …… 140
　❶問診 …………………………… 140
　❷視診 …………………………… 140
　❸聴診 …………………………… 143
　❹触診 …………………………… 144
② 随伴症状の観察とアセスメント … 145
　❶意識状態 ……………………… 145
　❷血圧・脈拍 …………………… 145
　❸チアノーゼ …………………… 145
　❹咳と痰 ………………………… 145
　❺喘鳴 …………………………… 146
F 循環器系 ……………………… 146
① 循環器系の観察とアセスメント …… 146

　❶問診 …………………………… 146
　❷視診・触診 …………………… 147
　❸聴診 …………………………… 149
② 随伴症状の観察とアセスメント … 151
　❶意識状態 ……………………… 151
　❷呼吸状態 ……………………… 151
　❸体温 …………………………… 151
　❹胸部症状 ……………………… 151
　❺動悸・めまい・失神 ………… 152
　❻四肢の状態 …………………… 152
G 消化器系 ………………… 須田果穂 152
① 消化器系の観察とアセスメント …… 152
　❶問診 …………………………… 153
　❷視診 …………………………… 153
　❸聴診 …………………………… 154
　❹打診 …………………………… 154
　❺触診 …………………………… 155
② 随伴症状の観察とアセスメント … 155
　❶腹痛 …………………………… 155
　❷下痢・便秘 …………………… 157
　❸吐きけ・嘔吐 ………………… 157
　❹吐血・下血 …………………… 157
　❺胸やけ・嚥下障害 …………… 158
　❻黄疸 …………………………… 158
　❼腹水 …………………………… 158
　❽腰痛・背部痛 ………………… 159
　❾ヘルニア ……………………… 159
H 泌尿器・生殖器系 ……… 清村紀子 159
① 泌尿器・生殖器系の観察と
　アセスメント …………………… 160
　❶問診 …………………………… 160
　❷視診 …………………………… 161
　❸打診・触診 …………………… 162
② 随伴症状の観察とアセスメント … 164
　❶発熱 …………………………… 164
　❷疼痛 …………………………… 164
　❸出血 …………………………… 164
　❹排尿に関する症状と尿の変化 ……… 164
I 筋・骨格系 ……………… 坂口達哉 165
① 筋・骨格系の観察とアセスメント … 165
　❶問診 …………………………… 165

2 視診 …… 165

3 触診 …… 167

2 随伴症状の観察とアセスメント …… 167

1 循環動態 …… 167

2 疼痛 …… 168

3 不安 …… 168

J 内分泌・代謝系 …… 須田果穂 169

1 内分泌・代謝系の観察とアセスメント

…… 170

1 問診 …… 171

2 視診 …… 172

2 随伴症状の観察とアセスメント …… 172

1 精神症状 …… 172

2 倦怠感 …… 172

3 脱水 …… 172

K 精神状態 …… 山勢博彰・須田果穂 172

1 精神状態の観察とアセスメント …… 173

1 意識状態 …… 173

2 見当識 …… 173

3 言動 …… 173

4 記憶 …… 174

5 知覚・思考 …… 174

2 随伴症状の観察とアセスメント …… 175

1 身体症状 …… 175

2 身辺の状態 …… 175

3 対人関係 …… 176

4 生活状況と社会活動 …… 176

# 第5章 主要病態に対する救急処置と看護

佐藤憲明・平尾明美・菅原美樹・須田果穂・清村紀子・
石川幸司・増山純二・坂口達哉・山勢善江・山勢博彰

A 心肺停止状態への対応 …… 佐藤憲明 180

1 一次救命処置（BLS） …… 180

1 気道確保 …… 182

2 胸骨圧迫 …… 184

3 人工呼吸 …… 185

4 除細動 …… 187

2 二次救命処置（ALS） …… 190

1 原因の検索と治療 …… 192

2 静脈路の確保と薬剤投与 …… 192

3 気管挿管・気道確保 …… 192

3 小児の心肺蘇生 …… 194

1 気道確保 …… 194

2 胸骨圧迫 …… 194

3 人工呼吸 …… 196

4 小児および乳児の除細動 …… 196

B 意識障害への対応 …… 平尾明美 196

a 意識障害とは …… 196

1 意識障害の定義 …… 196

2 意識障害をきたす要因と疾患 …… 197

b 意識障害時の救急処置と検査 …… 197

1 意識障害時の救急処置 …… 197

2 意識障害時の検査 …… 199

c 意識障害のある患者の初療時の看護 …… 200

1 生命を維持するためのケア …… 200

2 予防的ケア …… 201

3 家族へのケア …… 202

4 期待される治療・ケアの効果 …… 202

C 呼吸障害への対応 …… 菅原美樹 202

a 呼吸障害とは …… 203

1 呼吸障害（不全）の定義と分類 …… 203

2 呼吸不全の病態 …… 203

3 呼吸障害をきたす要因と疾患 …… 205

4 呼吸障害の症状 …… 205

b 呼吸障害時の救急処置と検査 …… 206

1 呼吸障害時の救急処置 …… 206

2 呼吸障害時の検査 …… 207

c 呼吸障害のある患者の初療時の看護 …… 208

1 呼吸困難を改善するためのケア …… 209

2 不安を軽減するためのケア …… 210

plus　喀血 …… 210

3 期待される治療・ケアの効果 …… 211

D ショック・循環障害への対応 …… 211

a ショックとは …… 212

1 ショックの定義と分類 …… 212

**2** ショックの病態 ················ 213

**3** ショックをきたす要因と疾患 ······ 214

**4** ショックの症状 ················ 214

**b** ショック・循環障害時の救急処置と

検査 ···························· 215

**1** ショック時の救急処置 ·········· 215

**2** ショック時の検査 ·············· 216

**c** ショック・循環障害のある患者の

初療時の看護 ···················· 217

**1** 生命を維持するためのケア ······ 217

**2** 呼吸・循環動態を改善するための

ケア ·························· 217

**3** 苦痛や不安を軽減するためのケア ··· 218

**4** 期待される治療・ケアの効果 ····· 218

**E** 急性腹症への対応 ········· 須田果穂 **218**

**a** 急性腹症とは ···················· 218

**1** 急性腹症の定義 ················ 218

**2** 急性腹症をきたす要因と疾患 ······ 218

**3** 急性腹症をきたす疾患の病態 ······ 219

**4** 急性腹症の症状 ················ 220

**b** 急性腹症時の救急処置と検査 ······· 221

**1** 急性腹症時の救急処置 ·········· 221

**2** 急性腹症時の検査 ·············· 223

**c** 急性腹症患者の初療時の看護 ······· 223

**1** 安楽のためのケア ·············· 224

**2** 検査・処置の準備と介助 ········· 224

**3** 不安を軽減するためのケア ······· 225

**4** 期待される治療・ケアの効果 ······ 225

**F** 泌尿器・生殖器障害への対応

························ 清村紀子 **225**

**1** 腰背部痛 ························ 225

**a** 腰背部痛とは ···················· 225

**b** 腰背部痛時の救急処置と検査 ······· 226

**1** 腰背部痛時の救急処置 ·········· 226

**2** 腰背部痛時の検査 ·············· 226

**c** 腰背部痛のある患者の初療時の看護 ··· 226

**1** 全身状態を改善するためのケア ····· 227

**2** 安楽のためのケア ·············· 227

**3** 不安を軽減するためのケア ······· 228

**4** 期待される治療・ケアの効果 ······ 228

**2** 尿閉 ···························· 228

**a** 尿閉とは ························ 228

**b** 尿閉時の救急処置と検査 ··········· 229

**1** 尿閉時の救急処置 ·············· 229

**2** 尿閉時の検査 ·················· 229

**c** 尿閉のある患者の初療時の看護 ····· 229

**1** 安楽のためのケア ·············· 229

**2** 予防的ケア ···················· 229

**3** 不安を軽減するためのケア ······· 229

**4** 期待される治療・ケアの効果 ······ 230

**3** 血尿 ···························· 230

**a** 血尿とは ························ 230

**b** 血尿時の救急処置と検査 ··········· 231

**1** 血尿時の救急処置 ·············· 231

**2** 血尿時の検査 ·················· 231

**c** 血尿のある患者の初療時の看護 ····· 232

**1** 全身状態を改善するためのケア ····· 232

**2** 予防的ケア ···················· 232

**3** 不安を軽減するためのケア ······· 232

**4** 期待される治療・ケアの効果 ······ 233

**4** 不正性器出血 ···················· 233

**a** 不正性器出血とは ················ 233

**b** 不正性器出血時の救急処置と検査 ······ 233

**1** 不正性器出血時の救急処置 ······· 233

**2** 不正性器出血時の検査 ·········· 233

**c** 不正性器出血のある患者の初療時の

看護 ···························· 233

**1** 検査・処置の準備と介助 ········· 234

**2** 全身状態を改善するためのケア ····· 234

**3** 予防的ケア ···················· 235

**4** 疼痛緩和のためのケア ·········· 235

**5** 不安を軽減するためのケア ······· 235

**6** 期待される治療・ケアの効果 ······ 235

**G** 体液・代謝異常への対応 ······· 須田果穂 **235**

**1** 脱水・溢水 ······················ 236

**a** 脱水・溢水とは ·················· 236

**b** 脱水・溢水時の救急処置と検査 ······· 237

**1** 脱水・溢水時の救急処置 ········· 237

**2** 脱水・溢水時の検査 ············ 238

**c** 脱水・溢水のある患者の初療時の看護

································ 238

**1** 脱水症状を改善するためのケア ····· 238

**2**溢水を改善するためのケア ……… 239

**3**期待される治療・ケアの効果 …… 239

**2 カリウムバランスの異常** …………… 239

**ⓐ カリウムバランスの異常とは** ……… 239

**ⓑ カリウムバランス異常時の救急処置と検査** ………………………………… 240

**1**カリウムバランス異常時の救急処置
……………………………………… 240

**2**カリウムバランス異常時の検査 …… 240

**ⓒ カリウムバランス異常のある患者の初療時の看護** ……………………………

**1**高カリウム血症を改善するためのケア ………………………………… 241

**2**低カリウム血症を改善するためのケア ………………………………… 241

**3**期待される治療・ケアの効果 …… 241

**3 血糖の異常** …………………………… 241

**ⓐ 血糖の異常とは** ……………………… 241

**ⓑ 血糖異常時の救急処置と検査** …… 243

**1**血糖異常時の救急処置 ………… 243

**2**血糖異常時の検査 ……………… 243

**ⓒ 血糖異常のある患者の初療時の看護** … 244

**1**高血糖・低血糖を改善するためのケア ………………………………… 244

**2**期待される治療・ケアの効果 …… 244

**H 感染症への対応** ………… 石川幸司 **244**

**1 敗血症** ………………………………… 245

**ⓐ 敗血症とは** …………………………… 245

■敗血症，敗血症性ショックの定義 … 245

**ⓑ 敗血症の救急処置と検査** ………… 247

**1**敗血症の救急処置 ……………… 247

**2**敗血症の検査 …………………… 247

**ⓒ 敗血症患者の初療時の看護** ……… 247

**1**呼吸・循環の安定化をはかるケア … 247

**2**感染管理のためのケア ………… 248

**3**急性期からの適切なケア ……… 248

**4**期待される治療・ケアの効果 … 248

**2 破傷風** ………………………………… 248

**ⓐ 破傷風とは** …………………………… 248

**ⓑ 破傷風の救急処置と検査** ………… 248

**1**破傷風の救急処置 ……………… 248

**2**破傷風の検査 …………………… 249

**ⓒ 破傷風患者の初療時の看護** ……… 249

**1**痙攣発作を予防するケア ……… 249

**2**予防的ケア ……………………… 249

**3**期待される治療・ケアの効果 … 249

**3 ウイルス性呼吸器感染症** …………… 249

**ⓐ ウイルス性呼吸器感染症とは** …… 249

**ⓑ ウイルス性呼吸器感染症の救急処置と検査** ………………………………… 250

**1**呼吸器感染症の救急処置 ……… 250

**2**呼吸器感染症の検査 …………… 250

**ⓒ ウイルス性呼吸器感染症患者の初療時の看護** ……………………………… 250

**1**呼吸状態の安定化をはかるケア …… 250

**2**予防的ケア ……………………… 250

**3**期待される治療・ケアの効果 … 250

**I 体温異常への対応** ………………… **251**

**1 熱中症** ………………………………… 251

**ⓐ 熱中症とは** …………………………… 251

**ⓑ 熱中症の救急処置と検査** ………… 252

**1**熱中症の救急処置 ……………… 252

**2**熱中症の検査 …………………… 252

**ⓒ 熱中症患者の初療時の看護** ……… 253

**1**体温管理のためのケア ………… 253

**2**症状を緩和するためのケア ……… 253

**3**予防的ケア ……………………… 253

**4**期待される治療・ケアの効果 … 253

**2 悪性高熱症** …………………………… 253

**ⓐ 悪性高熱症とは** ……………………… 253

**ⓑ 悪性高熱症の救急処置と検査** …… 254

**1**悪性高熱症の救急処置 ………… 254

**2**悪性高熱症の検査 ……………… 254

**ⓒ 悪性高熱症患者の初療時の看護** … 254

**1**バイタルサインの安定化をはかるケア ………………………………… 254

**2**予防的ケア ……………………… 254

**3**期待される治療・ケアの効果 …… 254

**3 悪性症候群** …………………………… 255

**ⓐ 悪性症候群とは** ……………………… 255

**ⓑ 悪性症候群の救急処置と検査** …… 255

**1**悪性症候群の救急処置 ………… 255

**2** 悪性症候群の検査 ……………… 255
**c** 悪性症候群患者の初療時の看護 ……… 255
**1** バイタルサインの安定化をはかる
ケア ……………………………… 255
**2** 期待される治療・ケアの効果 ……… 255
**4** 低体温症 ……………………………… 256
**a** 低体温症とは ……………………… 256
**b** 低体温時の救急処置と検査 ……… 256
**1** 低体温時の救急処置 ……………… 256
plus　凍傷 ……………………………… 256
**2** 低体温時の検査 …………………… 257
**c** 低体温の患者の初療時の看護 …… 257
**1** 体温管理のためのケア …………… 257
**2** 期待される治療・ケアの効果 ……… 257
**J** **外傷への対応** ……………… 増山純二 **257**
**a** 外傷とは …………………………… 258
**1** 外傷の分類 ………………………… 258
**2** 外傷の病態と症状 ………………… 258
**3** 各部の外傷 ………………………… 260
**b** 外傷時の救急処置と検査 ………… 266
**1** JATEC™ と JNTEC™ ……………… 266
**2** 外傷時の検査 ……………………… 267
**3** 外傷時の救急処置 ………………… 269
**c** 外傷患者の初療時の看護 ………… 272
**1** 受け入れ準備 ……………………… 272
**2** 第一印象 …………………………… 273
**3** 気道確保と呼吸管理のためのケア … 274
**4** 循環管理のためのケア …………… 275
**5** 意識障害（切迫する D）に対するケア
……………………………………… 275
**6** 体温管理のためのケア …………… 276
**7** 家族に対するケア ………………… 276
**8** 期待される治療・ケアの効果 ……… 277
**K** **熱傷への対応** ……………… 菅原美樹 **277**
**a** 熱傷とは …………………………… 277
**1** 熱傷の原因と分類 ………………… 277
**2** 熱傷深度と熱傷面積 ……………… 277
**3** 熱傷の重症度評価 ………………… 279
**4** 熱傷の病態と症状 ………………… 280
**b** 熱傷時の救急処置と検査 ………… 282
**1** 熱傷時の救急処置 ………………… 282

plus　化学損傷 ………………………… 282
**2** 熱傷時の検査 ……………………… 284
**c** 熱傷患者の初療時の看護 ………… 284
**1** 呼吸・循環・体液の安定を
はかるためのケア ………………… 284
plus　電撃傷 …………………………… 284
**2** 熱傷部位の清浄化をはかるケア … 285
**3** 体温を維持するためのケア ……… 285
plus　放射線障害 ……………………… 285
**4** 疼痛や不安を軽減するためのケア … 286
**5** 期待される治療・ケアの効果 ……… 286
**L** **中毒への対応** ……………… 坂口達哉 **286**
**a** 中毒とは …………………………… 286
**1** 中毒の定義 ………………………… 286
**2** 代表的な中毒症状 ………………… 287
**b** 急性中毒の救急処置と検査 ……… 287
**1** 中毒物質の同定 …………………… 288
plus　小児の誤飲と中毒 ……………… 288
**2** 全身管理 …………………………… 289
**3** 吸収の阻害 ………………………… 289
**4** 排泄の促進 ………………………… 290
**5** 解毒薬・拮抗薬 …………………… 291
**c** 中毒患者の初療時の看護 ………… 291
**1** 効果的な治療につなげるための
情報収集 …………………………… 291
**2** 検査・処置の準備 ………………… 292
**3** 全身状態のモニタリング ………… 292
**4** 心理的ケア ………………………… 292
**5** 期待される治療・ケアの効果 ……… 292
**M** **溺水への対応** ……… 山勢善江・坂口達哉 **293**
**a** 溺水とは …………………………… 293
**1** 溺水の定義 ………………………… 293
**2** 溺水の病態 ………………………… 293
**b** 溺水時の救急処置と検査 ………… 293
**1** 初期対応 …………………………… 293
**2** 病院到着後の対応 ………………… 294
plus　子どもの溺水 …………………… 294
**c** 溺水患者の初療時の看護 ………… 295
**1** 体温を維持するためのケア ……… 295
**2** 溺水にいたった原因の検索 ……… 295
**3** 心理的ケア ………………………… 296

④期待される治療・ケアの効果 ……… 296

**N 刺咬症への対応** ……… 坂口達哉 296

　**ⓐ 刺咬症とは** ……… 296

　　①刺咬症の定義と分類 ……… 296

　　②刺咬症の病態と症状 ……… 296

　**ⓑ 刺咬症の救急処置と検査** ……… 297

　**ⓒ 刺咬症患者の初療時の看護** ……… 299

　　①全身状態の観察と対応への準備 ……… 299

　　**plus　ペットによるアナフィラキシー
　　ショック** ……… 299

　　②痛みのコントロール ……… 300

　　③期待される治療・ケアの効果 ……… 300

**O 精神症状への対応** …… 山勢博彰・須田果穂 300

　**ⓐ 救急でよくみられる精神症状とは** ……… 300

　　①不安・パニック発作 ……… 300

　　②抑うつ ……… 300

③躁状態 ……………………………… 301

④興奮状態 ……………………………… 301

⑤昏迷 ……………………………… 301

⑥幻覚 ……………………………… 301

⑦妄想 ……………………………… 302

⑧せん妄 ……………………………… 302

　**ⓑ 精神症状があるときの救急処置と検査**
　……………………………… 303

　　①精神症状があるときの救急処置 …… 303

　　②精神症状があるときの検査 ……… 303

　**ⓒ 精神症状のある患者の初療時の看護** …… 304

　　①看護師の基本的対応 ……… 304

　　②接遇とコミュニケーション ……… 304

　　③各精神症状への対応 ……… 304

　　④自殺企図者への対応 ……… 305

　　⑤期待される治療・ケアの効果 …… 306

# 第6章　救急時の看護技術

山田裕紀・冨岡小百合・佐藤憲明・立野淳子

**A 救急患者の搬送** ……… 山田裕紀 310

　① ストレッチャーでの移送 ……… 310

　② 担架での搬送 ……… 313

**B 止血法** ……… 冨岡小百合 314

　① 直接圧迫止血法 ……… 314

　② 間接圧迫止血法 ……… 315

　③ 止血帯法 ……… 316

　④ 鼻出血の止血 ……… 318

　⑤ 耳出血の止血 ……… 320

**C 酸素投与** ……… 320

**D 人工呼吸** ……… 佐藤憲明 323

**E 気管切開** ……… 冨岡小百合 327

**F 吸引** ……… 立野淳子 329

　① 口腔・鼻腔内吸引 ……… 329

　② 気管内吸引(気管吸引) ……… 330

**G 血管確保** ……… 333

　① 末梢静脈血管確保 ……… 333

　② 中心静脈ライン確保 ……… 335

**H 輸液と輸血** ……… 337

　① 輸液 ……… 337

　② 輸血 ……… 339

**I 心電図モニター** ……… 341

**J 観血的動脈圧モニター** ……… 343

**K 膀胱内留置カテーテル** ……… 345

**L 胃管挿入・胃洗浄** ……… 348

**M 穿刺** ……… 山田裕紀 351

　① 胸腔穿刺 ……… 351

　② 胸腔ドレナージ ……… 353

　③ 心嚢穿刺 ……… 356

　④ 腹腔穿刺 ……… 358

　⑤ 腰椎穿刺 ……… 360

**N 整復固定と牽引** ……… 362

　① 整復固定 ……… 362

　② 牽引 ……… 364

**O 創傷処置** ……… 367

**P 開胸心マッサージ** ……… 369

# 第7章 救急時に使用される医薬品

伊勢雄也

A 救急時の医薬品使用時の注意点 ………… 374

   ■1 薬剤の知識 ……………………… 374

   ■2 緊急時の指示の確認 ……………… 375

   ■3 投与後の観察と記録 ……………… 375

B 救急時に使用するおもな医薬品 ……… 375

   1 昇圧薬 …………………………… 375

   2 降圧・冠血管拡張薬 ……………… 377

   3 抗不整脈薬 ……………………… 378

4 抗てんかん薬 …………………………… 379

5 鎮静薬 ……………………………… 380

6 筋弛緩薬・拮抗薬 ……………………… 381

7 鎮痛薬 ……………………………… 382

8 止血薬(特異的中和薬) ……………… 383

9 その他の救急医薬品

   (利尿薬,電解質製剤) ……………… 384


• 動画一覧 ………………………………………………………………………………… 386

• 索引 ……………………………………………………………………………………… 387

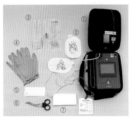

◦図 5-12　自動体外式除細動器(AED)

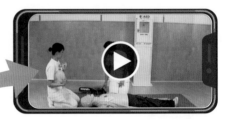

本文中または,巻末の動画一覧の
QRコードから動画を視聴するこ
とができます

# 第 1 章

## 救急看護の概念

# A 救急看護とは

## 1 救急看護の定義と役割

### 1 救急看護とは

#### ◆ 救急医療における救急看護

　救急医療とは，急病・けが・災害など，急に身体の疾患または損傷を受けた人々を対象に診療する医療のことである。対象となる救急患者は救急処置が必要なさまざまな人々であり，患者の年齢・性別・疾患の内容・外傷の種類・重症度などを問うことはない。

　救急看護は，このような救急医療における看護と位置づけられるもので，救急患者への救急処置，緊急度・重症度の判断，医療行為の介助，生活行動援助，精神的サポートなどの看護活動が展開される。救急看護の基本的な目的は，対象の「命を救い，生を支える」ことにある。

#### ◆ 救急看護の定義

　日本救急看護学会では，「救急看護とは，さまざまな状況において突然に生じた傷害または急激な疾病の発症や急性増悪等によって，医療を必要とする人々に対する迅速かつ適切な看護実践をいう[1]」と定義している。この定義は，実践の場や看護の実施者を特定せずに，臨床現場で救急医療を必要とする人々への看護実践に焦点をあてたものとなっている。救急看護は臨床実践以外にも，管理業務，教育指導，看護研究，医療政策への関与などさまざまな役割も果たしているが，こうした役割は現場での実践を支えたり向上させたりするものでもある。

　救急看護で定義された実践の特徴は，日本救急看護学会により 5 つの実践概要として示されている（◯表 1-1）。

### 2 救急看護の特徴

　救急看護とは対象の特定の状況に対応する看護であり，その状況とは一時的で緊急性のある救急状況をさしている。したがって，「救急医療施設で実践される看護」「救急看護師が行う看護」「救急医療施設に来院（または入院）した患者の看護」だけが救急看護ではない。救急看護は，場所，疾患，傷病のある臓器，対象の発達段階，診療科，重症度を問わず実践される看護である。

---

1）日本救急看護学会：救急看護とは．（https://jaen.jp/intro/job/#job01）（参照 2023-11-16）.

○ **表 1-1　救急看護の実践概要**

1. ケアの受け手の個別ニーズを，状況（場・緊急性・重症度）と予測性を含めた情報から判断する。
2. ケアの受け手の状況から回復や悪化への変化を予測し，幅広い選択肢のなかから優先度に応じた実践をする。
3. おこりうる課題や問題に対して，予測的および予防的な看護実践とその評価を行う。
4. ケアの受け手がおかれている状況の判断に基づき，おこりえる結果を予測しながら多職種連携の必要性を見きわめ実施する。
5. 危機的状況にあるケアの受け手の切迫した状況を，周囲の人々への調整を介して支援する。

（日本救急看護学会：救急看護の仕事〈https://jaen.jp/intro/job/#job01〉〈参照 2023-11-16〉による）

### ◆ 救急看護の場

　病院などの施設内には，救急外来，救急医療施設，手術室，集中治療室 intensive care unit（ICU），すべての領域の一般病棟と一般外来，さまざまな検査室など多くの部署がある。なかでも救急外来と救急医療施設は，量的に最も多くの救急患者を扱っているところである。

　施設外での救急看護の場は，在宅，学校，職場などの地域にも存在する。また，傷病者の発生場所から病院に搬送されるまでの**プレホスピタルケア❶**（◉23 ページ）にもある。さらに，災害医療や国際救急医療活動など，さまざまな領域に救急看護の場がある。

### ◆ 救急看護の対象

　救急看護の対象は，主として救急処置が必要な救急患者である。救急患者の年齢・性別・疾患・重症度などを問わず，あらゆる人々が対象になる。また，救急患者の家族（重要他者）もその対象になる。

　救急状況に対応する看護という視点で救急看護の対象範囲を広げると，救急の事態を未然に防ぐことや，救急の事態が発生したときの対応のために，健康な人を対象に看護が実践されることもある。具体的には，救急処置の仕方，心肺蘇生法，心停止の予防，緊急時の連絡方法などを指導する場合である。

　さらに，救急看護の対象が地域となることもある。典型的な例が災害救急であり，救急処置が必要な被災者はもちろん，被災地という地域全体を対象にした災害時救急看護の展開もある。

### ◆ 救急看護の実施者

　救急看護を実施する者は，その専門にかかわらず，**すべての看護職者**である。いわゆる救急医療施設にいる救急看護師だけが，実施者ではない。救急状況は場所を問わずに発生するため，あらゆる看護場面で救急看護が実施される。そのため，一般病棟の看護師，外来看護師，在宅訪問看護師，産業看護師，養護教諭などの看護職も，救急看護の実施者として位置づけられる。

　このように救急看護は，すべての看護職が実施しなければならない看護で

☐ NOTE

❶**プレホスピタルケア**
　病院外のあらゆる場所で発生する傷病者に対する病院前救護。

あり，救急処置の実施者としては，救急時に「知識がないから」「技術がないから」「よくわからないから」なにもできないというのでは困る。看護職という医療人であるならば，救急時になにをすべきかを知り，必要な処置を迅速に実施できるようになることが大切である。

### ◆ クリティカルケアの視点

　わが国の救急医療は**クリティカルケア❶**の要素をあわせもつものとして発展してきたため，救急看護もクリティカルケア看護の要素を包含して説明されることが多い。救急患者は生命の危機にあることも多く，その病態は複雑で病状が重症化することもあるため，クリティカルケアの視点は必要不可欠である。しかし救急看護の本質は，心肺停止患者や重症外傷などの重篤な状態にある患者への看護を志向したものだけではなく，救急という状況に即した看護にある。

──| NOTE
**❶クリティカルケア**
　生命の危機状態にある重症患者への医療。

### ◆ 救急状況の特徴

　救急看護における救急状況の特徴は，以下のとおりである（◐表1-2）。
　**①緊急性がある**　救急状況で最も特徴的なことは，そこに緊急性があるということである。その事態を放置していたら，出血がいつまでも続いたり，呼吸停止になったり，心停止をきたしたり，意識が戻らなくなったりと，ただちになんらかの処置を必要とする緊急性の高い状況である。
　**②重症化することがある**　救急処置が必要なケースは，軽症の場合も多いが，時間の経過に伴って急激に重症化することもある。それまでふつうに話をしていた患者が急に意識を喪失し，意識不明の重体に陥る例も少なくない。
　**③精神的な危機に陥りやすい**　もっぱら身体的な救急状況であっても，急激な身体の変調によって心理的な不安感や恐怖心をもちやすくなり，精神的な危機状況になる。
　**④情報が限られている**　事態が急激なため，救急患者の背景が不明なまま救急処置が実施される場合が多い。その原因，急変にいたる病態，既往歴，行われていた治療なども把握できないまま，限られた情報で判断し，対応しなければならない。
　**⑤さまざまな環境下にある**　救急状況は設備の整った病院内だけで発生するわけではない。家庭，職場，学校，公共施設，災害現場などでも発生する。

◐**表1-2　救急看護における救急状況の特徴**

| |
|---|
| 1. 緊急性がある |
| 2. 重症化することがある |
| 3. 精神的な危機に陥りやすい |
| 4. 情報が限られている |
| 5. さまざまな環境下にある |
| 6. 臨機応変の対応が求められる |
| 7. 迅速な判断と処置が求められる |
| 8. 医療処置と医療行為の介助が多くを占める |

救急処置も，施設内，家庭，路上，救急車内，ヘリコプター内など，さまざまな環境下で実施される。

　⑥**臨機応変の対応が求められる**　救急時には，同時にいくつもの処置をこなしたり，刻々と変化する病状に応じた処置をしなければならないため，処置の優先順位を変更したり，状況の変化を的確にとらえた臨機応変の対応が必要となる。

　⑦**迅速な判断と処置が求められる**　緊急性が高ければ高いほど，救急処置は一刻を争うものとなる。なにがおきているのかを迅速に判断したうえで，すばやい適切な処置を実施する必要がある。

　⑧**医療処置と医療行為の介助が多くを占める**　救急状況では，身体の急激な変化や異常に対応するための救急医療処置が重要となる。そのため救急看護実践は，みずからの行う医療処置と，医師の行う医療行為の介助がその多くを占める。

## 3 救急看護の役割

　救急看護の役割は，①救急看護実践，②調整・管理，③教育・研究・政策の３つに大別できる（◐表1-3）。

## ◆ 救急看護実践

● **アセスメント・判断**　一刻を争う救急時には，フィジカルアセスメントなどを用いて的確で迅速な観察と判断をし，必要な救急処置とその優先順位を決めなければならない。このように対象の状況をアセスメントして緊急度や重症度を見きわめ，処置の優先順位を判断することを**トリアージ** triage という。トリアージには，災害現場でのトリアージ（◐77ページ）と救急外来で行う院内トリアージ（◐63ページ）がある。

● **救急処置・介助**　救急外来などに来院または搬送された患者への救急処置と，病院などの医療施設で入院している患者（入所者）の急変時に対する救急処置がある。また，職場や学校，在宅，災害現場などのプレホスピタルケアとしての救急処置もある。救急処置は，救急看護実践で最も重要なものであり，心肺停止のような緊急かつ重篤なケースでは，医師を待たずに一次救命処置である心肺蘇生法などを行う必要がある。さらに，救急外来や院内救急などでは，看護師が単独で実施できる処置以上の医療行為が多いため，医師の行う医療行為の介助も多い。

● **生活行動援助**　救急時といえども，救急患者は生活するための基本的ニーズをもっている。救急処置の範囲で，生存にかかわる呼吸と循環のニーズを満たすことはもちろんのこと，排泄，栄養，活動，休息，安全・安楽などのニーズを満たすための生活行動援助が必要である。

● **精神的ケア**　突発的かつ急激な身体の変調によって，救急患者は不安や恐怖を感じ，精神的にも不安定な状況になる。このような精神的変化は患者の家族にも同様に生じる。そのため，対象の心理状態の理解に努め，精神的ケアを実施する。また，突然死や終末期での家族への代理意思決定支援や悲

○**表1-3**　救急看護の役割と代表例

| 大項目 | 中項目 | 役割の代表例 |
|---|---|---|
| 実践 | アセスメント・判断 | • 緊急度・重症度の判断<br>• フィジカルアセスメント<br>• 災害トリアージ |
| | 救急処置・介助 | • 応急処置（ファーストエイド）<br>• 治療介助<br>• プレホスピタルケア |
| | 生活行動援助 | • 療養上の世話<br>• 生活ニーズへのケア |
| | 精神的ケア | • 患者・家族への心理的ケア<br>• エンドオブライフケア |
| | 社会的支援 | • 療養指導<br>• 社会資源の活用 |
| 調整・管理 | 環境調整 | • 感染管理<br>• 救急医療物品の整備と準備 |
| | 医療チーム調整 | • 医療者間コーディネーション<br>• 救急救命士等との連携調整 |
| | 継続医療調整 | • プレホスピタルと救急外来との連携調整<br>• 在宅医療への連携調整 |
| | 倫理調整 | • 倫理的問題への対応<br>• 医療者間等のコンフリクト対応 |
| | 看護管理 | • 病床管理<br>• 看護スタッフ管理 |
| 教育・研究・政策 | 救急処置・予防措置の指導 | • 医療者または一般市民への救急処置指導<br>• 災害対応の指導 |
| | 教育活動 | • 看護職の育成<br>• 他職種への教育指導 |
| | 研究活動 | • 救急領域の看護研究 |
| | 医療政策への参画 | • 医療制度・政策への提言<br>• 学会活動を通した政策づくり |

（日本救急看護学会：救急看護とは〈http://www.https://jaen.jp/intro/job/#job01〉〈参照 2023-11-16〉による）

嚥ケアなどのエンドオブライフケアが必要になることもある。

● **社会的支援**　外来での治療を終えた患者や退院する患者への療養指導や社会資源の紹介などの社会的サポートを行う。これらは，急変時の自己対応，病状悪化防止，自宅や職場での健康管理などを目的とした役割である。

## ◆ 調整・管理

● **環境調整**　騒然とした状況になりやすい救急時において，患者と医療チームの安全を確保し，円滑な救急処置が実施できるように環境調整を行う。処置が行われている周囲の環境の整備，物品や医療機器の配置の工夫，感染防止対策，人の出入りや医療職者以外との対応（人的環境の調整）などを実施する。

● **医療チーム調整**　救急時には，多種多様な医療スタッフで構成される医療チームとしてかかわることが多い。突然の救急状況では，各職種が整然と統制された動きができないことがある。こうした状況においてもチーム医療が円滑に機能するように，看護師には医療チーム内での調整の役割が求められる。

● **継続医療調整**　救急医療は，病院内での診療のみで完結するものではない。プレホスピタルケア，救急隊との連携，地域や在宅医療との連携など，効率的かつ適切な継続医療ができるように調整する役割がある。

● **倫理調整**　救急患者には，待ったなしでつぎつぎと必要な処置が施される。時間の余裕がない状況では，患者への説明よりも救急処置が先行されることもある。処置を優先するあまり，プライバシーへの配慮も十分とはいえない場合もある。また，チーム医療を実践する際に，医療職者間で意見の相違や対立をおこすこともある。このような救急状況にあっても，インフォームドコンセントに努め，プライバシーを保護し，患者と家族の人権を擁護する倫理的配慮や医療職者間でのコンフリクト対応が必要となる。

● **看護管理**　救急時に必要な医療器具と医薬品をそろえ，いつでもすぐに使用できるように準備しておくことや，入院患者のベッドコントロールなどの管理業務がある。おもに看護管理者の役割ではあるが，看護組織管理，看護スタッフ管理，危機管理などの業務もある。

◆ **教育・研究・政策**

● **指導・教育活動**　迅速で適切な救急時の対応ができるように，患者自身とその家族を含む一般人に対する救命・救急処置の指導を行うことも救急看護の役割である。指導内容には，心肺蘇生法，止血方法，包帯法などの応急処置，救急時の連絡方法などがある。新人や他部門の看護師，ほかの医療職者への教育活動もある。

● **研究活動**　救急看護の質向上と発展のために，看護研究に取り組むことも重要である。医療技術の進歩のスピードは速く，救急医療にもさまざまな最新の技術や機器が導入されている。こうした新しい救急医療に対応する看護を探究することはもちろん，根拠に基づいた科学的な看護実践ができるように研究活動を推進していく。

● **医療政策への参画**　救急看護活動がレベルアップし，地域や病院施設の格差を解消し，救急患者がより質の高いケアを受けられるために，国や地方自治体の医療制度や政策への提言，学会活動を通した政策提言などを行う。

# 2　救急看護師と救急看護の専門性

## 1　救急看護師とは

　**救急看護師**とは，救急看護の専門的知識と技術を用いて看護を行う看護師のことで，おもに，救急医療施設やプレホスピタルケアの場で活動している

看護師をいう。救急看護師は，日常的に救急看護を実践するのはもちろんのこと，高度な救急看護技術とクリティカルケア看護の実践，救急看護に関する助言と教育，救急医療にかかわる倫理的判断，救急看護研究，救急医療政策への参画なども行っている。

### ◆ 救急看護師が活動する場

　救急看護師が活動する救急医療施設には，救急患者が来院し搬送される窓口である**救急外来**または**ER**❶，その後の継続治療が行われる一般的な入院病棟や**ICU**がある。プレホスピタルケアでは，**ドクターカー**や**ドクターヘリ**（●18ページ）に同乗する救急看護師もいる。

　国内外の災害発生時には，災害救急活動として，救急医療施設に属する救急看護師が医療チームの一員として出動することもある。

**NOTE**
❶ER
emergency room の略。

### ◆ 救急看護師の役割

● **高度な救急看護技術とクリティカルケア看護の実践**　救急医療施設に搬送される重症の救急患者には，より専門的な救急医療が施され，高度先進医療が行われることもある。こうしたクリティカルな状態にある患者は，ICUでの継続医療が必要となる。救急看護師には，専門的な救急医療や高度医療，ICUでの集中治療に対応できる高度な救急看護技術とクリティカルケア看護の実践が求められる。

● **救急看護に関する助言と教育**　救急看護師は，救急看護の専門性の高いことがらについて相談を受ける場がある。相談者は，入院患者やその家族，一般市民，救急看護を専門としない看護師，他の医療職者などさまざまである。相談内容に応じて，救急看護の専門的知識を動員しながら，適切な助言を与えることが必要である。

　また，一般市民，新人看護師，他領域の看護職者，医師や他の医療職者に，救命・救急処置に関する教育を実施することも多い。

● **救急医療にかかわる倫理的判断**　救急患者には，生死にかかわる重篤な患者もいる。人の一生における最大事である「死」そのものに，救急看護は対峙しなければならない。たとえば，すでに終末期にある患者への救命処置の実施，脳死患者への対応，高価な救命医療からの治療撤退など，救急医療では「死」に関してさまざまな問題をかかえることが多い。このようなケースでは，患者と家族の人権を擁護する姿勢をもちながら，救急看護師としての高度な倫理的判断が求められる。

● **救急看護研究**　根拠に基づく救急看護実践をするために，救急看護師が行う看護研究は重要である。看護研究を行うことによって，日ごろの救急看護活動での疑問を解決し，救急看護の質の向上と新たな救急看護のあり方を提言することができる。

● **救急医療政策への参画**　救急看護領域の教育研究者や病院の看護管理者などは，国や地方自治体の救急医療政策の策定にも参画しており，全国と地域の救急医療体制を検討する公的委員会や，救急医療で発生する脳死などの

問題を検討する厚生労働省の委員会などに，救急看護の立場で専門的な発言をしている。また，救急医療関連学会の救急医療政策にかかわる主要な委員会にも，救急看護師が加わり，救急医療に看護の声を反映させる重要な役割を担っている。

### ◆ 救急看護師に求められる能力

● **高度な看護判断力**　救急看護師には，的確で迅速な観察力と判断力が求められる。フィジカルアセスメントを駆使し，検査結果を読みとり，対象の言葉に耳を傾け，緊急度や重症度を見きわめながら，必要な処置とその優先順位を決定しなければならない。

● **迅速かつ確実な救急看護技術**　救命処置の技術はもちろんのこと，必要な救急処置についての知識をもち，それを迅速かつ確実に実施または介助できることが必要である。

● **人間理解と倫理的判断**　患者や家族を擁護し，生命への畏敬と人間愛に根ざした倫理観をもち，対象を共感的に理解できる能力が求められる。

● **協調・協働と調整能力**　救急医療チームのなかで他の医療職者と協調・協働し，医療スタッフがそれぞれの役割を円滑に実施できるように，チーム内の調整をはかる能力。リーダーシップとメンバーシップを適切なかたちで発揮することが大切である。

● **救急処置を教授するための指導力**　救急看護師の役割には，一般人や他の看護師と医療職者に対する救命・救急処置の指導がある。それらを効果的に教授する指導力が求められる。

● **探求心と研究心**　救急看護の質を向上させ，救急看護の前進をはかっていくためには，救急看護師が探求心と研究心をもって日ごろの看護活動をふり返ることが大切である。

● **適切なストレス対処能力**　何度も繰り返して緊張感をしいられる救急場面では，救急看護師はストレスの多い状況にさらされる。そのようなストレスに対する耐性力と効果的な対処能力が求められる。

### ◆ 救急看護師の教育

専門学校や看護大学で行われる看護基礎教育では，救急看護はジェネラルナースに必要な看護という位置づけで教授されている。この基礎教育を受けて，看護師国家試験に合格しただけでは，専門性をもった救急看護師になることはできない。

救急看護師を育成するには，卒後教育が最も重要である。救急領域に配属された新人看護師の多くは，病院や救急部門の院内教育プログラムに従って救急看護に関する卒後教育を受けることになる。一人前の救急看護師と称されるには，数年の臨床経験を積むことが必要である。

救急看護の専門性を深め，エキスパートな救急看護師を目ざす道として，日本看護協会のクリティカルケア認定看護師教育や，大学院での専門看護師の教育もある。

## 2 救急看護の専門性

　救急看護は，すべての看護職者が実施する看護であるが，患者の「命を救い，生を支える」ためには，救急看護実践に専門的な知識と技術が必要となる。とくに，救急看護師の行う看護には，救急医療に関する高度な知識と熟練した技術が求められる。

　こうした救急看護の専門性の具現化は，**認定看護師制度**や**専門看護師**などの**高度実践看護師制度**にみることができる。

● **救急領域の認定看護師**　日本看護協会では，特定の看護分野において熟練した看護技術と知識を用いて，水準の高い看護実践のできる認定看護師を社会に送り出すことにより，看護現場における看護ケアの広がりと質の向上をはかる目的で，認定看護師制度を設けている。救急看護は，この制度が1996（平成8）年に発足したときの最初の認定分野で，2021（令和3）年には，集中ケア分野と統合されて**クリティカルケア認定看護師**となった。認定看護師の役割は，特定の看護分野において，個人，家族および集団に対して，熟練した看護技術を用いて水準の高い看護を実践すること（実践），看護実践を通して看護職に対し指導を行うこと（指導），看護職に対しコンサルテーションを行うこと（相談）の3つがある。

● **救急領域の高度実践看護師**　**高度実践看護師** advanced practice nurse（**APN**）は，高い専門性とすぐれた看護実践能力をもつ看護職者である。高度実践看護師には，**専門看護師** certified nurse specialist（**CNS**）と**診療看護師** nurse practitioner（**ナースプラクティショナー，NP**）の2種類がある。

　①**専門看護師**　複雑で解決困難な看護問題をもつ個人，家族および集団に対して水準の高い看護ケアを効率よく提供するための，特定の専門看護分野の知識および技術を深め，保健医療福祉の発展に貢献し，あわせて看護学の向上をはかることを目的としたものである。専門看護師の役割は，実践，相談，調整，倫理調整，教育，研究の6つであり，その認定要件は，大学院で所定の教育を受け，特定分野での臨床経験を積み，認定審査試験に合格することとなっている。救急看護領域の専門看護師には，クリティカルケアを対象とした急性・重症患者看護専門看護師がいる。

　②**診療看護師**　日本NP教育大学院協議会による認定資格であり，一定レベルの診断や治療などを行うことができる看護師で，大学院のNP教育課程を修了し，資格試験に合格した者をいう。病院，介護老人保健施設，訪問看護ステーション，診療所などで活躍しているが，救命救急センターなどで高度な救急看護実践をしている診療看護師もいる。

　さらに，医師または歯科医師の判断を待たずに，手順書により一定の診療の補助を行う看護師を養成する制度が2015（平成27）年に始まった。これは**特定行為研修**とよばれるもので，実践的な理解力，思考力および判断力ならびに高度かつ専門的な知識および技能がとくに必要とされる医療行為を身につける制度である。特定行為には，気管チューブの位置調整，侵襲的陽圧換気の設定変更，橈骨動脈ラインの確保，脱水症状に対する輸液による補正な

ど，救急領域の行為が多い。

● **学会認定による救急看護師**　日本救急看護学会では，学会認定による救急看護に関する教育コースを設けている。外傷初期看護ガイドライン Japan nursing for trauma evaluation and care（JNTEC™）に基づいたプロバイダーコース，救急・急変時に看護職が行う応急処置を専門的に学ぶ**ファーストエイドナース**の教育コース，院内トリアージを行う**トリアージナース**を養成する教育コース，救急時のフィジカルアセスメント教育コースなどがある。こうした学会による教育によって，救急看護師の専門性を高めている。

# 3 救急看護の課題と展望

## 1 救急看護の学術的側面と高度専門化

わが国の救急看護は，その必要性がうたわれた当初から独自に看護を発展させてきたのではなく，救急医学という傘下にあって，医師の強力なバックアップによって支えられ，今日にいたっている。

現在は，救急看護師による学術団体として**日本救急看護学会**が，わが国の救急看護の質向上の牽引役を担っている。救急看護に関する看護研究も活発になり，学会の学術集会では，さまざまな救急分野での研究報告がされるようになった。

看護大学が急激に増加し，看護系大学院も増えてきた現在，救急看護の学術的側面に目を向けた，多くの若い救急看護師にかけられる期待は大きい。

また，救急看護は活動分野が広がるとともに，その分野での専門性が高まっている。たとえば，院内トリアージを実施するトリアージナース，ドクターヘリに同乗するフライトナース，災害急性期に専門的役割を発揮する救急看護師などである。あわせて，看護師の特定行為研修制度も始まり，救急看護の高度専門化がさらに進行している。

## 2 救急看護師による社会への貢献

現在の救急看護は，施設内での待つだけの看護から，外に出る看護へと活動の範囲を広げている。プレホスピタルケアや災害現場での活動，国際的な救急医療活動への参加など，活動の場は広がっている。これらの救急看護活動は，救急看護師の行う社会貢献の1つでもある。

その他の社会貢献には，従来から行われていた一般市民などに対する救命・救急処置の指導もある。心肺蘇生法では**自動体外式除細動器** automated external defibrillator（**AED**）の使用方法も一般市民に指導するようになった。

救急看護師が寄与できる社会貢献は，今後ますます増加していくと思われる。救急看護が広く社会に認められ，さらに多くの貢献ができるように，看護の質を向上させ，前進していくことが大事である。

## ③ タスクシフト・タスクシェアの推進

　厚生労働省は，医師の働き方改革の一環として，医師に偏在している業務の一部の移管や共同実施を推進している。これはタスクシフト・タスクシェアといわれるもので，看護師や薬剤師などの医療従事者がそれぞれの専門性をいかせるよう業務分担を見直すことで，医師の負担軽減と同時にチーム医療の水準を上げることを目ざすものである。

　看護師の特定行為研修もその一環であるが，救急領域にもタスクシフト・タスクシェアが導入されはじめている。たとえば，2021（令和3）年に改正された「救急救命士法」では，救急救命士による救急救命処置の活動の場が病院前から救急外来まで拡大することとなった。救急救命士が院内の救急初療に携わることによって，救急看護師の役割にも変化がおこる可能性があると思われる。

## ④ 救急看護師の健康問題

　救急看護師には，高度な知識，迅速な判断，強い緊張感などが日々要求されるため，さまざまな身体的・心理的なストレスがかかる。慢性的なストレス状況で，腰痛や頭痛，極度の疲労感，不眠などの身体的変調を訴える救急看護師も多く，数年間の救急看護経験を経てバーンアウト❶することもある。

　このようなストレスに対しては，看護師自身がストレスとうまく向き合い，じょうずに対処することも大切であるが，看護管理上でも，定期的な休養が十分にとれる勤務状況を整え，周囲からのソーシャルサポートを充実させた組織ぐるみの健康管理対策が必要である。

──NOTE
❶バーンアウト
　燃えつき症候群ともいう。過重労働による私生活の犠牲，仕事に対する裁量権の欠如，不十分な報酬，共同体の崩壊，公正さの欠如，価値観の対立など人間的な精神の衰退をおこす状態になったときに，疲労，しらけ，無力感をおぼえ，身体的・精神的な不調をきたし，ストレスとなって，働く気力をなくしてしまう現象。

# B 救急医療体制

# 1 わが国の救急医療体制

## ① 救急医療の歴史

　「救急医療は医の原点」といわれるように，救急医療の基本的対応でもある，けが・発熱・痛みなどの身体的苦痛を取り除くための処置は，医の目的として古来より施されてきた。したがって救急医療は，医学（医療）そのものと密接に結びついて発展してきた歴史をもっている。

　近代医学は百数十年前にさかのぼることができるといわれているが，システムとして救急医療の体制が整備されはじめたのは，第二次世界大戦以降である。

● **終戦から昭和40年代**　戦後から現在にいたる救急医療の歴史をまとめると，◎表1-4のようになる。戦後から昭和30年代には，消防隊による患

⚫表1-4　わが国の戦後の救急医療の歴史

### 終戦から昭和30年代(1945〜1964)

| | |
|---|---|
| 1948(昭和23)年 | 消防組織法の施行 |
| 1963( 　38)年 | 消防隊による救急業務の法制化(消防法の改正) |
| 1964( 　39)年 | 救急告示病院,救急告示診療所の設置(厚生省令) |

### 昭和40年代(1965〜1974)

| | |
|---|---|
| 1967(昭和42)年 | 救急医療センター整備計画実施(厚生省) |
| 1973( 　48)年 | 日本救急医学会設立 |
| 1974( 　49)年 | 休日夜間急患センターの整備 |

### 昭和50年代(1975〜1984)

| | |
|---|---|
| 1977(昭和52)年 | 救急医療対策事業実施要綱(厚生省)<br>初期・第二次・第三次救急医療体制の確立<br>救命救急センター設置(日本医科大学) |
| 1980( 　55)年 | 日本救急医学会看護部会の設置 |

### 昭和60年代から平成10年(1985〜1998)まで

| | |
|---|---|
| 1987(昭和62)年 | 救急告示制度改定(厚生省令) |
| 1991(平成 3)年 | 救急救命士法制定 |
| 1992( 　4)年 | 高度救命救急センター設置(日本医科大学) |
| 1996( 　8)年 | 認定看護師制度発足(日本看護協会) |
| 1997( 　9)年 | 日本臨床救急医学会設立 |
| 1998( 　10)年 | 日本救急看護学会設立 |

### 平成10年(1998)以降

| | |
|---|---|
| 2000(平成12)年 | AHA国際ガイドライン2000の提唱<br>メディカルコントロール体制の確立 |
| 2001( 　13)年 | ドクターヘリ事業開始 |
| 2004( 　16)年 | 非医療従事者による自動体外式除細動器(AED)の使用<br>救急救命士による気管挿管の実施 |
| 2005( 　17)年 | AHA国際ガイドライン2005の提唱<br>日本DMAT発足 |
| 2006( 　18)年 | 新型救命救急センターの運用開始<br>救急救命士によるアドレナリン投与の実施 |
| 2007( 　19)年 | JNTECコース開始 |
| 2010( 　22)年 | 小児救急患者の院内トリアージに診療報酬加算<br>小児救命救急センター事業開始 |
| 2011( 　23)年 | JRC蘇生ガイドライン2010の公表 |
| 2012( 　24)年 | 院内トリアージに診療報酬加算(対象を成人にも拡大) |
| 2014( 　26)年 | 救急・集中治療における終末期医療に関するガイドラインの公表 |
| 2015( 　27)年 | 特定行為に係る看護師の研修制度開始<br>JRC蘇生ガイドライン2015の公表 |
| 2020(令和 2)年 | JRC蘇生ガイドライン2020の公表 |
| 2021( 　3)年 | 医療機関で救急救命処置をする救急救命士の誕生 |

者搬送体制が整備され,厚生省令によって**救急告示病院**が設置された。昭和40年代には,交通外傷患者の増加に伴い,救急告示病院だけでの対応が困難となり,救急医療センター整備計画の実施が始まった。1973(昭和48)年には,わが国初の救急医学の学術団体である**日本救急医学会**が設立された。

⚫**昭和50年代**　1977(昭和52)年になると,厚生省による救急医療対策事業実施要綱を受け,初期・第二次・第三次救急医療体制が確立し,最重症患者を扱う**救命救急センター**が設置された。この昭和50年代は救急医療の専

門性が強調されはじめた時期でもあり，救急看護の学術団体である**日本救急医学会看護部会**が設置されたのもこのころである。

● **昭和60年代から平成初期**　昭和60年代から平成初期は，プレホスピタルケアの充実，および救急看護の専門性と自立がうたわれた時期である。1991(平成3)年に**救急救命士制度**が発足し，1996(平成8)年には日本看護協会が認定する**救急看護認定看護師**が誕生することとなった。この救急看護の専門性の具現化は，1998(平成10)年の**日本救急看護学会**の設立とともに，救急看護の自立を示すことにもなった。

### 近年の歩み

　2000(平成12)年には，「**AHA❶心肺蘇生と救急心血管治療のための国際ガイドライン2000**」が提唱する新しい心肺蘇生法が，統一されたプロトコールとして広がり，ACLS❷コースなどの研修会も各地で開催されるようになった。

　2004(平成16)年には，非医療従事者によるAEDの使用が認められ，救急救命士による医師の具体的指示のもとでの気管挿管も可能となった。

　2005(平成17)年には，AHA国際ガイドラインが改定され，阪神・淡路大震災の教訓をいかした災害医療派遣チームである**日本DMAT❸**が発足した。

　その後，2012(平成24)年には，救急患者の**院内トリアージ**に診療報酬加算が認められ，救急外来診療の充実がはかられることになった。

　2014(平成26)年には「**救急・集中治療における終末期医療に関するガイドライン～3学会からの提言～**」が公表され，救急領域の終末期医療のあり方に注目が集まった。翌年2015(平成27)年には**特定行為に係る看護師の研修制度**が始まり，特定行為を実施する救急看護師が誕生している。

　2021(令和3)年には「救急救命士法」が改正され，医療機関に到着し当該医療機関に入院するまでの間においても，救急救命士が救急救命処置を行うことが可能となった。

　近年は，急速に進む高齢化と疾病構造の変化，在宅医療のニーズの増大に伴い，高齢者への救急医療，在宅医療と救急医療の連携などへの取り組みが重要視されている。

**NOTE**
**❶ AHA**
　American Heart Association(アメリカ心臓協会)の略。
**❷ ACLS**
　advanced cardiovascular life support(二次救命処置)の略。
**❸ DMAT**
　disaster medical assistance team(災害派遣医療チーム)の略。

## 2　救急医療システム

　迅速な対応が求められる救急医療は，**救急医療施設**，**救急搬送システム**，**救急医療情報システム**の3つが有機的に連携することによって最大の機能を発揮することができる。救急医療システムはこれらの構成要素でなりたつもので，「いつでも，どこでも，誰でも」適切な医療を受けられることを目ざし，各システムの急速な発展と質の向上によって多くの尊い命を救ってきた。

　救急医療の核ともいえる救急医療施設の果たす役割は大きいが，そこにいたるまでの救急患者の搬送システムと，医療施設と救急搬送機関を結びつける救急医療情報システムがなければ，効果的な救急医療システムはなりたたない。また，医療職者間の連携，一般市民の救急医療に対する意識の向上，専門性のあるプレホスピタルケアとその質の保証などが，救急医療システム

の重要な側面になっている。

## 3 救急医療施設

　救急医療システムの3つの構成要素のなかで，救急患者の命を救うための専門医療機関として中心的な役割を担っているのが救急医療施設である。わが国の救急医療施設は，救急患者の重症度に応じて初期，第二次，第三次と多層的な整備がされている（●表1-5）。

### ◆ 初期救急医療施設

　初期救急医療体制に位置づけられる施設には，**休日夜間急患センター**や**在宅当番医**がある。発熱，腹痛，軽い外傷などに対し，入院を必要としない外来診療によって救急患者の医療を担当する医療施設である。救急処置としては，救急患者のトリアージ，軽症患者に対する簡単な処置や投薬などがある。

　地域住民の救急医療を確保する最前線の施設でもあり，初期から第三次までの救急医療施設のなかで，最も数が多い。外来診療科としては，単科での診療のみを受け付けるところもあれば，複数の診療科を掲げている施設もある。いちばん多い診療科は，内科と小児科であり，小児救急患者への対応と

●表1-5　救急医療体制別による医療機関と整備基準

| 救急医療体制 | 医療機関 | 整備基準 |
|---|---|---|
| 初期救急医療体制 | 休日夜間急患センター | 原則として，人口5万人以上の市（これに準じた市町村）に1か所（40万人をこえる人口を有する場合には20万人ごとに1か所，ただし総数が10万人をこえる場合は1か所加算する）整備する |
| | 休日等歯科診療 | 各都道府県または都道府県知事の要請を受けた市に設置する |
| | 在宅当番医 | 郡市医師会ごとに在宅当番により休日・夜間における診療を行う |
| | 小児初期救急センター | 小児の急病患者を受け入れるため，二次救急病院と連携し，小児患者の休日夜間の診療体制を確保する |
| 第二次救急医療体制 | 病院群輪番制病院 | 原則として二次圏ごとに区域を設定し，いくつかの病院が交替で休日・夜間における診療を行う |
| | 共同利用型病院 | 上記方式のほかに医師会立病院等が休日・夜間に病院の一部を開放し，地区医師会の協力により実施する |
| | 小児救急医療拠点病院 | 休日・夜間における入院治療を必要とする小児の重症救急患者の医療を確保するために都道府県が設置する |
| 第三次救急医療体制 | 救命救急センター | 各都道府県に1か所以上（人口，地勢等により複数設置），おおむね人口100万人に1か所 |
| | 高度救命救急センター | 救命救急センターのうち，広範囲熱傷，指肢切断，急性中毒等の特殊疾病患者に対する救急医療を行うために必要な相当高度な診療機能を有する |
| | 新型救命救急センター | 救命救急センターを補完する小規模（10〜19床）な救急医療施設 |
| | 地域救命救急センター | 比較的人口の少ない地域に優先して整備された小規模（10〜19床）な救急医療施設 |
| | 小児救命救急センター | 24時間体制で，すべての重篤な小児救急患者に超急性期の医療を提供する |

（「救急医療対策事業実施要綱」をもとに作成）

して**小児初期救急センター**が整備されている。

### ◆ 第二次救急医療施設

第二次救急医療体制は，**病院群輪番制方式**および**共同利用型方式**による医療施設が担っている。入院治療や緊急手術を必要とする患者に 24 時間対応できる施設で，救急告示病院，公的病院（国立病院機構，公立），私立病院，労災病院，大学病院，医師会立病院などがある。小児救急では，小児救急医療支援事業と小児救急医療拠点病院が整備されている。

施設の条件は，①当番日における第二次救急医療施設として必要な診療機能および専用病床を確保しており，②通常の当直体制のほかに重症救急患者の受け入れに対応できる医師等医療従事者が確保できており，③救急隊による傷病者搬送に適した構造設備をもっている必要があるとしている。

ほかに，中規模救急病院や地域周産期母子医療センターも二次救急医療体制を担っている。

### ◆ 第三次救急医療施設

第三次救急医療体制は，生命の危機に瀕した重症救急患者に対応するところであり，重症外傷，広範囲熱傷，急性中毒，脳血管障害，虚血性心疾患などの患者の診療を確保する体制である。医療施設には，**救命救急センター**や**大学病院救急部**，**高度救命救急センター**，**新型救命救急センター**，**地域救命救急センター**がある。また，母体の救命救急への対応，ハイリスク妊娠に対する医療，高度な新生児医療などを行う**総合周産期母子医療センター**も，第三次救急医療体制に含まれる。

救命救急センターは，各都道府県に最低 1 か所，おおむね人口 100 万人に 1 か所の割合で設置されており，実際には各都道府県に 2 か所以上の設置がある。医療スタッフには，救急専門医をはじめ，脳神経外科や循環器科等の医師がおり，救急看護師などの高度な救命医療の実施に必要な医療従事者も配置されている。また，専用の医療機器および **ICU**，**心臓集中治療室** coronary care unit（**CCU**）などの専用病床を有している。

高度救命救急センターは，救命救急センターに収容される患者のうち，とくに広範囲熱傷，指肢切断，急性中毒などの特殊疾病患者に対する救急医療を行うために必要な，高度な診療機能を有する施設である。

## 4 救急搬送システム

わが国の救急搬送業務は，消防機関の救急業務として 24 時間体制で救急患者を搬送することが，「消防法」によって定められている。当初の救急搬送業務は，言葉どおり単に救急患者を搬送するにすぎなかった。しかし，1986（昭和 61）年の「消防法」の改正によって，傷病者が医療施設に搬送されるまでの間は，臨時応急の手当てとして応急処置を実施できるようになった。さらに，1991（平成 3）年の「**救急救命士法**」の制定によって，救急救命処置の実施ができる救急救命士が救急搬送業務の担い手となった。

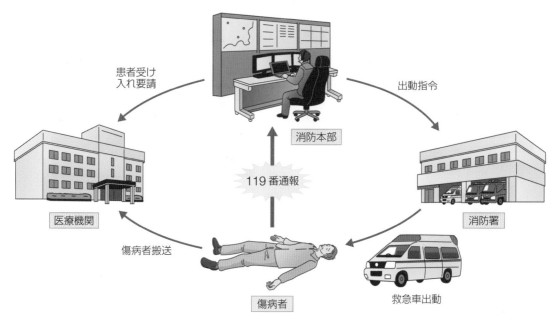

●**図 1-1　救急搬送の流れ**
傷病者搬送は，救急車のほか，医療機関などから出動したドクターカーやドクターヘリによる搬送もある。

　救急患者の搬送は，現在ではドクターカーやドクターヘリによって行われることもあるが，年間 600 万件をこえるといわれる救急搬送のほとんどは，救急隊員や救急救命士が乗った**救急車**によって行われている。

　一般に，傷病者が発生すると 119 番通報によって救急車が要請され，通報を受けた各自治体の消防本部は所轄の消防署へ出動指令を発し，救急車が出動する。現場にかけつけた救急隊員や救急救命士は，傷病者に対する救助と応急処置を施したのち，消防本部から受け入れ要請された救急医療施設に傷病者を搬送することになる（●図 1-1）。

## ◆ 救急車

　救急車は，救急患者を搬送する最も一般的な寝台自動車である。傷病者の救急搬送時には，サイレンを鳴らして緊急走行を行うことができる。病院や民間所有の救急車もあるが，各自治体の消防署が所有していることがほとんどである。

　消防の救急車においては，隊員 3 人以上および傷病者 2 名以上が収容でき，その他法令で構造や設備が定められており，検眼ライト，自動式人工呼吸器一式，吸引器一式，担架，保温用毛布，各種消毒薬，手袋，マスクなどの医療用資器材を備えている。また車体の色は道路運送車両法に基づき白と定められ，赤帯が入るのが一般的である。上部に赤色回転灯を備え，前面に赤色の点滅灯，スピーカー，消防無線機などを備えているほか，傷病者に負担がかからないように振動を軽減し，防音や保温をするための装置を有している。

　在来型の救急車の要件に加え，救急救命士が活動できるように，スペースの大型化などがはかられている**高規格救急車**（●図 1-2）もある。

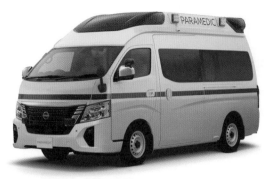

a. 高規格救急車

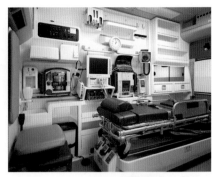

b. 車内の様子

図1-2　高規格救急車

高規格救急車は，救急救命士が活動できるようスペースの大型化がはかられ，小手術にも対応できる装備がされている。

（写真提供：日産自動車株式会社）

### ◆ ドクターカー

　ドクターカーとは，車内に施設内で実施するような医療処置を施せる器材を搭載し，比較的高度な治療を施すことができる高規格救急車をいう。

　ドクターカーは，酸素吸入器，心電図モニター，除細動器，観血的動脈圧測定装置，超音波診断装置，麻酔器などの医療機器を常備している。胸腔ドレナージセット，開胸手術セット，小外科手術セットなども装備し，重度外傷への小手術にも対応できる。

　ドクターカーは，通常の救急患者対応ではまに合わないような高度な医療処置が必要な場合に出動し，現場に医師と看護師が直接出向いて救急活動をすることができる。ドクターカーに同乗して救急処置や介助を行う救急看護師は**ドクターカーナース**ともよばれ，その役割が期待されるようになった。

### ◆ ドクターヘリ

　救急医療専用のヘリコプターのうち，医師が同乗するものはドクターヘリとよばれている（◉図1-3）。欧米では30年以上前から医師の派遣システムとして救急ヘリコプターが救急車と同様に活動している。わが国では，1998（平成10）年の消防法施行令の改正で，救急隊の編成がヘリコプターなどの回転翼航空機にも認められるようになり，ヘリコプターによる傷病者の搬送が法制化された。

　一般の救急搬送は，救急車による搬送でほとんどまに合うものの，離島や医療過疎地域，車でアクセスできない場所，搬送距離が長い場合などでは限界がある。このようなときに活躍するのがドクターヘリである。ドクターヘリでは，ヘリコプター内で高度な医療を施すこともできる。

　また，大規模災害での威力の発揮も期待されている。ドクターヘリに搭乗する看護師を**フライトナース**とよび，これは救急看護師が担っている。

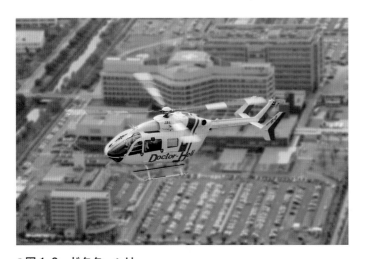

◉**図1-3　ドクターヘリ**
(写真提供：セントラルヘリコプターサービス株式会社)

## 5　救急医療情報システム

　救急医療施設と救急搬送システムが円滑に連携するためには，救急医療情報システムが適切に機能することが大事である。

　通常，救急患者が発生すると，119番通報に始まる救急活動が開始される。119番通報を受ける窓口は各消防本部の司令室で，通報に基づいて救急車を現場に出動させ，また現場からの状況報告を受けたり救急隊への指示などを行っている。司令室は，専用電話回線などで救急医療施設に対して患者受け入れ要請をし，患者状況などを報告すると同時に，現場と救急医療施設との情報交換の中継地点にもなっている。

　このような救急活動でのリアルタイムな情報システムのほか，各都道府県には全県を対象にした救急医療情報センターが整備され，平時の救急医療情報と災害時の救急医療情報を管理している。

### ◆　広域災害救急医療情報システム

　広域災害救急医療情報システム emergency medical information system（**EMIS**）とは，地域に限定した救急医療情報だけでなく，都道府県をこえた広域的な情報収集と処理，そして情報提供をつかさどるシステムで，厚生労働省が中心となって策定した全国共通の災害時情報システムである。

　このシステムは，通常時は，医療機関の診療の可否，診療科目，入院応需状況，特殊検査応需状況，手術応需状況，特殊治療応需状況などの救急医療情報を扱い，災害時には災害モードに変換することにより，災害の被害状況，医療機関の稼働状況，医師・看護師などの勤務状況，医薬品などの備蓄状況，転送を要する患者情報，受け入れ可能な患者数，手術・特殊治療が可能な患者数などを扱っている。

## 6 救命の連鎖

　一般の医療が患者が医療機関を訪れたときから始まるのに対し，救急医療は医療機関以前の救急現場から始まる。

　1991 年，AHA は，**救命の連鎖** chain of survival という発症直後から病院の治療までをつなげる概念を提唱した。これは，発症した救急現場から病院での治療を受けるまで，1 つでもとぎれることなく救急対応が継続される必要性を述べたものである。

　日本蘇生協議会 Japan Resuscitation Council（JRC）による「**JRC 蘇生ガイドライン 2020**」では，突然の心肺停止状態などへの対応は，連続した 4 つの鎖(くさり)によってなりたつとしている（●図 1-4）。第一は，心停止や呼吸停止を未然に防ぐことである。次は発見者，すなわちそこに居合わせた人（**バイスタンダー** bystander）による心停止の早期認識と通報である。第三は，胸骨圧迫，人工呼吸，AED による一次救命処置である。最後が，病院での二次救命処置と集中治療という流れである。

　救命の連鎖は，一般市民による処置に重点をおいているが，通報から搬送，病院での初療と集中治療にいたる一連の連携があってこそなりたつしくみである。とぎれのない連携とともに，救急隊，医師，看護師，臨床検査技師などの医療職者の連携というチーム医療が重要となる。

●**一般市民による救急処置**　AED による除細動は，AHA による国際ガイドライン 2000 以降，一次救命処置のなかに位置づけられているものである。わが国では，2004（平成 16）年 7 月に一般市民（非医療従事者）による AED 使用が認められるようになり，多くの公共施設や学校などに AED が設置されるようになった。

　このような一般市民による AED を含めた救急処置の実施は，傷病者の予後を大きく左右するものである。わが国では，消防組織や日本赤十字社による心肺蘇生法の指導，1994（平成 6）年からの高等学校と自動車学校における心肺蘇生法教育が実施されているが，心肺停止者に対する一般市民の心肺蘇生法の実施率は，諸外国に比べてけっして高いものではない。

　バイスタンダーになる可能性が最も高い一般市民による救急処置は，救命の連鎖の「要(かなめ)」である。一般市民が積極的にかかわる救命の連鎖が適切に

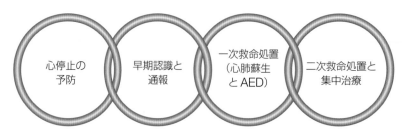

○**図 1-4　救命の連鎖**
救命のためには，救急現場から病院での治療を受けるまで，1 つでもとぎれることなく救急対応が継続される必要がある。

機能することによって,「**避けられた死** preventable death」を減少させ, 1 人でも多くの命を救うという目的を達することができる。

## 7 救急救命士制度

　以前のわが国の救急医療体制は, 救急患者を受け入れる側である救急医療施設の整備に重点がおかれていた。しかし, 傷病者を救急医療施設まで搬送する間の救急医療の重要性が認識されるにつれ, プレホスピタルケアの充実のために, 医療の専門的な技術をもった者を発症現場へ導入するという考え方が生まれた。これが, 1991(平成 3)年の「**救急救命士法**」の制定である。

● **救急救命士とは**　　**救急救命士**とは, 厚生労働大臣の免許を受けて, 救急救命士の名称を用いて医師の指示のもとに救急救命処置を行うことを業とする者をいう(救急救命士法第 2 条)。

　救急救命士が実施できる救急救命処置には, 胸骨圧迫, 人工呼吸など一般市民でも可能な応急処置はもちろんのこと, 血圧測定, 口腔内吸引, 酸素投与などがある。さらに, 医師の具体的な指示のもとに, 静脈路確保のための輸液, 気道確保, アドレナリン投与といった特定行為を行うことができる(◉39 ページ)。

## 8 メディカルコントロール体制

● **メディカルコントロールとは**　　看護師や臨床検査技師, 診療放射線技師などが行う医療行為は, 基本的に医師の指示によって実施されている。病院や診療所の施設内であれば, 医師の直接的あるいは間接的指示下でこうした医療行為が行われるが, 病院前で行う救急救命士による医療行為は, 医師の監督が不十分という事態が生じる。このような医師の目が届きにくい状況で, 救急救命士による医療行為の質を担保するためには, 医師が直接的あるいは間接的に質の管理を行うことが必要となる。この管理制度を, **メディカルコントロール**とよんでいる。

　2000(平成 12)年に出された「病院前救護体制のあり方に関する検討会報告書」によると, メディカルコントロールとは,「救急現場から医療機関に搬送されるまでの間において, 救急救命士等が医行為を実施する場合, 当該医行為を医師が指示又は指導・助言及び検証して, それらの医行為の質を保障すること」と述べられている。具体的には, 救急救命士等に対する医師の指示および助言・指導体制の充実, 行った救急活動を医師が専門的見地から事後検証すること, 救急救命士等の再教育体制をさしている。

　メディカルコントロールは, 直接的メディカルコントロールと間接的メディカルコントロールに分けられ, 後者はさらに事前メディカルコントロールと事後メディカルコントロールに分けられている。

● **直接的メディカルコントロール**　　救急救命士などへの直接的メディカルコントロールは, **オンラインメディカルコントロール**といわれ, 救急現場から患者の状況を直接医師に連絡し, 医師の指示を受けて医療行為を行うものである。音声・画像などを用いた通信手段により, 救急医がリアルタイムに

必要な指示，指導，助言を与えている。

●**間接的メディカルコントロール**　間接的メディカルコントロールは，**オフラインメディカルコントロール**ともよばれている。

**事前メディカルコントロール**には，傷病者の観察手順，応急処置の適応と方法，搬送手段の決定，病院選定に関する指針などを示したガイドラインやプロトコールの策定がある。さらに，救急救命士養成課程における病院研修や救急救命士の再教育体制などの教育・研修も含まれる。

**事後メディカルコントロール**とは，病院前救急活動に対する事後検証をさし，症例ごとに処置の内容や実施された行為，搬送時間などを総合的に検証するシステムである。事後検証では，客観的なデータによる救急処置の効果を評価する必要があり，心肺停止状態の傷病者に対する検証として国際的な標準的評価であるウツタイン様式❶を取り入れている。

こうしたメディカルコントロールは，行政，救命救急センターなどの医療機関，消防機関の連携により，県単位など地域における救急医療協議会を基盤として整備されている。

# 2 諸外国の救急医療体制

## 1 アメリカの救急医療体制

アメリカの救急医療体制は，わが国の救急救命士制度の模範になったもので，プレホスピタルケアでの類似点が多くみられるものの，救急隊の実施する医療行為に大きな差があるなどの相違点もみられる。

●**救急隊の出動**　911番❷の電話による救急の要請があると，軽症，重症にかかわらず現場に最も近い救急（消防）車両がまず現場に向かう。そこで，一次救命処置を行うことになるが，重症患者の場合は，二次救命処置が早期に行えるように，もう一隊の救急隊が出動することがある。この体制を tiered response system（段階的な対応システム）という。現場から病院まで距離がある場合は，ヘリコプターやジェット機を使用し，看護師や医師が同乗して機内で二次救命処置を行いながら搬送する場合もある。

アメリカでは救急車はすべて有料で，わが国のように自治体が救急搬送システムを統括し，無料でサービスを提供しているわけではない。搬入先の病院も指定することはできず，タクシーを使って自力で希望の医療機関に行き，受診する患者も少なくない。

●**救急隊員**　消防職員，警察官など応急手当を学んだ職員は，一次救命処置ができる救急要員として first responder（第一応急処置者）に位置づけられるが，なかでも **EMT**❸はわが国の救急隊員に相当する職種である。EMT のなかには，**パラメディック** EMT-paramedic とよばれるさまざまな救急医療行為を行うことができる者もいる。気管挿管や血管確保はもちろん，手動除細動，輪状甲状靭帯穿刺，薬物投与などができる。

救急隊員とパラメディックへの指示や教育は，わが国と同様に，オンライ

**NOTE**
❶**ウツタイン様式**
　心肺停止傷病者をその原因別に分類するとともに，目撃の有無，バイスタンダーによる心肺蘇生の有無等に分類し，それぞれの分類における傷病者の予後を記録するためのガイドライン。

**NOTE**
❷日本の119番のようにすべての州で911番が使用できるわけではなく，一部の都市で使用されている。

**NOTE**
❸**EMT**
　emergency medical technician の略。

ントとオフラインのメディカルコントロール体制により行われている。

## 2 ヨーロッパの救急医療体制

　アメリカでの救急医療はパラメディックを中心としたシステムであるが，ヨーロッパでは，フランスの **SAMU**❶方式が大勢を占めている。

● **SAMU 方式**　フランスの SAMU 方式は，地域自治体による救急医療サービス機構を中核病院に設置し，ドクターカーによる院外での救命救急処置の実施を特徴としている。救急情報システムも，独自の広範囲無線網，電話網を有しており，救急，警察，消防の 3 つの組織が有機的に連絡できるようになっている。

　SAMU には，電話受信指令センターである CRRA❷，救命救急機動サービスである SMUR❸，救急教育センターである CESU❹の 3 つの組織がある。

● **救急出動体制**　電話による救急要請は，SAMU に併設された CRRA で対応し，CRRA に常駐する SAMU 指令医師が適切な対応措置を決定する。出動指令を受けた SMUR は，ドクターカーやドクターヘリによって現場に急行することになる。出動する医療チームは，現場担当医，麻酔蘇生専門看護師，消防隊員，運転士（操縦士）などによって構成されている。

□NOTE
❶SAMU
　service d'aide médicale urgente の略。
❷CRRA
　Centre de Réception et de Régulation des Appels の略。
❸SMUR
　Service Mobiles d'Urgence et de Réanimation の略。
❹CESU
　Centre d'Enseignement en Soins d'Urgences の略。

# C 救急看護の場

　救急看護では，小児から高齢者まで幅広い年齢層の対象者へ，緊急度・重症度の判断を行い，適切な看護を実践していく。時と場所を問わず，発生する傷病者の存在がある限り看護が実践され，その実践の場のすべてが救急看護の場となりうる。

　救急看護が必要とされる状況としては，急病，傷病の急性増悪，事故，事件，一般的な負傷，火災，自然災害，院内における患者急変などがあげられる。これらの状況が発生する「場」を大きく①プレホスピタルケア（病院前救護），②インホスピタルケア（医療機関内での処置や治療），③災害医療，④地域医療の 4 つに分けて，その特徴と救急看護について解説する。

## 1 プレホスピタルケア（病院前救護）

● **プレホスピタルケアとは**　プレホスピタルケア（病院前救護）は，傷病者が発生した際に，医療機関に到着するまでの間に実施される救急活動をさす。傷病者の発生場所から医療機関までの搬送や，救急救命士を含む救急隊員の応急処置などのプレホスピタルケアと医療機関との連携が円滑に実施されることが，患者の救命率の向上につながる。ここでは，傷病者への救急蘇生法の実施，救急隊との連携・協働，そして，医師，看護師のプレホスピタルケア実施の場の 1 つであるドクターカーやドクターヘリについて解説する。

## 1 プレホスピタルケアにおける救急蘇生法

　救急蘇生法は，**一次救命処置**（●180ページ）と**ファーストエイド**のことをさす。

### ◆ 一次救命処置の実施

　生命危機に陥った傷病者を救命するためには，救命の連鎖（●20ページ）を確実につないでいくことが重要であり，そのためには，第一発見者の一次救命処置の実施がカギとなる。心肺停止患者を発見した場合は，心肺蘇生やAED の使用などの**一次救命処置**を実施する。この一次救命処置は，医療従事者はもちろんのこと，一般市民であっても実施する必要がある。一般市民が目撃した心原性心肺機能停止傷病者のうち，一般市民による心肺蘇生が実施された場合とされなかった場合を比較すると，救命率に明らかな違いがみられることがわかっている（●図1-5）。

### ◆ ファーストエイド

　ファーストエイドは，急な病気やけがをした人をたすけるために最初に行

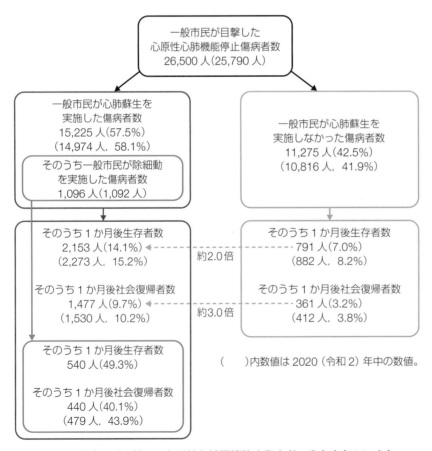

● 図1-5　一般市民が目撃した心原性心肺機能停止傷病者の生存率（2021 年）
（総務省：令和4年版　救急・救助の現況．p.90 による，一部改変）

う一次救命処置以外の行動をさす。日本救急看護学会では，看護師のファーストエイドについて，上記のファーストエイドの定義に加え，「専門的治療開始に先立ち，傷病発生現場，患者発生場面ないしは搬送中において行われる看護師の行動」[1]としている。ファーストエイドの実践者として求められるのは，専門的治療が開始されるまでに，ファーストエイドを実施し，人命をまもり，悪化を防ぎ，苦痛の緩和，安楽を提供することである。迅速，かつ適切なファーストエイドの実施が，看護師としての重要な役割となる。

## 2　救急隊との連携・協働

　プレホスピタルケアと医療機関での治療・処置との連携は患者の救命にとって必要不可欠であり，そのなかで搬送や応急処置などに重要な役割を果たしているのが救急隊である。看護師は，搬送の現状や救急隊の役割を理解したうえで，連携・協働をこころがける。

### ◆ 搬送の現状

　2021(令和3)年中の救急自動車による現場到着所要時間(入電から現場に到着するまでに要した時間)は，全国平均で約9.4分(前年約8.9分)，病院収容所要時間(入電から医師引継ぎまでに要した時間)は，全国平均で約42.8分(前年約40.6分)となっている。現場到着所要時間と病院収容所要時間のどちらも延伸傾向にある[2]。その理由として，現場到着所要時間については高齢者の増加に伴う救急自動車搬送人員の増加や不搬送事案の報告がある[3]。病院収容所要時間の延伸については，病床のひっ迫，院内感染による受け入れ制限などによる救急搬送困難事案の増加が1つの要因としてあげられている[4]。

### ◆ 救急救命士の役割と看護との連携

　救急救命士は，1991(平成3)年に施行された「救急救命士法」に基づき，医師の具体的指示のもとに，特定行為とよばれる「半自動式除細動器による除細動」「乳酸リンゲル液を用いた静脈路確保のための輸液」「食道閉鎖式エアウェイおよびラリンジアルマスクを用いた気道確保」「気管内チューブによる気道確保」「アドレナリンを用いた薬剤の投与」が実施できる(●39ページ)。除細動については，包括的指示のもと実施される。救急救命士の特定行為は，救命連鎖の観点から考えても，傷病者の救命，そして，予後改善につなげることができる。

　こうした救急救命士の活動をいかすためには，インホスピタルケアとの連

1) 日本救急看護学会監修：ファーストエイド――すべての看護職のための緊急・応急処置，改訂第2版．p.2　へるす出版，2017.
2) 総務省：令和4年版　救急・救助の現況．(https://www.fdma.go.jp/publication/rescue/post-4.html)(参照 2023-11-16).
3) 木村義成ほか：不搬送事案が重症・中等症事案の救急対応に与える影響の検討．日本臨床救急医学会誌 23(4)：530-538，2020.
4) 消防庁：令和3年度救急業務のあり方に関する検討会報告書．(https://www.fdma.go.jp/singi_kento/kento/items/post-93/04/houkokusho.pdf)(参照 2023-11-16).

携が重要となる。最も重要視されるのは，情報の共有である。看護師は，現場の情報，患者の情報（主訴，現病歴，既往歴など），特定行為を含む救急救命士の処置，そして家族の情報などを短い時間のなかで共有し，連携をはかる必要がある。

### ◆ 外傷病院前救護との連携

プレホスピタルにおける外傷傷病者の適切な処置は，生命を左右する重要なケアである。そのため，プレホスピタルケアの向上を目ざし，JPTEC™協議会が発足され，JPTEC™が外傷病院前救護のスタンダードとして全国的に認知されてきた。医師の外傷初期診療指針であるJATEC™，外傷初期看護の手順と考えを示した看護職対象のガイドラインJNTEC™，そして，病院前外傷教育プログラムのJPTECは，適切な治療を受けることで救命できると考えられる死亡症例，すなわち「**避けられた外傷死** preventable trauma death（**PTD**）」を減少させることを目的に，連携，協働をはかることができるガイドラインである。

受傷から最初の10分間はプラチナタイムとよばれており，きわめて短時間の間での現場状況の把握，傷病者の観察と重症度・緊急度の判断，応急処置，搬送先医療機関の選定が求められる。ここで重要になるのが，プレホスピタルケア，初期診療，看護の連携である。また，外傷病院前救護で最も大切な概念に**ロードアンドゴー** load and go がある。これは，生命維持に関係のない部位の観察や処置を省略し，生命維持に必要な処置のみを行って，外傷治療が可能な医療機関へ搬送するための判断と行為の全体的な概念である。医療機関では，この概念を引き継ぐことで初期診療と初期看護が実践され，PTDの回避につなげることができる。

### 3 ドクターカー・ドクターヘリ

プレホスピタルケアから診療を開始することができるドクターカー（○18ページ）やドクターヘリ（○18ページ）は，傷病者の救命において大きなメリットがある。看護師の役割は，患者の観察や救急処置の準備，介助など，医療機関での救急看護師の役割を基本としたうえで，プレホスピタルの特殊な環境下に対応していくことが求められる。

ドクターカーナースやフライトナースには，医師や現場の救急隊員・運航スタッフと協働して，患者が医療機関に収容されるまで，必要な治療が安全かつ継続的に行えるための，知識とスキルが求められる。とくに，チーム医療としての多職種との連携・協働，コーディネート機能が重要とされている。また，看護師として，患者やその家族への精神的援助についても大きな期待がよせられている。

ドクターカー・ドクターヘリの運行中は，とくに安全管理に注意をはらう必要がある。また，傷病者からの情報，医師や救急隊からの情報を整理したり，処置などにより情報収集ができない場合は，救急隊と連携して家族や関係者からの情報収集を依頼したりすることもある。さらに，搬送先の医療機

関での申し送りなど，プレホスピタルケアにおいてドクターカーナース・フライトナースは多くの役割を担っている。

# 2　インホスピタルケア

　医療機関における救急看護は，救急医療施設のほか，一般病棟でも実践される。救急医療施設には，初期救急医療施設，第二次救急医療施設，第三次救急医療施設があり，搬送される患者の重症度や医療体制によって救急部門の設備が異なる。

## 1　救急初療室・救急外来

● **救急初療室**　第三次救急医療施設には救急初療室があり，救急搬送患者が最初に運ばれ，救急初期診療が行われる。救急初療室では，気道および呼吸管理，循環管理が行われ，蘇生に必要な医療機器や検査に必要な検査機器，薬剤が常備されている。また，緊急に開胸・開腹術が行われることもあるため，手術器具も配備されている。

● **救急外来**　第二次救急医療施設の救急搬送患者や，通常の診療の時間外に独歩で来院する患者を受け入れる外来として，救急外来がある。軽症・中等症の患者の初期診療を行うことが多いが，重症度が高い患者の受け入れを行うこともあるため，救急初療室と同様に，蘇生処置や検査，治療ができるよう，医療機器などが準備されている。

● **救急初療室・救急外来における看護師の役割**　救急初療室および救急外来は，救急看護師の役割を遂行できる代表的な救急看護の場であり，医学的な診断がつく前から看護実践が必要とされる。患者が救急車で搬送されてくる場合，救急隊の情報から疾患・病態を予測して救急処置・検査の準備を行ったり，関係各部門への連絡やベッドの調整を行ったりする。患者の搬送後は，バイタルサイン測定とともに，モニタリング，生理学的徴候の観察を行い，必要な救急処置や薬剤，検査の準備，介助を行う。医学診断後は，手術室やカテーテル室への連絡，また，ICU や病棟へ連絡し，場の調整を行う。

　患者が独歩で来院した場合にトリアージ(●63ページ)を実施し，緊急度や重症度を判断・選別し，医師による診察・治療の順番を決めるこうした役割のほか，患者とその家族へのメンタルケア，早期からの退院支援として医療ソーシャルワーカー(MSW)との連携をはかることも，救急初療室や救急外来における看護師の重要な役割である。

## 2　X 線室・CT 室，手術室，カテーテル室，内視鏡室

　救急初期診療において画像診断は重要であり，緊急 X 線検査や CT 検査は頻繁に行われる。外傷患者の治療には緊急手術が行われ，急性心筋梗塞の患者には経皮的冠動脈インターベンション(PCI，●131ページ)の治療などが行われる。また，消化管出血の患者へは内視鏡検査や治療が行われる。

　患者を救急外来から検査室や手術室などへ搬送する際は，基本的に蘇生が

継続されバイタルサインが安定していることが前提であるが，不安定になりやすい状況でもあるため，観察を怠ることなく搬送しなければならない。救命救急センターでは，これらの部屋がセンター内に整備されており，近年では**ハイブリッド ER システム** hybrid emergency room system（**HERS**）が整備されている施設もある。HERS とは，救急初期診療，緊急 CT，緊急血管造影，緊急手術をすべて 1 つの部屋で対応できる救急初療室をいう。患者が移動することなく，診療，検査，治療を行うことができる。初期診療の流れで，そのまま緊急開胸や開腹術などの手術や経カテーテル動脈塞栓術（TAE）での止血術などが実施でき，受け入れから治療まで完結することができる。そのため，看護師の役割も拡大し，救急初療看護実践とともに，カテーテル室や手術室での看護と同様の，専門的な看護も求められる。

## 3 救急病棟（集中治療室，高度治療室，一般病室）

救急病棟には，集中治療室（ICU），高度治療室（HCU，ハイケアユニット），救急一般病室がある。

● **ICU**　重症度の高い患者は ICU に入室し，重症外傷，熱傷，脳卒中，呼吸不全，循環不全，急性腹症，敗血症など，内科・外科系を問わず，重篤な急性機能不全の患者を対象に集中治療・看護が提供される。バイタルサインのモニタリングをはじめ，動脈圧モニターや中心静脈圧モニター，肺動脈カテーテル，頭蓋内圧モニターなどを監視しながら全身管理を行う。また，人工呼吸療法や補助循環療法中の患者の看護，透析管理などの看護実践が求められる。

近年では，集中治療後遺症候群といわれる，**PICS** post intensive care syndrome が問題となることが多い。PICS は，ICU 在室中や退室後，さらに退院後に生ずる，身体機能障害，認知機能障害，メンタルヘルスの障害のことをいう。PICS の予防のためには，ICU 在室中の適切な鎮痛，鎮静管理，人工呼吸器管理，せん妄予防，早期リハビリテーションなどが重要とされ，看護師が重要な役割を果たす。

● **HCU**　HCU は，ICU に入室する患者より重症度は低いが，生理学的徴候の異常を示す可能性がある患者であるため，急変するリスクは高い。救急初療からの入室や ICU から回復した患者の入室などがある。

● **救急一般病室**　救急一般病室は，24 時間のバイタルサインのモニタリングの監視までは必要ではないが，入院する必要のある救急患者の病室である。

## 4 院内救急

一般病棟であっても，入院している原因疾患，もしくは既往歴のある疾患の急性増悪や，治療に伴う合併症の出現がある。また，入院している疾患とは別に，新規の疾患に罹患し，急変することもある。このような患者への対応を院内救急とよび，迅速な対応のためには院内救急医療体制の整備や，第一発見者となることが多い看護師の救急看護実践が重要となる。これらの病態の変化にいち早く気づき，患者を危険にさらさないことが，急変対応のポ

イントとなる。

● **コードブルー**　突然の心停止，呼吸停止，もしくはそれに近い患者の状態を発見した場合に用いられる救急コールをコードブルーとよぶ。病院によっては，同じ意味で「スタットコール」「ハリーコール」などとよんでいる。この救急コールが流れると，手が空いているすべての医療従事者が迅速に現場に駆けつけるといった院内救急医療体制がとられる（◐86ページ）。

● **RRS**　院内急変を防ぐためには，患者が心停止や呼吸停止のような重篤な病態に陥る前にその危険性を察知し，院内急変対応チームを起動し，患者の病態の正確な評価と初期対応ができる院内救急対応システムの構築が必要である。それが，**院内迅速対応システム** rapid response system（**RRS**）である（◐86ページ）。RRS の起動は患者の状態の悪化を察知するところから始まり，看護師がその第一発見者となることも多い。

# 3 災害医療

　災害医療においては，超急性期から急性期，時間を経て慢性期，そして平時まで，救急看護師はつねに大きな役割を担う。災害急性期における被災者・被災地域への医療の提供だけではなく，避難所での支援や巡回診療，平時の訓練やマニュアル作成など，看護師の活動の場は多岐にわたる。刻々と変化する災害現場の変化やそのときに生じるニーズに合わせて，看護を展開する必要がある。

● **わが国の災害**　日本列島は4つのプレートの境界上にあり，地理的に地震や火山噴火が発生しやすい条件がそろっている。これまでにも，1995（平成7）年の阪神淡路大震災，2011（平成23）年の東日本大震災のほか，多くの地震による災害がおこっている。また，駿河湾沖から九州東沖まで続く南海トラフの巨大地震も予測されている。わが国は，気象的諸条件から台風や豪雨，洪水などの自然災害が発生しやすい。これまでも梅雨前線や台風に伴う豪雨，洪水被害など多くの被害を受けており，今後も，気候の変動に伴う被害を受ける可能性は高い。

● **災害医療と救急医療**　日常において，交通事故や急病など突然発生した個人の患者を対象とする救急医療に対し，災害医療は地震や列車事故などにより被災した集団を対象とするという違いがある。また，救急医療は，通信・搬送・治療などの面で効率のよい医療システムがあり，十分な医療従事者が確保されており，安全な病院機能のなかで十分な医療資機材，後方病院へのスムーズな患者搬送が可能ななかでの医療提供である。一方で，災害医療は，救急システムが崩壊し，許容範囲をこえた傷病者の発生と医療従事者の絶対的不足があり，病院機能も不十分であり，医療資機材が不足し，患者搬送も困難ななかでの医療提供を行わなければならない。こうした状況において「防ぎえた災害死」を減らし，1人でも多くの命を救うことを目標に医療を実施する必要がある。

## 1　災害の定義

　「災害対策基本法」の災害の定義（第2条第1項）では，「災害　暴風，竜巻，豪雨，豪雪，洪水，崖崩れ，土石流，高潮，地震，津波，噴火，地滑りその他の異常な自然現象又は大規模な火事若しくは爆発その他その及ぼす被害の程度においてこれらに類する政令で定める原因により生ずる被害をいう」とされている。また，『災害医学用語事典』では，「重大かつ急激な出来事による人間とそれを取り巻く環境との広範な破壊の結果，被災地域がその対応に非常な努力を必要とし，時には外部や国際的な援助を必要とするほどの大規模な非常事態のことを災害（disaster）という[1]」としている。たとえば無人島で地震が発生したとしても，それは災害ではなく単なる自然現象であり，社会生活が壊されることこそが災害なのである。

### ◆ 災害の分類

　災害の原因による分類には，地震や火山噴火，津波，洪水などによる**自然災害**，人為的要因によって発生する**人為災害**，戦争や内戦などの紛争，テロリズムなどの**特殊災害**がある。人為災害は，列車や航空機など大規模交通事故，工場や発電所の大事故，**CBRNE 災害**とよばれる化学 chemical，生物・細菌 biological，放射性物質 radiological，核 nuclear，爆発物 explosive による災害など，人間がつくり出した科学技術に端を発して発生する災害である。CBRNE 災害は，状況によっては特殊災害にも分類される。たとえば，1945（昭和20）年の広島・長崎への原爆投下は核による災害，1994（平成6）年の松本サリン事件や1995（平成7）年の地下鉄サリン事件は化学による災害として，特殊災害に分類される。自然災害と人為災害または特殊災害が同時に発生する災害は，**複合型災害**とよばれる。

　被災範囲による分類では，おもに自然災害などで被災地が広い地域にわたる**広域災害**や，人為災害などの限定した地域が被災地となる**局地災害**に分類することができる。

　被災地域による分類では，人口が多く建物が多い地域での災害を**都市型災害**，人口が少なく，交通手段も少なく，医療施設も少ない地域での災害を**地方型災害**とよぶ。

## 2　災害医療体制

### ◆ 法的整備

　災害に関する法制度は，国内の災害の発生ごとに法律が制定され，整備されてきた。
● **災害救助法**　1946（昭和21）年，南海地震がおこり，翌1947（昭和22）年に「災害救助法」が施行された。この法律は，災害に対して，国が地方自治

---

1）S.W.A.Gunn 著，青野允ほか監訳：災害医学用語事典．へるす出版，1992.

体，日本赤十字社その他の団体および国民の協力のもとに応急的に必要な救助を行い，被災者の保護と社会秩序の保全をはかることを目的としている。災害発生時には，この法律に基づき，都道府県知事が医療従事者に対して救助に関する業務従事命令を発動する。

● **災害対策基本法**　「災害対策基本法」は，1959（昭和34）年の伊勢湾台風を契機に1961（昭和36）年に制定され，国土ならびに国民の生命，身体および財産を災害から保護するため，防災に関し基本理念を定め，総合的かつ計画的な防災行政の整備および推進を目的としている。この法律に基づき，国の中央防災会議では防災基本計画が策定され，地方自治体では地域防災計画を策定している。災害発生時には，国は非常災害対策本部または緊急災害対策本部，地方自治体は災害対策本部を設置することも定められている。

## ◆ わが国の災害医療体制

わが国の急性期災害医療体制は，阪神・淡路大震災の教訓に基づき整備された。そのおもなものは，①災害拠点病院の整備，②災害派遣医療チーム（DMAT）の配備，③広域災害救急医療情報システム（EMIS）の整備，④広域医療搬送計画の4点である。

### ▌災害拠点病院

災害拠点病院とは，災害発生時に災害医療の中心となる医療機関である。災害時には，多発外傷，圧挫症候群（クラッシュシンドローム），広範囲熱傷などの多発する重篤救急患者の救命医療を行うための高度の診療機能があり，被災地からの重症傷病者の受け入れ機能を有する。また，傷病者などの受け入れおよび搬出を行う広域搬送の対応機能，自己完結型の医療救護チームの派遣機能を有している必要がある（●表1-6）。

災害拠点病院は，**基幹災害拠点病院**と**地域災害拠点病院**に分かれる。基幹災害拠点病院は各都道府県に原則1か所以上設置され，地域災害拠点病院を有するほか，都道府県下全域の災害拠点病院の機能を強化するための訓練，研修機能がある病院である。地域災害拠点病院は，各都道府県の二次医療圏

● **表1-6　災害拠点病院指定要件（運営体制）**

- 24時間緊急対応し，災害発生時に被災地内の傷病者等の受け入れおよび搬出を行うことが可能な体制を有すること。
- 災害発生時に，被災地からの傷病者の受け入れ拠点にもなること。
- 災害派遣医療チーム（DMAT）を保有し，その派遣体制があること。
- 救命救急センター，または，第二次救急医療機関であること。
- 被災後，早期に診療機能を回復できるよう，業務継続計画の整備を行っていること。
- 整備された業務継続計画に基づき，被災した状況を想定した研修および訓練を実施すること。
- 地域の第二次救急医療機関および地域医師会，日本赤十字社などの医療関係団体とともに定期的な訓練を実施すること。また，災害時に地域の医療機関への支援を行うための体制を整えていること。
- ヘリコプター搬送の際には，同乗する医師を派遣できることが望ましいこと。

（厚生労働省：災害拠点病院指定要件の一部改正について．2019による，一部抜粋）

ごとに原則 1 か所以上整備されている。

### ▌広域災害救急医療情報システム（EMIS）

　広域災害救急医療システム（EMIS）は，災害時における「適切な情報の収集・提供（共有）」を目的とした，医療機関，行政，関連機関（消防，保健所など）の情報共有システムである。医療機関の患者受け入れ可否の照会，病院の被災状況や稼働可能な職員の確認を可能としており，医療機関の混乱により患者対応ができない事態を回避することができる（○19ページ）。

### ▌災害派遣医療チーム（DMAT）の配備

● **DMAT とは**　災害派遣医療チーム disaster medical assistance team（DMAT）は，「災害急性期に活動できる機動性をもったトレーニングを受けた医療チーム」と定義されており，医師，看護師，業務調整員（医師・看護師以外の医療職者および事務職員）で構成される。大規模災害や多傷病者が発生した事故などの現場に，急性期（おおむね発災 48 時間以内）から活動できる機動性をもった，専門的な訓練を受けた医療チームである。しかしながら，阪神淡路大震災以降，各種災害の教訓から，被災地の情報をいち早く正確に把握したうえでの適切な医療提供が，被災地の医療支援として重要であることが明確になった。そのため，多数の DMAT を組織として効率的に運用する必要があり，急性期医療だけではなく，亜急性期，慢性期に続く医療に関しても対応できるよう，技術習得が拡大されている。

● **DMAT の活動**　災害発生直後は多くの重傷外傷患者の発生が想定され，緊急処置が必要とされる。その際に，DMAT は単独もしくは複数のチームによって対応する。DMAT 隊員は，トリアージ，応急救護処置技能，災害時の情報収集や消防・警察など関係機関との協同活動，航空機を用いて数百km 離れた非被災地へ患者を搬送する広域医療搬送に関する適正な知識と判断能力を身につけるための特殊な教育を受けている。DMAT の任務には，①被災地域内での医療情報の収集と伝達，②被災地内でのトリアージ，応急治療，搬送，③被災地内の医療機関，とくに災害拠点病院の支援・強化，④広域医療搬送における医療支援（域内搬送，広域搬送拠点臨時医療施設〔SCU〕運営など），⑤広域医療搬送における航空機内への搭乗医療チーム，⑥災害現場でのメディカルコントロールがある。

### ▌広域医療搬送計画

　広域医療搬送計画とは，災害が発生した際に迅速に救護班を派遣し，重篤な患者を被災地外の医療施設へ搬送するための計画である。実際の広域医療搬送は，以下のように行われる。

（1）災害の発生後，すみやかに広域医療搬送活動に従事する DMAT などが被災地外の拠点に参集し，航空機などにより被災地内の広域搬送拠点へ移動する。

（2）被災地内の広域搬送拠点へ派遣された DMAT などは，拠点内に患者を一時収容する SCU を設置し，一部は被災地のヘリコプターなどで被災地内の災害拠点病院等へ移動する。広域医療搬送対象患者を選出し，被災地内の災害拠点病院等から被災地内広域搬送拠点まで搬送する。

（3）搬送した患者を SCU へ収容し，広域搬送の順位を決定するための再トリアージおよび必要な医療処置を実施する。

（4）搬送順位を決定し，広域搬送用自衛隊機で被災地外の広域搬送拠点へ搬送する。被災地外の広域搬送拠点から救急車などにより医療施設へ搬送して治療を行う。

## 3 世界の災害と被災地への支援

### ◆ 世界の災害

　世界の災害では，日本国内と同様に，地震・津波（水害）・火山噴火などの自然災害や，航空機や列車などの交通災害や化学物質の流出・爆発などの CBRNE 災害といった人為災害がある。開発途上国の貧困層においては，自然災害や戦争・紛争の特殊災害などがおきると，その影響で公衆衛生やインフラの崩壊などがおき，さらなる貧困や慢性的な貧困に陥る。その結果，負の連鎖により被害が大きくなることにもつながる。

### ◆ 被災地への支援組織

　災害時に国際的な支援を行う機関や組織には，国連諸機関，政府機関，非政府組織，非営利組織などがあり，こうした組織のなかで救急看護師も活躍している。**国連人道問題調整事務所（OCHA）**は，国連事務局の一部局として，自然災害や紛争の際に緊急人道支援の調整，緊急物資・人員・資金の動員などを担っている。また，**世界保健機関（WHO）**は，健康を基本的人権の1つととらえ，その達成を目的に設立された国連の専門機関である。世界的な保健問題に対し，健康に関する規範や基準を設定する。

　非政府組織・非営利組織には，**国境なき医師団（MSF）**などがある。緊急性の高い医療ニーズにこたえることを目的に設立された医療・人道支援団体である。また，**アムダ（AMDA）**は 1984 年に岡山市で設立された NPO 法人であり，アジア・アフリカ・中南米で自然災害や紛争，貧困に苦しんでいる人々を対象に，医療・保健衛生分野の緊急人道支援活動を行っている。

　世界で大規模な自然災害が発生した場合，開発途上国の多くは，経済・社会基盤が脆弱であるため，十分な救援活動を行えない。こうした場合に，被災国政府，または国際機関からの要請に応じて外務省を通して派遣される組織として，**国際緊急援助隊（JDR）**がある。JDR は，地震・津波・洪水などの自然災害と，人為災害のうち紛争に起因しない災害を対象としている。

# 4　地域医療

　人々が暮らしを営む地域もまた，救急看護実践の場である。多職種が連携し切れ目のない医療・介護が求められる現在，多職種・各機関をつなぐ役割をはじめ，これまでの枠をこえた看護師の活躍が期待されている。

## 1　地域包括ケアシステム

●**地域包括ケアシステムとは**　地域包括ケアシステムとは，「重度な要介護状態となっても住み慣れた地域で自分らしい暮らしを人生の最後まで続けることができるよう，住まい・医療・介護・予防・生活支援が一体的に提供されるしくみ」である。2011（平成23）年の介護保険法改正で自治体によるシステム構築が義務化されて以降，整備が進められてきた。地域包括ケアシステムは，市区町村を中心に，診療所医師（主治医），介護支援専門員（ケアマネジャー），訪問看護師，訪問リハビリテーションスタッフ，訪問薬剤師または調剤薬局，ホームヘルパーらの連携によってなりたつシステムである。

●**暮らしの場での救急看護**　暮らしの場である自宅や介護施設などでも，急変や転倒・転落などの事故をはじめ，救急対応が必要な状況が生じることがある。訪問看護師や介護保険施設で従事する看護師をはじめ，看護師には応急処置や救命処置の実施，必要に応じた医療機関などとの連携が求められる。

●**連携を支えるコーディネータ**　急変などを理由に，地域で暮らしている人が緊急入院することは多々ある。その後，とくに高齢者では，退院しても入浴・食事などの介護サービスが受けられない，または家族の協力が得られないなどの社会的な理由で，自宅に帰れないという実態がある。いわゆる「救急医療の出口問題」である。こうした状況に対しても，救急看護師は積極的に参画し役割を果たす必要がある。救急看護師は，地域包括ケアシステムのなかで，突然に生じた傷害または急激な疾病の発症や急性増悪などに対して，在宅で治療ができる病態なのか，入院が必要ではあるが地域内の病院での入院で対応できるのか，地域の枠をこえた急性期病院への救急搬送の必要性があるのかについて判断する。また，患者に直接介入ができるシステムの構築，訪問看護師との連携，診療所の医師（主治医）や地域密着型の病院との連携など，コーディネータとしての役割遂行が期待される。そのシステム構築が，人々が安心して安全に地域で生活するための重要なセーフティネットの一助になりうる。

## 2　学校保健

●**学校保健とは**　学校保健は，学校における保健教育および保健管理のことをいう。保健教育には，体育科や保健体育科などの保健学習，学級活動や部活動などにおける保健指導が含まれる。保健管理は，子どもたちの健康の保持・増進をはかる活動であり，健康診断，健康相談，感染予防などの活動などが含まれる。近年では，学校におけるメンタルヘルスやアレルギー疾患など，健康をめぐる問題が多様化してきている。

●**医療機関との連携**　「学校保健安全法」には「学校においては，救急処置，健康相談又は保健指導を行うに当たつては，必要に応じ，当該学校の所在する地域の医療機関その他の関係機関との連携を図るよう努めるものとする」と規定されている。2001（平成13）年の大阪教育大学附属池田小学校児

童殺傷事件や，2011（平成 23）年の東日本大震災時におこった津波によって，学校において多くの児童が犠牲になっている。学校保健に携わる看護師は，有事に備えた消防や医療機関との連携，救急処置の教育，救急・災害時の対応の訓練を行っていく必要がある。

● **養護教諭と救急看護師の役割**　学校保健活動の推進において中核的な役割を担うのは，養護教諭である。養護教諭の職務は，学校教育法で「児童生徒の養護をつかさどる」と定められており，救急処置，健康診断，疾病予防などの保健管理，保健教育，健康相談活動，保健室経営，保健組織活動などを行っている[1]。養護教諭のなかには，看護師や保健師の資格をもつ者もいる。養護教諭の救急対応やトリアージに関する教育ニーズは高いが十分に実施されているとはいえず，救急看護師がリーダーとなり養護教諭の救急対応の支援を行っていくことが期待される。

## 3 産業保健

● **産業保健とは**　産業保健の目的は，①職業に起因する健康障害を予防すること，②健康と労働の調和をはかること，③健康および労働能力の保持増進をはかること，④安全と健康に関して好ましい風土を醸成し，生産性を高めることになるような作業組織，労働文化を発展させることとされている[2]。企業などで働く**産業看護師**の職務は，「健康管理」「作業環境管理」「作業管理」の労働衛生の 3 管理に「労働衛生教育」「総括管理」を加えて，労働衛生の 5 分野からなる。

● **健康管理**　健康管理には，保健計画，健康診断，健康相談，保健指導，健康づくり，メンタルヘルスケア，疾病管理，救急処置，高齢者への支援，年少者・妊産婦への支援，障害者支援などがある。業務上疾病として，災害性腰痛や熱中症などがよくみられ，また持病をもっている労働者や自殺する労働者も少なくはない。

● **産業保健師の役割**　健康管理について，産業看護師の役割は大きく，また救急処置についても大切な役割を担っている。産業看護師には，救急現場での救急処置の実施や医師への情報提供，傷病者への配慮と現場管理が求められる。ほかにも，従業員のなかから救急要員を決めて救急要員の実技訓練を行ったり，救急用具の点検を行うことも役割とされている。また，緊急時の対応体制の確立や地域医療機関との連携システムの確立も役割の 1 つであり，医療機関の救急看護師と連携して救急処置の研修の実施および支援を行ったり，地域の消防や医療機関との連携の確立のサポート体制を構築していく必要がある。

1）財団法人日本学校保健会：学校保健の課題とその対応——養護教諭の職務等に関する調査結果から，令和 2 年度改訂．（https://www.gakkohoken.jp/books/archives/241）（参照 2023-11-16）．
2）河野啓子：産業看護学，第 2 版　2021 年版．日本看護協会出版会，2021．

# D 救急看護と法的・倫理的側面

## 1 関連法規と救急看護

### 1 看護師による医行為

#### ◆ 看護師の診療の補助

　「保健師助産師看護師法」は，保健師，助産師および看護師の資質を向上し，医療および公衆衛生の普及向上をはかることを目的としている。その第5条に，「この法律において『看護師』とは，厚生労働大臣の免許を受けて，傷病者若しくはじよく婦に対する療養上の世話又は診療の補助を行うことを業とする者をいう」とある。救急医療における看護実践は，このうち診療の補助の役割を担うことが多い。そのようななか，救急処置を看護師の判断で行わなければならない状況に遭遇することもある。

　「医師法」の第17条に「医師でなければ，医業をなしてはならない」と定められており，ここでいう医業とは医行為を業として行うことをいう。医行為は，医師の専門的知識または技能をもってしなければ危険な行為と定義される。本来，救急処置などの医療行為は医師が行うものであり，原則的に，医師の指示がない状態で看護師による独自の医療行為を実施することはできない。しかし，「保健師助産師看護師法」の第37条では，臨時応急の手当をする際はこの限りでないとされており，状況によっては看護師が独自の判断で救急処置を実施することが，法的に認められている。

#### ◆ 絶対的医行為と相対的医行為

　看護師は，臨時応急処置を施す際に，すべての医行為を実践してよいわけではない。また，医師の指示により医行為の補助を行う場合も，すべての医行為を行えるわけではない。医行為には，医師がつねにみずから行わなければならないほど高度に危険な行為，衛生上危害を生ずるおそれのある行為（**絶対的医行為**）と，看護師などほかの医療従事者の能力を考慮した医師の指示に基づいてゆだねられる行為（**相対的医行為**）があり，救急時の看護師が独自で判断して実施してよい医行為は，相対的医行為となる。

　代表的な絶対的医行為としてあげられるのが，「診断」「処方」「手術」である。これらの絶対的医行為は，救急時に看護師独自の判断で実践はしてはならない。当然，医師の指示のもとにおいても実施してはいけない行為となる。相対的医行為には，救急外来で行われるおもな看護実践である，末梢静脈路確保，静脈内注射，筋肉内注射，輸血投与，導尿，静脈血採血，心電図12誘導検査などがある。看護師の「診療の補助」の範疇での医行為である。

　看護師の業務は，①単独でできる「療養上の世話」なのか，②医師の指示

に基づく「診療の補助」の範囲なのか，あるいは③「診療の補助」の範囲を
こえ，医師の指示があっても行えない行為なのかに分けて，法の適用を考え
る必要がある。

### ◆ 特定行為

　看護師は，「診療の補助」の範疇で**特定行為**を行うことができる。特定行
為とは「保健師助産師看護師法」第37条の2において，「診療の補助であつ
て，看護師が手順書により行う場合には，実践的な理解力，思考力及び判断
力並びに高度かつ専門的な知識及び技能が特に必要とされるものとして厚生
労働省令で定めるものをいう」とされている。また手順書とは，「医師又は
歯科医師が看護師に診療の補助を行わせるためにその指示として厚生労働省
令で定めるところにより作成する文書又は電磁的記録(中略)であつて，看護
師に診療の補助を行わせる患者の病状の範囲及び診療の補助の内容その他の
厚生労働省令で定める事項が定められているものをいう」とされている。

　特定行為区分には21区分があり，救急看護にかかわる特定行為も多数あ
る(●表1-7)。特定行為を行う看護師は，指定研修機関において，当該特定
行為の特定行為区分にかかる**特定行為研修**を受けなければならない。

### ◆ 具体的指示と包括的指示

● **具体的指示**　看護師が診療の補助として行う医行為は，医師の具体的指
示のもとに行われている。具体的指示については，医師が患者の病態を判断
し，看護師に診療の補助の範疇内の医行為の指示を出す。指示は，書面や口
頭によることが多い。

　薬剤投与について，「医師法」第22条には，「医師は，患者に対し治療上
薬剤を調剤して投与する必要があると認めた場合には，患者又は現にその看
護に当たつている者に対して処方箋を交付しなければならない」とある。し
かし，「疾病の短時間ごとの変化に即応して薬剤を投与する場合」「治療上必
要な応急の措置として薬剤を投与する場合」などの処方箋の交付については，
この限りではないことも記されている。

　具体的指示の例として，患者が入院した際に医師が指示書に書く指示があ
る。たとえば，患者の疼痛時の鎮痛薬の内服や，痙攣時の抗痙攣薬の投与な
どがこれにあたる。救急外来では，指示書がないため医師より口頭での具体
的指示を受ける。

● **包括的指示**　包括的指示とは，医師が患者の病状を予測し，その病状に
応じて看護師が実施すべき行為を事前に一括して指示するものである。具体
例としては，特定行為の手順書がこれにあたる。「看護師が手順書の病態の
範疇であると判断した場合に，特定行為を実施する」という指示は，包括的
指示となる。手順書は医師による指示ではあるが，指示内容は具体化されて
おらず，手順書に該当する病態であるかどうかは看護師が判断しなければな
らない。そのほかには，院内トリアージ(●63ページ)も，包括的指示のもと
看護師が行っている(手順書の必要はない)。

◎表 1-7　特定行為区分

| 特定行為区分の名称 | 特定行為 |
|---|---|
| 呼吸器（気道確保にかかわるもの）関連 | 経口用気管チューブまたは経鼻用気管チューブの位置の調整 |
| 呼吸器（人工呼吸療法にかかわるもの）関連 | 侵襲的陽圧換気の設定の変更 |
| | 非侵襲的陽圧換気の設定の変更 |
| | 人工呼吸管理がなされている者に対する鎮静薬の投与量の調整 |
| | 人工呼吸器からの離脱 |
| 呼吸器（長期呼吸療法にかかわるもの）関連 | 気管カニューレの交換 |
| 循環器関連 | 一時的ペースメーカの操作および管理 |
| | 一時的ペースメーカリードの抜去 |
| | 経皮的心肺補助装置の操作および管理 |
| | 大動脈内バルーンパンピングからの離脱を行うときの補助の頻度の調整 |
| 心囊ドレーン管理関連 | 心囊ドレーンの抜去 |
| 胸腔ドレーン管理関連 | 低圧胸腔内持続吸引器の吸引圧の設定およびその変更 |
| | 胸腔ドレーンの抜去 |
| 腹腔ドレーン管理関連 | 腹腔ドレーンの抜去（腹腔内に留置された穿刺針の抜針を含む） |
| ろう孔管理関連 | 胃瘻カテーテルもしくは腸瘻カテーテルまたは胃瘻ボタンの交換 |
| | 膀胱瘻カテーテルの交換 |
| 栄養にかかわるカテーテル管理（中心静脈カテーテル管理）関連 | 中心静脈カテーテルの抜去 |
| 栄養にかかわるカテーテル管理（末梢留置型中心静脈注射用カテーテル管理）関連 | 末梢留置型中心静脈注射用カテーテルの挿入 |
| 創傷管理関連 | 褥瘡または慢性創傷の治療における血流のない壊死組織の除去 |
| | 創傷に対する陰圧閉鎖療法 |
| 創部ドレーン管理関連 | 創部ドレーンの抜去 |
| 動脈血液ガス分析関連 | 直接動脈穿刺法による採血 |
| | 橈骨動脈ラインの確保 |
| 透析管理関連 | 急性血液浄化療法における血液透析器または血液透析濾過器の操作および管理 |
| 栄養および水分管理にかかわる薬剤投与関連 | 持続点滴中の高カロリー輸液の投与量の調整 |
| | 脱水症状に対する輸液による補正 |
| 感染にかかわる薬剤投与関連 | 感染徴候がある者に対する薬剤の臨時の投与 |
| 血糖コントロールにかかわる薬剤投与関連 | インスリンの投与量の調整 |
| 術後疼痛管理関連 | 硬膜外カテーテルによる鎮痛剤の投与および投与量の調整 |
| 循環動態にかかわる薬剤投与関連 | 持続点滴中のカテコラミンの投与量の調整 |
| | 持続点滴中のナトリウム，カリウムまたはクロールの投与量の調整 |
| | 持続点滴中の降圧剤の投与量の調整 |
| | 持続点滴中の糖質輸液または電解質輸液の投与量の調整 |
| | 持続点滴中の利尿剤の投与量の調整 |
| 精神および神経症状にかかわる薬剤投与関連 | 抗痙攣剤の臨時の投与 |
| | 抗精神病薬の臨時の投与 |
| | 抗不安薬の臨時の投与 |
| 皮膚損傷にかかわる薬剤投与関連 | 抗癌剤その他の薬剤が血管外に漏出したときのステロイド薬の局所注射および投与量の調整 |

　　はとくに救急看護にかかわる行為。

（厚生労働省：特定行為区分とは．〈https://www.mhlw.go.jp/stf/seisakunitsuite/bunya/0000077098.html〉〈参照 2023-11-16〉による）

## 2 医師と救急救命士に関する法律

### ◆ 医師の応召義務

　「医師法」第19条には，「診療に従事する医師は，診察治療の求があつた場合には，正当な事由がなければ，これを拒んではならない」とある。これを**応召義務**という。救急隊より救急患者受け入れの依頼があった場合は，医師は原則として受け入れを拒否してはいけない。「正当な事由」とは，医師の不在または病気などにより，事実上診療が不可能な場合に限られると解釈される。休日夜間診療所，休日夜間当番医制などの方法により地域における急患診療が確保され，かつ，地域住民に十分周知徹底されているような休日夜間診療体制がしかれている場合において，医師が来院した患者に対し休日夜間診療所，休日夜間当番院などで診療を受けるよう指示することは，応召義務に反しないと考えられる。ただし，症状が重篤であるなど，ただちに必要な応急の措置を施さなければ患者の生命・身体に重大な影響が及ぶおそれがある場合においては，医師は診療に応ずる義務がある。

### ◆ 救急救命士に関連した法律

●**救急救命士とは**　救急救命士とは，厚生労働大臣の免許を受けて，救急救命士の名称を用いて，医師の指示のもとに救急救命処置を行うことを業とする者をいう。救急救命処置とは，その症状が著しく悪化するおそれがあったり生命が危険な状態にある傷病者が，病院などに搬送されるまでの間，または入院するまでの間に行われる気道の確保，心拍の回復その他の処置のことであり，症状の著しい悪化を防止し，生命の危険を回避するために緊急に必要なものである（「救急救命士法」第2条）。また，2021（令和3）年の「救急救命士法施行規則」改正に伴い，救急救命士が病院内などで救急救命処置を行う場合はあらかじめ委員会の設置や院内研修を行うことなどが追加され，実質，救急救命士が院内で救急救命処置を行うことが認められた。

●**救急救命士による救急救命処置**　救急救命士による救急救命処置は，心肺機能停止状態または心肺機能停止状態でない重症傷病者に対して，医師の具体的指示のもと行う特定行為と，包括的指示のもと行う救急処置に分かれている。特定行為は，心肺機能停止状態の傷病者に対して，乳酸リンゲル液を用いた静脈路確保のための輸液，食道閉鎖式エアウェイ，ラリンジアルマスクまたは気管内チューブによる気道確保，アドレナリン投与がある。また，心肺機能停止状態でない重症傷病者に対して，乳酸リンゲル液を用いた静脈路確保のための輸液，ブドウ糖溶液の投与がある。包括的指示のもと実践する処置には，バイタルサイン測定，血糖測定，自動休外式除細動器による除細動，口腔内吸引などがある。

## 3　救急医療に関連する法的責任

### ◆ 守秘義務

　「保健師助産師看護師法」第42条の2には,「保健師,看護師又は准看護師は,正当な理由がなく,その業務上知り得た人の秘密を漏らしてはならない。保健師,看護師又は准看護師でなくなつた後においても,同様とする」と記されている。また,医師,薬剤師,医薬品販売業者,助産師,弁護士,弁護人,公証人又はこれらの職にあった者が,正当な理由がないのに,その業務上取り扱ったことについて知り得た人の秘密を漏らしたときは,6月以下の懲役又は10万円以下の罰金に処される(「刑法」第134条)。看護師は,患者の身体的,精神的,社会的な情報について,秘匿するプライバシー性が高い情報であることを認識しておかなければならない。

　守秘義務の除外条件には,本人の同意以外に,法令上の義務,官公署(警察)の命令指示などがあげられる。救急医療においては,飲酒運転や覚醒剤を使用した患者を診察することがある。警察から口頭や電話などで問い合わせを受けることは少なくない。官公署の正式な命令指示や本人の同意がない場合は,情報漏洩にあたる危険性はある。警察には「捜査関係事項照会書」の提出を求めることができる。

### ◆ 死亡診断書と死亡検案書

　死亡診断書は医師が死亡を診断したときに交付する書類であり,死体検案書は死体を検案❶したときに交付する書類である。通常,臨床医が作成するのは死亡診断書であり,死体検案書は警察医や監察医,法医学者によって交付される。ただし,救急診療にかかわる医師は,死体検案書も作成することがある。救急初療において死亡が確認された場合は,みずからの診療管理下にある患者が,生前に診療していた傷病に関連して死亡した場合には死亡診断書を交付し,それ以外の場合には死体検案書を交付する。

**NOTE**

**❶検案**
　すでに死亡した遺体を確認し,医学的所見,発見状況,既往歴などを含めて検討したうえで,死因や死亡時刻,異状の有無などを判断すること。

### ◆ 届出義務

　法律上定められた救急医療に関連する届出義務として,医療事故報告届出義務,異状死の届出,麻薬患者の届出,食中毒患者の届出,感染症患者の届出などがある。暴力や虐待を受けた被害者への対応についても,法律上で定められている。

●**医療事故**　病院の管理者は,医療事故(当該病院などに勤務する医療従事者が提供した医療に起因または起因すると疑われる,予期しなかった死亡や死産)が発生した場合には,遅滞なく,医療事故調査・支援センターに報告しなければならない(「医療法」第6条の10)。

●**異状死**　「医師法」第21条には,「医師は,死体又は妊娠四月以上の死産児を検案して異状があると認めたときは,二十四時間以内に所轄警察署に届け出なければならない」と定められている。異状死の届出は,救急診療に

おいて，医師の重要な役割の1つである。日本法医学会は，1994(平成6)年に「異状死ガイドライン」を作成し，異状死体を，「確実に診断された内因性疾患で死亡したことが明らかである死体以外の全ての死体」と定義した。

● **麻薬患者の届出**　医師は診察の結果，受診者が麻薬中毒者であると診断したときは，すみやかに都道府県知事に届け出なければならない(「麻薬及び向精神薬取締法」第58条の2)。さらに都道府県知事は，届出を受けたときは，すみやかに厚生労働大臣に報告しなければならない。麻薬中毒とは麻薬，大麻またはあへんの慢性中毒をいう。中毒患者の血液，尿などの検体の提出要請への対応については，医師の守秘義務の観点から，警察の令状が必要となる。

● **食中毒**　「食品衛生法」第63条では，「食中毒患者等を診断し，又はその死体を検案した医師は，直ちに最寄りの保健所長にその旨を届け出なければならない」とされている。

● **感染症**　医師は，以下の感染症を診断したとき，厚生労働省令で定める場合を除き，氏名，年齢，性別その他厚生労働省令で定める事項を，最寄りの保健所長を経由して都道府県知事に届け出なければならない。一類感染症(エボラ出血熱，痘そう，ペストなど)，二類感染症(急性灰白髄炎，結核，ジフテリア，重症急性呼吸器症候群など)，三類感染症(コレラ，細菌性赤痢，腸管出血性大腸菌感染症，腸チフスなど)，四類感染症(E型肝炎，A型肝炎，狂犬病，炭疽，デング熱など)および五類感染症の一部(侵襲性髄膜炎菌感染症，風疹，麻疹)や新型インフルエンザ等感染症，新感染症についてはただちに届出が必要であり，それ以外の五類感染症(アメーバ赤痢，ウイルス性肝炎，インフルエンザ，梅毒，破傷風など)は7日以内の届出が必要である(「感染症の予防及び感染症の患者に対する医療に関する法律」第12条)。

● **暴力と虐待**　医師や医療関係者は，配偶者からの暴力によって負傷したり疾病にかかったりした人を発見したときには，配偶者暴力相談支援センターまたは警察官に通報することができる。この場合，その人の意思を尊重するよう努めることとされている(「配偶者からの暴力の防止及び被害者の保護等に関する法律」第6条2項)。また，医師・医療従事者は，児童虐待の早期発見に努めなければならない(「児童虐待の防止等に関する法律」第5条)とされており，発見した場合はすみやかに市町村・都道府県の設置する福祉事務所・児童相談所に通告しなければならない(同法第6条)。また，守秘義務に関する法律の規定は，この通告の義務の遵守を妨げるものと解釈してはならないことも規定されている(同法第6条第2項)。

## 2 倫理面への配慮

倫理とは，「①人として守り行うべき道，②善悪・正邪の判断において普遍的な規準となるもの，③道徳，④モラル」とされている[1]。このうちモラ

---

1) 松村明監修：大辞泉. 小学館, 1995.

ルについては，「①人々が善悪をわきまえて正しい行為をなすために，守り従わなければならない規範の総体，②外面的・物理的強制を伴う法律とは異なり，自発的に正しい行為へと促す内面的原理として働く」とされる[1]。このように，「倫理」は一定の普遍的規準が設けられ，規範として成文化できるものであり，「モラル」はより内発的なものといえる。

　看護における倫理は，国際看護師協会や日本看護協会により，倫理綱領として成文化されており，看護においてまもられるべき一般的な倫理原則となっている。さらに，日本救急看護学会においても，**「救急看護師の倫理綱領」**[2]を提示している。救急看護では，インフォームドコンセント，アドボカシー，予期しない終末期，プライバシー保護などの倫理的側面について特徴がある。

## 1 インフォームドコンセント

### ◆ インフォームドコンセントとは

　インフォームドコンセントという概念は，1950年代後半にアメリカで法律上の用語として使われはじめ，その後，医療にも適用されるようになった。また，世界医師会総会において1964年に「ヘルシンキ宣言」，1981年には「リスボン宣言」が採択されたが，この基盤となっているものはインフォームドコンセントをはじめとする医療倫理である。これらの宣言では，主従関係の色合いが濃かった医師-患者関係に，インフォームドコンセントの概念が導入されることによって，患者は医師と対等な立場であることが強調された。インフォームドコンセントは日本語に訳すと「説明と同意」となるが，現在はインフォームドコンセントという言葉をそのまま使用していることが多い。

　インフォームドコンセントの意味するところは「医師の医学的処置に関する複数の選択肢提示と，それを理解した患者の意思決定」ということである。したがって，患者は自分に行われる医学的処置や看護処置について，理解可能な説明を受け，意思決定が可能な心身の状況であることが前提となる。しかし，救急医療や救急看護の対象となる患者のなかには，十分な説明を受け，それらを理解し，意思決定できない状況の患者も多数いる。

### ◆ 救急看護におけるインフォームドコンセント

　救急看護におけるインフォームドコンセントには，次のような特徴がある。まず，患者は緊急度・重症度が高く，自律した意思決定が困難な状況にある。家族も患者の突然の疾病発症や重篤なけがなどによって心理的に混乱し，代理意思決定能力を欠く場合がある。また，救急患者に家族が同伴していないときには，やむをえずインフォームドコンセントなしに医療職者，とくに医

---

1）松村明監修：前掲書.
2）日本救急看護学会：救急看護師の倫理綱領.（http://jaen.umin.ac.jp/pdf/nursing_ethics_guideline20190217ver.pdf）（参照 2023-11-16）.

師が患者にとって最善と思われる判断をし，救命処置を優先する場合もある。

　このように患者と家族から十分な同意が得られない状況にあっても，医師・看護師は，専門的知識と積み重ねられた経験，そして医療職者としての倫理観を基盤として，最善と思われる処置を選択する。その後，患者の意識が戻ったときや，家族に連絡がついた時点で，事後報告として治療や処置について十分に説明し，あらためてインフォームドコンセントをはかることになる。

## 2　アドボカシー

### ◆ アドボカシーとは

　アドボカシーは「誰かの味方をする」「誰かの権利を擁護する」という意味であり，これらを実践する人を**アドボケーター**とよんでいる。この概念はアメリカで「患者代理人制度」「患者中心の医療」として広がり，1972年のアメリカ病院協会（AHA）による「患者の権利章典」へと発展した。

　これらの考えの一端として，わが国では以前より患者側の意見や苦情を投書箱に投函するという投書箱制度というものがあった。しかし，2003（平成15）年4月に特定機能病院と研修指定病院には「患者相談窓口」の常設が義務づけられ，一部では「患者アドボカシー室」として，それらを専門的に取り扱う組織づくりが行われるようになった。

### ◆ 救急看護におけるアドボカシー

　救急看護の対象となる患者や家族は，心身の危機状況にあり，自分自身や家族の権利を考える余裕すらなく，「しかたない」とがまんしたり，「命を救ってもらったのだから」とあきらめてしまうことがある。さらに患者は，治療や処置が開始される時点や経過中に意識レベルが障害されていることがあり，「患者の権利」を自発的に表明することが困難である。こうした状況では，患者や家族の最も近い位置にいる看護師が，この患者はどのような権利をもっているのか，それらがまもられているかなど，まさにアドボケーターとしての看護の役割を発揮することが求められる。

## 3　予期しない終末期

### ◆ 終末期とは

　一般的に終末期とは，老衰や病気・障害などが進行する状況のなかで，数週間から半年程度で死を迎えると予測される時期をさす場合が多い。日本老年医学会では，「病状が不可逆的かつ進行性で，その時代に可能な限りの治療によっても病状の好転や進行の阻止が期待できなくなり，近い将来の死が不可避となった状態」[1]を終末期としている。通常はこの時期に病状が一進

---

1）日本老年医学会：日本老年医学会の立場表明 2012.

一退しながら，比較的ゆるやかに死を迎えることになる。このため，患者は
もとより家族も死への覚悟や予期的な悲嘆を通して，なんらかの最期のとき
を過ごすことが可能である。

### ◆ 救急看護における予期しない終末期

　救急患者の終末期については，2014（平成26）年に日本集中治療医学会・
日本救急医学会・日本循環器学会が「救急・集中治療における終末期医療に
関するガイドライン～3学会からの提言～」として，その定義を述べている。
これによれば『「救急・集中治療における終末期」とは，集中治療室等で治
療されている急性重症患者に対し適切な治療を尽くしても救命の見込みがな
いと判断される時期である』とされている。つまり，重篤な疾患の突然の発
症や突発的な事故や災害によって，救急患者の終末期は突然訪れるため，患
者と家族の最期の時間は非常に短いか，皆無であるという特徴がある。

　予期しない終末期を迎える急性重症患者の延命措置（外因性およびかかり
つけ医の想定範囲を逸脱した心肺停止を除く）については，前述した3学会
合同ガイドラインや，2017（平成29）年に日本臨床救急医学会が発表した
「人生の最終段階にある傷病者の意思に沿った救急現場での心肺蘇生等のあ
り方に関する提言」のなかでも，医療倫理の4原則の1つである「自律尊重
の原則」に基づく対応が重要視されている。とくに本人の事前指示がある場
合には，それを尊重することが原則である。

　しかし，予期しない終末期では，家族は1秒でも長く生きていてほしいと
の願いから，患者の意思を受け入れることができず，混乱を生じることも予
測しておかなければならない。医療職者は救急という時間的制約があるなか
でも家族の心情を理解して，家族と話し合う機会を何度も設ける必要がある。
そして，「①現在の治療を維持する（新たな治療は差し控える），②現在の治
療を減量する（すべて減量する，または一部を減量あるいは終了する），③現
在の治療を終了する（すべてを終了する），④上記の何れかを条件付きで選択
する」[1]などの選択を家族ができるよう，その意思決定を支援していく。こ
れは，その後に残される家族にとって，患者の死が意味あるもの good death
となるための第一歩である。

　クオリティオブライフ quality of life（QOL）には，生活の質，生命の質，生
きる価値などさまざまなとらえ方があるように，**クオリティオブデス** quality
of death（**QOD**）も「最期までその人らしさを失わず生き切る」「適切な緩和ケ
アを受けて死を迎える」などといった多くの意味で用いられている。

　2020（令和2）年に日本クリティカルケア看護学会・日本救急看護学会が策
定した「救急・集中ケアにおける終末期看護プラクティスガイド」では，終
末期の QOL/QOD の向上を目的とした，全人的苦痛緩和，意思決定支援，
悲嘆ケアなどの具体的看護実践が示されている。

---

1）日本集中治療医学会・日本救急医学会・日本循環器学会：救急・集中治療における終末期医療に関するガイドラン～3学会か
　らの提言～．2014.

## 4　プライバシー保護

### ◆ プライバシー保護とは

　2005（平成17）年4月より，「**個人情報の保護に関する法律**」（個人情報保護**法**）が全面的に施行され，2022（令和4）年に改正された。「個人情報保護法」の基本理念は「個人情報は，個人の人格尊重の理念の下に慎重に取り扱われるべきものであることに鑑み，その適正な取扱いが図られなければならない」（「個人情報保護法」第3条）というものであり，その目的は「デジタル社会の進展に伴い個人情報の利用が著しく拡大していることに鑑み，（中略）個人情報の有用性に配慮しつつ，個人の権利利益を保護すること」（同法第1条）である。本法の施行によって，外来での患者名の呼び出しをやめ，すべての外来患者にポケットベルや番号札を配布することにした病院や，病室のネームプレートは廃止したという病院もある。

　医療職者が対象から得る情報には，氏名，年齢，性別，住所などはもちろんのこと，家族構成，現病歴，既往歴，診断名，治療法など，数限りないプライバシーに関する個人情報が含まれている。むろん，これらの情報をむやみに口外することは，法律によって禁止されている。

### ◆ 救急看護におけるプライバシー保護

　救急医療の対象となる患者は，緊急性が高く一刻を争う対応が必要になるため，外見を装ったり，知られたくないことを意識的に隠したりすることが困難である。これまで，その人自身あるいはごく限られた周囲の人しか知らなかった情報を，治療や看護上知りえることも多く，こうした個人情報に関して十分配慮して行動する必要がある。

　また，身体的プライバシーを保護することも，看護師の重要な役割である。緊急性があっても不必要な露出を避けるように掛け物，スクリーン，カーテンなどを工夫する心づかいが求められる。

**参考文献**

**【A】救急看護とは**
1. 中村惠子監修：救急ケア（ナーシングセレクション）．学研，2003.
2. 山勢博彰編著：院内エマージェンシー──急変時に対応するための知識と技術．メヂカルフレンド社，2004.
3. 山勢博彰編著：救急看護の知識と実際．メディカ出版，2009.
4. 山勢博彰ほか編：急変・救急時看護スキル──その根拠とポイント．照林社，2004.
5. 山勢博彰・山勢善江編著：救命救急ディジーズ──疾患の看護プラクティスがみえる．学研メディカル秀潤社，2015.
6. 山勢博彰・山勢善江：救急看護に関する研究の動向と今後の課題．看護研究33(6)：451-465，2000.
7. 和田攻ほか編：看護大事典，第2版．医学書院，2010.
8. Emergency Nurses Association：Emergency Nurses Association Scope of emergency Nursing Practice. 1999.

**【B】救急医療体制**
1. 稲葉英夫：プレホスピタルケアの意義．臨床と研究77(8)：1471-1476，2000.
2. 救命効果検証委員会：救命効果検証委員会報告書．2001.

3. 田中秀治ほか：オンライン・メディカルコントロール．救急医学 27(12)：1701-1705，2003.

4. 日本救急医学会監修：救急診療指針改訂第 5 版．へるす出版，2018.

5. 日本蘇生協議会監修：JRC 蘇生ガイドライン 2020．医学書院，2021.

6. 円山啓司：米国における救急医療体制．臨床と研究 77(8)：1527-1531，2000.

7. 村田厚夫・島崎修次：我が国の救急医療体制．臨床と研究 77(8)：1467-1470，2000.

8. 毛利昭郎：欧州における救急医療体制．臨床と研究 77(8)：1532-1539，2000.

9. 吉田竜介ほか：オフライン・メディカルコントロール．救急医学 27(12)：1707-1714，2003.

【C】救急看護の場

1. 有賀徹・塚川敏行：救急医療の「出口問題」について──医療の機能分化と連携，地域包括ケア推進のもとで．日本臨床救急医学会雑誌 22(3)：429-435，2019.

2. 学校における緊急時・災害時の対応．(https://emergencyfirstaidinschool.com/usefulinfo/e-learning-list)（参照 2023-11-16）.

3. 木村義成ほか：不搬送事案が重症・中等症事案の救急対応に与える影響の検討，日本臨床救急医学会誌 23(4)：530-538，2020.

4. 河野啓子：産業看護学，第 2 版．日本本看護協会出版会，2021.

5. 沢本圭悟ほか：心肺停止傷病者に対して救急救命士が実施する特定行為の包括的指示化に関する研究．日本救急医学会雑誌 31(10)：447-455，2020.

6. 消防庁：令和 3 年度救急業務のあり方に関する検討会報告書，2022．(https://www.fdma.go.jp/singi_kento/kento/items/post-93/04/houkokusho.pdf)（参照 2023-11-16）.

7. 総務省：令和 4 年版 救急救助の現況．(https://www.fdma.go.jp/publication/rescue/post-4.html)（参照 2023-11-16）.

8. 日本学校保健会：学校保健の課題とその対応──養護教諭の職務等に関する調査結果から，令和 2 年度改訂．(https://www.gakkohoken.jp/books/archives/241)（参照 2023-11-16）.

9. 日本救急看護学会監修：ファーストエイド──すべての看護職のための緊急・応急処置，改訂第 2 版．へるす出版，2017

10. 日本集団災害医学会監修：DMAT 標準テキスト，改訂第 2 版．へるす出版，2015.

11. 古谷菜摘・遠藤伸子：養護教諭養成課程におけるトリアージ教育──現状と必要性及び教育内容の検討．日本養護教諭教育学会誌 22(1)：29-39，2018.

【D】救急看護と法的・倫理的側面

1. 日本クリティカルケア看護学会・日本救急看護学会監修：救急・集中ケアにおける終末期看護プラクティスガイド．医学書院，2020.

2. 日本集中治療医学会・日本救急医学会・日本循環器学会：救急・集中治療における終末期医療に関するガイドライン〜3 学会からの提言〜．2014.

3. 日本臨床救急医学会：人生の最終段階にある傷病者の意思に沿った救急現場での心肺蘇生等のあり方に関する提言．2017.

4. 日本老年医学会：日本老年医学会の立場表明 2012.

第 2 章

救急看護の対象の理解

# A　救急患者の特徴

## 1　救急出動件数からみた特徴

　救急出動によって搬送される救急患者は年々増加し，2021（令和 3）年における全国の救急出動件数は，ヘリコプターによるものも含めると 619 万6069 件（対前年比 4.4％増）で，搬送人員は 549 万 3658 人（対前年比 3.7％増）にのぼる（◯図 2-1）。

　また，2021 年の救急車による出動件数は全国で 1 日平均約 1 万 6969 件，約 5.1 秒に 1 回の割合で救急出動し，国民の約 23 人に 1 人が救急車により搬送されたことになる。搬送人員のうち，とくに 65 歳以上の高齢者数は増えつづけており，全搬送人員の 61.9％となっている[1]。

　事故種別搬送人員数でみると，「交通事故」の割合は減少傾向であるものの，「急病」の割合が増えており，2021 年では全搬送人員の 65.6％を占めている（◯図 2-2）。

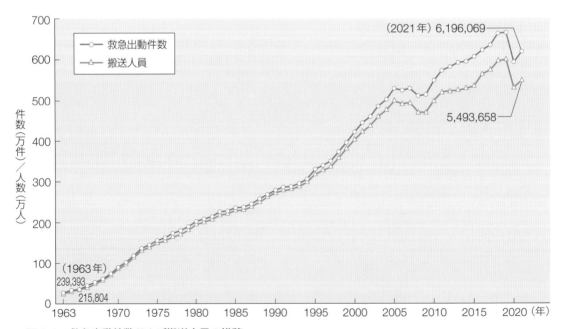

**◯図 2-1　救急出動件数および搬送人員の推移**
（総務省：令和 4 年版救急・救助の現況による）

---

1 ）総務省消防庁：令和 4 年版救急・救助の現況. p.15, 25, 2023.

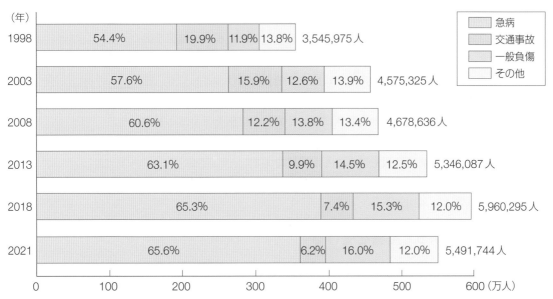

◉**図 2-2　事故種別搬送人員構成比の推移**
急病による救急搬送が年々増えていることが特徴である。
（総務省：令和元年版および令和 4 年版救急・救助の現況をもとに作成）

# 2　患者背景の特徴

## 1　患者層に特徴がある

　急性症状，急性疾患，外傷などで救急処置が必要な対象は，年齢と性別を問わず，あらゆる人々である。しかし，救急疾患や外傷の種類によって，対象者の年齢層と性別に特徴がある。

　急病患者であれば，疾病によって罹患（りかん）しやすい年齢層があるため，疾病ごとの年齢層割合には違いがあるものの，一般に高齢者が多い。性に特有の疾病であれば，どちらかの性にかたよった患者が対象となる。

　重症度別では，軽度の急病患者に小児が多いのが特徴である。これは，夜間などの時間外診療に対応する初期救急の患者に，小児が圧倒的に多いということからも裏づけられる。

　交通外傷の場合，歩行中の重症外傷者は 65 歳以上の高齢者が多く，自動車・自動二輪車乗車中の重症外傷者は 25〜65 歳の年齢層が多い。交通事故による死亡者数は年々減少しており，2022(令和 4)年では 2,610 名であった。

## 2　情報が限られている

　入院中の患者が急変する場合は，急変の原因を推測してその原因に即した治療をすることができるが，はじめて救急外来を受診する，または搬送されてきた患者の場合，事前情報が限られ，原因の解明と適切な治療方法の選択に時間がかかることがある。重症救急では意識がない患者も多く，自覚症状

をいっさい確認できないケースもある。こうした場合には，家族やそこに居合わせた人，救急隊から，既往歴や現場での状況などのある程度の情報を得ることもできるが，必要十分な情報というわけではない。

　患者からの自覚症状や家族からの病状に関する情報が聞けたとしても，急性疾患の病態は複雑なことも多いため，病態情報としては未知数である。とくに外傷では，その原因や外力の大きさにより特異的な病態を呈することがあり，身体の主要部所2か所以上に重症な損傷を受ける多発外傷ではそれが顕著であって，明確な病態情報を得ることが困難である。

　さらに，救急車で搬送される患者には身元不明者もおり，氏名，年齢，住所などの基本情報さえ不明なケースもある。

### 3　社会情勢によって影響を受ける

　救急患者の発生は，その原因が内因性の場合，患者の身体状態によって左右されるが，外傷などの外因性による救急患者の発生には，社会情勢が影響を与えている。

　典型的な例が交通外傷で，現代のような自動車社会になる以前には，自動車事故による外傷救急患者が発生することはきわめてまれであった。また，昭和30年代半ばからの高度成長期には，建設現場での事故や炭鉱事故などの労働災害による救急患者が多くみられていたが，現在では減少している。

　最近では，凶悪犯罪や家庭内の虐待・暴力，自然災害，人為災害，テロ災害，中高年の自殺などによる救急対応が，社会的にも関心を集めるようになった。

## 3　発症様式と病態の特徴

### 1　突然の発症

　救急疾患は，脳卒中，心筋梗塞，急性腹症など，突然の意識消失や激しい疼痛によって発症することが多い。以前から前駆症状がみられていた場合でも，急性症状が顕在化して身体の急激な変調を自覚することもある。慢性疾患の急性増悪でも，同様に急性症状が発症する。

　外傷の場合は，予期しえない偶発的なできごとによって生じる。交通事故，災害，不慮の事故，犯罪などの思いがけない事態が，原因の多くを占める。

### 2　緊急度が高い

　救急患者の多くは，ただちに対応しなければならない病態にある。脳卒中や心筋梗塞の発作，外傷による大量出血などは，そのまま放置していたら死にいたるほどの身体的危機状態であり，**緊急度**が高い。ただしなかには，初期救急で対応可能な軽症患者など，比較的緊急度が低い場合もある。

## 3　重症度がさまざまである

　ほとんどの救急患者は緊急度が高いが，**重症度**はさまざまである。緊急度が高くても重症でないときには，適切な救急処置によって症状の早期回復が期待できる。たとえば，高齢者が餅をのどに詰まらせて窒息しているケースでは，緊急度はかなり高いが，餅さえ早急に取り除けば後遺症を残すことなくそれまでの日常生活に復帰できる。

　救急患者のなかで最も多くを占めている初期救急患者は，入院の必要のない軽症患者である。しかし，救急患者の病態はつねに変動しており，急激に重症化することもまれではない。

　第三次救急医療施設に搬送される救急患者は，数は少ないものの重症度は最も高い。緊急度も重症度も高く生命の危機的状態にあるため，迅速かつ専門的な医療処置が必要となる。

## 4　発症原因の多様性

　救急処置が必要な患者の発症原因は，内因性，外因性を問わず多岐にわたる。

　救急疾患では，脳血管障害，呼吸器系の疾患，循環器系の疾患，腎泌尿器系の疾患，代謝系の疾患，婦人科疾患など，さまざまな疾病要因がある。症候としては，ショック，意識障害，頭痛，痙攣，呼吸困難，胸痛，吐下血，腹痛，体温異常，精神症状など，多種多様な急性症状がみとめられる。

　外傷では，交通外傷，転倒・転落外傷，スポーツ外傷，労働災害，自然災害，暴力，銃創・射創など，多くの受傷原因がある。これらの原因には，偶発的な事故，自殺企図，傷害事件など単独で発生するものと，災害時に集団発生するものがある。

　そのほかに，火災や熱湯による熱傷，感電や落雷による電撃傷，薬物などによる急性中毒，環境に起因する熱中症や凍傷，溺水，縊頸などの外因性の原因がある。

## 5　さまざまな病態を呈する

　外傷による小範囲の創傷，初期救急で対応可能な発熱や腹痛などの軽度の急性症状は，単純でわかりやすい病態で，救急処置も比較的簡単な対応でまに合う。しかし，重度外傷や疾病要因が複数存在する救急疾患では，複雑で多様な病態を示す。とくに，頭部，胸部，腹部などの外傷が同時発生する多発外傷では，それぞれの部位の外傷が互いに影響し合い，各臓器の機能不全がおこり，多彩で複雑な病態となって治療に困難をきたすケースが多い。また，救急患者は一定の病態を持続的に示すわけではなく，刻々と変化するのも特徴であり，バイタルサインの継時的観察が重要となる。

## 6　発症の時間と場所による特徴がある

　24時間どんなときでも，どんな場所でも救急患者は発生するが，救急疾

患や外傷の原因などによって，その発生時間と場所に特徴がある。

　疾患では，早朝におきやすい脳卒中，未明にみられる気管支喘息発作，起床直後や夕刻におこりやすい心筋梗塞など，時間帯によって発生しやすい状況に違いがある。季節による特徴もあり，脳卒中のうち，クモ膜下出血と脳出血は冬場におきやすい。

　交通外傷は，死傷者数でみると，日中，なかでも夕刻に多く，深夜は少ない。地域によっても違いがあり，都市部に比べ山間部ではわずかである。

　災害では，夏から秋にかけて多い台風や雨期に発生する集中豪雨などのように，自然災害がおきやすい季節がある。自然災害による被災者数は，地震の発生しやすい地域など，地理的条件によっても大きな違いがある。人為災害の1つである火災は，冬から春にかけて多く発生し，熱傷患者数と大きく関係している。

# ④ 心理的特徴

## 1 コミュニケーションがむずかしい

　意識障害を伴わない軽症の救急患者であれば，自覚症状を聞いたり，それまでのエピソードを確認したり，病状や治療方針を説明するなどのコミュニケーションに困難をきたすことは多くない。しかし，脳血管障害や頭部外傷，代謝系疾患などによる意識障害を伴う救急患者では，基本的にコミュニケーションの成立がむずかしい。

　意識清明な救急患者であっても，精神的ショックや激しい疼痛で十分な会話ができないケースもある。救急場面ではとくに，はじめての病院で，しかもまったく面識のない医療スタッフが対応することがほとんどであり，信頼関係が確立されていないなかでコミュニケーションをとる必要がある。

　重症救急患者では，気管挿管や鎮静などの治療上の必要によって，コミュニケーションがとりにくい場合も多い。

## 2 不安と恐怖が強い

　突然の急性症状，突発的な事故による外傷によって，救急患者の多くは不安や恐怖をおぼえる。不安とは，動揺して漠然とした不快な感情で，危険の予知によって引きおこされる危惧のことをいう。また恐怖は，意識的に危険と認識した脅威的なできごとに対する反応である。恐怖は，その対象となるものが意識できるほどに特定できるが，不安の場合は，その対象が明確にできるほどのものではなく，漠然とした心配感情である。

　不安や恐怖は，病気をもつあらゆる患者がいだく感情であるが，救急という突然の状況では，その大きさや内容にも特徴がみられる。軽症であれば，とくに大きな不安をおぼえることはなく，恐怖もほとんど感じることはないが，重症で患者本人が生命にかかわる事態と認識していれば，不安も恐怖も大きい。救急の場合は，予期せぬ発症に加え，十分な心の準備がないまま処

置や検査が同時に並行して進められるため，治療に対する不安もいだきやすい。したがって，病状の理解や意思決定を十分にできないことも多い。

## 3　さまざまな心理的ストレス反応を示す

　**ストレス**は，ストレスの原因となる**ストレッサー**と，その結果生じる**ストレス反応**に大別される。入院加療が必要な救急患者のストレッサーには，疾患や外傷などの身体要因，入院による生活環境や人間環境の変化などいくつもの身体的，心理・社会的要因があり，ストレスの多い状況を生み出している。しかも救急では，こうしたストレッサーが予期せぬところで突然降りかかってくるという特徴がある。

　**心理的ストレス反応**は，さまざまなストレッサーによって，その人に負担をかけたり，もっている資源をこえたり，幸福をおびやかしたりすると評価されたときに生じる反応である。反応形態は，情動，生理，行動などさまざまなかたちがあり，ストレッサーに対する心構え，かかわり方，ストレス耐性，ストレスの認識と対処のあり方などによって個人差がある。

　救急患者の心理的ストレス反応には，情緒的反応である不安，恐怖，焦燥（しょうそう）などがある。ほかに，無力感，落胆，悲嘆（ひたん），いらだち，激怒，罪責感などもみられる。行動的反応には，あきらめ行動，引きこもり，他者への攻撃行動，防衛行動などがある。

## 4　精神的な危機状態にある

　重症の救急患者は，身体的な危機状態にあることはもちろん，精神的にも危機的な状態にある。脳血管障害や頭部外傷などで意識に障害があれば，本人は精神的危機を自覚することはないが，意識に問題がなければ，急激な症状や傷ついた身体など，かつて経験したことのない現実に直面し，ときには死の恐怖でパニックに陥る。

　**危機理論**[1]によると，精神的平衡状態を保つはたらきは自我機能の1つの側面であるとし，自我のはたらきによって，人はたえず精神の均衡状態を維持し，さまざまな問題を解決している。つまり，人は恒常的な精神のバランス維持機能をもっており，問題に直面したときには一時的に逸脱（いつだつ）することがあっても，やがて平衡状態に戻るとしている。ところが，問題が大きく，それまでの解決方法ではのりきれないような危機状態に直面すると，その困難さに立ち向かうための対処技能のレパートリーとのバランスがくずれ，危機が促進されることになる。

　危機理論では，危機を転換点とみなすことによって，危機には成長を促進させる可能性があるとしている。危機は，古い習慣を動揺させ打ち破り，新しい反応を引きおこし，新しい発展を促す大切な要因になる。救急という急性期の危機状態をうまくのりこえることができれば，社会復帰に向けた精神的な強さを得ることもできる。

□ NOTE
[1]**危機管理**
　1950〜1960年代にG.キャプランとE.リンデマンらによって構築された，精神の危機状態とその介入について記述した理論。

## 5 精神症状が合併しやすい

　救急疾患や外傷の程度が重く，集中治療が必要な患者では，精神症状の発現が問題になることが多い。極度の不安による発作，せん妄と幻覚・妄想，意識障害，PTSD[1]などがみられる。

● **不安発作**　不安は日常的に誰でも体験する情動現象であるが，病的な不安になると，なんのきっかけもなく不安症状が繰り返しおこったり，その程度や持続時間が忍耐の範囲をこえたり，不安のために直面している現実から逃避したりすることがある。しばしば，心悸亢進，呼吸困難，冷汗などの自律神経系の症状も発現する。不安が急速に高まった状態を不安発作あるいは発作性不安というが，精神科救急でも対応することの多い精神症状の1つである。

● **せん妄**　せん妄は，入院中の重症救急患者にみられる意識障害の1つで，断片的で無秩序な観念，妄想，錯覚，幻覚などが出現する。幻覚としては幻視が多く，幻聴，幻触などもある。集中治療室でのせん妄は，入室後2〜3日は意識清明であるが，その後にせん妄状態が出現し，3〜4日あるいは一般病棟へ転出するまでその症状は続く。しかし，症状回復後は後遺症を残すことなく，予後良好である。

● **意識障害**　意識障害は，脳血管障害や頭部外傷などの救急患者に多くみられる精神症状で，深さや覚醒度の意識の量の変化(意識混濁)と意識内容の変化(意識変容)の2つがある。知覚・注意・認知・思考・判断・記憶などの精神活動が，一過性あるいは持続性に障害された状態である。

● **PTSD**　人為災害，自然災害など，いままで経験したことがない極端な心理・社会的ストレスを体験したあとに，しばしばPTSDが問題になることがある。症状は，つらく苦痛な場面が繰り返し夢のなかに出てきたり，あたかもそのできごとを再体験しているかのような錯覚に襲われたりする**フラッシュバック**が特徴で，そのできごとに関連する会話や場所，人物を避け，集中力が低下し，ささいなことで怒るなど神経過敏の症状がみられる。PTSDは外傷後3か月以内におこることが多いが，数年が経過してからおこることもある。これらの症状は1か月以上続き，心因となった外傷的できごとが誘因となってパニック発作がおこることもある。

**NOTE**

**❶PTSD**
　post traumatic stress disorder の略。心的外傷後ストレス症。

# B 救急患者家族の特徴

## 1 家族システムへの影響

● **家族システムとは**　家族は，親，子ども，兄弟姉妹など1人ひとりの家族員が集まって構成している1つの集団である。その1人ひとりは人としての人格を備え，それぞれの個性をもちながら生活しているが，家族という集

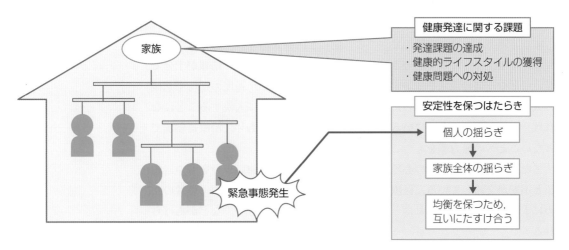

◉**図2-3　家族システム**
家族システムは，家族員の1人に緊急事態が発生した場合に揺らぎが生じるが，均衡を取り戻そうとするはたらきがある。しかし，状況によっては家族システムそのものの安定性を保てなくなることもある。

団のなかでは，個々の家族員の状態が家族全体に影響を与える。このように，お互いがそれぞれに影響し合う1つにまとまった単位として家族をとらえたものを，**家族システム**という。

● **家族システムのはたらき**　家族システムは，その発達過程において，家族としての発達課題の達成，健康的ライフスタイルの獲得，健康問題への対処を行っている（◉図2-3）。また，家族システムそのものは，家族員になにかおこった場合でもセルフケア機能を発揮し，モビールのように家族の安定性を保とうとするはたらきをもっている。すなわち，家族員の誰かに緊急を要する事態が発生したとき，まずその個人に揺らぎが生じる。モビールのどこか一部が揺らぐことによって，つぎつぎにその揺らぎが伝播し，結果的には家族全体が揺らぐことになる。しかし，個人の場合と同じように，家族にも均衡を保ったり取り戻したりする力があるため，通常，多少の揺らぎであれば，それを受けとめ，モビールの安定性を保つことができる。

たとえば，家族の1人に突然の疾病や外傷が発生すると，家族はほかの家族員に連絡をとったり，救急外来を受診させたり，家事を分担したりしながら，家族としてのモビールの揺らぎを感じながらも，その均衡がくずれないように互いにたすけ合う機能を発揮する。しかし，疾病や外傷の重症度，入院の長期化，あるいは家族システム自体の脆弱さ，家族以外からのサポートの希薄さなど，患者本人を含む家族の状況によっては，家族システムの安定性は保てなくなる可能性がある。

## 2　心理・社会的特徴

予期せず突然発生する救急状況では，急激なできごとによって家族は精神的な危機状態になる。家族の1人が，重症で生命もあやぶまれる状態にいるときは，家族はその衝撃的なできごとと，これからおこるかもしれない重大

な問題にも対処しなければならず，危機が促進される。

　家族心理としては，突然のできごとに動揺と困惑があり，そのできごとが大きいときには，現状を認めることに困難を示すこともある。情報が十分でないことや正確に現状を認識することがむずかしいため，過度の期待や悲観の気持ちをもちやすい。さらに，集中治療を受けるために入院することになれば，家族が患者のそばにいる機会が制限されることもあり，治療に参加できないことへの無力感をもつことも多い。

　また，そのほかの家族の心理的特徴として，患者への強い思いをもつ，希望と不安が交錯している，医療職者に対する信頼と不信感をもつ，患者のためによい家族にならなければと自分を鼓舞する気持ちをもつ，などがあげられる。

## 1　パニック状態

　救急状況は，予期しないときに突然発生するため，本人はもちろん，家族にとっても心の準備ができていない。たとえば，「お父様が会社で倒れ，いま救急車で病院に運ばれました」「救急病院ですが，先ほど交通事故で運ばれたお子様の名札にお宅の番号が書かれていたので，お電話しました」など，突然の知らせを受けて家族は精神的に動揺する。病状が軽症であれ，瀕死の重症であれ，自分の目の届かない場所でおこった救急事態では，「いまの状態は？」「なぜ？」「どんな状況だったの？」「その病院はどこ？」「どうやって行こう？」「なにを持っていけばいい？」「下の子の保育園の迎えはどうしよう？」など，さまざまなことがいっせいに降りかかり，なにをどのように対処していけばよいのかもわからなくなって，一種のパニック状態となる。

　目の前でおこった救急状況でも，家族は冷静に対応することができず，右往左往することがある。意識喪失で卒倒しているようなケースでは，家族はあわててしまい，適切な処置ができずに病状の重症化をまねいてしまうこともある。まして，心肺停止状態であれば，バイスタンダーである家族の心肺蘇生法の実施が生命予後を左右するため，いかにパニックに陥らずに迅速な対応ができるかが問われる。

## 2　情報不足による不安やいらだち

　家族と離れた現場で発生した救急状況では，家族が得られる情報量に限界があり，不安といらだちが生じる。とくに，救急搬送先との電話でのやりとりは，連絡をしてきた相手が，必ずしもその事態の全容を知っているとは限らず，家族が知りたい情報すべてを収集できるわけではない。このため家族は，患者の状況を予測したり，判断したりするための情報が不足し，ますます不安をつのらせることになる。

　また家族が病院に到着しても，検査中や診察中などで，状況によってはすぐに患者に会えないことがある。こうした場合，家族にとって10分は1時間にも2時間にも感じられ，わずかな情報からわるいことばかりを考えて，不安が増強することにもなりかねない。

## 3 心理的ストレス反応

　救急患者家族は，さまざまなストレッサーが加わり，身体的なストレスは
もちろん，心理的にもストレスが多い状況にある。重症救急患者であれば，
患者の急激で不安定な状態を認めなければならず，家族の心理的苦痛が大き
い。また，慣れない入院環境に対応したり，毎日面会に訪れたり，それまで
の家族役割や社会的役割を中断しなければならなかったり，経済的負担が増
えたりと，ストレス反応を引きおこす要因は多い。

　短期的で程度の重くないストレスは，ストレッサーに対して状況対応力を
高めるための反応となり，問題解決力を高めるものである。しかし，救急の
ように事態が急激であったり，程度が重かったり，長期間にわたる場合には，
家族には心身の健康を阻害するようなストレス反応が生じる。

## 4 代理意思決定による葛藤

　通常，意思決定は自律した本人が行うものであるが，本人が意識消失や意
識の混濁によってふだんどおりの意思決定が困難な場合に，家族(後見人)な
どが本人にかわって行う意思決定を**代理意思決定**という。

　救急医療の場では，治療や処置の際，代理意思決定が行われることが少な
くない。しかし，家族であっても患者本人の意思を完全に知りえることはな
いにもかかわらず，心肺蘇生術の中止，気管挿管や人工呼吸器の装着，透析
開始，脳死判定など患者の生命を左右する大きな決断を，非常に短時間で行
わなければならない。家族は「1秒でも長く生きていてほしい」という思い
と，「このような治療を本人は望んでいたのか」という2つの相反する感情
のなかで葛藤する。なかには，自分たちの代理意思決定に対して，長年自責
の念をもち続ける家族もいる。

## 5 悲嘆反応

　重症救急患者では，治療のかいなく搬送後まもなく死亡する患者もいる。
こうした患者の家族は，身内の突然死という現状をまのあたりにし，強い悲
嘆を経験する。**悲嘆反応**はプロセスとして経過し，死という喪失から生じる
反応で始まり，ときとともに変化していく。また悲嘆反応は，情緒的，身体
的，行動的反応に大別することができる。情緒的反応には，泣き叫ぶ，悲し
み，抑うつ感，不安，興奮，否認，罪悪感と怒りなどがある。身体的反応に
は，口渇，息の詰まる感じ，呼吸促迫，ため息，胃の空虚感，筋力低下，運
動機能の整合性欠如，音への過敏反応などがある。行動的反応では，引きこ
もり，嗜好への傾倒の増大，死者への思いにとりつかれる探索行動などがあ
る。

　こうした悲嘆反応が適切に経過して正常に進んでいくためには，身体的・
情緒的エネルギーを費やしながら喪失の現実に取り組むという**悲嘆作業**(グ
リーフワーク grief work)を，困難なく進めることが必要である。悲嘆作業を
適切に進めることができず，悲嘆が非常に強度，または長期化していたり，

悲嘆プロセスが進まずある時点にとどまっていたり，悲嘆がうつ病やほかの精神疾患に進行したりすると，医療介入が必要な**複雑性悲嘆**となる。

## 6 家族システムの不均衡状態

患者がそれまでもっていた家族内の役割は，救急という事態によって突然中断される。そのため，ほかの家族員がその役割を担ったり，家族以外の人からの援助を受ける必要がある。たとえば，家事いっさいを担っていた主婦が急病で入院した場合，炊事・洗濯，子どもたちの世話，寝たきりの祖父の介護など，残された家族の誰かがかわりにその役割を果たさなければ，家族システムの均衡を保つことはできない。

当初は家族全体の緊張も強く，誰もが互いに協力し合って，多くの役割を担うことができるかもしれない。あるいは，今日しなくてもいいことは先のばしにして，役割を保留しながら均衡を保とうとするかもしれない。しかし，役割変更が急であったり，役割が大きすぎたり，役割の負担が1人に集中したりすると，短期間でも家族システムの均衡はくずれることになる。

## 7 経済的負担

患者の病状によっては高度な医療が必要となり，入院にかかわる医療費がかさんだり，思いのほか入院が長期化して家族に経済的負担がかかることがある。高額療養費の給付手続きがすめば一定以上の金額は返還されるが，一時的であるにせよ家計を圧迫することになる。

## 8 家族の発達課題への影響

人はつねに発達課題を達成しながら成長発達を続ける。家族もまた家族としての発達周期に従って，課題をのりこえながら発達しつづけている。たとえば乳児のいる家族では，親は親の自覚をもち，保育役割を習得する。教育期の子どもをもつ家族では，子どもの自立と依存の欲求をバランスよく保ちながら，子どもの社会化を円滑に進める。子どもが巣立ち夫婦だけとなった家族では，老化が進んだり持病がありながらも自立した生活を送るなどの課題を達成させようとしている。

しかし，重症救急患者の場合には，入院が長期化したり，後遺症のためもともとの役割を担えなくなり，家族自体の発達課題が達成されないままであったり，達成方法の変更を余儀なくされることもある。

# 3 家族のニーズ

救急患者家族の心理的特徴を把握し，効果的な家族看護をするためには，家族のいだくニーズに注目することが多い。

救急患者家族がもつニーズは，これまで多くの研究者によって明らかにされてきた。救急やクリティカルケアで最もよく知られているのは，N.C.モルターによる重症患者家族の45項目のニーズであり，「サポート」「快適さ」

● 表2-1　CNS-FACEⅡのニーズの内容

| ニード | 内　容 |
|---|---|
| 社会的サポート | 医療者，家族，知人などの人的，社会的リソースを求めるニード。サポートのなかでも，社会的サポートシステムを志向するようなニード |
| 情緒的サポート | 自己の感情を表出することによってそれを満たそうとするニード。サポートのなかでも，情緒的表現を通して，それを受けとめてもらったり対応してもらいたいと，意識的あるいは無意識的に表出されるニード |
| 安楽・安寧 | 家族自身の物理的・身体的な安楽・安寧・利便を求めるニード |
| 情報 | 患者のことを中心にしたさまざまなことに関する情報を求めるニード |
| 接近 | 患者に近づき，なにかしてあげたいと思うニード |
| 保証 | 患者に行われている治療や処置に対して安心感，希望などを保証したいとするニード |

（山勢博彰ほか：CNS-FACEⅡについて　〈http://ds26.cc.yamaguchi-u.ac.jp/~cnsface/user/html/about.html〉〈参照 2023-4-8〉による）

「情報」「近接性」「保証」の5つに分類されている。また，重症患者家族の入院から36〜96時間にいだくニーズについて，認知的ニード，情緒的ニード，身体的ニードの3つに分類したC. C.ボウマンのニーズも知られている。

　わが国では救急・重症患者家族のアセスメントツールである**CNS-FACE❶**が2002（平成14）年に開発され，2016（平成28）年にCNS-FACEⅡに改訂された。CNS-FACEⅡでは，ニーズについて▶表2-1のように6つに分類をしている。これらのニーズのうち，情報・接近・保証のニードは入院当初から高いという特徴がある。

☐ NOTE
**❶CNS-FACE**
　Coping & Needs Scale for Family Assessment in Critical and Emergency care settings の略。

**参考文献**

【A】救急患者の特徴
1. アギュララ，D. C.著，小松源助・荒川義子訳：危機介入の理論と実際――医療・看護・福祉のために．川島書店，1997.
2. 総務省消防庁：令和4年版救急・救助の現況．2023.
3. 山勢博彰：危機理論と危機介入．救急医学 26(1)：5-9, 2002.
4. 山勢博彰編著：救急看護の知識と実際．メディカ出版，2009.
5. 山勢博彰編著：救急・重症患者と家族のための心のケア――看護師による精神的援助の理論と実践．メディカ出版，2010.
6. 山勢博彰・山勢善江編著：救命救急ディジーズ――疾患の看護プラクティスがみえる．学研メディカル秀潤社，2015.
7. ラザルス，R. S.ほか著，本明寛ほか監訳：ストレスの心理学――認知的評価と対処の研究．実務教育出版，1991.

【B】救急患者家族の特徴
1. CNS-FACE開発プロジェクトチーム：CNS-FACE家族アセスメントツール使用マニュアル――実施法と評価法．CNS-FACE研究会，2002.
2. Molter, N. C.著，常塚広美訳：重症患者家族のニード．看護技術 30(8)：137-143, 1984.
3. S. M.ハーモン ハンソン・S. T.ボイド編著，村田恵子ほか監訳：家族看護学――理論・実践・研究．医学書院，2001.
4. 高橋章子編著：救急看護の基本技術．エマージェンシー・ナーシング 2004年夏季増刊，メディカ出版，2004.
5. 山勢博彰編著：救急・重症患者と家族のための心のケア――看護師による精神的援助の理論と実践．メディカ出版，2010.
6. 山勢博彰・立野淳子・田戸朝美・山勢善江：CNS-FACEⅡ〈http://ds26.cc.yamaguchi-u.ac.jp/~cnsface/user/html/about.html〉（参照 2023-4-8）.
7. Bouman, C. C.：Identifying priority concerns of family of ICU patients. *Dimension of Critical Care Nursing* 3(5)：313-319, 1984.

第 **3** 章

# 救急看護体制と看護の展開

# A 初期・第二次救急医療における対応

## 1 看護体制

### 1 施設と設備

　初期・第二次救急医療施設は，緊急で医療を必要とする患者や通常の診療時間外に来院する患者のうち，軽症(傷)から中等症(傷)の患者を対象とする施設である。

● **初期救急医療施設**　初期救急医療施設は，外来での処置や検査，投薬で帰宅可能な患者に対応する施設であり，ウォークイン walk-in(徒歩)や自家用車などで直接受診する患者が多い。各都道府県に数か所ずつ設置されている休日夜間急患センターや在宅当番医制のほかに，救急指定を受けているかかりつけ医などがあり，基本的に手術や入院の設備はない(◐15 ページ，表 1-5)。

● **第二次救急医療施設**　第二次救急医療施設は，入院し検査・治療が必要な患者に 24 時間体制で対応する施設であり，救急車による搬送や初期救急医療機関からの紹介による搬送が多い。救急告示医療機関が病院群輪番制や共同利用型病院方式で患者を受け入れ，診療にあたる。手術や入院が必要な患者に対応するため，末梢血液一般検査，心電図検査，X 線撮影，CT 撮影などの検査設備，手術や入院設備に加えて救急患者の専用病床が必要である。

### 2 人員配置

　初期・第二次救急医療施設は，1 名以上の医師および看護職(看護師・准看護師)の配置に加えて，事務員，臨床放射線技師，臨床検査技師，薬剤師などの配置が必要となる。第二次救急医療施設のうち，夜間休日救急搬送医学管理料を算定している施設では，通常の当直体制のほかに，救急患者の受け入れに対応できる医師などをはじめとする医療従事者が確保されていることが，厚生労働大臣の定める施設基準として示されている。また，看護師の人員配置については，救急患者の受け入れを担当する専任の看護師の配置が必要である。

　看護職の配置については，救急外来も含めた「外来」に配置している施設が最も多く，ついで救急外来に配置している施設が多い[1]。実際の看護職の人員配置数は，各施設の救急診療体制によって異なるが，一般外来と救急外来に配置されている看護職のうち，1 日 2〜3 名が夜間や休日の勤務をし対応しているのが現状である。

---

1)　任和子ほか：救急外来における医師・看護師等の勤務実態把握のための調査研究. 2022.（https://www.mhlw.go.jp/content/10802000/001000510.pdf）（参照 2023-09-30）.

# 2 看護の展開

## 1 患者の受け入れシステム

● **来院方法**　初期・第二次救急医療施設を利用する患者は，乳児から高齢者まで多種多様な傷病で来院する。軽症(傷)から中等症(傷)，ときには重症(傷)患者もまぎれていることがある。来院方法もウォークイン，自家用車，救急車などさまざまであり，患者を受け入れるうえで重要なことは，そのなかから患者の緊急度と重症度を確認して，対応することである。

● **待合室・診察室**　わが国の多くの救急外来では，小児や成人，整形外科や産科で対応する患者など，年齢や病態を問わず，すべての患者が同じ待合室や診察室を使用している現状がある。とくに感染性疾患については，感染症であることが判明しない状況で来院する患者も多く，適切な感染対策を講じる必要がある。

● **受け入れシステムの整備**　初期・第二次救急医療施設における患者受け入れシステムを整備するうえで重要な点は，以下のとおりである。

(1)患者が受診する診療科を受付などで相談できる。

(2)感染性疾患が疑われる患者が使用する待合室，診察室が決められている。

(3)症状や病態に応じて使用する待合室，診察室を使いわける。

(4)休日・夜間に対応できる薬局と連携する。

(5)症状・病態に応じてすみやかに患者を紹介できるよう，近隣の救急医療施設と連携する。

(6)診療可能時間や対応可能な診療科などについて，地域住民などに周知する。

## 2 トリアージ

　救急外来におけるトリアージの目的は，最善の救急医療を提供するために患者の緊急度と重症度を判断し，治療の優先順位を決定することにある。わが国では2012(平成24)年から院内トリアージに診療報酬がついたことから，救急外来でのトリアージは加速度的に普及した。看護師が行うトリアージのプロセスは以下のとおりである。

　①**第一印象による重症感の評価**　患者の第一印象を外観や姿勢も含めて，ひと目で観察する。重症感は，気道の開通性，呼吸，循環，意識状態で把握する。会話ができ，呼吸はらくにしているか，顔色はどうか，意識は清明かを5秒程度で把握し，評価する。

　②**主訴の確認と感染性疾患のスクリーニング**　来院時の主訴を確認する。主訴が発熱の場合には，救急外来での感染拡大の防止を目的に感染症のスクリーニングを行う。発熱，自覚症状，海外渡航歴などを確認し，感染症が疑われる場合は，患者や家族に説明し，隔離できる部屋に誘導する。隔離室がない場合は，ほかの患者と接触しないように離れた場所で待機してもらう。

③**問診・身体診察・バイタルサイン測定と緊急度の判断**　確認した主訴（症状）から考えられる疾患を予測しながら詳細な問診をする。バイタルサイン測定，身体診察を行い，得られた情報から緊急度を判断する。わが国ではトリアージガイドラインとして **JTAS**（緊急度判定支援システム Japan triage and acuity scale）の緊急度分類を活用して緊急度を判定している施設が多い（◐図 3-1）。

④**適切な場所への誘導**　緊急度が高く（レベル 1 やレベル 2），すみやかに治療が必要な場合は，診察室に搬送・誘導して診療を開始する。そうでない場合は，患者の状態に応じた待合室または診察室に誘導する。

⑤**継続した観察と再評価**　トリアージ後は患者の待合室での状態変化の有無を継続的に観察し，再評価をする。再評価する時間は，緊急度のレベルに応じて時間の目安が示されている（◐図 3-1）。再評価で緊急度が高いと判断された場合は，迅速に治療を開始する。

⑥**トリアージの記録**　トリアージの記録は，患者の来院時の状態を証明するものになるため，来院時の状態から緊急度の判断のプロセスをトリアージの記録として残す必要がある（◐図 3-2）。

　救急外来で行われるトリアージは，**院内トリアージ**ともいい，多くの第二次救急医療施設が実施している。院内トリアージを行う看護師は，診療報酬

| レベル 1　蘇生：ただちに再評価 | レベル 3　準緊急：30 分ごとに再評価 |
|---|---|
| ・心停止状態<br>・痙攣（痙攣持続状態）<br>・呼吸停止状態<br>・重症外傷（ショックを伴うもの）<br>・息切れ（重篤な呼吸困難）<br>・意識レベル変化（意識障害，GCS 合計点 3〜9） | ・高血圧症（収縮期血圧＞220mmHg または拡張期血圧＞130mmHg だが症状を伴わない）<br>・痙攣（痙攣はとまり，正常レベルに覚醒している状態）<br>・下痢（血性下痢が続く状態）<br>・息切れ（軽度の呼吸困難）<br>・腹痛（中等度の痛み，疼痛スケール 4〜7/10）<br>・頭痛（中等度の痛み，同 4〜7/10）<br>・頭部外傷（意識消失あり）<br>・上肢の外傷（明らかな変形あり）　など |
| **レベル 2　緊急：15 分ごとに再評価** | **レベル 4　低緊急：1〜2 時間ごとに再評価** |
| ・胸痛（心原性）<br>・高血圧症（収縮期血圧＞220mmHg または拡張期血圧＞130mmHg で症状を伴うもの）<br>・低体温症（中心部体温≦32℃）<br>・発熱（体温＞38.5℃，敗血症を疑う）<br>・頭痛（突然発症，激しい，いままでで最悪の痛み）<br>・息切れ（中等度の呼吸困難）<br>・腹痛（重篤な疼痛，疼痛スケール 8〜10/10）<br>・意識レベル変化（GCS 合計点 10〜13）　など | ・上肢の外傷（ギプスがきつい状態だが神経・血管障害を伴わない）<br>・尿路感染症の状態（軽度の排尿障害）<br>・便秘（軽度の腹痛，疼痛スケール＜4/10）<br>・裂創・刺創（縫合を要するもの）　など |
|  | **レベル 5　非緊急：2 時間ごとに再評価** |
|  | ・アレルギー反応（花粉症による鼻閉）<br>・軽度の咬傷（± 軽度の疼痛，疼痛スケール＜4）<br>・処方希望<br>・裂創・刺創（縫合の必要がないもの） |

◐**図 3-1　JTAS の緊急度分類**

（日本救急看護学会監修：救急初療看護に活かすフィジカルアセスメント．p.40-41，へるす出版，2018 をもとに作成）

## 緊急外来トリアージ記録用紙

年　　月　　日

来院方法：　　独歩・自家用車・救急車　　来院時間：　時　　分

| 氏名 | （男・女） | 診療科 | ID |
|---|---|---|---|
| フリガナ | | 事前情報（主訴・自覚症状） | |
| 生年月日 | 明治・大正・昭和・平成・令和<br>　　年　　月　　日（　歳） | | |
| 既往歴 | □循環器疾患　□呼吸器疾患　□脳血管疾患<br>□消化器疾患　□腎疾患　□血液疾患<br>□高血圧　□糖尿病　□喘息　□その他 | | |
| アレルギー | 無・有（　　　　　　） | 感染待機：　要・不要　　最近の海外旅行：有・無 | |
| 常用薬 | 無・有（　　　　　　） | 痛み：有・無　　部位：（　　　　　　） | |
| 通院歴 | 無・有（　　　　　　） | 疼痛スケール（現在の痛み）一番つらい痛みを10 | |
| 紹介医 | 無・有（　　　　　　） | 0　1　2　3　4　5　6　7　8　9　10 | |

| トリアージ | 1回目 | 2回目 |
|---|---|---|
| 時間 | 　時　　分 | 　時　　分 |
| 意識 GCS | E：　V：　M： | E：　V：　M： |
| 呼吸／分 | 　　回/分 | 　　回/分 |
| SpO₂ | 　　％ | 　　％ |
| 血圧 | 　／　mmHg | 　／　mmHg |
| 脈拍／分 | 　回/分　整・不整 | 　回/分　整・不整 |
| 体温 | 　　℃ | 　　℃ |

再トリアージ　□1　□2　□3　□4　□5

**来院時　第一印象**

意識
□清明
□傾眠・昏睡
□反応なし

循環
□正常
□冷感・湿潤
□チアノーゼ
□CRT 2秒以上

呼吸
□正常
□吸気性喘鳴
□努力呼吸
□促迫 30 回以上

外傷
□無
□有
□活動性出血

トリアージ区分　□1蘇生　□2緊急　□3準緊急　□4低緊急　□5非緊急　　看護師サイン

**◖図 3-2　救急外来トリアージ用紙の例**

に伴う厚生労働省の規定で，救急医療に関する 3 年以上の経験を有する専任の看護師であることとされている。

● **電話相談によるトリアージ**　初期・第二次救急医療施設のなかには，急病電話相談を設置している施設もある。その場合，患者や家族などの電話内容から必要な情報を聴取し，適切な判断と情報提供が看護師には求められる。総務省消防庁では，電話救急医療相談時の緊急度判断（トリアージ）と患者・家族に提供する情報の標準化を目的として，**緊急度判定プロトコル**を作成している。このプロトコルは，医療従事者が電話で傷病の緊急度を判断する状況であれば，看護師や医師などの職種や救急外来や民間コールセンターなどの場所を問わずに利用することができる。また，医師の責任のもとであれば，使用する状況に応じて最も適したかたちにプロトコルの内容を改変して利用

してよいことになっているため，活用しやすいプロトコルであるといえる。

## 3　初期対応

　初期・第二次救急医療施設を訪れる患者は，その多くが軽症（傷）から中等症（傷）であるため，原則として緊急度の高い患者に対応することはないはずであるが，来院までの時間経過のなかで状態が悪化・急変する可能性もある。したがって，救急外来での初期対応の目標は，①来院した患者の緊急度に応じた適切な診療と看護を提供すること，②緊急度の高い患者への初期対応後に近隣の適切な救急医療施設に患者を搬送することである。

### ◆ 緊急度が高い患者への初期対応

　来院時の患者の第一印象で心停止・呼吸停止をみとめ，生命危機が迫っている場合は，緊急度レベル1と判断し，ただちに診察室に移送して一次救命処置を開始する。同時に医師に連絡し，到着後に気管挿管や人工呼吸療法，薬剤投与ができるよう準備をしておく。意識レベルの低下や重篤な呼吸困難，激しい頭痛，胸痛などの症状をみとめる場合は，緊急度レベル2であるため，状態の変化に注意しながら診察室に移動し，酸素投与，除細動，静脈路確保，循環作動薬，心電図や血液一般検査などの準備をしておく。初期対応後は，適切な高次の救急医療施設に患者を搬送する手続きを行う。

### ◆ 緊急度が低い患者への初期対応

　生命危機が迫っていない場合は，患者に待合室で診察まで待機してもらう。待機中は，緊急度のレベルごとに示されている再評価の時間を目安に患者の観察を継続する。来院時の症状やバイタルサインが安定していても，急激に変化する可能性があることを念頭におき観察する。待機中の患者は，すぐにみてほしいという願望や不安をかかえている。看護師は患者の症状や思いを受けとめながら，待ち時間の目安を伝え，今後行われる検査や処置について平易な言葉で説明し，援助的にかかわる。

## 4　処置・検査・手術への対応

### ▌処置

　初期・第二次救急医療施設で行われる処置は，来院する患者の症状や外傷がさまざまであることから実施される処置も多様であるが，複雑で高度な処置は行われない。顔面や四肢外傷では創洗浄や縫合，骨折に対するギプスやシーネ固定が行われる。発熱による脱水やめまいなどの症状に対しては輸液療法のための末梢静脈路確保，異物誤飲では異物除去や胃洗浄などの処置が実施される。看護師は，実施される処置の目的と必要物品を理解したうえで，準備と介助，処置中の患者の観察と励まし，帰宅後の注意点・ケア方法の説明などの対応を行う必要がある。

### ▌検査

　初期・第二次救急医療施設で行われる検査は，発現している症状の原因検

索や鑑別診断のために行われる。おもに血液一般検査，単純X線撮影，超音波検査，X線透視検査，CT検査などがある。看護師は，患者の年齢や状態に応じた検査の説明を行うとともに，検査に介助が必要か否かを判断して対応する。

### ▌手術

　初期・第二次救急医療施設で行われる手術は，救急外来では創傷の止血術や縫合術，切開排膿術などの，局所麻酔による小手術が多い。急性虫垂炎や胃・十二指腸潰瘍穿孔などでは入院・手術が必要となり，虫垂切除術や開腹術(胃，十二指腸潰瘍穿孔縫合術)が行われる。耳鼻科や眼科系疾患の専門的手術については，ただちに手術を要する緊急性があるか否かで対応が異なる。救急外来で実施する頻度の多い小手術において，看護師は必要物品の準備，手術中の患者の観察と介助，帰宅後の創傷ケアや観察方法の説明を行う必要がある。

## 5 家族や付添人への対応

　初期・第二次救急医療施設に来院する患者は，軽症(傷)であれば多くは1人で外来を訪れる。中等症(傷)レベルになると，症状のつらさや外傷の出血や痛みなどから，付添人が一緒に来院することが多い。付添人は家族とは限らず，友人であったり職場の同僚であったりする。このように患者の付添人に対応する際は，患者との関係性・続柄を確認して対応する必要がある。

### ▌患者1人で来院の場合

　トリアージの段階で，家族に連絡する必要があるか否かを判断する。救急外来での投薬や単純な処置後に1人で帰宅することが可能であれば，連絡する必要はない。帰宅時に介助が必要な状態であったり，入院治療を要する場合には家族に連絡し，状況を説明して来院してもらう。

### ▌家族以外の付添人と来院の場合

　基本的には，患者1人で来院した場合の対応と同様である。家族に連絡する際に，患者に確認・同意のうえ，付添人に家族に連絡してもらうことも可能である。しかし，個人情報保護の観点から，患者の病状や治療に関する付添人への説明は原則として行わない。

### ▌家族と一緒に来院の場合

　家族がいる場合には，トリアージの段階から家族にかかわり，患者に関する情報を得る。必要時，医師の診察に同席してもらう。問診や治療を患者のそばにいて見聞きすることによって，家族の不安の解消にもつながる。また，帰宅時の症状や処置後のケアを説明するときにも，家族を含めた指導を行うことで安心感を与えることができる。

## 6 院内他部門・多職種との連携

　初期・第二次救急医療施設において，他部門・多職種との連携で重要なことは，救急患者を日常的に受け入れている施設であることを共通の認識として，おのおのの役割を果たすことである。とくに臨床検査部門，放射線部門，

薬局部門は，夜間・休日の救急診療体制を構築するうえで重要な部門であるため，それぞれの部門のマニュアルの作成・見直しは必須である。看護師は，夜間・休日における患者の検査・治療にかかわる部門の人員数や実施可能な検査など，どのような体制になっているかを熟知しておく必要がある。

## 7 他院との連携

　初期・第二次救急医療施設における他院との連携で重要なことは，緊急度・重症度の高い患者をすみやかに紹介・転院搬送できるように，近隣の救急医療施設と連携体制を構築しておくことである。転院搬送する場合は，患者に実施した検査結果・診療内容を電話連絡，インターネットによる伝送シ

**救急搬送患者　情報記録用紙**

| 診療科 | | | 入電時間　　時　　分 | | 病着時間　　時　　　分 | |
|---|---|---|---|---|---|---|
| フリガナ | | | 生年月日 | M・T・S・H・R<br>　年　　月　　日　　歳 | | |
| 氏名 | | | 患者 ID | | | |
| 【患者情報】 | | | 生理学的異常 | □A □B □C □D | | |
| 現病歴： | | | BP：　　／　　mmHg　　P／HR：　　回／分 | | | |
| | | | SpO₂：　　　　％　　　　　R：　　　回／分 | | | |
| | | | GCS：　E　　V　　M　　血糖チェック： | | | |
| | | | BT：　　℃ | | | |
| | | | ECG：　　　　　　　不整脈：　有　・　無 | | | |
| 既往歴： | | | ・XP　・CT　・MRI　・ECG　・エコー　・採血　・採尿 | | | |
| | | | 時間 | 看護記録 | | |
| | | | | | | |
| | | | | | | |
| JCS | | BP | | ／ | | |
| HR | ／回 | R | | ／回 | | |
| BT | ℃ | | | | | |
| SpO₂ | ％ | 酸素：　L | | ％ | | |
| 外傷 | 部位： | | | | | |
| 【家族同乗】 | | | | | | |
| 【所持品】 | | | □入院(　　　)病棟　　□外来(　　　　) | | | |
| 紹介病院 | | 紹介医 | | □転院(　　　)病院　　□帰宅　□処方(院外・院内) | | |

○ **図 3-3　救急搬送患者情報記録用紙の例**

ステム，紹介状などで転送先に送付する。患者の状態に応じて医師または看護師が救急車に同乗し，継続した医療と看護が提供できるよう連携する。

## 8　看護記録

　初期・第二次救急医療施設における看護記録の方法や様式は，各施設によって異なる。記録は救急外来で実施した検査，治療，看護の証明記録になるため，時系列で簡潔に記録することが求められる。トリアージに関する記録（◯65ページ，図3-2），救急車で来院した患者用記録（◯図3-3）などが用いられる。

# B　第三次救急医療における対応

## 1　看護体制

### 1　施設と設備

　第三次救急医療施設は，重症（傷）および複数の診療科での対応が必要な重篤な救急患者を 24 時間体制で受け入れる施設で，**高度救命救急センター**，**救命救急センター**，**地域救命救急センター**がある。また，初期救急医療施設，第二次救急医療施設の後方病院として，これらの医療施設から救急搬送される患者を受け入れる義務をもつ。

　したがって，施設としては，重症救急患者の初期治療の場として専用の**救急初療室** emergency room（**ER**，◯図3-4-a）と，入院管理する場としての**集中治療室** intensive care unit（**ICU**，◯図3-4-b）や**心臓集中治療室** coronary care unit（**CCU**），**脳卒中集中治療室** stroke care unit（**SCU**），**小児救急専門病床**，重

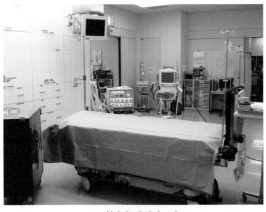

**a．救急初療室（ER）**

重症救急患者の初期治療専門室。緊急時には手術が行われることもある。

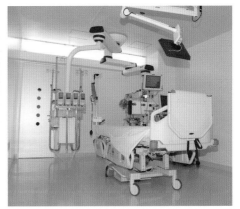

**b．集中治療室（ICU）**

初期治療を終えた患者の入院管理が行われる。

◯**図 3-4　第三次救急医療施設の設備**

**症外傷専門病室**を有する。また，緊急手術や検査にも即応できるよう，緊急検査室，放射線撮影室，手術室は 24 時間使用可能な体制になっている。また，ドクターヘリやドクターカーが整備されている施設もある。設備としては，疾病・外傷を問わず，あらゆる年齢層にある救急患者の治療管理に必要な最新の医療機器を常備している。

## 2 人員配置

　救命救急センターは，24 時間診療体制を確保するために必要な職員を配置する必要がある。厚生労働大臣が定める施設基準によると，専任の医師が常時救命救急治療室内に勤務していること，手術に必要な麻酔科医などが緊急時にすみやかに対応できる体制がとられていることとされている。看護師については，重篤な救急患者に対する手術などの診療体制に必要な専任の看護師が常時治療室内に勤務していることと明記されており，各施設の病床数などに応じて必要数が配置されている。

　救急患者への対応は，医師や看護師の配置だけでは成立しない。医師，看護師，診療放射線技師，臨床検査技師，臨床工学技士，薬剤師，事務職員などによる医療チームを構成し，それぞれの職種が専門性を発揮して業務を分担し，互いに連携・補完し合う必要がある。これらの職種が当直制やオンコール体制をとり，救急患者に 24 時間対応している。

　看護師の勤務体制は施設によって異なるが，おおむね 3 交代制か 2 交代制をとり，第三次救急対応患者搬送の連絡があった際に，昼夜を問わず対応しているのが現状である。

# 2　看護の展開

## 1 患者の受け入れシステム

　第三次救急医療施設に搬送される患者は，その多くが救急車による搬送である。救急患者の受け入れ要請から病院に到着するまでの体制は，以下のとおりである。
①救急隊または初期・第二次救急医療施設の医師から救命救急センターに，患者受け入れ要請の電話連絡が入る。
②医師が連絡を受け，救急患者に関する情報（年齢，性別，受傷機転や発症状況，主訴・自覚症状，既往歴，バイタルサインなど）を得る。
③救急初療室の担当看護師やほかの医療職者と患者情報を共有する。
④救急患者の状態を予測し，必要な救急処置や検査の準備をする。

## 2 トリアージ

　第三次救急医療施設に搬送される患者は，救急隊によってあらかじめトリアージされてくるため，初期や第二次救急医療施設で行われるようなトリアージは必要ないといえる。しかし，救急患者の状態は刻々と変化するため，

搬送前の情報よりも状態が悪化していたり，軽快していたりする場合がある。また，複数の重症救急患者が同時に搬送されてくることもある。したがって，トリアージされてきた救急患者であっても，看護師は，病院到着時の状態を観察して，緊急度・重症度をアセスメントし，今後の病態の進行と治療について予測したうえで対応すべきである。

　第三次救急医療における看護師が行うトリアージには，搬送前の患者情報から緊急度・重症度を推測し，必要物品の準備と人員を確保すること，患者到着時の身体情報から緊急度・重症度を判断し，優先される救急処置の準備と診療に必要な人員調整をすることが含まれる。

### 3　初期対応

　救急初療室での初期対応の目標は，救急患者を生命危機状態から回避させ，呼吸・循環の安定をはかることにある。第三次救急医療施設に搬送される患者は，その多くが生命の危機状態にあるため，病院到着後，ただちに生命危機の程度を把握し，治療を開始しなければならない。看護師は，初期対応の流れを理解し，観察・介助・ケアを実施する（◐図3-5）。

### ◆ プライマリーサーベイ primary survey（一次的評価）と心肺蘇生

　生命維持のために，呼吸と循環は最優先で評価すべきである。

● **呼吸**　呼吸数や胸郭の動き，フレイルチェスト（胸壁動揺，◐142ページ），呼吸音の左右差などを観察し，呼吸停止あるいは微弱な場合には気管挿管による気道確保を行い，人工呼吸を開始する。気管挿管が困難な場合には輪状甲状靱帯切開を行うが，時間的猶予のない状況下では輪状甲状靱帯穿刺を行う。外傷患者では，すべての患者に頸椎損傷の可能性があると考え，頸部の

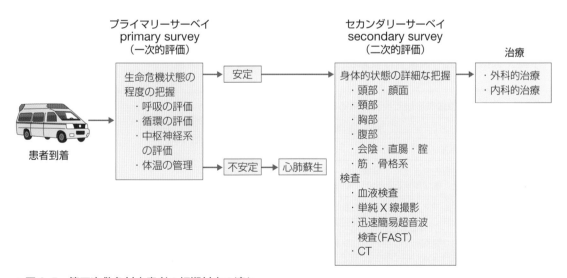

◐**図 3-5　第三次救急対応患者の初期対応の流れ**
重症度・緊急度の高い患者が多いため，病院到着後ただちに一次的評価として生命危機の程度を把握し，治療を開始する。呼吸・循環が安定したら，二次的評価として身体状態の詳細な把握を行い，根本治療へとつなげる。

扱いは愛護的に行う。

●**循環**　頸動脈か大腿動脈を触れて，拍動の有無を確認する。拍動がない場合には，ただちに胸骨圧迫を開始する。動脈の拍動がある場合は血圧を測定する。同時に末梢静脈路を確保し，輸液療法を開始する。心電図と経皮的動脈血酸素飽和度のモニタリングも開始する。

●**中枢神経系**　意識レベルと瞳孔所見を必ず観察する。意識レベルの評価は，**グラスゴー-コーマ-スケール（GCS）**または**ジャパン-コーマ-スケール（JCS）**にて行う（●132ページ）。

●**体温管理**　全身の観察や救急処置のために患者の衣服を脱がせた際には，観察や処置の妨げにならない程度にブランケットやバスタオルでおおい，体温低下を予防するとともに，プライバシーを保護する。

#### ◆ セカンダリーサーベイ secondary survey（二次的評価）

　呼吸・循環が安定したら，身体状態の詳細な把握を行い，根本治療の必要性を決定する。看護師は，呼吸・循環動態を継続して観察しながら，診察や検査の介助を行う（救急患者の全身の詳細な観察については，●113ページ，第4章B「全身の概観の観察とアセスメント」）。

### 4　処置・検査・手術への対応

#### ▌処置

　第三次救急医療施設で行われるおもな救急処置を ●表3-1 に示す。看護師は，実施される処置の目的や必要物品，管理方法について熟知しておく必要がある。また，侵襲的な処置が患者の呼吸・循環動態へ及ぼす影響を観察するとともに，処置に伴う身体的苦痛や不安・恐怖を理解したケアを行う。

#### ▌検査

　実施されるおもな検査には，単純X線撮影，超音波検査，CT，血管造影，緊急内視鏡などがある。看護師は，それぞれの検査の目的や方法を理解したうえで，患者への説明，検査の介助および検査中の観察やケアを行う。

　単純X線撮影や超音波検査は救急初療室に検査装置を移動して実施でき

●表3-1　第三次救急医療施設で実施されるおもな救急処置

| 目的 | 救急処置 |
|---|---|
| 生命維持 | 心肺蘇生法 |
| 気道確保 | 頭部後屈顎先挙上法，下顎挙上法，経口・経鼻エアウェイ挿入，気管挿管，輪状甲状靱帯穿刺・切開，気管切開，気管内吸引 |
| 呼吸管理 | バッグバルブマスクによる人工換気，人工呼吸器による人工換気，胸腔穿刺・ドレナージ |
| 循環管理 | 胸骨圧迫，開胸心マッサージ，除細動，緊急ペーシング，末梢静脈路確保，中心静脈路確保，中心静脈圧測定，動脈圧ライン確保，膀胱留置カテーテル挿入，スワン-ガンツカテーテル挿入，心嚢穿刺・ドレナージ，大動脈内バルーンパンピング，体外式膜型人工肺 |
| 体液管理 | 胃管挿入，腹腔穿刺，輸液・輸血療法 |

○表3-2　緊急手術の分類と特徴

| 分類 | 特徴 |
| --- | --- |
| 緊急手術 | 救命処置と救命目的の手術とを同時に実施するような場合。<br>例）胸部外傷による心肺機能停止症例に対する開胸心マッサージと肺，気管支，大血管，肝臓などの損傷部位の修復縫合術など。 |
| 準緊急手術 | 可及的すみやかに手術を行うことが必要な場合。<br>例）急速輸液や輸血によってようやく血圧が維持されているような胸腔内出血や腹腔内出血に対する開胸・開腹止血術。<br>頭蓋内血腫による切迫する脳ヘルニアに対する穿頭または開頭血腫除去術など。 |
| 待機的緊急手術 | 輸液や輸血によってバイタルサインを安定させながらも，手術準備が整いしだい，すみやかに手術を行うことが必要な場合。<br>例）胃・十二指腸潰瘍穿孔，腸閉塞，外傷性消化管穿孔など。 |

るため，患者にとって移動による身体的苦痛は少ないといえる。CTや血管造影は，それぞれ専用の検査室へ患者を移送して実施するため，移送用として携帯用の酸素ボンベやモニタリング機器などが必要である。患者を検査室へ移送するときやベッドから検査台へ移動するときには，愛護的に患者の身体を扱い，出血や疼痛を助長させないようにする。また，患者の身体に挿入されているルート類に気を配り，事故抜去やルートの閉塞，接続部の外れなどのトラブルがないように十分注意する。

### ▌手術

　救急患者に行われる手術は，患者の病態の緊急性から，緊急手術，準緊急手術，待機的緊急手術に分けられる（○表3-2）。手術の準備は役割分担し，短時間に手ぎわよく行う。

● **患者・家族への対応**　手術を受ける患者および家族への対応としては，患者に意識がある場合や家族が来院している場合には，医師が簡潔明瞭に手術の必要性を説明する。看護師は，説明の場に立ち会い，患者や家族の反応を観察して必要であれば補足説明する。手術準備などで立ち会うことが不可能な場合には，医師から情報を得たり，手術前の面会時に家族と接する機会をもち，患者と家族の反応に応じたケアを行う。

● **救急初療室における手術**　手術は基本的に手術室で実施されることが最善であるが，緊急手術は，心肺蘇生とショックに対する輸液療法などを同時に行いながら実施されるため，救急初療室内で行われることもある。救急初療室での手術は，清潔保持が困難であること，手術器材・器具の準備や調達に時間を要すること，手術を円滑に進行させるにはマンパワーが十分でないこと，手術が長時間に及ぶと次の救急患者の受け入れが困難になること，などの問題がある。救急初療室での緊急手術については，患者の適応や常備しておく手術器材を含めた運用の取り決めが重要である。

## 5　家族への対応

　第三次救急医療施設に搬送される患者の家族は，予期せぬ突然のできごと

によって大きなストレスを受けている状態にある。その反応は家族構成や患者との関係性によってさまざまであるが，多くは動揺し，心理的に不安定になっている。さらに，患者は生命の危機状況にあるため，家族が治療に関する**代理意思決定**を担うことが多く，家族の心理的負担は大きい。医療スタッフは，患者の救命に全力を注ぎながら，並行して家族の心情を察した対応をすべきである。

### ▊ 家族が来院している場合

　患者への初期対応が開始されると同時に，家族の 続 柄を確認する必要がある。そして，医療チームで全力を尽くして救命処置にあたること，待合室で待機していてほしいこと，処置が一段落したら医師から説明があること，患者に面会ができることを告げる。

　また，患者の**事前意思**（事前指示）について家族に確認する必要がある。現在，わが国では医療に関する事前意思表明書（事前指示書）に法的な強制力はないが，患者本人の事前意思を尊重したうえで，家族と相談しながら治療方針を決定する。患者の治療内容について家族が代理意思決定をしなければならない場合は，看護師が付き添い，家族の反応や理解度を観察・確認しながら対応する必要がある。 家族が非常に感情的になっていたり，気分不良などの身体症状を示す場合は，別室を確保したり，看護師が付き添うなどの個別対応が必要である。

### ▊ 家族が来院していない場合

　家族へ連絡がとれているかどうかを，救急隊や警察に確認する。連絡がとれている場合は，家族が到着次第，すみやかに患者への面会と病状説明を行う。連絡がとれていない場合は，患者の所持品などから連絡先が判明すれば電話連絡を入れる。

　連絡がついたら，患者との続柄を確認する。連絡内容は，救急搬送されたこと，現在処置中であること，すぐ来院してほしいこと，詳細な病状説明は病院ですることを簡潔明瞭に伝える。遠方から来院する家族には，病院までの来院方法を告げるなどの配慮も必要である。意識のない患者に緊急手術が必要な状況では，医師が電話で家族に説明し，同意をとるケースも少なくない。このような場合は，病状や治療に関する説明は医師が行い，ほかの用件は看護師や事務職員が対応するなどの役割に応じた連絡方法をとるとよい。

## 6 院内他部門・多職種との連携

　第三次救急医療施設において多職種との連携で重要なことは，救急患者にかかわる医療従事者たちが患者をチームでみているという共通認識と，それぞれの役割理解である。とくに救急患者のプレホスピタルケアに従事する救急救命士や，救急初療室での初期診療に参画する診療放射線技師，臨床工学技士，臨床検査技師などが，それぞれの専門性を発揮することによって，救急患者に最善の医療・看護が提供できる。そのために必要なことは，それぞれの役割を果たすことで得られた患者情報を，タイムリーかつ適切に伝達することである。

　たとえば，救急救命士がすでに得ている情報を看護師が知らずに患者や家族に再び聴取したり，検査結果を知らずにケアをしているようでは，最善の医療・看護を提供しているとはいえない。いま，どんな情報を共有する必要があるのか，誰に伝達すべきかを考えて行動することが求められる。

　院内他部門との連携においては，第三次救急医療施設の使命と役割を理解したうえでの協力体制が最も重要である。救急患者を受け入れ，救命集中治療・管理をするには，手術室，放射線部門，薬剤部，検査部，集中治療室，救急病棟などの協力体制が必要不可欠である。

## 7 他院との連携

　他院との連携で重要なことは，救急患者の転院搬送を受け入れる場合，依頼してきた病院で患者に行われた治療処置や検査に関する情報を確実に受け取ることである。方法は，紹介状や電話連絡，インターネットによる伝送システムなどが利用される。また，医師や看護師が救急車に同乗してきた場合には，直接情報を得るとともに，尽力に対する敬意と謝意をもって対応する。

## 8 看護記録

　看護記録の方法や様式は各施設によって異なるが，記録がもつ意義や目的は同様である。状態が刻々と変化する第三次救急対応患者の治療，検査，看護を確実に記録するには，患者の状態に応じて数分〜数十分という時間軸を看護師の判断で設定し，時系列で情報をもれなく記録するのが望ましい。

# C 災害時における対応

# 1 救急看護に求められる災害時の対応

　近年，災害は地球温暖化などの自然環境の変化や，都市の高層化，交通網の発達などのさまざまな要因によって複雑化・甚大化している。災害の種類には，**自然災害**，**人為災害**，**特殊災害**（●30ページ）があるが，どのような災害であっても救急医療・看護において対応が求められるのは多数の傷病者の発生時であろう。

　災害発生時には，平時の救急医療体制から災害時の医療体制に切りかえ，病院内への傷病者の受け入れや被災地への医療チーム派遣など，迅速な判断と行動が求められる。このような災害発生時の対応と災害サイクルに応じた対応が必要となる。

## 1 災害サイクル

　災害は発災からの時間経過によりいくつかの時期に区分することができる。**災害サイクル**とは，発災から次の災害までを超急性期・急性期・亜急性期・

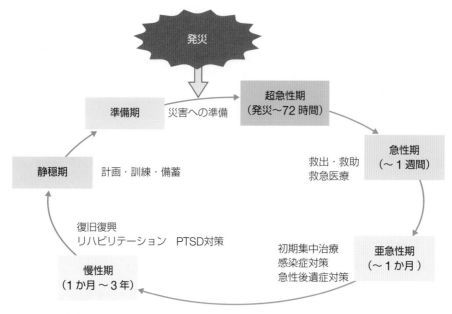

**○図3-6　災害サイクル**

慢性期・静穏期・準備期のように区分した概念である。この考え方を意識することで，各時期に応じた医療支援の必要性が理解できる（○図3-6）。

　とくに発災後1週間以内の超急性期・急性期では，救出・救助にかかわる救命・救急医療や外傷診療のニーズが高く，救急看護はこの時期の看護において重要な役割を果たす。

### 2 災害時の医療対応の原則「CSCATTT」

　**CSCATTT**（スキャット）は，災害時の組織体制と医療支援の7つの原則を頭文字で表現した用語である（○表3-3）。災害発生時の対応は，①指揮・統制 command and control，②安全 safety，③情報伝達 communication，④評価 assessment の CSCA を組織として早期に立ち上げることが基本となる。そして，医療支援として①トリアージ triage，②治療 treatment，③搬送 transport の **3T** を行うことができれば，多くの生命を救うことにつながる。

　発災直後は誰もが混乱しがちであるが，効率的・効果的な災害時対応をするには CSCATTT を理解して行動することが重要である。

# 2　看護の展開

## 1 超急性期・急性期

　災害発生直後〜72時間の超急性期は，救出・救助期，救急医療期ともいわれており，災害による傷病者の救出と救助，救命といった救急医療に求められる役割は非常に大きい。しかし，十分な医療資源と人員が確保されたなかで展開する救急医療と，傷病者の数や種類の予測が困難で，かつ限られた

○表3-3　CSCATTT

| 頭文字 | 項　目 | 概　要 |
|---|---|---|
| C | 指揮・統制<br>command and control | 指揮命令系統の確立・確認<br>⇒組織的活動，効率的な活動が可能になる |
| S | 安全<br>safety | 自分自身・現場・生存者の安全・確保<br>⇒自身の安全と二次災害を防ぐために重要である |
| C | 情報伝達<br>communication | 組織間の情報の共有<br>⇒情報収集と情報発信の手段を選択・準備する |
| A | 評価<br>assessment | 現状の把握・方針の策定<br>⇒迅速な判断と変化する状況に合った方針を検討する |
| T | トリアージ<br>triage | 傷病者のトリアージ・優先順位の決定<br>⇒限られた資源のなかで最大多数の傷病者に最善をつくす |
| T | 治療<br>treatment | 治療・応急処置<br>⇒災害現場，現場救護所，病院のそれぞれの場で治療の目標を考え実践する |
| T | 搬送<br>transport | 搬送<br>⇒「適切な患者」を「適切な医療機関」へ「適切な時間内」に搬送する |

　医療資源のなかで展開する災害医療では，その医療の質が異なることを理解し，平時の体制からスイッチを切りかえることが重要となる。

　超急性期・急性期に行う医療の最大の目的は，**防ぎえた災害死** preventable disaster death（**PDD**）を回避することである。とくに，人命救助のためのゴールデンタイムとされる超急性期には，災害時の医療体制を早期に確立させ，1人でも多くの命を救うための診療，治療や看護実践が求められる。また，災害発生から1週間までの急性期の時期までは，外傷をはじめとする外因性疾患に対して医療ニーズが高い時期となるが，災害の種類や規模によってもその内容は異なるため，変化する医療ニーズを的確にとらえ，ニーズに即した対応をすることが求められる。

　災害発生時の救助・救護体制については，被災地か否か，または活動する場所が災害現場の救護所なのか，患者を受け入れる医療機関なのかによっても異なる。ここからは，災害発生後に多数の傷病者を受け入れる医療機関の視点で超急性期・急性期に求められる看護の展開について説明していく。

## ◆ 災害時トリアージ

　災害時のトリアージの目的は，限られた人的・物的資源の状況下で最大多数の傷病者に対して最善の医療をつくすために，傷病者の緊急度，重症度を考慮しながら，傷病者に優先順位をつけることである。トリアージでは，重症度・緊急度をもとに傷病者を赤（Ⅰ），黄（Ⅱ），緑（Ⅲ），黒（0）の4つの区分にふりわける**一次トリアージ**と，生理学的評価・解剖学的評価をもとにトリアージの精度を高め，より適切に重症患者に対応するために治療の優先順位をつける目的で行われる**二次トリアージ**の2つの方法がある。一次トリ

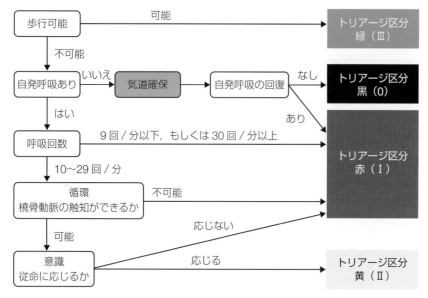

▶図3-7　START法

□NOTE

❶START法
　simple triage and rapid treatment の略。歩行の可否から評価を開始し、迅速にトリアージすることができる。医療資器材を使用せずに評価していく。

❷PAT法
　physiological and anatomical tirage の略。START法による大まかな評価を、聴診器やSpO₂モニター、血圧計などの医療資器材を用いて再評価する方法。

アージでは **START法**❶（▶図3-7）が、二次トリアージでは **PAT法**❷（▶表3-4）が用いられることが多い。

　傷病者の数と医療資源のバランスが大きくくずれている災害医療現場では、最善の医療をつくしても生命予後が期待できない傷病者に対しては、治療の優先順位を下げなければならない、あるいは死亡もしくは救命困難群としてトリアージ区分黒(0)としなければならない場合がある。トリアージは実施する場所や状況によってもその目的が異なるが、その場面ごとの目的にそって繰り返し実施されなければならない。トリアージの実施者には傷病者の緊急度・重症度を迅速に評価する能力が求められる。医師、救急救命士とともに、看護師も実施者となりうるが、とくに救急看護師はふだんの救急車来院およびウォークイン患者のトリアージにおける能力を発揮することが求められる。

● **トリアージタッグ**　トリアージタッグは、トリアージを実施したことの目印になるとともに、個人情報の管理や診療記録としても活用される。現在はトリアージタッグの記載内容、トリアージ区分の色や順番、トリアージタッグの形状、寸法、複写の枚数など、多くが統一された形式で使用されている（▶図3-8）。また、装着する位置は第一選択を右手首とすること、衣類や靴への装着は不可といった取り扱いのルールも決まっているため、事前に使用方法の確認やトリアージタッグの記載の訓練をしておくとよい。

#### ◆ 初期治療

　超急性期に実施する初期治療は、生命を維持するための治療・処置が優先される。とくにトリアージ区分赤(Ⅰ)の緊急度・重症度の高い患者に対しては、生理学的な異常をできるだけ早期に安定化させることが求められる。傷病者の生理学的な異常を見逃さないためには、生命徴候である A：airway

◉表3-4　PAT法

| 第1段階<br>初期評価・<br>生理学的評価 | 意識 | 呼びかけに反応なし，不穏，JCS 2桁以上 | |
|---|---|---|---|
| | 気道 | 舌根沈下，気道閉塞 | |
| | 呼吸 | 浅い・深い，速い・遅い，失調性，胸郭挙上左右差，呼吸音左右差，呼吸9回/分以下・30回/分以上，SpO₂ 90%未満 | |
| | 循環 | 橈骨動脈触知で弱い・速い・触知不能，皮膚蒼白・冷感・湿潤，活動性出血，CRT 2秒をこえる，収縮期血圧90 mmHg未満・200 mmHg以上，心拍数120回/分以上・50回/分未満 | |
| | 体温 | 35℃以下 | |

| 第2段階<br>全身観察・<br>解剖学的評価 | 身体所見 | | 疑われる所見 |
|---|---|---|---|
| | 開放性頭蓋骨(陥没)骨折 | | |
| | 髄液鼻漏，髄液耳漏 | | 頭蓋底骨折 |
| | 頸部皮下気腫，気管変形 | | 気管損傷 |
| | 外頸静脈の著しい怒張 | | 心タンポナーデ，緊張性気胸 |
| | 気管偏位 | | 緊張性気胸，気管損傷 |
| | 呼吸音左右差 | | 気胸 |
| | 胸壁動揺，奇異性呼吸 | | 血気胸 |
| | 胸部創より気泡混じりの出血 | | フレイルチェスト |
| | 腹壁怒張，腹部膨隆，腸管脱出 | | 開放性気胸 |
| | 骨盤動揺，圧痛，下肢長差 | | 腹腔内出血，腹部臓器損傷 |
| | 大腿の変形・出血・腫脹・圧痛，下肢長差 | | 骨盤骨折 |
| | 四肢麻痺 | | 両側大腿骨骨折 |
| | 四肢軟部組織剥脱 | | デグロービング損傷 |
| | 顔面の熱傷，鼻毛焼灼，口鼻腔内スス付着，嗄声 | | 気道熱傷 |
| | 重量物はさまれ・下敷き，ポートワイン尿 | | 圧挫症候群 |
| | 頭頸部・体幹部・鼠径部への穿通性外傷 | | 重要臓器損傷，大血管損傷 |
| | 四肢の切断 | | |
| | 15%以上の熱傷を伴う外傷，顔面・気道熱傷 | | |

| 第3段階<br>受傷機転 | 体幹部はさまれ，1肢以上のはさまれ(4時間以上)，高所墜落，爆発，異常温度環境 |
|---|---|
| 第4段階<br>災害時要配慮者 | 幼小児，高齢者，妊婦，障害者 |

(日本集団災害医学会監修：改訂第2版DMAT標準テキスト．p.54，へるす出版，2015による)

(気道)，B：breathing(呼吸)，C：circulation(循環)，D：dysfunction of CNS(意識障害)，E：environmental control(体温管理)に加え，災害時に多発し，見逃さず適切な処置をする必要があるCr；crush syndrome(圧挫症候群)を評価していく。このABCDECrの視点で傷病者の容態を把握し，適切に安定化のための治療につなげることがPDDの回避につながる。超急性期から急性期には外傷をはじめとする外因性疾患による傷病者が多いことから，平時の救急医療で行われている外傷初期診療のプロセスを理解した介入が必要

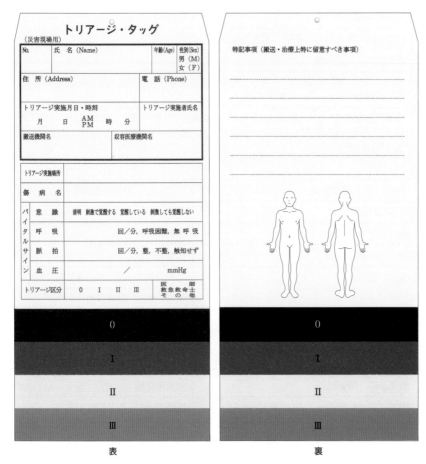

▶**図 3-8 トリアージタッグ**

すべてのトリアージタッグで共通の項目は，以下のとおり。
①No（通し番号），②氏名，③年齢，④性別，⑤住所，⑥電話番号，⑦トリアージ実施日時，⑧トリアージ実施者氏名，⑨搬送機関名，⑩収容医療機関名，⑪トリアージ実施場所，⑫トリアージ実施機関，⑬トリアージ区分，⑭その他，特記事項や留意すべき事項，身体図への受傷部位の記載など。これに追加して，都道府県や団体独自の記載内容があったり，一部レイアウトが異なるものもある。

となる。多職種との共通認識をはかるために，外傷初期看護ガイドライン（JNTEC™）などの内容を理解しておくことも重要である（●266 ページ）。

◆ **搬送**

　被災した病院や，被災地内の現場救護所での根本治療は困難である。そこで，重症患者の救命および被災地内の医療機関の負担を軽減するためにも，傷病者を災害が及んでいない医療機関などに搬送する必要がある。そのほか，災害時の搬送における大原則は，適切な患者（傷病者）を，適切な医療機関へ，可能な限り迅速に搬送することである。

　搬送においてもトリアージが行われ，搬送の優先順位が決定される。搬送の手段としては救急車やドクターカーだけでなく，ドクターヘリや自衛隊ヘリなどの空路，その他自治体の準備するバスや介護タクシーなども搬送の手段となる。患者を安全に搬送するためには，予測されるリスクを予防するた

めの準備が重要である。生命を維持するために行われている治療にかかわる
ルート類の管理や，バックボードなどを用いた全身固定の実施，鎮痛や鎮静
などによって搬送中の安全確保をすることも必要となる。さらに，搬送され
る患者への精神的ケアとして十分な説明を行うことも忘れてはならない。

## ◆ 変化する医療ニーズへの対応

　発災後から時間が経過するにしたがって，医療ニーズも変化してくる。超
急性期から急性期になるにしたがい，災害による直接的な外傷に限らず，避
難や救助活動に伴って受傷した傷病者への対応も必要になってくる。また，
避難の際に必要な治療薬を持ち出すことができなかったことで投薬が継続で
きなかったり，在宅酸素療法など特殊な機器を必要としていたりする場合に
は，治療の中断によって生命の危機的状態となりうる。そのため，医療機関
における看護実践に限らず，病院外の救護所での医療救護活動，避難所の巡
回診療なども行われる。避難所という非日常の生活環境のなかでの避難生活
は，二次的健康被害につながるリスクも高いため，看護師には，おこりやす
い疾患に関するアセスメントと予防のための看護活動，保健指導などの役割
も求められる。

## ◆ こころのケア

　超急性期から急性期にかけては傷病者の生命をまもるための看護が展開さ
れていくが，生命だけでなくこころの傷に対しても注意をはらい，早期から
こころのケアを実施する必要がある。こころのケアを行う目的は，災害によ
り受けたさまざまな心的ストレスに個人が適切に対処する力を支え，**急性ス
トレス症** acute stress disorder（**ASD**）や，**心的外傷後ストレス症** post-traumatic
stress disorder（**PTSD**）に陥ることを予防することである。時間経過とともに
医療ニーズが変化するのと同様に，被災者の心理的反応も変化するため，各
時期に応じた対応が必要となる。

　災害によりこころに傷を受けているのは被災者に限らず，救護活動を行う
医療職者も同様である。被災者とのかかわりや救助活動を行うなかでさまざ
まな場面を見たり聞いたりすることで，二次的に心的外傷を負っていること
もある。また，人の命を救うという使命感や責任感から，心身の変調や蓄積
する疲労に気づきにくかったりすることもあり，救護活動を行う医療職者自
身も多くのストレスを受けていることを知っておかなければならない。さら
に，医療職者自身が被災者であることもあり，みずからも災害による影響を
受けながら救護活動に携わる場合もある。

　災害により生じたメンタルヘルスの問題に対して，災害支援にかかわるす
べての支援者のための心がまえと対応として推奨されているのが**心理的応急
処置**（サイコロジカルファーストエイド，**PFA**）である。PFAはメンタルヘ
ルスの専門家による治療ではなく，被災者自身がもともともつ回復力を高め
るための支援を目的としたケアの方法であり，「見る」「聞く」「つなぐ」の基
本原則を活用しながら実施される。また，支援者自身もみずからのこころの

ケアを行うことを推奨している。

## 2　亜急性期・慢性期

　災害発生から１か月が経過した亜急性期から，１か月〜３年ほど続く慢性期の時期に行われる医療の目的は，災害関連死を防ぐことである。**災害関連死**とは，災害が直接的な原因となった死亡ではなく，災害との因果関係がみとめられる原因による死亡のことをさす。災害関連死は，避難生活が長期化することでおこる環境の変化や蓄積するストレス，被災地内の医療機関の機能低下なども原因となる。とくに，予備力の低下した高齢者や障害者などに発生しやすい。また，内因性疾患に対する医療ニーズが高まる時期であり，慢性疾患をもつ患者の疾病の増悪などもおこりやすい時期である。

　看護師は，この時期に病院を受診する被災者の疾患や健康問題について適切にアセスメントするためにも，亜急性期から慢性期におこりやすい疾患・病態を知っておくことが必要である。また，病院内に限らず救護者として避難所や仮設住宅などの訪問・巡回診療にかかわることもあり，その際にもこれらの疾患に対する十分な知識を備えておく必要がある。

● **静脈血栓塞栓症(VTE)**　避難所での集団生活では，活動のスペースが限られていることで著しく活動量が低下する。また，トイレまでの距離が遠かったり数も不足したりしがちであること，共同での使用や衛生面の問題から使用を躊躇し，水分摂取を制限するケースもあり，脱水につながりやすい。こうしたことから，避難所での生活は，**深部静脈血栓症(DVT)**や**肺動脈血栓塞栓症(PTE)**などの VTE の発生リスクが非常に高くなることが知られている。車中泊をしている場合なども同様にリスクが高まるため，身体所見のアセスメントとともに避難生活の環境などについても情報収集することが重要となる。

● **たこつぼ型心筋症**　災害によって身体的・精神的に過度のストレスを受けることで発症する心筋の障害で，重篤な不整脈によって心不全症状を引きおこすが，その発生機序ははっきりとわかっていない。心筋梗塞とよく似た症状を呈するが，適切な治療をすることで良好な転機をたどるとされている。

● **さまざまな感染症**　避難生活に伴う感染症対策は急性期の段階から必要であるが，亜急性期からは感染症が増加する時期となるため，予防のための対策がより重要となる。密集した環境で共同生活を行うため，飛沫感染，空気感染がおこりやすい環境の影響が大きいが，避難生活が長期化してくるとストレスや疲労から免疫機能が低下し，さらに感染症を発症するリスクは高まる。また，水道が使えず十分な手洗いができないなどインフラ環境が不十分な場合には，感染性胃腸炎などの流行もおこりやすい。生活環境について十分に情報収集しながら，予防のための指導的介入も必要となる。

## 3　静穏期・準備期

　災害発生から数年が経過し，復興を経て災害が再発生するまでの時期に必要な活動は，次の災害に備える計画の立案，訓練・研修の実施，資器材の準

備・備蓄をすることである。災害の発生を防止することは困難だが，この時期の地道な活動は災害による被害を最小限に抑えることにつながる。病院管理者には，患者や職員の生命をまもるために防災計画の作成・避難訓練が求められる。救急医療に従事する看護師には，病院内での職位や役割，資格によって災害対応計画の立案や訓練・研修での活動が期待されている。

### ◆ 災害対応マニュアル

病院における防災計画で重要なことは，平時から組織内の指揮命令系統や役割を明確にすること，災害発生時の初動体制を整備しておくことである。多数の傷病者が発生した場合を想定した災害対応マニュアルでは，「誰が」「どのようなことを」「どのようにするか」を具体的に示す必要がある。いざというときにスタッフに配布するアクションカード❶を作成しておくと，各自の役割や行動，連絡先などが確認でき，現場の混乱を軽減できる。また，外来や病棟，手術室など各部署の特徴に応じたマニュアルの作成・整備も重要である。マニュアルに則った訓練を実施し，そのつどマニュアルを見直すことで，より実用性の高い内容に整備していく。

### ◆ 業務継続計画（BCP）

大規模災害では，ライフラインの障害，職員の登院・帰院困難，医薬品・医療材料などの物流供給障害などから，病院機能が低下する。こうした機能低下時を想定した準備と対応計画が**業務継続計画** business continuity planning（**BCP**）である。BCP では，災害発生時に診療や看護，事務などの業務遂行に必要な人材・資源とその配分を準備・計画する。病院の機能低下を軽減する措置をとりながら業務を継続し，可能な限り早期に復旧を目ざすことがBCP の目的である。

### ◆ 教育・研修・訓練

災害看護は看護基礎教育での学びに加えて，継続教育においても知識と技術を習得する必要がある。とくに救急看護へのニーズは災害発生直後から生じるため，多数傷病者が来院した際のトリアージや救命処置に関する教育は必要である。

また，災害対応マニュアルに基づく訓練や研修を定期的に行う必要がある。訓練や研修を繰り返し実施することは，個々の職員が自分の役割を自覚し，いざというときの実践力の育成につながる。

## 3 他機関多職種との連携

災害発生時には，その被害の内容や大きさから，被災地域の医療体制だけでは十分に対処できない場合がある。そのような場合には，支援要請がなされ，国内外のさまざまな機関や組織からの支援を受けることとなる。これまでのさまざまな被災経験から，災害時に，より早期に医療体制を確立するた

◻NOTE

❶**アクションカード**
　災害発生時にスタッフに配布するカード。それぞれの役割ごとに，行動内容が1枚のカードに記載されている。

めの災害医療チームが創設されたり，円滑な運営を行うための災害コーディネート体制の確立がなされたりしてきた。これらは，災害サイクルに応じた医療ニーズの充足や災害発生時の人的資源を確保すること，被災地の医療機関が早期に機能回復するために重要な役割を果たす。

　それぞれの機関や組織がそれぞれの専門性を発揮し役割を果たすためには，互いの連携が重要となる。看護師は，災害支援者として被災地の医療機関や救護所での医療活動を行うこともあるが，被災地の医療機関の機能を維持するために支援を受ける(受援)立場となることもある。災害発生直後の超急性期から急性期にかけては，被災地の医療機関も混乱した状態であり，医療チームの一員として支援に入る場合も，支援を受ける場合にも，みずからの役割を理解しながら他機関，多職種と連携しながら医療活動をすることが求められる。

### ◆ 超急性期から急性期にかけてかかわる専門性の高い 医療支援チーム

　災害派遣医療チーム(**DMAT**，●32ページ)は，災害発生直後から被災地での活動ができるよう訓練を受けた組織である。また，各医療機関などが独自に組織した救護班なども，災害発生直後からの医療ニーズに対応するために災害支援に参加する。これらの医療チームは，医師，看護師と薬剤師や事務職員などの業務調整員で構成されている。活動の場は，被災地内での災害拠点病院や傷病者を受け入れている医療機関のほか，被災地の救護所や避難所の巡回診療を行うなど，その役割は拡大しつつある。そのほかにも，専門性の高い医療チームとして，被災者の精神保健医療ニーズに対応するために専門的な研修と訓練を受けた**災害派遣精神医療チーム** disaster psychiatric assistance team(**DPAT**)や，災害によって大切な人を失った人々の悲嘆ケアを行う**災害死亡者家族支援チーム** disaster mortuary operation response team(**DMORT**)なども災害発生直後から活動が開始される。

　また，傷病者や被災者の生活機能の維持向上とともに避難生活でのフレイルを予防するために，医師，理学療法士，作業療法士，言語聴覚士または義肢装具士などで組織された**日本災害リハビリテーション支援協会** Japan disaster rehabilitation assistance team(**JRAT**)は，急性期の段階から活動を開始している。災害発生からの時間経過に伴う医療ニーズの変化に合わせて，**日本医師会災害医療チーム**(**JMAT**)や**災害支援ナース**，**災害時健康危機管理支援チーム** disaster health emergency assistance team(**DHEAT**)なども被災地の健康問題を解決するため活動し，継続的に被災者を支援している。

　災害によって生じた健康問題に対処するために，混乱した保健医療体制の整備・立て直しとともに，災害支援チームの派遣調整や患者搬送，傷病者の受け入れの調整などの役割を担うのは，**災害医療コーディネーター**である。医療対策本部に設置され，各医療機関や避難所などからの具体的な被災者の状況や医療ニーズだけでなく，ライフラインや救助・救出にかかわる自衛隊，消防，警察などからの情報が集約される。これらの情報に基づいて医療支援

体制が構築されていくため，災害医療コーディネーターとの連携も非常に重要となる。

### ◆ 他機関や多職種との連携の実際

　災害による被害が甚大であればあるほど，被災地内の医療ニーズに対応するためにたくさんの組織や専門の医療チーム，行政機関や自衛隊，消防などとの連携が必要となる。多職種との連携はふだんの救急医療においても必須であり，必ず実施されていることである。しかし，災害時にはふだんはかかわることのない組織や機関との連携が必要であったり，情報共有の手段や機会が限定されたりすることでコミュニケーション不足や欠如が生じ，十分に連携がはかれないこともある。また，さまざまな専門チームが介入するなかでは，それぞれの専門的視点から医療ニーズをアセスメントするが，職種間での目的の統一がむずかしく十分な連携がはかれていないこともある。支援者側の連携不足は，被災者支援の過剰や不足をまねいたり，公平性が保てなくなったりと，被災者に直接的な影響を及ぼす。各機関や職種が，ふだん以上に互いの専門性や役割を理解することが必要である。互いの理解が深まることで，被災者にとってもよりシームレスな支援を提供することにつながる。

# D 院内急変時における対応

　患者の病態が急に悪化する急変は，院内のいつどこでおこるかはわからない。この予期せぬ急変は，多くのケースで数時間前に呼吸や循環の異常など急変の徴候があるといわれている[1]。看護師は患者の療養生活において最も身近な存在であり，急変前の徴候や急変した場面を最初に発見することが多い。

　急変時の対応は慣れていないと不安であり，実際に遭遇した際にあせってしまうことも多い。看護師が落ち着いて適切な対応をとれるかどうかは患者の予後にもかかわることであり，ふだんから訓練しておくことが必要である。知識や技術は時間とともに衰えてしまうため，定期的な訓練の実施が望ましい。

## 1 初期対応

● **初期評価**　心肺停止のように誰がみても明らかな場合は，急変しているという判断に迷うことは少ない。しかし，呼吸や循環の異常を急変の徴候としてとらえるには訓練が必要である。まず，患者の生命が危機的な状況にあるかを判断することが重要である（○表3-5）。
● **緊急度判定**　患者の生理学的な徴候から緊急度を判定する。看護師の五感を用い，呼吸・循環・脳神経に関する徴候を観察することで，生命が危機

---

1）Schein, R. M. et al.: Clinical antecedents to in-hospital cardiopulmonary arrest. *Chest* 98（6）：1388-1392, 1990.

○表3-5　院内急変時の初期評価

| 呼吸 | 気道<br>• 発声の有無（気道開通有無の判断）<br>呼吸<br>• 胸郭の動き（程度と左右差）<br>• 呼吸の速さ（速そうか，正確な呼吸数の測定はあとでよい） |
|---|---|
| 循環 | • 末梢の冷感，冷汗（ショック症状）<br>• 橈骨動脈の拍動（速そうか，正確な脈拍数の測定はあとでよい） |
| 脳神経 | • 意識（見当識の有無）<br>• 会話の成立（ふだんとの反応の違い） |
| 外観 | • 苦悶様の表情<br>• 視線が合うか<br>• 皮膚の紅潮 |

的な状況にあるか，**緊急度**および**重症度**（◐113ページ）が高いかどうかを判断する。

● **コードブルー**　院内で急変がおきた際に使用される院内救急コードをコードブルーという。施設によっては，ハリーコールやスタッドコールなどともよばれる。一般的に，急変を発見した職員が事前に決められた連絡手段により院内救急コードであることを伝え，全館放送などを流すことで，対応可能な医療従事者が現場に向かう。早期に一次救命処置の開始を可能とするシステムである。

● **RRS**　多くの場合，急変する前に前兆がある。そのため，院内で急変する前に状態の悪化を早期に認識して介入する**院内迅速対応システム** rapid response system（RRS）がある。急変の徴候を認識したときの"起動"，その後の"対応"という要素があり，適切な観察から急変を認識するための基準を整備する必要がある。急変対応だけでなく，急変の徴候に気づく観察ができれば，早期に対応することができ，心停止などの急変の予防や予後の改善につながる。RRSに対応する医療チームとして，**院内迅速対応チーム**（RRT）や**メディカルエマージェンシーチーム**（MET）などがある。

## 2　処置・検査・手術への対応

　患者が急変した場合，初期評価を実施し，生理学的な安定化をはかる処置・検査，場合によっては手術が必要となる。まず初期に必要な処置としては，初期評価で観察する生理学的な状態を安定させるものである。呼吸では気道確保や酸素投与，循環ではショックの治療として輸液などが実施される。

　検査は必要に応じて実施されるが，おもに必要となる検査を◐表3-6に示す。救急領域では時間的な制約があるため，処置・検査・診断が同時進行で行われていく。ただし，院内急変では患者の事前情報があるため，急変前の情報を活用したり，急変前の検査データと比較して判断することも重要である。

　院内急変の原因には，急性冠症候群や不整脈などの循環器系疾患，急性呼吸不全や気管支喘息の急性増悪などの呼吸器系疾患，脳梗塞などの脳神経系

○表 3-6　急変時に必要なおもな検査

- 血液検査(血算, 生化学, 凝固など)
- 血液ガス分析
- 心電図(モニター, 12 誘導)
- 単純 X 線写真(胸部, 腹部など)
- 超音波検査(心臓, 腹部など)
- 尿検査
- 培養検査

疾患, 感染などがある。患者が有する疾患は多岐にわたり, 入院目的以外に起因する急変もおこりうることを忘れてはならない。急性のアレルギーや, 転倒・転落といった医療事故においても急変対応が必要となるため, ふだんから緊急的な処置や検査ができる体制を整備し, 他部署との連絡体制を構築しておくことが重要である。

## 3　家族への対応

　患者が急変した場合, まず患者への初期対応に集中しなくてはならない。しかし, 処置が落ち着いてからではなく急変と同時に家族への対応も忘れてはならない。急変時にはスタッフ間での役割分担を行い, 早急に家族へ連絡する対応のできる体制が望ましい。家族が到着後, まずは客観的な事実を正確に伝えることが重要である。不明な部分を推測で返答することが, のちに問題となることも少なくない。このとき, 家族の気持ちに寄り添うことが大切である。最愛の家族が危機的な状況となっている心情を察しながら, 医療の専門家ではない家族は, 病院スタッフと同じ情報量でも理解が異なる場合があることを想定し, わかりやすい言葉で声かけする。また, 家族といっても複数名いる場合も多い。状況説明においては, 必ずキーパーソンを窓口にすべきである。このキーパーソンは, 急変する前から確認しておかなければならない。

　家族のニードやコーピングを測定するツールとしては, わが国には CNS-FACE Ⅱ (○59 ページ)がある。これを, 家族支援に活用することも有用である。

## 4　院内他部門・多職種との連携

　患者が急変したことを認識した場合, まずはその場を離れずに応援を呼ぶ。応援を呼ぶ手段は各施設における院内救急体制をもとに実施する。急変後の対応においては, 状況に応じて検査や治療が必要となるため, 医師と看護師だけではなく, 薬剤師, 診療放射線技師など多職種と協働しなくてはならない場合が多い。このような医療チームにおいて, 患者への治療が円滑に進むように治療内容の共有, 時間や場所などの調整を行うことが重要である。

　必要な治療を実施するために, カテーテル室, 手術室および集中治療室などと連携する場合もある。他部門のスタッフとの調整が必要となることも多く, 急変時に調整が必要となる部門の連絡先一覧などは, ふだんから整理し

ておく。

　また，施設によっては高度な医療を提供するために転院搬送することもある。その際には，患者家族への説明，事務手続き，搬送手続き，記録類を整理して看護サマリーの準備まで必要となる。スタッフで役割分担を行い，円滑に進められるように調整する。

### 5 看護記録

● **適切な記録**　急変時には，すべての検査や処置などの対応を経時的かつ正確に記録しておかなければならない。そのため，急変時用の記録用紙を作成し，救急カートに常備しておくことが望ましい。正式な記録用紙に記入できない場合は，メモ帳などを代用し，のちに記録用紙へ記載する。

　適切な記録として，指示者および実施者を記載しておく。記録することを忘れてしまう場合も少なくないため，リーダー看護師は記録者を個別に指名し，適切に記録する役割を担ってもらう。

● **記録の意義**　急変した現場は，多くのスタッフが集結し，混沌とする場合もある。おきた事実を正確に残すことが重要であり，記憶はあいまいなものであるため，その場で正確に記録する必要性を認識しなくてはならない。記録は医療事故などの検証で必要になることもあるため，急変時に適切に対応するための訓練が重要であることと同じように，記録することもまた重要であることを認識する。

## E　終末期における対応

## 1　看護師の役割と対応

　救急医療・看護の第一義的使命は，患者の救命である。しかし，患者の重症度によっては短時間に死を免れない状況に直面することも少なくない。すなわち救急医療に携わる看護師は，救命のための治療やケアに力を注ぎながらも，死を目前にした患者や家族が，できる限りその人らしい死を迎えられるよう終末期ケアを行っている。

　救急・集中治療領域における終末期医療のあり方については，厚生労働省や関連学会による方針が示されている（◐表3-7）。日本クリティカルケア看護学会と日本救急看護学会では，2020（令和2）年に「救急・集中ケアにおける終末期看護プラクティスガイド」を策定した。本ガイドラインでは，救急・集中ケアにおける終末期看護は，患者とその家族に対する「全人的苦痛緩和」「意思決定支援」「悲嘆ケア」といった直接的なケアと，それらを支える「チーム医療推進」，さらにそれをバックアップする「組織体制整備」という3重構造でなりたつとしている（◐図3-9）。

◑表 3-7　厚生労働省および救急・集中治療関連学会における終末医療のあり方指針

| 年 | 公表学会・省庁 | 名称 |
|---|---|---|
| 2006（平成 18）年 | 日本集中治療医学会 | 集中治療における重症患者の末期医療のあり方についての勧告 |
| 2007（平成 19）年 | 厚生労働省 | 終末期医療の決定プロセスに関するガイドライン*1 |
|  | 日本救急医学会 | 救急医療における終末期医療に関する提言（ガイドライン） |
| 2011（平成 23）年 | 日本集中治療医学会 | 集中治療領域における終末期患者家族のこころのケア指針 |
| 2014（平成 26）年 | 日本集中治療医学会・日本救急医学会・日本循環器学会 | 救急・集中治療における終末期医療に関するガイドライン〜3学会からの提言〜 |
| 2018（平成 30）年 | 厚生労働省 | 人生の最終段階における医療・ケアの決定プロセスに関するガイドライン*2 |

＊1 が改訂され，＊2 となった。

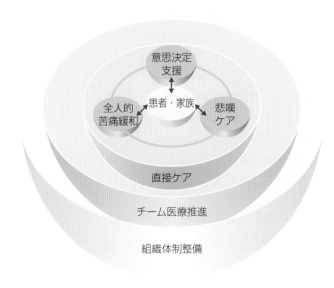

◑図 3-9　終末期看護 5 概念の三重構造
（日本クリティカルケア看護学会・日本救急看護学会監修：救急・集中ケアにおける終末期看護プラクティスガイド. p.4, 医学書院, 2020 による）

## 1　苦痛の緩和

　終末期にある患者および家族の**クオリティオブライフ** quality of life（**QOL**）と**クオリティオブデス** quality of death（**QOD**）を向上させるためには，患者・家族の体験している身体的，心理・社会的，スピリチュアルな苦痛（◑91ページ）に目を向け，それらの苦痛をいかに緩和するかが重要となる。しかし，救急搬送されごく短時間の間に終末期に移行するような生命の危機的状況にある患者の多くは，みずからの症状や苦痛を十分に訴えることができなかったり，治療・処置が優先され苦痛の有無や程度が適切に評価されていなかったりする場合も少なくない。また，患者の家族も同様にさまざまな苦痛を体験していると考えられるが，患者の救命を強く望む家族にとって，自身の苦痛を認識する余裕がない場合もある。看護師は，終末期にある患者とその家族が全人的苦痛（◑92ページ）を体験していることを認識し，それらの苦痛に対して意図的に介入していくことが求められる。

## ◆ 救急における緩和ケア

　WHO は緩和ケアを「生命を脅かす病に関連する問題に直面している患者とその家族の QOL を，痛みやその他の身体的・心理社会的，スピリチュアルな問題を早期に見出し的確に評価を行い対応することで，苦痛を予防し和らげることを通して向上させるアプローチである」[1, 2]と定義している。さらに，痛みやそのほかのつらい症状をやわらげること，生を肯定し自然な過程としてとらえ，緩和ケアによって死を早めようとしたり，遅らせようとしたりするものではない[1, 2]とも続けている。緩和ケアは，終末期の患者だけに用いられる概念ではなく，救命のための手をつくしながらも終末期に移行していく患者やその家族の体験している苦痛を緩和するためにも用いられる概念であるといえる。蘇生処置などと並行しながらも，患者が終末期に移行することが予測される場合には，緩和ケアの必要性についても認識しながらかかわることが必要となる。

## ◆ 身体的苦痛と苦痛を緩和するためのケア

　救急医療の場面では，患者は生命の危機的状況に陥った病態による影響や，蘇生処置のために多くの侵襲的な治療を受けることにより，さまざまな身体的苦痛にさらされている。具体的には，痛みのほか，呼吸困難，口渇，倦怠感，せん妄などがある。まずは患者がこうした苦痛を体験していることを，医療職者が認識しチームで共有することから身体的苦痛を緩和するためのケアが始まる。

　しかし，これらの身体的苦痛は，患者の救命が優先される救急医療場面においては見過ごされやすかったり，処置などが優先されたりすることも多い。治療と並行しながらも十分な身体的苦痛を緩和することが，患者の QOD の維持や尊厳を保つためには重要となる。具体的には，適切な薬剤の使用を検討したり，安楽なポジショニングに努めたりする。これらは身体症状や患者の予後予測，治療目的と合わせて検討する必要がある。

　また，患者に行われている治療そのものが，患者の体験している身体的苦痛を緩和するためのケアとなることも少なくない。現在行われている治療・処置と今後予測される処置についても，医療チームで十分に話し合いながら検討することが必要である。このように患者の身体的苦痛を緩和することは，心理・社会的苦痛やスピリチュアルな苦痛の緩和にもつながると同時に，家族の「保証のニード」（●59ページ）を充足することにもつながり，心理的苦痛を緩和するためのケアにもなる。

## ◆ 心理・社会的苦痛と苦痛を緩和するためのケア

　終末期にある患者は，さまざまな心理・社会的苦痛を経験している。心理

1）World Health Organization.（https://www.who.int/health-topics/palliative-care）（参照 2023-1-30）.
2）大坂 巖ほか：わが国における WHO 緩和ケア定義の定訳——デルファイ法を用いた緩和ケア関連 18 団体による共同作成. *Palliative Care Research* 14（2）：61-66, 2019.

的苦痛としては，不安や恐怖などがあげられる。また，突然生命の危機的状態に陥り，終末期に移行することで強いストレスを受け，それらに十分に対処することができず，心理的危機状態に陥りやすくなる。社会的苦痛としては，役割喪失や経済的問題などがあげられる。突如として終末期に移行することで，担ってきた社会的役割から断絶されたり，家庭内での役割も変化したりする可能性がある。しかし，社会的苦痛に対しては救急医療現場では介入がむずかしく，目が向けられづらい。

　また，これらの心理・社会的苦痛を体験しているのは，患者に限らず家族も同様である。家族のなかの誰か1人に健康問題が生じると，その影響は家族全体に及び，家族システムの変化にもつながる。家族への影響は患者との死別後にも続くことが明らかになっており，急性ストレス障害やPTSDなどのメンタルヘルスの障害により，日常生活に支障をきたすこともあるといわれている。これらはPICS-F❶とよばれており，看護師は患者の心理・社会的苦痛緩和とともに，家族に対するケアにも目を向けていかなければならない。

　心理・社会的苦痛の緩和のためには，まずは十分に身体的苦痛を取り除いたうえで，さまざまなコミュニケーションスキルを活用しながら患者や家族のニーズをとらえることが重要である。具体的には，救急患者の家族では患者に行われている治療について知りたいと思う「情報のニード」や患者のそばでなにかしてあげたいと思う「接近のニード」，大切な家族に最善の医療・看護が提供されておりケアに対する希望をもちたいという「保証のニード」が高いことが知られている（◉59ページ）。これらのニードの充足をはかるために，患者の状態を理解できるように医師からの説明内容を補足したり，家族が患者のそばにいることができるように環境を整え，希望に応じてケアへの参加を促したりすることも，家族の心理・社会的苦痛緩和のためのケアとなる。また，患者や家族とのかかわりが短時間であることも多いため，信頼関係をそこなわないような態度や言葉づかいに注意をはらうことも重要となる。

　家族の心理・社会的苦痛は患者の死後にも継続する可能性が高い。家族の体験している苦痛は看護師によるケアのみで解決できるものではないことを理解し，医療ソーシャルワーカー（MSW）などの専門職者に情報共有することで，家族が自分たちの力で苦痛を解決できる方法を見いだせるようなきっかけをつくることも重要な介入となる。

□NOTE
❶PICS-F
　post intensive care syndrome-family の略。

## ◆ スピリチュアルな苦痛と苦痛を緩和するためのケア

　スピリチュアルな苦痛とは，死の存在を認識したことでおこる時間・関係・自律など，自己の存在や意味の喪失によって説明される苦痛である。通常ならば，患者や家族は死を予期した際にその存在を失うかもしれないといういわゆる予期悲嘆を経験し，この喪失に目を向けることがスピリチュアルな苦痛を認識するスタートとなる。しかし，救急における終末期では，時間的な猶予がなく，患者や家族がスピリチュアルな苦痛を十分に認識できてい

ない可能性が高い。

　さらに，救急医療の場面では，患者・家族と医療職者の関係性がまだ十分に構築されておらず，スピリチュアルな苦痛に対するケアが十分に行われないことも少なくない。また，スピリチュアルな苦痛は「霊的苦痛」と訳されることもあり，その概念そのものの理解がむずかしいことも，医療職者がスピリチュアルな苦痛を認識することを阻害する要因となっている。スピリチュアルな苦痛は，患者や家族の個人的価値観や文化，環境に強く影響を受ける苦痛であるため，意識して情報収集しなければ苦痛の存在を見いだすことすら困難な場合もある。

　スピリチュアルな苦痛を緩和するためのケアの第一歩は，傾聴・共感の姿勢と，患者や家族と「ともにある」ことである。患者自身がその場に存在していることをみとめ，生に価値を見いだすことは，患者の尊厳を保つこととともにQODの向上につながるケアとなる。さらに，患者の死後にも続く家族の苦痛を緩和するための介入ともなる。初療室などであっても，患者や家族がともに過ごす時間や環境を確保したり，患者の人となりについて話をしたりすることから，スピリチュアルな苦痛を緩和するためのケアが始まる。

### ◆ 全人的苦痛のとらえ方とケア

　身体的，心理・社会的，スピリチュアルな苦痛はそれぞれが関連し合っている。そのため，それぞれを単一的な苦痛としてとらえるのではなく，患者や家族の体験している苦痛を全人的にとらえ，緩和するためのケアを実践することが必要となる。たとえば，痛みなどの身体的苦痛は不安や恐怖などの心理的苦痛を増強する要因となるため，十分な痛みの緩和が，それらの心理的苦痛を緩和するためのケアとなることもある。また，患者の苦痛を緩和することが家族の苦痛緩和につながることを理解し，それぞれの苦痛がどのように関連しているかを十分にアセスメントし，介入していく必要がある。

## 2 意思決定の支援

　人は，みずからの価値観や人生観，死生観，および医師などの医療従事者から提供される適切な情報による病状の理解や予後予測をふまえ，みずからの治療やケアについて選択することができる。これは終末期においても同様であるが，救急医療の場面ではそのような場合でも，患者本人がみずからの意思を伝えることができない状態にあることも少なくない。最大限本人の意向をふまえた選択ができるよう医療チームと代理意思決定者が十分に話し合いを繰り返し，決定することが必要である。

### ◆ アドバンスケアプランニング

● **ACPとは**　アドバンスケアプランニング advance care planning（**ACP**）とは，「人生会議」ともいわれ，人生の最終段階の医療・ケアについて，本人が家族などや医療・ケアチームと事前に繰り返し話し合うプロセスとされている。
● **救急看護とAPC**　ACPについては，啓蒙活動によってその理解も広が

りつつあるが，急な発症や事故，慢性疾患の急性増悪より急激に生命の危機的状況に陥った患者のなかには十分な ACP が行われていないことも少なくない。また，患者がみずからの意向を示すことができないことも多く，代理者による意思決定がなされることも多い。救急搬送され，ごく短時間で終末期に移行した場合には，医療チームは患者家族と十分な信頼関係が構築されていないなかで意思決定を支援していかなければならない。患者の意向が明らかでない場合は，患者にとっての最善とはなにかを考慮しながら代理者とともに検討していくが，その決定をする家族などの代理者にも大きな心理的負担がかかることを忘れてはならない。

## ◆ 意思決定のための 3 つのモデル

　意思決定をするうえでは，そのプロセスに医療職者と意思決定者がどのようにかかわり，どのように影響を与えるかによって区別される 3 つのモデルがあるといわれている。

　①パターナリズムモデル　パターナリズムとは父権主義，温情主義などと訳される。医師が患者にとっての最善の健康利益を推定し，医療職者の意思のみで決定される。なされた決定は患者の自由意志や自己決定に基づくものではない。

　②インフォームドコンセントモデル　インフォームドコンセントは，説明と同意と訳される。医療職者は，治療の決定に必要な情報を患者に提供し，患者はその情報をもとに決定に対する同意を与えるというプロセスをふむ。患者の自律尊厳を尊重し，自己決定に基づく判断となるが，その決定は医療職者から提示される選択肢の範囲内でなされる。

　③共同的意思決定モデル shared decision making（SDM）　医療職者と患者がそれぞれにもつ異なる情報をお互いに交換し，共有したうえで両者が話し合いを通して決定の合意にいたるプロセスをふむ。患者や家族だけで決定するのではなく，医療チームを含む周囲の人と一緒になって決める意思決定のモデルである。

　患者の自律尊厳や価値に基づく治療方針のためには，共同的意思決定モデルを用いることが推奨されている。しかし，どのモデルがよい・わるいと判断されるものではなく，意思決定のためにどのくらいの時間の猶予があるのか，また治療に伴う今後の見通しや予後予測も含めて最適なモデルが選択される。

## ◆ 代理意思決定者を支援するためのケア

　救急医療場面での終末期では，患者の意向を推定することができる家族などによる**代理意思決定**がなされることが多い。患者の生命の危機的状況をまのあたりにしている家族などもまた，心理的危機状況にある。そのような状況下で患者の生命に直接かかわる重大な判断をしなければならないため，代理意思決定をする者には多くの心理的負担がかかることを理解してかかわる必要がある。

○**表 3-8　悲嘆の分類**

| 予期悲嘆 | 死を想定して，実際の死別がおこる前から生じる悲嘆。 |
|---|---|
| 通常の悲嘆 | 患者の死によって引きおこされる気分，行動，反応。 |
| 複雑性悲嘆 | 悲嘆の過程が意識的あるいは無意識的に抑圧され，悲嘆作業が十分に，あるいはまったく行われない場合に生じ，患者との死別後に多い精神症状や社会的機能の低下を引きおこし，個人だけの対処では悲嘆過程をのりこえることが困難となる。 |

　一方で，代理意思決定者が患者にとっての最善の選択ができたと感じ終末期の治療・ケアに対する満足度が高まることは，患者との死別後の悲嘆ケアとなることもある。そのため，看護師は代理意思決定者の心理的負担を軽減するためのケアの提供とともに，患者の意向を基盤とした意思決定がなされるような支援をしていく必要がある。また，代理意思決定者には，意思決定後にも選択した内容に対して迷いや後悔の念をいだくなどの心理的な揺らぎが生じることがある。どのような決定であっても，患者の意向を反映した最善の決定であったことを支持する姿勢でかかわることが必要である。

## 3　悲嘆へのケア

　悲嘆とは，「その人にとって重要な人や物，立場，役割などの実際の喪失，予期的な喪失，または知覚した喪失に対して体験している心理的，身体的，社会的および行動上の自然な反応の過程をいう」[1]とされている。そして悲嘆は，予期悲嘆，通常の悲嘆，複雑性悲嘆に分類される（○表3-8）。死別後，短期間におこる急性悲嘆反応は，心理的・身体的徴候をもつ症候群といわれており，特徴的な症状を呈する。

　救急・集中ケア領域における終末期は，他領域に比べ発症から死までの時間が極端に短いことが特徴である。家族は患者と最後の言葉を交わすこともできないまま死の宣告を受けることもある。このような場合には予期悲嘆を行う時間がなく，患者との死別後に家族が複雑性悲嘆に陥る割合が高い[2]。ここでは家族への悲嘆ケアに焦点をあてる。

### ◆　悲嘆反応の把握と悲嘆作業の促進のケア

　患者の死が近いこと（あるいは死亡）を告げられると，家族には特徴的な反応があらわれる（○表3-9）。なかでも患者の死が自殺による場合は恥の感覚，罪悪感，自責の念を強く感じる。また，子どもの死による悲嘆は，自責感，怒り，不当感が強く，さらに親としての発達課題が達成できないことによって家族のバランスが大きくくずれることもある。悲嘆作業にはさまざまな要因が影響を与えるが，死にいたる状況や患者と家族の関係性なども考慮し，家族の悲嘆反応を把握する必要がある。

1）日本看護科学学会：看護学を構成する重要な用語集，第9，10期．（https://www.jans.or.jp/modules/committee/index.php?content_id=32）（参照 2023-11-30）.
2）黒川雅代子：救急医療における遺族支援のための実践モデル開発．科学研究費補助金研究成果報告書，2009.

○表 3-9　悲嘆反応のおもな特徴

| 感情 | 悲しみ，ショック，衝撃，感情の麻痺，怒り，罪悪感，自責の念，不安，孤独感，消耗感，無力感など。 |
|---|---|
| 身体感覚（症状） | お腹が空っぽな感じ，胸の締めつけ，喉のつかえ，音への過敏さ，息苦しさ，体力の衰え，口渇など。 |
| 認知 | 死を信じられない，混乱，故人へのとらわれ，故人がいるという感覚，幻覚など。 |
| 行動 | 泣くこと，ため息をつくこと，うわの空，休みなく動き続けること，故人を思い出すものの回避など。 |

＊ ウォーデン，J. W（2008/2015），山本力監訳，上地雄一郎・桑原晴子・濱崎碧訳：悲嘆カウンセリング──臨床実践ハンドブック. p.12-204，誠信書房，2011 をもとに作成。
（日本クリティカルケア看護学会・日本救急看護学会監修：救急・集中ケアにおける終末期看護プラクティスガイド. p.78，2020 による）

　喪失の事実を認め，さまざまな感情を解放し，心理的に適応していくことを，悲嘆作業という。患者や家族が感情を無理に抑え込まず，感情を表出できるように援助することが悲嘆作業の促進になる。家族の感情は，泣いたりわめいたりするだけでなく，時には医療職者への怒り，敵対心としてあらわれることもある。このようなときも，けっして否定せず，危機的状況におかれた患者や家族のごく自然な感情や行動として受けとめることが大切である。また，看護師は家族にかける言葉が見つからず無力さを感じ，足が遠のきがちになってしまうこともある。しかし，「無言でそばにいること」「背中をさすること」だけでも十分な看護ケアになりうる。

### ◆ 患者と家族がともに過ごせる環境調整

　終末期では，患者と家族の時間をつくるための工夫が必要である。可能な限り面会時間や面会人数の制限を緩和すること，また，プライバシーがまもれるよう個室やスクリーンで仕切ること，さらに，家族が望めば患者のためにしてあげたいことをたずね，希望があれば清拭<sub>せいしき</sub>・ひげそり・整髪などができる環境を調整する。患者のそばにいることができた，患者の役にたつことができたと思えることは，患者が亡くなったあと，家族の悲嘆からの回復や心の安寧<sub>あんねい</sub>をたすけることになる。ただし，救急・集中ケア領域の患者の終末期では，患者に多数の医療機器が装着されている場合も多く，病床周囲も落ち着かない環境であるため，家族は不安や恐怖で患者のそばに行くことをためらうこともある。そのような場合には，看護師が「私がそばにいますので安心してください」と声をかけることで，家族が患者に接近するあと押しをすることもできる。

### 4　看護記録

　救急での終末期ケアは，非常に短期間でのかかわりとなるが，そのときどきで実施された治療やケアが患者の生死に深くかかわるため，分単位での正確な経時記録は重要である。さらに大切にしなければならないことは，最期に患者がなにを話したか，どのような表情であったかを観察し家族に説明で

きるようにしておくことである。こうした記録は，患者が亡くなったあとの家族の安寧につながることも多い。

# 2 連携システム

## 1 チーム医療の推進

　患者の救命のためには，多職種がチームとして短時間で集中して治療やケアに携わる必要があり，チームの連携は患者の予後やケアの質にもかかわるといわれている[1]。このため，チームメンバーがお互いの専門性を理解し，情報を共有しながら治療やケアを行うチーム連携が必要である。チームが有機的に連携し円滑な治療やケアを進めることで，救急患者や家族がGood death❶であったと感じられるようなかかわりに近づける努力を怠らないことが重要である。

▬NOTE
❶Good death
　最期までその人らしさを失わずに生き切った死，適切な緩和ケアを受けて迎えた死など，死の質(QOD)のことをさす。

## 2 組織体制の整備

　救急・集中治療領域において，終末期ケアの手順書やマニュアルが存在する施設は非常に少ない[2]。また，この領域は患者や家族と医療従事者が時間をかけて信頼関係を構築することが困難な領域でもある。さらに終末期が非常に短いことが特徴でもあるため，医療職者自身もケアの困難さを感じている。このため，救急外来や救命センター，ICUなど各部署または施設全体で，適切な終末期ケアを提供するための環境の把握と調整，適切な人的資源の管理と人材育成，感情労働に対する支援体制を整える必要がある。

# 3 脳死への対応

　わが国では，脳死は「脳幹を含む全脳の不可逆的機能停止状態」と定義されている。つまり，大脳・間脳・小脳・脳幹の機能がすべて停止した状態をさしており，脳死判定基準❷に従い少なくとも数時間かけて脳死と判定されるものである。このため，救急初療に滞在する数時間のうちに脳死患者に対応することはない。しかし，脳死となる患者は突発的なできごとによって救急外来を訪れていることが多く，救急初療は脳死になると予測される患者と家族への看護の入口になると考えられる。

▬NOTE
❷脳死判定基準
　厚生労働省：脳死判定基準概要
　https://www.mhlw.go.jp/shingi/2010/04/dl/s0405-4h.pdf

## 1 脳死状態と植物状態の違い

● 脳死状態　脳死状態と植物状態(遷延性意識障害)は，機能的には明らかに違うが，外見上は判断することがむずかしいこともある。先に述べたよう

---

1）Fagerlin, A. et al. Projection in surrogate dicisions about life-sustaining medical treatments. *Health psychology* 20(3)：166-175, 2001.
2）立野淳子ほか：わが国の集中治療領域における看護師の終末期ケアと組織体制の実態. 日本クリティカルケア看護学会誌 15：33-43, 2019.

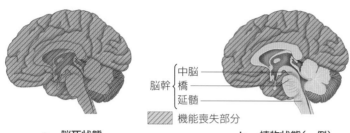

|  | 中脳 |
| 脳幹 | 橋 |
|  | 延髄 |

機能喪失部分

　　a.　脳死状態　　　　　　　　　　b.　植物状態（一例）

**●図3-10　脳死状態と植物状態**
脳死は，脳幹を含む全脳の喪失状態であり（a），植物状態は脳幹の機能が維持された
状態（b）である。

に，脳死状態とは脳幹を含む全脳の不可逆的機能停止状態である（●図3-10-
a）。そのため，思考，感情表出，快・不快への反応，自発呼吸，脳幹がつか
さどる反射もなくなるが，心臓の自動能や強心薬によって，心機能は一定期
間維持されることもある。そして，心機能が維持されれば体温も保たれる。
脳死状態で数か月生存した患者の報告もあるが，多くの場合，数日から数週
間で心停止にいたる。

● **植物状態**　一方，植物状態とは，少なくとも脳幹機能が維持されている
ことが脳死との大きな違いである（●図3-10-b）。障害を受けた脳の部位に
よってさまざまな症状を示し，予後も多様である。たとえば，呼吸は自立し
て行え，快・不快への反応や呼びかけに対する開眼反応などがみられる状態
から，人工呼吸器の補助を受け，外界からの刺激にもほとんど反応しない状
態まで幅がある。脳幹機能が維持され，さらに障害を受けなかった脳の代償
具合によっては，徐々に意識が回復したり，刺激に対する反応が拡大するこ
ともある一方で，肺炎などの併発によって死にいたることもある。

　脳死状態の患者と重篤な植物状態の患者では，どちらも外見上は人工呼吸
器装着で胸部上下運動を繰り返し，心電図モニター上は波形が描画され，点
滴の投与を受け，体温は保たれており，意識がない（植物状態では程度の差
がある）という状態で同じように見えるため，とくに家族が，その状態を脳
死と認めるのはむずかしいことを理解しておかなければならない。

## 2　脳死と臓器移植

　臓器移植には，生体からの移植，心停止後（死後）の移植，そして脳死下で
の移植がある。人間の臓器のなかで，虚血に強い臓器は，ドナー（臓器提供
者）の心停止後の移植でもレシピエント（臓器を受け取る患者）の体内でその
機能を発揮することができるが，できればどの臓器でも，阻血時間は1分で
も短いほうがよい。

　わが国で脳死下での臓器移植が認められるようになったのは，1997（平成
9）年の「**臓器の移植に関する法律**」（**臓器移植法**）の制定以降であり，2009
（平成21）年にその改正が行われた。「臓器移植法」制定後，最初の脳死下で
の臓器移植は1999（平成11）年であり，その後は年間10例程度で推移したも

のの，2010（平成22）年に改正臓器移植法が成立し，本人が不同意でない場合または本人の意思が不明な場合は家族の同意で移植が可能となってからは，増加している。

## 3　脳死患者の看護

　脳死は，患者自身はもちろんのこと，家族にとってもなんら準備性のないところでおこっていることが多く，家族の混乱は大きい。

　脳死と判定された患者のうち，臓器提供を希望しない患者に対する医学的治療は，家族が最期まで積極的な治療を望まない限り，徐々に縮小されていくことが多い。これに伴い，看護ケアのなかでも診療の補助的な業務は減少するが，療養上の世話，たとえば清潔や排泄に関するケア，褥瘡予防のための体位変換，それぞれの看護行為ごとの声かけなどの割合は，死亡宣告のときまでそれほど変化はない。看護師にとっては，そこに患者が存在する限り，ケアは続いている。

　一方，脳死下での臓器提供を行う患者は，2回の法的脳死判定が終了したときが死亡時刻となるが，その後も臓器管理の目的で，行われる検査や処置は，これは臓器提供を希望する本人やその家族にとっては，重要なものである。この間の看護として，診療の補助を間違いなく実施することとともに，上記で述べた療養上の世話も必要である。

## 4　脳死患者の家族への看護

　脳死は見えない死であるだけに，自分の家族が脳死であることを受け入れることは，非常にむずかしい。しかし，前述したように現段階では，正しく脳死と判定された患者は，近い将来，必ず心停止が訪れる。

　脳死下での臓器提供を行う患者の家族は，最期のときまでの時間が限られる。家族は，患者の意思をいかし，よい状態で臓器を提供したいと思う一方で，奇跡がおきるのではないかと一縷の望みをもっていることもある。また，臓器提供をするから，きちんとした治療やケアが受けられないのではないかという不安をもっていたり，臓器提供を決めた自分が患者を殺したようなものだと，自責の念をもちつづけている場合もある。看護師は患者のそばで，最も長い時間，家族と接することができることから，家族の心身の変化を察知し，限られた時間のなかで家族の思いにそえるような看取りのケアを提供する必要がある。

# F　在宅療養における対応

# 1　在宅療養をめぐる状況

● **在宅療養の背景**　わが国では1992（平成4）年に訪問看護事業が始まり，

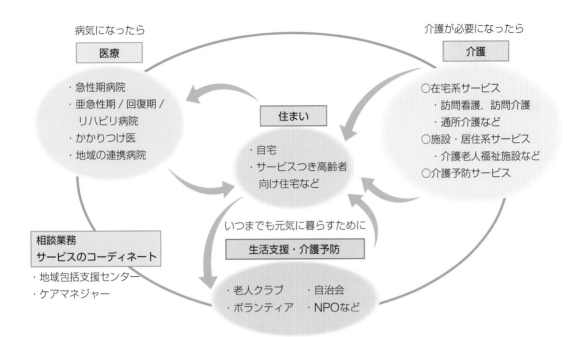

病気になったら
**医療**
・急性期病院
・亜急性期 / 回復期 /
　リハビリ病院
・かかりつけ医
・地域の連携病院

介護が必要になったら
**介護**
○在宅系サービス
　・訪問看護, 訪問介護
　・通所介護など
○施設・居住系サービス
　・介護老人福祉施設など
○介護予防サービス

**住まい**
・自宅
・サービスつき高齢者
　向け住宅など

相談業務
**サービスのコーディネート**
・地域包括支援センター
・ケアマネジャー

いつまでも元気に暮らすために
**生活支援・介護予防**
・老人クラブ　　・自治会
・ボランティア　・NPOなど

◖**図 3-11　地域包括ケアシステム**
(厚生労働省：地域包括ケアシステム, 厚生労働省.〈https://www.mhlw.go.jp/stf/seisakunitsuite/bunya/hukushi_kaigo/kaigo_koureisha/chiiki-houkatsu/〉〈参照 2023-4-5〉をもとに作成)

　2000(平成 12)年に介護保険制度が施行され, 在宅で療養する人を支える制度が徐々に整備されてきた。現在では, 高齢者の暮らしを医療施設ではなく住み慣れた自宅を中心に地域で支えていく目的で, 市区町村が中心となり, 「住まい」「医療」「介護」「予防」「生活支援」を「包括的に」確保できる**地域包括ケアシステム**(◖図 3-11)が整備されつつある。それぞれの地域に見合った地域包括ケアシステムを構築し, 団塊の世代が 75 歳以上になる 2025 年までにはこのシステムを確立すべく, 3 年ごとの介護保険事業計画の策定・実施が行われている。

　このようなシステム構築によって, 在宅療養者は今後も増加すると予測できる。また, 医療依存度の高い訪問看護利用者(人工呼吸器など医療機器を装着した患者)は増加傾向にある。つまり, 急変や事故がおこりやすい患者も, 在宅で療養する時代に変化している。

● **在宅療養の対象**　在宅療養の対象となるのは, 小児から高齢者まであらゆる年代の人々である。またその疾患には, 老衰, 脳血管障害後遺症, 神経難病, 認知症, 脊髄損傷, 糖尿病や腎不全などの慢性疾患, 骨折などの整形外科疾患, 悪性腫瘍, 先天障害などがある。医療機器が小型化し, 操作が簡便になったため, 在宅療養者に占める医療依存度の高い人々の割合も多くなってきている。小児では, NICU などに長期入院したのち, 引きつづき人工呼吸器や胃瘻などを使用しながら在宅で療養を継続する**医療的ケア児**が増加している。

　ここでは, 医療保険・介護保険のいずれの制度下にあろうとも「在宅療養者」を対象とした際の対応について述べる。

# 2 看護の展開

## 1 連携システム

　在宅療養者の年齢は幅広く，生活背景や基礎疾患，医療依存度もさまざまである。一般に慢性疾患を有する在宅療養者の予備能力は低く，適切な疾病管理を行っていたとしてもなんらかの要因が重なって徐々に容態が悪化，または突如急変することも少なくない。また，つねに医療従事者がそばにいる環境ではないため，在宅で使用している医療機器のトラブルや急変がおこった場合に，家族だけでは対処しきれないことも多く，対応の遅れが在宅療養者の命にかかわることもある。こうした在宅療養者を取り巻く状況下において重要なことは，在宅医療と救急医療のシームレスな連携と，在宅療養者および家族の意向と QOL の維持・向上をふまえた対応である。

### ◆ 在宅医療従事者と在宅療養者・家族との連携

　在宅療養者の多くがかかりつけ医をもち，通院ないしは訪問診療や訪問看護といった医療サービスを受けている。訪問医療は，24 時間 365 日を通じてバックアップ体制が確保されており，在宅療養者が安全で安心した療養生活を送るために必要不可欠なものといえる。在宅療養者とその家族は，こうした在宅医療従事者(訪問診療医，訪問看護師など)との連絡体制の確保，病状や意向を共有することが重要である。

　在宅療養者の急変など緊急事態発生時には，家族は時間的・精神的にも余裕がなくなることが予測される。そのため，在宅療養者とその家族は在宅医療従事者と夜間でも連絡がとれる緊急連絡先をあらかじめ共有しておく必要がある。それにより，家族が在宅医療従事者に連絡しないまま 119 番通報してしまう，または在宅医療従事者への連絡を躊躇するといった事態を防ぐことができる。一刻を争う状況でない限り，家族は在宅医療従事者に相談することで，在宅療養における本人・家族の本来の意向を見失わずにすむ。在宅医療従事者は，遠慮せずいつでも電話連絡可能なことを家族に伝えておくこと，家族は緊急連絡先を固定電話の周囲など目の届く場所にはっておくこと，そして両者で急変時の対応について話し合っておくことなどの備えも大切である。

　また，これまでの治療内容や病状の経過を本人のほか家族も把握しておくとともに，それをもとに在宅での療養生活をこれからどう送っていきたいかについて在宅医療従事者と日ごろから十分に話し合っておく必要がある。そうすることにより，救急搬送となった場合にも，動揺の強い家族にかわって在宅医療従事者から救急隊や救急医などに情報提供でき，在宅療養者および家族の意思や QOL の維持・向上をふまえた，よりきめ細かい救急医療の提供が可能となる。

### ◆ 救急隊との連携

　救急要請をもとに救急隊の活動は始まり，現場の傷病者の緊急度・重症度を判断して救急対応や病院選定が行われる。そのなかで，在宅療養者であること，その療養内容・経過，急変時の治療方針などが必ずしも事前に把握されているわけではない。そのため，情報不足のまま搬送先病院での治療が開始され，望まない集中治療や延命治療が行われることも少なくない。家族または在宅医療従事者は，救急搬送時に救急隊へ在宅療養に関する情報を伝達すること，そして可能ならば事前に管轄の消防署に連絡しておくことが望ましい。

## 2　初期対応

　在宅療養者の急変ひとつをとっても，その原因や症状は千差万別であり，年齢や基礎疾患ごとにおこりやすい傷病も異なるため個々に合った対応が求められる。初期対応の基本は，医療施設での対応とさほどかわらないが，在宅療養の場では，物的・人的資源に限りがあることを念頭においておかなければならない。多くの場合，家庭内にあるものだけで処置したり，家族のみでの対応も想定しておく必要がある。とはいえ，容態変化の認知，対応の要否の判断，処置の選択や決定などは，家族にとってけっして容易なことではない。

　これらを鑑みると，初期対応において在宅医療従事者と家族の事前協議は必要不可欠である。おこりうる急変はなにか，なにをもって急変と判断するか，対応をどうするかなどを１つひとつ整理しておくことで，家族は心の準備ができ，安心感にもつながる。在宅での対応が困難な場合や在宅療養者の命にかかわる場合については，救急要請するという選択肢も提示しておくことが必要である。

### ◆ 心肺停止

　目の前で倒れた，または倒れている人を発見した際，まずは周囲の安全を確保したうえで，①意識があるか，②呼吸しているか，③確実な脈拍があるかを順に確認する。①がなく，かつ②と③の両方がない，または判断に迷う場合はただちに**胸骨圧迫**（●184ページ）を開始する。手順は一次救命処置とかわらないが，在宅療養の場では応援要請と AED の対応に違いがある。その場に複数名の救助者がいない場合，胸骨圧迫前に救急要請するか，ハンズフリー機能を使って救急指令室からの電話指示をあおぎながら胸骨圧迫をすることになる。AED の装着は，基本的には救急隊到着後となる。

　一方で，自宅で最期を迎えたい，あるいは看取りたいという在宅療養者とその家族の希望があり，在宅医療従事者と急変時の対応を含め事前に十分に協議が重ねられ，療養の方針が明確である場合には，心肺停止を確認したらまず在宅医療従事者に連絡を行い，その後の対応を確認する。

## ◆ 誤嚥・窒息

　先天的・後天的な解剖学的異常，神経・筋疾患をはじめとした基礎疾患や加齢の影響により嚥下障害が生じると，それらを契機として誤嚥や窒息をおこしやすくなる。気道に異物が入り込むと，激しい咳込みや嗄声，呼吸困難を伴い，気道閉塞すると**チョークサイン**（のどを親指と人差し指でつかむしぐさ，●206ページ）を示すことがある。しかし，在宅療養者のなかには咳嗽反射が弱い，もしくはない人や気道異物の存在を伝えられない人もいるため，苦悶表情，顔面や四肢末梢のチアノーゼ，身体のこわばりなど微細な変化をとらえるようにする。

　開口して異物が見える場合，指にハンカチなどを巻きつけてかきだす。無理にかき出そうとすると逆に異物を押し込む危険性があるので，注意を要する。咳ができなければ**腹部突き上げ法**（**ハイムリック法**，●206ページ），乳幼児や妊婦であれば**背部叩打法**（●206ページ）を試み，はき出させる。窒息の原因が痰などの気道分泌物，吐血や水様性の吐物で，在宅用の吸引器がある場合は吸引することで気道の浄化をはかる。いずれの方法を試みても気道閉塞が解除されない場合は，窒息死する可能性があるので救急要請を行う必要がある。

## ◆ 胸痛

　胸痛をきたす疾患はさまざまであり，その原因となる器官は大きく循環器，呼吸器，消化器，皮膚・骨に大別される。そのなかでも心臓由来の狭心症や心筋梗塞，大動脈由来の急性大動脈解離は痛みの程度が強く，命にかかわることが多い。胸部絞扼感，左肩・上肢への放散痛が数分持続する場合は狭心症を疑い，まずは安静にし，事前に処方されているニトログリセリン舌下錠の服用またはスプレー噴霧を行う。それでも痛みが改善しなかったり，激烈な胸痛が数時間持続する場合は心筋梗塞を疑い，ただちに救急要請が必要である。心筋梗塞の場合，致死性不整脈に移行するケースもあり，脈が極端に遅いまたは触れない，急に失神するなどがみられたら救急隊が到着する前から胸骨圧迫を開始する。

　また，胸骨下に引き裂くような激痛があり，次第に背部・腹部に進行する場合は急性大動脈解離を疑う。在宅での鎮痛は困難であり，想像を絶する痛みから意識消失やショック死にいたる場合もあり，ただちに救急要請が必要である。

## ◆ 出血

　切創や挫創などの創傷，もしくは褥瘡部からの出血の場合，可能ならまずは出血部位を特定し，創の深さや大きさ，出血状況を観察する。応急手当てとして清潔なガーゼ，なければタオルなどを創部にあてて直接圧迫止血するか，中枢側の動脈を圧迫して間接止血を試みる。創部が四肢にある場合は，出血部位を心臓より高くしておく。

　吐血や喀血の場合，吐物を誤嚥しないよう顔を横に向け安静にする。意識があり，うがいが可能であれば口腔内を清潔に保っておく。再出血を防ぐため，絶飲食のまま経過をみる。

　下血の場合，安静を保持したうえで，可能なら腹部の保温に努める。消化管内にはまだ出血が残っている可能性があるが，いったんおさまれば微温湯で殿部・肛門周囲を清潔に保つ。

　創傷または消化器・呼吸器系の出血いずれにおいても，感染予防の観点から，素手で血液に触れないよう，介助する際は手袋などを装着する。そして，出血量・性状・色調などの観察を行っておく。また，出血により生じる随伴症状として気分不良，疼痛，とくにショック症状が顕著な場合は注意が必要である。止血がむずかしい，反応が鈍い，身体全体の力が抜けている，手足が冷たく湿っている，顔面が青白いなどの場合は救急要請を行う。

### ◆ 痙攣

　発熱，てんかん，低血糖，脳炎，熱中症，中毒など，原因はさまざまである。初回の場合はその状況に驚くこともあるが，あわてず周囲を見渡し，まずは安全を確保する。可能ならば，痙攣のパターン(初発部位，顔面・手足の動き，眼球の向きなど)や持続時間，呼吸や意識の有無などを観察する。発作中は身体を押さえつけたりせず，また歯牙損傷のリスクがあるため，歯をかみしめていたとしても無理に開口したり，ものをかませたりしない。嘔吐を伴う場合は，顔を横に向け，吐物を誤嚥しないように可能な範囲でかき出す。発作後は疲労感が強いため，静かな環境で安静を促すとよい。痙攣の多くは数分以内におさまることが多いが，それ以上続いたり，たびたび繰り返す場合には救急要請を行う。

### ◆ 骨折

　転倒・転落などの外傷による骨折，腫瘍や骨粗鬆症による病的骨折などがあり，いずれも強い痛みを伴うため，可能な範囲で骨折部の固定が必要である。ただし，創傷(開放創を含む)や出血を伴う場合は，傷の処置や止血を行ったあとに固定を行う。

　まずは安楽な体位にし，骨折部を締めつけそうな衣服は脱がせるか切り広げ，腫脹・皮膚の変色・変形など患部をよく観察する。短縮やねじれ，屈曲といった変形がある場合には，血管や神経を傷つける可能性があるため無理に整復を試みず，そのままの状態で固定することが望ましい。骨折の固定には，一般的に副木(副子)を使用するが，在宅では段ボール，重ねて分厚く折った新聞紙，週刊誌，板切れ，傘などで代用できる。骨折部を含む上下の関節に副木をあて，包帯で巻きつけ固定する。包帯がなければ，ハンカチ・スカーフ，風呂敷，薄手のタオル，ネクタイなどが使用できる。固定中は骨折部が動くことで痛みが増強するため，患部の動揺が最小限となるよう愛護的に行う。

　固定後は，可能であれば患部を高くし，疼痛・腫脹の軽減に努める。四肢

の骨折であれば, 骨折部末梢の循環の観察と保温を行う。医療機関の受診は必須となるが, ショック所見がある, 末梢循環障害をみとめる, その場からまったく動けないなどの場合, 救急要請が望ましい。

#### ◆ 熱傷

　在宅での熱傷には, ガスコンロなどからの衣服への燃え移り, 熱湯や化学製剤への曝露<sub>ばくろ</sub>などによるものがある。受傷部位に面した衣服が焼けこげ皮膚に接着している場合は, 無理に脱がさず, 受傷部位の上から流水をかけて冷却する。化学製剤による場合は, 多量の水で洗い流す必要がある。熱湯や化学製剤への曝露直後で衣服が着脱可能な場合, 熱傷の拡大を避けるため, ただちに衣服を脱がせ, 流水をかけて冷却するという選択肢もある。いずれにおいても, 水疱ができている場合は, こすれや流水の水圧で破れないように注意を要する。冷却をやめても痛みが軽減した状態であることが冷却時間の目安である。冷却する際は, 低体温をきたさないように注意し, 全身の保温に努める。

　熱傷範囲・深度を在宅で判定することはむずかしいが, 散在する熱傷や広範囲と思われる熱傷の場合は医療機関の受診が望ましい。その際は, 市販の軟膏やアロエなどは塗らずに受診するようにする。また, 熱傷の程度によるが, 時間経過とともに熱傷深度が深くなることがある。受傷部位の痛みを感じない, はれがひどくなる, 遅発的に息苦しさを感じるようになったなどの症状がある場合は救急要請を行う。とくに, 顔面の煤<sub>すす</sub>付着, 鼻毛のこげ, 声のかすれなどは気道熱傷の可能性があるため, 気道浮腫による窒息で手遅れにならないよう一刻も早い救急要請が必要である。

### 3 家族への対応

　在宅療養における救急の場面では, 看護師がその場にいる場合と, 看護師がその場におらず急変の連絡を受ける場合が想定される。また, 医療機関に搬送の必要がある場合, さらに末期患者で心肺停止となったときには, 在宅死を望んでいるという場合もあるため, 状況に応じた対応が求められる。

● **看護師がその場にいる場合**　患者の緊急度を判断し, 救急車の要請とかかりつけ医への連絡を行う。また, それと並行してバイタルサインおよび全身状態を観察しながら, 前述の初期対応を行う。救急隊や医師が到着したら, 状況を説明し, 家族とともに医療機関へ同行する。患者および家族の動揺を考え, 精神的支援をすることも必要である。

● **看護師がその場にいない場合**　患者や家族からの話の内容から迅速に緊急度を判断して, 救急車要請やかかりつけ医への連絡を行うよう指示する。また, 家族が実施できる応急処置を口頭で指示する。その後, できる限り早く患者宅へ, 遠方の場合は搬送される医療機関へ向かう。

● **在宅死を望んでいる場合**　かかりつけ医との連携により, 患者や家族にとって安らかな場面となるよう配慮する。いずれの場合でも, 家族の動揺が大きいことを考え, 看護師はできるだけ落ち着いて, 患者や家族に接するよ

う心がけなければならない。そのためにも看護師は，いつでもどのような対象者にでも応急処置が実施できる，そしてその指導が行える知識と技術をもつ必要がある。

応急処置と同等に必要なのは，**アドバンスケアプランニング（ACP）**である。ふだんの訪問のときから療養者とその家族が，どのように生きていきたいか，どのように最期を過ごしたいかについて，繰り返し話ができる関係を築くことが大切である。

## 4 看護記録

看護師がその場にいる場合には当然であるが，電話で連絡を受けた場合などでも，「誰が」「いつ」「なにをした」という簡単な記録でもよいので，経時的に記録を残しておくことが必要である。

# G 学校保健における対応

学齢期の子供の死因は，不慮の事故や悪性新生物が多い。また15〜19歳では自殺が多いことも特徴の1つである。

独立行政法人日本スポーツ振興センターでは，幼稚園・保育所・特別支援学校・小学校・中学校・高等学校の管理下における負傷，疾病，障害，死亡に対し災害共済給付を行っており，この給付状況は学齢期の子どもの安全を考える1つの根拠となる。同センターの災害共済給付件数（医療費）は160万件をこえており，給付申請をしていない日常的なけがも含めると，学校管理下で非常に多くの事故が発生していると考えられる。

●**学校管理下の死亡や障害**　学校管理下で子どもが死亡にいたった原因としては，突然死（心臓系）が最も多く，ついで溺死以外の窒息死，全身打撲と続く[1]。これらへの対応策として，健診の導入や全教職員の AED の使用を含む心肺蘇生法の習得が求められる。また，障害の件数では外貌・露出部分の醜状障害が最も多く，視力・眼球運動障害，精神・神経障害の順である[1]。

**食物アレルギーやアナフィラキシー**も問題になっており，文部科学省[2]をはじめ，日本アレルギー学会[3]，日本小児アレルギー学会[4]などから学校での対応マニュアルも出版されている。これらのなかには，アレルギーをもつ児童が自分で接種できる**アドレナリン自己注射薬（エピペン®）**についても掲載されている。さらに，緊急事態に教員がこれを接種するための講習会なども開催されている。

そして近年，不審者や児童どうしの殺傷事件，自然災害による被害なども

---

1）日本スポーツ振興センター：学校管理下の災害令和4年版.
2）文部科学省：学校給食による食物アレルギー対応指針. 2015.
3）日本アレルギー学会：アナフィラキシーガイドライン. 2022.
4）日本小児アレルギー学会：食物アレルギーによるアナフィラキシー学校対応マニュアル（小・中学校編）. 2005.

おきており，危機管理体制整備，事件・事故後の子どもや教職員への心のケアも学校保健の重要な課題となっている。

## 1 連絡システム

● **校内連絡体制**　日常から校内の連絡体制を明確にし，確認しておくことが重要である。最近では各教室に緊急事態を知らせるための電話やインターフォンが整備されてきている。

　しかし，校内の安全確保のためには，ハード面(構造)だけでなくソフト面(教職員の資質)の強化についても考えておく必要がある。緊急事態の情報を覚知した教職員はただちに現場へかけつけ，どこで，なにがおこったかを把握し，優先することはなにか(保健室へ運ぶ，その場で処置をするなど)を決める。救急車要請をほかの教職員に依頼する，状況に応じて救急処置を実施する，ほかの児童や生徒の安全を確保するなどもすみやかに判断し，実施しなければならない。◉図3-12に，食物アレルギーの発生時を例に連絡体制を示す。

● **学校医・消防署との連絡体制**　学校ではあらかじめ学校医をおくことが決められているため(学校保健安全法第23条)，医療機関への受診が必要と判断をした場合には，学校医へ連絡し，教職員が付き添って受診させる。緊急時にあわてることのないよう，誰でもわかるところに学校医の連絡先を掲示しておく。ただし，保護者への連絡をとった時点で患児のかかりつけ医がある場合には，病歴などがわかっているかかりつけ医を優先することもある。

　また，救急車要請と判断した場合(心肺停止・溺水・窒息・意識消失・大出血など)には，迷わず119番通報を行う。通報時は，①どこで，②なにがおこったか，③患児の状態，④現在行っている処置などを的確に伝え，救急車到着までの間に適切な初期対応を実施する。

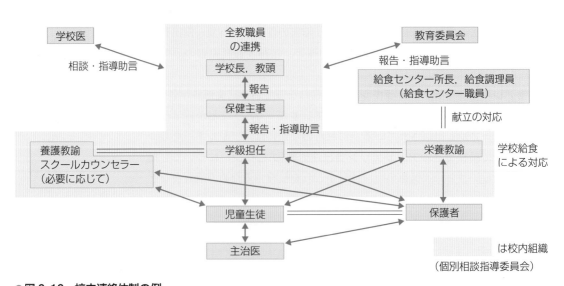

◉ **図3-12　校内連絡体制の例**
(独立行政法人日本スポーツ振興センター：学校の管理下における食物アレルギーへの対応調査研究報告書. p.17，2011による)

## 2　初期対応

　学校で発生する救急事態の初期対応方法に，ほかの場所で発生した場合と違いがあるわけではない。とくに迅速な対応が必要な状況として，心肺停止（◉180ページ），窒息（◉206ページ），溺水（◉293ページ），頸髄損傷，アナフィラキシーショックなどがある。このため，最低限AEDの使用を含む心肺蘇生法，アドレナリン自己注射薬の使用については全教職員が習得しておく必要がある。

### ◆ アナフィラキシーショックへの対応

　アナフィラキシー症状は，以下のとおりである。

(1) 皮膚，粘膜，またはその両方の症状（全身性の蕁麻疹，瘙痒または紅潮，口唇・舌・口蓋垂の腫脹など）が急速に（数分〜数時間で）発症した場合。

(2) 典型的な皮膚症状を伴わなくても，当該患者にとって既知のアレルゲンまたはアレルゲンの可能性がきわめて高いものに曝露されたのち，血圧低下または気管支攣縮または喉頭症状が急速に（数分〜数時間で）発症した場合。

● **アドレナリン自己注射薬を持っている場合**　ただちに安全キャップを開け，大腿前面外側の四頭筋に向けて直角にカチッと音がするまで針を押しつけるようにして刺す。緊急時は洋服の上からでもよい。

● **症状が落ち着いたら**　アドレナリン自己注射薬使用後30分程度で症状は落ち着いたように見えるかもしれないが，これは一時的なものなので，必ず受診させる。

## 3　看護記録

　はじめにも述べたように，日常的な負傷を含む学校管理下での事故は，少なくない。しかし，保護者にとって，「学校は安全なところ」という神話は根強い。

　また保護者にとって，自分の見ていないところでおこった事故について学校から連絡を受けることは，けがの大小にかかわらず，激しい動揺を引きおこすものである。そのため，事故の経過と処置については詳細に記録に残しておく必要がある。これは，保護者への説明はもとより，保険の申請，裁判になった際などの書類としても重要となる。

**参考文献**

【A】初期・第二次救急医療における対応
1. 総務省消防庁：緊急度判定プロトコル Ver.3 電話相談.（https://www.fdma.go.jp/mission/enrichment/appropriate/items/denwa_soudan.pdf）（参照 2023-11-20）.
2. 日本救急看護学会監修：救急初療看護に活かすフィジカルアセスメント. へるす出版，2018.
3. 日本救急看護学会監修：トリアージナースガイドブック 2020. へるす出版，2019.
4. 任和子ほか：救急外来における医師・看護師等の勤務実態把握のための調査研究.（https://www.mhlw.go.jp/content/10802000/001000510.pdf）（参照 2023-11-20）.

【B】第三次救急医療における対応

1. 植村和正：アドバンス・ディレクティブとリビング・ウィル（総論）．日本老年医学会雑誌 52 (3)：207-209，2015.
2. 小林繁樹監修・編集：救命救急ビジュアルナーシング——見てできる臨床ケア図鑑．学研メディカル秀潤社，2020.
3. 高橋章子編：救急看護——急性期病態にある患者のケア．医歯薬出版，2001.
4. 日本救急医学会監修：標準救急医学，第 5 版．医学書院，2014.
5. 行岡哲男監修：救急羅針盤——これがすべてだ救急医療．荘道社，2005.

【C】災害時における対応

1. 浦田喜久子編：災害看護学・国際看護学，第 4 版．医学書院，2019.
2. 日本災害看護学会：災害看護関連用語　災害サイクル．（http://words.jsdn.gr.jp/words-detail. asp?id=23）（参照 2023-11-20）.

【D】院内急変時における対応

1. 日本救急看護学会監修：救急初療看護に活かすフィジカルアセスメント．へるす出版，2018.
2. Schein, et al.：Clinical antecedents to in-hospital cardiopulmonary arrest. *Chest* 98(6)：1388-1392, 1990.

【E】終末期における対応

1. 黒川雅代子：救急医療における遺族支援のための実践モデル開発．科学研究費補助金研究成果報告書，2009.
2. 立野淳子ほか：わが国の集中治療領域における看護師の終末期ケアと組織体制の実態．日本クリティカルケア看護学会誌 15：33-43，2019.
3. Fagerlin, A., Ditto, P. H., Danks, J. H. et al.：Projection in Surrogate Dicisions About Life-Sustaining Medical Treatments. *Health psychology* 20(3)：166-175, 2001.

【F】在宅療養における対応

1. 厚生労働省：医療的ケア児等とその家族に対する支援施策．（https://www.mhlw.go.jp/stf/ seisakunitsuite/bunya/hukushi_kaigo/shougaishahukushi/service/index_00004.html）（参照 2023-12-13）.
2. 厚生労働省：地域包括ケアシステム．（https://www.mhlw.go.jp/stf/seisakunitsuite/bunya/ hukushi_kaigo/kaigo_koureisha/chiiki-houkatsu/）（参照 2023-12-13）.
3. 田村正徳ほか：医療的ケア児に関する実態調査と医療・福祉・保健・教育等の連携促進に関する研究．厚生労働科学研究費補助金　障害者政策総合研究事業，2019.
4. 日本蘇生協議会監修：JRC 蘇生ガイドライン 2020．医学書院，2021.

【G】学校保健における対応

1. 日本小児アレルギー学会監修：食物アレルギーによるアナフィラキシー学校対応マニュアル　小・中学校編．財団法人日本学校保健会，2005.
2. 日本スポーツ振興センター：学校の管理下の災害　令和 4 年版.

第 4 章

救急患者の観察とアセスメント

# A 周囲の状況確認と感染予防対策

　どのような状況下であっても，救急患者に対応するときには，対応する医療従事者自身の安全対策を講じることが重要である。

●**周囲の状況確認**　まず1つは，救急患者の周囲の状況確認である。危険物はないか，新たな事故が発生しやすいような状況がないかなど，いわゆる二次災害発生の危険性がないことを確認する。また，その場に居合わせた人数で対応できる状況なのか，複数の応援者を要する状況なのかも判断する。

●**感染予防対策**　2つ目は，感染予防対策である。救急患者に対する感染対策としては，特別なものはない。救急看護はあらゆる年齢層・疾患を対象とし，はじめての対応時には情報が十分でないことも多く，症状がどうなのか，どのような既往があるのかが明らかになるまでには時間を要することも多いため，情報を待って感染対策を講じるのでは遅すぎる。

●**標準予防策**　現在の感染予防対策は，どの医療現場においても，アメリカ疾病予防管理センター(CDC)により示されている**標準予防策(スタンダードプリコーション)**が基本になっている。これは「感染症の有無にかかわらず，すべての患者の血液，体液，汗以外の分泌物，排泄物，創傷のある皮膚および粘膜は感染性とみなす」として対応するものである。

　具体的には，患者の血液，排泄物，滲出液（しんしゅつえき）などで医療従事者の手指や衣服が汚染される可能性がある場合は，手袋やガウンを着用する。唾液・痰（たん）・血液などが飛散し，眼・鼻・口が汚染される可能性がある場合には，フェイスシールドやマスクも着用する。これらは**個人防護具** personal protective equipment（**PPE**）とよばれ，選択は各施設の状況などに応じて総合的に判断する。また，患者に接する前後は，必ず手洗いを行う。特異的な感染経路をもつ疾患に対しては，この標準予防策に加え，感染経路別予防対策が必要である(●表4-1)。

## 1 初療場面における周囲の状況確認と感染予防対策

●**周囲の状況確認**　救急患者を受け入れる初療での状況確認では，医療スタッフ(医師，看護師，診療放射線技師，臨床検査技師など)が確保されているかどうかを確認する。また，患者の事前情報があれば，その情報に基づき診療の準備が必要となる。たとえば，意識障害の患者が搬送されてくる場合には，酸素，気管挿管，吸引，人工呼吸器，血管確保，輸液，血液検査，胃管カテーテル，尿道カテーテル，X線撮影，CT検査などの準備をし，処置や検査が円滑に進められるように環境条件を整える。

●**感染予防対策**　初療場面では，情報が少ないなかで処置や治療が行われるため，標準予防策に基づき患者に対応する。血液や体液などに曝露（ばくろ）されている場合は，手袋・ガウン・マスク・フェイスシールドを着用する。転院搬送などで感染症や疾患の情報があれば，標準予防策に加えて感染経路別対策

◯ **表 4-1　標準予防策と感染経路別予防対策**

| 視点 | | 感染予防対策 |
|---|---|---|
| 標準予防策 | | 手指衛生<br>個人防御具の使用(手袋・マスク・ガウン・フェイスシールド)<br>環境整備<br>呼吸器衛生／咳エチケット<br>器材・器具・機器の取り扱い<br>患者配置<br>汚染されたリネン類の分別処理<br>血液媒介病原体曝露防止(針刺し・飛散)<br>安全・清潔操作のもとでの注射・処置 |
| 感染経路別 | 空気感染<br>(結核, 麻疹, 水痘など) | 空調対策, 濾過マスク(N95 マスク)の着用 |
| | 飛沫感染<br>(インフルエンザ, 風疹, マイコプラズマ肺炎など) | マスクの着用 |
| | 接触感染<br>(多剤耐性菌, 腸管感染症など) | ガウン・マスクの着用<br>患者に使用する器具は専用とする |

をとる。

## 2　院内急変時における周囲の状況確認と感染予防対策

● **周囲の状況確認**　院内急変時における周囲の状況確認には, 患者発生場所によって相違がある。

　患者が個室の場合には応援を要請し, 救急カートなどを準備する。個室といっても, 処置に必要な広い空間が確保できないこともあり, その場合は床頭台やテレビを室外に出すなどの工夫をし, 安全で効率のよい対応ができるようにする。

　大部屋や廊下などほかの患者から見えるところで急変が発生した場合には, 空いている個室や処置室に急変患者を移すか, 状況によっては一時的に同室者にほかの部屋へ移ってもらったり, スクリーンやカーテンで仕切りをする必要がある。さらに, 面会中に急変がおこった場合には, 面会者に一度退室してもらう。そして, 急変への対応が落ち着いた時点で, 同室者や面会者に患者のプライバシーに配慮したうえで説明する。

● **感染予防対策**　入院患者が急変した場合には, 一般的に感染症に関する情報はわかっているので, 標準予防策および院内感染対策マニュアルにのっとって対処する。また, 同室者や面会者が不用意に患者の血液や体液, 排泄物に接触しないように, 注意する必要がある。

## 3 在宅急変時における周囲の状況確認と感染予防対策

●**周囲の状況確認**　在宅患者が急変したという電話連絡を受けた場合は，通報者から経過の情報を得る。その時点で，周囲の状況が安全であるかどうかを確認する。たとえば，ガスストーブが近くにあってガス臭があるならば，ただちにガスの元栓を閉め，窓を開けて換気し，火炎物がないことを確認させるなど，患者と通報者の安全を確保する。その後，救急車の要請や必要な救急処置の指示を行う。

●**感染予防対策**　在宅では十分な標準予防策がとれないが，けっして患者の血液，体液，吐物，尿，便などに素手で触らないことが重要である。

在宅医療にかかわる者としては，感染予防用品を携帯しておくことが望ましいが，用意がなければ室内にあるもので代用することも考える。たとえば，家庭用手袋や家庭用エプロンを使用する，ビニール袋を手袋がわりに使用するなどである。

## 4 学校や産業の場での救急時における周囲の状況確認と感染予防対策

●**周囲の状況確認**　周囲の状況確認として，まず，二次災害をきたすような危険な状況がないかを確認する必要がある。たとえば，落下物，建物崩壊，火災の危険性がある可能性もある。応援依頼はできているか，応急処置に必要な物品があるか，または依頼ができているか，騒ぎたてる人々の制御や，患者のプライバシーの保護の必要性に応じて安全な場所に移す準備ができているかなどを，発見者，またはその場の責任者などに確認する。

●**感染予防対策**　在宅での急変の場合と同じく医療機関ではないので，標準予防策に基づいた十分な対応がとれないが，けっして患者の血液，体液，吐物，尿，便などに素手で触らないことが重要である。救急時を想定して，学校や職場に応急処置用品とディスポーザブルの手袋を常備しておくことが望ましい。また，ハンカチやタオル，ビニール袋など，その環境にあるもので感染予防用品の代用をすることも考える。

## 5 急性感染症（インフルエンザ，COVID-19 など）の対応における周囲の状況確認と感染予防対策

●**周囲の状況確認**　急性感染症患者に対応する状況確認では，発症時期を患者情報から推測する。急性感染症の疑いのない人とは別の場所（個室）を設け，その場所内での対応を心がける。飛沫感染や空気感染の可能性をもつ感染症患者は，検査などでの移動時にはマスク装着を促す。患者に同伴者がいる場合は，その同伴者にもマスク装着を促す。

● **感染予防対策**　感染症の流行に対して，早期から予防接種を済ませておくことがのぞましい。標準予防策を講じることはいうまでもないが，呼吸衛生・咳エチケットは早期に患者および同伴者に指導する。また，個室収容および面会者制限に加えて，可能ならば空調調整ができる環境に患者を移動させ，感染伝播を制御する。

# B　全身の概観の観察とアセスメント

　救急看護は，突然の病気・けが・病態の悪化，あるいは災害によって心身になんらかの変調をきたした人を対象とする。救急看護は，時・場所を問わず，対象への適切かつ迅速な対応が求められる突発的状況が発生した「その場」において展開される。本項では，対象である救急患者の状態を把握するために必要な全身の概観の観察およびアセスメント，すなわちフィジカルアセスメントの概要について解説する。

## 1　救急の場におけるフィジカルアセスメント

　救急の場におけるフィジカルアセスメントの目的は，①生命危機にあるかないかを判断する，②緊急度・重症度・優先順位を判断するの2点で，迅速な対応につなげていくことが重要となる。

### 1　生命危機の有無

　救急の場においては，まず第一に生命危機の有無を判断することが重要である。生命の危機があれば早急に対応する必要があり，意識の有無，呼吸・循環の状態，体温などから，瞬時に生命危機の有無を判断することが最優先される。

### 2　緊急度・重症度・優先順位

　**重症度**とは，病態が生命予後あるいは機能予後に及ぼす程度[1]のことをさし，生命予後や機能予後を示す概念であり，時間的因子は関与しない。一方，**緊急度**とは重症化(死亡あるいは機能障害)にいたる速度あるいは重症化を防ぐためのもち時間あるいは時間的余裕[2]を示す時間的概念である。緊急度・重症度のいずれも重要だが，救急の場では緊急度が優先される。**優先順位**は，緊急度・重症度の程度によりおのずから決まってくる(●図4-1)。

　病院内外を問わず，救急の場では，対象の緊急度・重症度・優先順位を判断し，迅速かつ適切に対応していくことが求められる。

---

1) 日本臨床救急医学会緊急度判定体系のあり方に関する検討委員会：緊急度判定の体系化；発症から根本治療まで．日本臨床救急医学会雑誌 19(1)：60-65, 2016.
2) 日本臨床救急医学会緊急度判定体系のあり方に関する検討委員会：上掲論文.

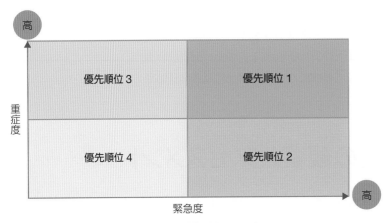

○**図 4-1　重症度と緊急度からみた優先順位**

○**表 4-2　フィジカルアセスメントの 3 つの相と構成要素**

| 健康歴の聴取または問診：interview |
| --- |
| 身体診査：physical examination |
| 　【レベル】　1. スクリーニング：screening（head to toe examination）<br>　　　　　　　　・全身の概観<br>　　　　　　　　・身体計測<br>　　　　　　　　・バイタルサインの測定<br>　　　　　　　2. システムレビュー：systems review（body systems examination）<br>　【スキル】　1. 視診 inspection<br>　　　　　　　2. 触診 palpation<br>　　　　　　　3. 打診 percussion<br>　　　　　　　4. 聴診 auscultation |
| 記録：documentation |

（清村紀子・工藤二郎編：根拠と急変対応からみたフィジカルアセスメント．p.9, 医学書院, 2014
による）

<br>

## 3　フィジカルアセスメントの 3 つの相

　一般的なフィジカルアセスメントは，健康歴の聴取・問診，身体診査，記録の 3 つの相からなる（○表 4-2）。身体診査には，スクリーニングとシステムレビュー（系統別フィジカルアセスメント）の 2 つのレベルがあり，本項が取り扱う「全身の概観の観察とアセスメント」は，身体診査のスクリーニングに相当し，本項以降の「C 緊急検査」～「K 精神状態」は，身体診査のシステムレビューに相当する。

　いずれにおいても，観察したこと，アセスメントしたこと，対処したことを時間経過とともにできる限り正確に記録に残しておくことが必要となる。また，つねにバイタルサインへの注意をはらい，時間的猶予があるかないかを見きわめつつ，臨床推論しながら事実（患者の状態）をさぐっていく必要がある。

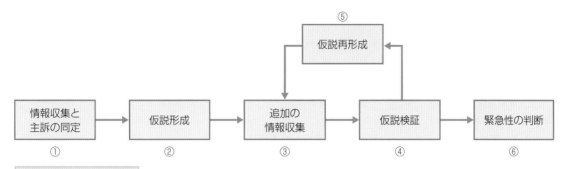

救急看護における具体例
①主訴やざっと集めた情報から，対象の健康問題のヒントをさぐる。
②主訴やざっと集めた情報から，考えられる疾患・病態を仮説として設定する。
③仮説を裏付けるために必要な情報を追加収集する。
④これまでに得られた情報から設定した仮説について，妥当か否かを検証する。
⑤設定した仮説が否定される可能性が高ければ，異なる健康問題を仮説として再設定し，新たな仮説を裏付けるための情報を収集する。
⑥④で設定した仮説の妥当性が高いと判断できれば，推測される健康問題の緊急性を判断する。

◎ **図 4-2　臨床推論の思考過程（仮説演繹法）**
（日本救急看護学会監修：救急初療看護に活かすフィジカルアセスメント，p.16，へるす出版，2018 による，一部改変）

**4　フィジカルアセスメントにおける臨床推論のプロセス**

　救急看護が必要とされる突発的状況が発生した「その場」における**臨床推論**は，対象の生命や予後をおびやかす健康問題を明らかにし，その解決に必要な処置を判断する思考[1]をさす。

　臨床推論には，パターン認識，仮説演繹法，診断基準/アルゴリズム，徹底的検討法の４つの方法があるが，救急の場での臨床推論には，**仮説演繹法**が用いられる。仮説演繹法とは，仮説をたててそれを検証していく方法である（◎図 4-2）。いわば，フィジカルアセスメントの具体的な思考をプロセスとして示したものである。

　臨床推論のプロセスは単純に一方向に進むものではない。自身の推論について吟味しながら正確さの精度を上げていくよう，知力・知識・想像力・経験・想像力・推察力を駆使して，安易に決めつけずクリティカルシンキングしながら行きつ戻りつし進めていくべきプロセスである。

## 2　全身の概観の観察とアセスメントの方法

　救急医療の場では，生命の危機に直面した患者に遭遇することも多くある。まずは**第一印象**による生命危機の評価，**ABCDE アプローチ**による生命徴候の評価を行い，生命徴候の安定が確認できたところで健康歴の聴取・問診や身体診査のスクリーニングによる健康問題の評価を行う（◎図 4-3）。

---

1）清村紀子・工藤二郎編：根拠と急変対応からみたフィジカルアセスメント．p.9，医学書院，2014.

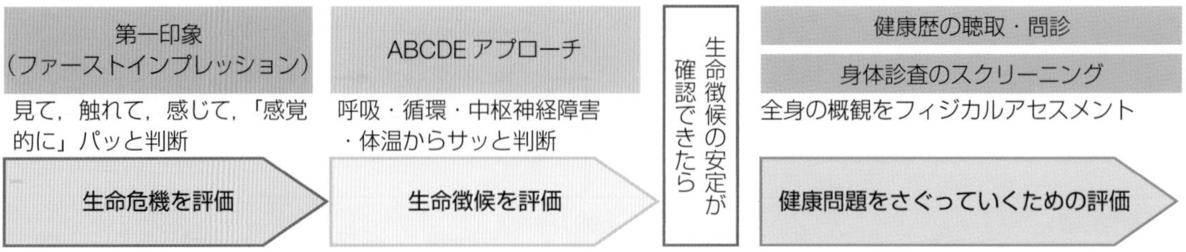

| 第一印象<br>（ファーストインプレッション） | ABCDEアプローチ | 生命徴候の安定が確認できたら | 健康歴の聴取・問診 |
|---|---|---|---|
| | | | 身体診査のスクリーニング |
| 見て，触れて，感じて，「感覚的に」パッと判断 | 呼吸・循環・中枢神経障害・体温からサッと判断 | | 全身の概観をフィジカルアセスメント |
| 生命危機を評価 | 生命徴候を評価 | | 健康問題をさぐっていくための評価 |

◎図4-3　救急の場におけるフィジカルアセスメントの流れ

## 1 第一印象（ファーストインプレッション）

　救急の場では，まずは対象に接した時点での第一印象（ファーストインプレッション）が重要となる。ここでは，対象が「いま」生命危機に瀕していないか，今後急速に状態が悪化していく可能性はあるか，五感を用いて15秒以内（できれば数秒以内）で迅速に把握する。対象に触れ，橈骨動脈を触知しながら，対象の呼吸が感じられる程度に顔を近づけ，「わかりますか」と声をかける。こうした対応で，意識・呼吸・循環・体温を一気に確認することができる。

　意識がない，呼吸をしていない，脈が触れないといった徴候がある場合，病院外であればマンパワーを集め，心肺蘇生法を開始すると同時に救急車を要請する。病院内であればすぐに急変対応の体制をとると同時に，必要なら心肺蘇生法などの救急処置を開始する。

## 2 ABCDEアプローチ

　第一印象で，対象が「いま」生命危機に瀕していないことが確認できたら，A（airway：気道），B（breathing：呼吸），C（circulation：循環），D（dysfunction of central nervous system：中枢神経障害），E（exposure and environmental control：体温）の順にABCDEアプローチで観察し，情報収集する（◎表4-3）。ABCDEアプローチで異常所見が確認された場合は，心肺蘇生法や緊急対応が求められる。医療機材が整っていれば，酸素吸入や心電図のモニタリングを開始する。また，躊躇することなく，病院内であれば，MET（◎86ページ），RRT（◎86ページ）を要請し，病院外であれば救急車を要請する。

## 3 健康歴の聴取・問診

　第一印象，ABCDEアプローチで緊急に対応するべき事項がみとめられない場合は，健康歴の聴取に進む（◎表4-4）。健康歴は対象自身から聴取できる場合もあれば，家族やその場に居合わせた関係者から聴取する場合もある。

　状況によっては，対象・家族・居合わせた関係者は，精神的に動揺や混乱し，不安をいだいている場合もある。相手の心理状態に配慮した声かけをしつつ，可能な限り，相手が「はい・いいえ」あるいは「うなずく」といった簡単な反応で応じられるようクローズドクエスチョンで質問する。

　対象が児童の場合は，家族が到着するまで詳細な情報の収集が困難なケー

◉ 表4-3 ABCDE アプローチでの観察ポイント

| | | 観察ポイント | | 推測される原因疾患・病態 |
|---|---|---|---|---|
| A | airway 気道 | 気道開放 | | |
| | | 発声の有無 | | 口腔内異物，顔面外傷 |
| | | 嗄声の有無 | | 気道狭窄 |
| B | bresthing 呼吸 | ①呼吸数と呼吸の深さの異常 | | |
| | | 呼吸数：頻呼吸：25 回/分以上<br>徐呼吸：12 回/分以下<br>多呼吸：増加<br>少呼吸：減少<br>過呼吸：変化なし(原則的に)<br>減呼吸：変化なし(原則的に)<br>無呼吸：安静呼息相で呼吸が一時的に停止 | 深さ：変化なし<br>変化なし<br>増加<br>減少<br>増加<br><br>減少 | 肺炎，肺線維症，発熱<br>頭蓋内圧亢進，脳卒中<br>呼吸窮迫症候群，肺血栓塞栓症<br>死戦期(死亡直前)<br>過換気症候群，神経症，もやもや病<br>呼吸筋麻痺<br>睡眠時無呼吸症候群 |
| | | ②呼吸のリズムの異常 | | |
| | | クスマウル呼吸 | ゆっくりとした深くあらい規則的な呼吸 | 糖尿病性ケトアシドーシス，尿毒症 |
| | | チェーン-ストークス呼吸 | 無呼吸(数秒〜数十秒)⇒過呼吸⇒減呼吸⇒無呼吸のパターンを繰り返す | 心不全，尿毒症，脳出血，脳腫瘍，死亡期(死亡直前) |
| | | ビオー呼吸 | 呼吸の深さに異常はないが，促迫した呼吸ののちに無呼吸時期がある | 脳腫瘍，脳挫傷，髄膜炎，脳炎 |
| | | ③努力呼吸 | | |
| | | 鼻翼呼吸 | 気道を広げるために鼻翼がはり，外鼻孔が広がる | 呼吸不全 |
| | | 口すぼめ呼吸 | 呼息時に末梢気道を閉塞，狭窄しないよう口唇をすぼめるように呼吸する | COPD |
| | | 肩呼吸 | 呼吸補助筋を使用するために肩の上下運動が呼吸に伴う | COPD，気管支喘息，呼吸不全 |
| | | ④呼吸運動の異常 | | |
| | | 起坐呼吸 | 呼吸困難のため座位で呼吸しようとする | 気管支喘息，重篤な左心不全 |
| | | シーソー呼吸 | 胸と腹が別々に動き，シーソーのような動きをする | 重篤な呼吸障害 |
| | | 陥没呼吸 | 吸息時に胸腔内圧の陰圧が強くなり，鎖骨上窩と肋間が陥没する | COPD，気管支喘息，呼吸窮迫症候群 |
| | | 下顎呼吸 | 吸息のたびに下顎を下方に動かし口を開ける | 死戦期(死亡直前) |
| | | 奇異呼吸 | 吸息時に胸壁が内方に陥没し，呼息時に外方に膨大する | 開放性気胸，フレイルチェスト，頸髄損傷 |

**表4-3　ABCDEアプローチでの観察ポイント(つづき)**

| | | 観察ポイント | 推測される原因疾患・病態 |
|---|---|---|---|
| C | circulation<br>循環 | ①ショック徴候 | |
| | | 5P：<br>蒼白(pallor)，虚脱(prostration)，冷汗(perspiration)，脈拍触知不能(pulselessness)，呼吸不全(pulmonary insufficiency) | ショック |
| | | ②血圧 | |
| | | 収縮期血圧90 mmHg未満 | ショック |
| | | ③外頸静脈 | |
| | | 座位で外頸動脈怒張<br>仰臥位で外頸動脈怒張 | 右心不全<br>脱水 |
| | | ④末梢循環 | |
| | | 毛細血管再充満時間(capillary-refill-time：CRT)3秒以上 | 末梢循環不全 |
| D | dysfunction<br>of CNS<br>中枢神経障害 | ①意識レベル | |
| | | グラスゴー-コーマ-スケール(GCS)<br>ジャパン-コーマ-スケール(JCS) | |
| | | ②神経学的所見 | |
| | | 瞳孔所見(瞳孔の大きさ，左右差，瞳孔反射)，麻痺の有無，眼球運動の障害，眼球の位置，除皮質硬直，除脳硬直 | |
| E | exposure and<br>environmental<br>control<br>体温 | 体温 | |
| | | 低体温(深部体温35℃未満) | 低温環境下での低体温症 |
| | | 高体温(深部体温40℃以上) | 熱中症，感染，SLE，脱水，脳卒中，脳腫瘍，甲状腺機能亢進症，褐色細胞腫 |

スもあり，このタイムロスが最悪の結果をまねく場合もあるため，電話をつないだ状態で必要事項の情報を収集するなど，家族との連絡を継続しながら対象のそばで観察を続けつつ情報収集を進めていく。

　交通事故の現場なら，どのような事故であったか(車どうし，車とバイク，車やバイクと歩行者など)，事故時のスピードや衝突の衝撃はどの程度であったか，シートベルトやヘルメットは装着していたかといったことも情報収集する必要がある。

　職場での事故では，その要因によって対応が異なるため，とくに事故現場で化学物質・毒劇物・放射性物質などの危険物を取り扱っていないかについて把握したうえで，対応にあたる必要がある。

## 4　身体診査のスクリーニング

　身体診査のスクリーニングにおいてとらえるべきことは，①明らかに異常な反応・徴候，②正常とは断定しきれない反応や徴候，③五感で感じる「なにかへんだ」という感覚である。①や②は，顕在化している反応・徴候から，対象の健康問題はなにか，またその程度はどうかを判断するための裏づけと

●表 4-4　救急の場における基本的健康歴の情報

| 1. 基本情報 |
| --- |
| ①年齢<br>②性別<br>③職業 |

| 2. 主訴 |
| --- |
| ①対象がいま最も苦痛に感じている症状 |

| 3. 現病歴 |
| --- |
| ①主訴である症状が生じた日(わかれば時間)<br>②主訴である症状の発症や経過は急激か・緩徐か<br>③主訴である症状の経時的変化(強くなっているか，同じ状態で継続しているか，弱まってきているか)<br>④主訴に対してなにか対応したことはあるか(市販薬を服用したなど) |

| 4. 既往歴 |
| --- |
| ①医学的診断を受けた診断名とその時期・経過・治療の有無<br>②手術歴<br>③健康診断で指摘された事項(高血圧，脂質異常，高血糖など) |

| 5. 生活歴 |
| --- |
| ①喫煙習慣<br>②飲酒習慣 |

| 6. 家族について |
| --- |
| ①家族歴：血縁関係のある親族の脳血管疾患・循環器疾患・悪性新生物などの既往の有無 |

| 7. その他 |
| --- |
| ①アレルギーの有無<br>②輸血歴の有無<br>③市販薬を含め継続して服用している薬剤やサプリメントの有無<br>④化学物質・毒物・劇物・放射性物質などの危険物の取り扱いの有無 |

なる事実を提供してくれる。また，「なにかへんだ」といった③の感覚は，非常にあいまいなものだが，対象の健康問題が急激に悪化していく予兆を示すサインかもしれないし，主訴や現にある徴候の潜在化する原因を気づかせてくれるサインともなりうる。

　外傷や形態の変化，痛みの有無，顔色・表情・顔貌(がんぼう)，出血の有無，嘔吐(おうと)の痕跡，尿・便失禁，精神状態を含め，全身をざっと数分以内で概観する。この方法は，頭から足の先までざっと全身を概観することから **head to toe examination** とよばれる。見落としがないように，head to toe の原則に基づいて順序よく観察していく。

　head to toe examination では，問診しながら，視診・触診・打診・聴診の技術を用いて身体診査を行う。救急看護が展開される場や状況はさまざまであり，十分なマンパワーや機材が整っていない場合もあるが，聴診器やパルスオキシメータがなくとも，問診・視診・触診・打診の技術を用いることで必要最低限の情報は収集することができる。

　head to toe examination は，身体診査のシステムレビューにあたる本項

以降の「C 緊急検査」〜「K 精神状態」において，どこに焦点をあてるべきかの絞り込みを目的とする。ここでは，head to toe のスクリーニングとしてとくに注意すべきサインについて述べる（●表 4-5）。

### ▌頭部・顔面

● **視診**　内因性・外因性を問わず，頭蓋内を占拠する頭蓋内病変では，瞳孔不同や瞳孔反射の減弱，眼振を含む眼球運動の異常，顔面麻痺，眼瞼下垂といった脳神経圧迫を要因とする症状が出現する。また頭部外傷で，**バトル徴候**（耳介後部の斑状皮下出血），**ブラックアイ**（パンダの目症候群，眼窩縁の斑状皮下出血），鼻や耳からの**髄液漏**の症状があると頭蓋底骨折が疑われる。眼窩底骨折では複視・眼球運動の障害，鼻汁に血液が混入するといった所見がみとめられる。また，眼球結膜の色（蒼白・黄色）も，呼吸・循環障害や黄疸を示す重要な情報を与えてくれる。

● **触診**　頬骨や鼻骨の骨折では顔面の，下顎骨骨折では下顎骨の動揺が痛みを伴ってみとめられる。

### ▌頸部

外傷の場合，脊椎・脊髄損傷の可能性があるため，診査時は不用意に頸部を動かさないように注意する。腹式呼吸や四肢の知覚鈍麻・運動障害がみとめられれば，脊髄損傷の可能性が高いため，診断が確定するまでは頸部の過度な伸展や屈曲は避け，頸椎保護に努める。

● **視診**　**外頸静脈の怒張**の有無を確認する。通常，外頸静脈は仰臥位でも容易に確認できる。仰臥位でも確認できない場合は脱水が考えられ，逆に 5 mm 以上の太さで確認されたり，上体を起こした状態で外頸動脈が目視できるようであれば，右心不全や心タンポナーデが強く疑われる。

● **触診**　両手の母指と示指で胸鎖乳突筋を触れ，両母指で気管の側面を触れて気管の形状をたどりながら**気管の偏位**がないか確認する。気胸などで胸腔内圧の変化があると，気管の偏位が確認される。

● **検査**　髄膜炎やクモ膜下出血では，後頭部と頸部の筋の持続的収縮によって**項部硬直**が出現する。

### ▌胸部

胸部の異常所見は，呼吸機能・循環機能に直結するため注意深く診査を進める必要がある。

● **視診**　呼吸のパターン・リズム，胸郭の形状と可動性を確認する。肺炎，胸水の貯留，肺気腫があると，胸郭の動きの左右差や胸郭の広がりのわるさが確認される。外傷，出血，打撲痕があれば，体内臓器の損傷や肋骨骨折の可能性もあるため，状態が安定していても急激な呼吸状態の悪化や循環不全の徴候に継続的に注意をはらう必要がある。

● **触診**　肺・縦隔に損傷があると空気が皮下組織に貯留し，**皮下気腫**がみとめられる。皮下気腫がある場合，指先で皮膚表面を押しつぶすように触れると雪を握ったような独特の感触（握雪感）を感じる。皮下気腫は広がっていくので，その範囲を特定しておくことも重要となる。心尖拍動は，第5肋間の左鎖骨中線上で触れることができる。正常ではやや触れづらいが，心拡大

◦表 4-5　head to toe examination

| | とくに注意すべきサイン | 緊急性を要する考慮すべき病態・疾患 |
|---|---|---|
| 共通 | 外傷，出血(外出血，内出血)，痛み | |
| 頭部, 顔面 | 意識レベル低下 | 頭蓋内病変，低血糖，ケトアシドーシス，中毒，低酸素血症 |
| | 顔色(蒼白，紅潮) | • 蒼白：循環・呼吸機能低下<br>• 紅潮：アナフィラキシー，高熱 |
| | 瞳孔所見(瞳孔不同，縮瞳，散瞳) | • 瞳孔不同：脳卒中<br>• 縮瞳：両側では脳幹(橋)病変，片側ではホルネル症候群<br>• 散瞳：両側では重度の脳幹機能障害，片側では同側の動眼神経麻痺 |
| | 眼瞼下垂 | 動眼神経麻痺，ホルネル症候群 |
| | バトル徴候 | 頭蓋底骨折 |
| | ブラックアイ | 頭蓋底骨折 |
| | 髄液漏 | 頭蓋底骨折 |
| | 眼球運動の異常 | 頭蓋底骨折，動眼神経麻痺，滑車神経麻痺，外転神経麻痺 |
| | 眼球結膜(蒼白，黄色) | • 蒼白：呼吸・循環障害<br>• 黄色：閉塞性黄疸，溶血性黄疸 |
| 頸部 | 外頸静脈怒張 | 右心不全，心タンポナーデ |
| | 気管の偏位 | 緊張性気胸，大量血胸 |
| | 項部硬直 | 髄膜炎，クモ膜下出血 |
| 胸部 | 胸郭の動きの左右差 | 重度の肺炎，胸水貯留 |
| | 胸郭の広がりのわるさ | 肺気腫 |
| | 胸郭動揺での奇異性運動(呼息時には外向き，吸息時には内向きに動く) | 肋骨の複数骨折 |
| | 皮下気腫 | 肺・縦隔の損傷 |
| | 動悸，胸痛 | 心筋梗塞，狭心症，胸部大動脈瘤 |
| | 心尖拍動部位の拡大 | 心拡大 |
| | 呼吸音の左右差，副雑音聴取 | 気胸，肺炎，肺水腫，気管支喘息，胸水，縦隔気腫，間質性肺炎 |
| 腹部 | 腹部膨満(腹部緊満) | 腹水，腸閉塞 |
| | 筋性防御 | 腹膜炎 |
| | 激しい吐きけ・嘔吐 | 頭蓋内圧亢進，急性胃炎，胃潰瘍・十二指腸潰瘍，虫垂炎，腸閉塞，心筋梗塞，狭心症，食中毒 |
| | 吐血・下血 | • 吐血：上部消化管出血<br>• 下血：下部消化管出血 |
| | 激しい下痢 | 感染性胃腸炎(ノロウイルス，病原性大腸菌)，潰瘍性大腸炎 |
| | カレン徴候(臍周囲部の紫色の皮下出血斑) | 重症急性膵炎 |
| | グレイ-ターナー徴候(側腹部の青紫色の皮下出血斑) | 重症急性膵炎 |
| | メドゥーサの頭(腹壁静脈の怒張) | 門脈圧亢進 |
| | クモ状血管腫(1点から毛細血管が放射状に広がる) | 肝硬変 |

◖表4-5　head to toe examination（つづき）

| | とくに注意すべきサイン | 緊急性を要する考慮すべき病態・疾患 |
|---|---|---|
| 腹部 | 金属性腸蠕動音 | 腸閉塞 |
| | 腸蠕動音消失 | イレウス，急性汎発性腹膜炎 |
| 骨盤（腰部） | 血尿，排尿困難，尿失禁（排尿をコントロールできない状態），下血，性器出血 | 骨盤骨折 |
| | 背部痛を伴う腰痛 | 急性腎盂腎炎，尿路結石，腎損傷 |
| 四肢 | 冷感・湿潤 | ショック，プレショック |
| | 浮腫 | 体液のうっ滞 |
| | 末梢動脈触知での左右差（強さ） | 急性大動脈解離，閉塞性動脈硬化症 |
| | 頻脈 | ショック |
| | 徐脈 | ショック，甲状腺機能低下症 |
| | 結滞 | 心室性期外収縮 |
| | リズム不整 | 心房細動，虚血性心疾患 |
| | 速脈 | 大動脈弁閉鎖不全 |
| | 遅脈 | 大動脈弁狭窄，僧帽弁狭窄 |
| | 奇脈 | 心タンポナーデ |
| | 知覚鈍麻・しびれ | 頭蓋内病変，上行伝導路障害，皮膚分節支配の脊髄神経圧迫 |
| | 運動麻痺 | 頭蓋内病変，上位運動ニューロン障害，下位運動ニューロン障害 |
| 背部 | 肋骨脊柱角部の叩打痛（マーフィー叩打徴候） | 腎損傷，尿路結石，腎盂腎炎 |

があると左鎖骨中線より外側に比較的容易に触れることができる。

● 聴診　聴診器があれば，呼吸音を聴取する。呼吸音の聴取は，気管部から始め，左右の肺野全体を聴取する。前胸部ではおおむね左右とも上葉しか聴取できないため，右側胸部，背部の聴診も忘れてはならない。心音聴取には経験が必要となるため，必ずしも心音聴取にこだわる必要はない。

### ▎腹部

　腹部は，打診・触診によって腸蠕動が変化するため，視診・聴診・打診・触診の順に進める。

● 視診　両膝を伸展させて，腹部膨満，手術跡，腹壁静脈の怒張，腹部の血管性拍動の有無，皮膚線条を観察する。これらの所見がある場合は，打診・触診は慎重に行う。

● 聴診　聴診器があれば，腸蠕動音を聴取する。腹壁の1か所に聴診器を軽くあてて10秒程度聴取する。亢進・低下・消失，および金属性の異常音の有無を確認する。金属音が聴取されると腸閉塞が強く疑われる。

● 触診　両膝を曲げ，腹部9領域を触診し，圧痛，筋性防御，腫瘤の有無，血管性拍動の有無を確認する。痛みのある部位は最後に触診する。

### ▋ 骨盤（腰部）

　骨盤（腰部）で最も注意すべきは，骨盤骨折と骨盤内器官の病変である。いずれも大量出血の可能性があるため，不用意に動かさず，呼吸機能・循環機能の変化に注意する。

### ▋ 四肢

● **触診**　冷感・湿潤・浮腫の有無を確認する。冷感・湿潤はショックあるいはプレショックのサインであり，浮腫は体液うっ滞の徴候である。また，末梢動脈を触知し循環動態を大まかに把握する。末梢動脈では触知しづらい部位もあるため，総頸動脈・橈骨動脈・上腕動脈・大腿動脈・足背動脈について，左右差・強さ・リズム・結滞の有無を確認する。急性大動脈解離では脈の強さに左右差がみとめられる。左右の上肢・下肢の表面を軽く触れるようにして，神経障害のサインである知覚鈍麻やしびれの有無を確認する。知覚鈍麻やしびれがあれば，運動麻痺も合わせて確認する。

### ▋ 背部

● **打診**　側臥位にして，肋骨脊柱角を手掌尺骨側で軽くたたく。叩打痛がある（マーフィー叩打徴候）場合は，腎臓の病変が疑われる。

# C 緊急検査

　救急領域の看護を実践するうえで重要視されるのは，さまざまな状況下で発生する突発的な人間の反応に対応することであるが，同時に臨床推論を用いて，患者の状況を把握，分析したうえである程度の予測をたてていくことも求められる。緊急検査の結果はこれらに用いる重要な情報源であり，救急領域の看護師は緊急検査の実施，援助，調整を迅速に進めていく役割を担う。

　重症患者を救急室で受け入れる際，採血や胸部 X 線撮影，12 誘導心電図検査などをルーチン検査として実施することは多いが，それらに加え，患者の状態に応じて必要な検査を行う。たとえば，意識障害や悪寒戦慄を伴う発熱があり，敗血症性ショックを疑う患者の場合，早期に病原となる微生物の同定ができるかどうかが患者の予後を左右する。このような症状や兆候の患者が搬送されてきた場合，ルーチン検査で実施する採血とともに血液培養の検体の採取の必要性を予測し，迅速に採取ができるような準備も同時に進めていく。

　このように，救急領域の看護師は限られた情報を分析したうえで看護援助を組みたてていく必要がある。限られた時間のなかでより的確な臨床推論を進めていくために，緊急検査に関する知識を身につけておくことが重要である。

# 1 血液の検査

　血液検査にはさまざまな種類があり，採血の手法や目的がそれぞれ異なる

（●表4-6）。各検査の意味を知り，どのような患者の場合に実施するのか，なにを準備するべきなのかを理解する必要がある。

● **血液の採取ルート**　血液の採取，いわゆる採血は，静脈もしくは動脈から実施する。後述するような一般的な生化学検査・血算などを目的とした採血では，どちらのルートから採取しても問題はない。しかし，血液ガス分析などでは，ルートによって数値が大きく異なることもあるため，それぞれの検査項目で状況に合わせたルート選択をする必要がある。

## 1 血球計算（血算）

全血算検査ともいい，おもに血液中の血球成分を検査する目的で実施される。貧血の程度や脱水の程度，細菌感染の有無などを判断することができ，同時に血液像も検査することができるので，血球の形態異常などについても知ることができる。

## 2 血液生化学検査

血液中の血清成分を使用し，血液中のタンパク質などを検査することで肝機能や腎機能，電解質などについて知ることができる。とくに，救急領域において，後述する造影検査などを実施する際に腎機能を把握しておくことは重要である。また，患者に劇的な影響を及ぼすおそれがある電解質の異常なども検査することができるため，広く実施される。

## 3 凝固・線溶系検査

血液の凝固能を検査する。救急診療の場では出血が問題になることや，血栓による臓器障害などが問題となることが多く，同時に，これらの結果は治療を決定する指標ともなるため，ルーチン検査とされることが多い。

## 4 血液型検査

ABO血液型とRh式血液型を検査する。緊急手術や出血性ショックなどの状態にある患者には輸血が必要となることも多いため，患者の状態をある程度予測して，交差適合試験（クロスマッチ）などの検体とともに採取することが望ましい。

---

| plus | **救急診療における血糖検査** |
|---|---|

救急診療において，血糖値の測定は頻繁に実施される。これは，血糖値が迅速キットによって少量の血液で迅速に測定できることと，意識障害などがあった際に低血糖の可能性を否定することで，ほかの疾患の鑑別に役だてることができるためである。

◦**表 4-6　おもな血液検査**

<table>
<tr><th colspan="2">検査項目</th><th>基準値[*1]</th><th>異常値のおもな原因</th></tr>
<tr><td rowspan="5">血球計算（血算）</td><td>赤血球数<br>（RBC）</td><td>男性：4.35〜5.55×10⁶/μL<br>女性：3.86〜4.92×10⁶/μL</td><td>高値：脱水，多血症<br>低値：貧血</td></tr>
<tr><td>ヘモグロビン<br>（Hb）</td><td>男性：13.7〜16.8 g/dL<br>女性：11.6〜14.8 g/dL</td><td>高値：脱水，多血症<br>低値：貧血</td></tr>
<tr><td>ヘマトクリット<br>（Ht）</td><td>男性：40.7〜50.1%<br>女性：35.1〜44.4%</td><td>高値：脱水，多血症<br>低値：貧血</td></tr>
<tr><td>白血球数<br>（WBC）</td><td>3.3〜8.6×10³/μL</td><td>高値：敗血症などの重篤な感染症，白血病，薬物中毒，薬剤アレルギー<br>低値：感染症，白血病，薬物中毒，薬剤アレルギー</td></tr>
<tr><td>血小板数<br>（Plt）</td><td>158〜348×10³/μL</td><td>高値：出血，本態性血小板血症<br>低値：白血病，血小板減少性紫斑病，DIC，肝硬変</td></tr>
<tr><td rowspan="14">血液生化学検査</td><td>血清総タンパク<br>（TP）</td><td>6.6〜8.1 g/dL</td><td>高値：脱水，多発性骨髄腫<br>低値：栄養障害，ネフローゼ症候群，重症肝障害</td></tr>
<tr><td>血清アルブミン<br>（Alb）</td><td>4.1〜5.1 g/dL</td><td>高値：脱水<br>低値：栄養障害，熱傷，ネフローゼ症候群，重症肝障害</td></tr>
<tr><td>血糖<br>（グルコース，Glu）</td><td>73〜109 mg/dL</td><td>高値：糖尿病，糖尿病性ケトアシドーシス，高浸透圧高血糖状態<br>低値：インスリン・経口糖尿病薬の使用，アルコール性低血糖</td></tr>
<tr><td>ナトリウム<br>（Na）</td><td>138〜145 mmol/L</td><td>高値：乳幼児や高齢者の飲水不足，下痢，嘔吐<br>低値：副腎不全，腎不全，うっ血性心不全</td></tr>
<tr><td>カリウム<br>（K）</td><td>3.6〜4.8 mmol/L</td><td>高値：腎機能低下，代謝性アシドーシス<br>低値：下痢，嘔吐，利尿薬の使用</td></tr>
<tr><td>塩素<br>（クロール，Cl）</td><td>101〜108 mmol/L</td><td>高値：高ナトリウム血症をきたす疾患，代謝性アシドーシス<br>低値：低ナトリウム血症をきたす疾患，代謝性アルカローシス</td></tr>
<tr><td>マグネシウム<br>（Mg）</td><td>1.7〜2.6 g/dL[*2]</td><td>高値：腎機能低下，横紋筋融解<br>低値：アルコール依存症，急性膵炎，糖尿病</td></tr>
<tr><td>リン<br>（P）</td><td>2.7〜4.6 mg/dL</td><td>高値：腎機能低下<br>低値：アルコール多飲，糖尿病性ケトアシドーシス，栄養不良，飢餓</td></tr>
<tr><td>AST［GOT］</td><td>13〜30 U/L</td><td>高値：肝炎，肝障害，急性心筋梗塞</td></tr>
<tr><td>ALT［GPT］</td><td>男性：10〜42 U/L<br>女性：7〜23 U/L</td><td>高値：肝炎，肝障害</td></tr>
<tr><td>γ-グルタミルトランスフェラーゼ（γ-GT）</td><td>男性：13〜64 U/L<br>女性：9〜32 U/L</td><td>高値：アルコール性肝炎，閉塞性黄疸などの胆道疾患</td></tr>
<tr><td>クレアチンキナーゼ<br>（CK）</td><td>男性：59〜248 U/L<br>女性：41〜153 U/L</td><td>高値：急性心筋梗塞，悪性症候群，横紋筋融解，外傷などによる血管閉塞での筋障害<br>低値：甲状腺機能亢進症</td></tr>
<tr><td>血清クレアチニン<br>（Cr）</td><td>男性：0.65〜1.07 mg/dL<br>女性：0.46〜0.79 mg/dL</td><td>高値：腎不全，脱水，心不全，ショック<br>低値：長期臥床</td></tr>
<tr><td>血中尿素窒素<br>（BUN）</td><td>8〜20 mg/dL</td><td>高値：腎機能障害，消化管出血，脱水，心不全<br>低値：妊娠，肝不全</td></tr>
</table>

○**表 4-6 おもな血液検査（つづき）**

| | 検査項目 | 基準値[*1] | 異常値のおもな原因 |
|---|---|---|---|
| 血液生化学検査 | C 反応性タンパク（CRP） | 0.00〜0.14 mg/dL | 高値：細菌感染症，ウイルス感染症，真菌感染症，急性膵炎，外傷，心筋梗塞 |
| | 脳性ナトリウム利尿ペプチド（BNP） | 18.4 pg/mL 以下[*2] | 高値：うっ血性心不全，急性心筋梗塞，高血圧，慢性腎不全 |
| | プロカルシトニン（PCT） | 0.05 ng/mL 未満[*2] | 高値：敗血症 |
| 凝固・線溶系検査 | プロトロンビン時間（PT） | 凝固時間：11〜13 秒[*2]<br>INR：0.9〜1.1<br>PT 比：0.85〜1.15<br>PT 活性：80〜120% | 高値（延長）：肝炎，DIC，ビタミン K 欠乏症，ワルファリンカリウムの使用 |
| | 活性化部分トロンボプラスチン時間（APTT） | 25〜40 秒[*2] | 高値（延長）：肝炎，肝硬変，ビタミン K 欠乏症，ヘパリンの使用 |
| | アンチトロンビン（AT） | 活性値：80〜130%[*2] | 低値：DIC，血栓症，肝硬変，敗血症，多臓器不全 |
| | D ダイマー | 1.0 μg/mL 以下[*2] | 高値：DIC，敗血症，多臓器不全，血栓症，心筋梗塞，脳梗塞，白血病 |
| | フィブリン/フィブリノゲン分解産物（FDP） | 血清：10 μg/mL 未満[*2] | 高値：DIC，劇症肝炎，肝硬変，悪性腫瘍，ネフローゼ症候群 |

＊1 日本臨床検査標準協議会 基準範囲共用化委員会：日本における主要な臨床検査項目の共用基準範囲をもとに作成。ただし＊2 は髙久史麿監修：臨床検査データブック 2023-2024．医学書院による。

## 5 血液ガス分析

　救急診療の場では，動脈血もしくは静脈血を用いて検査されることが多い。血液ガス分析では体内のガス交換の指標と酸塩基平衡の状態を迅速に調べることができる（○表 4-7）。検査機械自体が処置室などに設置されている場合やポータブル機器で検査できるものもあり，その場でより有用な情報を得ることができるため，多用されている。呼吸状態や代謝の状態を把握できるほか，血中電解質などの数値も知ることができる。

# 2 尿検査

　尿検査は尿比重，尿定性，尿沈渣などに分類される（○表 4-8）。多くの尿検査は侵襲なく検査することができ，尿定性検査などは，試験紙法で実施す

| plus | **尿中薬物スクリーニング検査** |
|---|---|

　薬物中毒に対して迅速な対応を行うため，中毒起因物質をいち早く特定するために少量の尿で検査ができる検査キットがある。薬物中毒の治療においては患者背景や患者の行動，症状などについて総合的に判断する必要があるため，検査結果はあくまでも 1 つの情報としてとらえる。

○表 4-7　血液ガス分析

| 検査項目 | 基準値* | 検査値から考えられること |
|---|---|---|
| 動脈血 pH | 7.38〜7.41 | pH＜7.38(アシデミア)<br>→HCO$_3^-$＜22 mEq/L：代謝性アシドーシス<br>　乳酸アシドーシス，ケトアシドーシス，下痢<br>→PaCO$_2$＞44 mmHg：呼吸性アシドーシス<br>　COPD，喘息などの呼吸障害<br><br>pH＞7.41(アルカレミア)<br>→HCO$_3^-$＞26 mEq/L：代謝性アルカローシス<br>　嘔吐，利尿薬の使用，低カリウム血症，脱水，大量輸液<br>→PaCO$_2$＜36 mmHg：呼吸性アルカローシス<br>　過換気，低酸素血症，敗血症 |
| 血漿 HCO$_3^-$ | 24±2 mEq/L | |
| 動脈血二酸化炭素分圧(PaCO$_2$) | 36〜44 mmHg | |
| 動脈血酸素分圧(PaO$_2$) | 約 100 mmHg | 肺胞気動脈血酸素分圧較差(A-aDO$_2$)を算出し，PaCO$_2$ の増減と合わせて呼吸不全の状態を判別する。<br>A-aDO$_2$＝150−1.25×PaCO$_2$−PaO$_2$(室内気の場合)：基準値 10 mmHg 以下<br>→PaCO$_2$ 低下，A-aDO$_2$ 正常<br>　肺に異常のない酸素欠乏(高地生活，貧血など)<br>→PaCO$_2$ 正常または低下，A-aDO$_2$ 開大：Ⅰ型呼吸不全<br>　肺炎，肺うっ血などによる拡散障害<br>　COPD や気管支喘息による換気血流比不均等<br>→PaCO$_2$ 増加，A-aDO$_2$ 正常：Ⅱ型呼吸不全<br>　COPD，気管支喘息，窒息<br>→PaCO$_2$ 増加，A-aDO$_2$ 開大<br>　呼吸器疾患末期 |
| アニオンギャップ(AG) | 12±2 mEq/L | 上昇：代謝性アシドーシス<br>低下：低カルシウム血症，リチウム中毒 |
| ベースエクセス(BE) | 0±2 mEq/L | 上昇：代謝性アルカローシス<br>低下：代謝性アシドーシス |
| 動脈血酸素飽和度(SaO$_2$) | 96%以上 | 低下：低酸素血症，呼吸不全 |

\* 髙久史麿監修：臨床検査データブック 2023-2024．医学書院による。

○表 4-8　尿検査

| 検査項目 | 基準値 | 検査値から考えられること |
|---|---|---|
| 尿比重 | 1.006〜1.030* | 高値：脱水，糖尿病<br>低値：腎不全，水分過剰摂取 |
| 尿タンパク | 陰性 | 陽性：糖尿病，腎炎 |
| 尿潜血 | 陰性 | 陽性：糸球体腎炎，間質性腎炎，尿路感染，尿路結石 |
| 尿白血球 | 陰性 | 陽性：尿路感染症，糸球体腎炎 |
| 尿糖 | 陰性 | 陽性：糖尿病，甲状腺機能亢進症 |
| 尿ケトン体 | 陰性 | 陽性：飢餓，糖尿病，ケトアシドーシス，嘔吐，下痢 |

\* 日本臨床検査標準協議会 基準範囲共用化委員会：日本における主要な臨床検査項目の共用基準範囲による。

るため短時間で検査ができることが特徴である。尿検査は，糖尿病性の病変や腎・尿路系の障害などの鑑別に役だつ。採取時の色調や臭気についても観察し，異常を察知することも求められる。

# 3　感染症に関連した検査

　救急診療の場では患者の血液などの体液を多く扱う。医療従事者をまもるために，患者の感染症には注意が必要である。肝炎や梅毒，HIV などの感染症の有無は血液検査によって調べることができる。

　感染症に関連した検査において使用する検体は，血液，尿，喀痰，咽頭ぬぐい液，髄液など多岐にわたる。ここでは，臨床でよく実施される PCR 検査と抗原検査について解説する。

## 1　各種培養検査

　培養検査として，血液培養，尿培養，痰培養，髄液培養などの検査がある。重篤な感染症で搬送される患者に対し，これらの培養検査により原因となる病原性微生物の同定をすることは，適切な治療への近道である。

　とくに，未治療の敗血症疑い患者に対しては，各種培養検査が推奨されている。採取方法として，無菌操作で採取する必要があるため，通常の採血とは異なる物品の準備が必要である。

## 2　PCR 検査

　細菌やウイルスの DNA を取り出して増幅させ，その構造から同定する検査法である。前述の感染症に関連した血液検査においても，この技術が用いられることが多い。比較的新しい検査技術であり，結核や COVID-19 の診断にも用いられることで知られる。DNA を増幅させることで少ない病原微生物の量でも検出でき，特異度（陰性を陰性として判定する確率）は高く，感度（陽性を陽性として判定する確率）も比較的高い。しかし，一定の設備と時間が必要であるというデメリットがある。

## 3　抗原検査

　生物の成分や，それらが産生する毒素や代謝産物などの病原体に由来する物質を検出する検査方法である。さまざまな原理を用いて，簡便に検査ができるようにしているものが多い。5〜15 分程度で結果を得られることが多く，迅速な第一次スクリーニングに役だつ。ただし，感度が PCR 検査などと比較して低くなることを念頭におく必要がある。インフルエンザや COVID-19などの検査を目的としたものが知られている。

# 4 生理機能検査

## 心電図検査

　心電図は心臓の電気的活動を観察するものである。救急診療の場では，いわゆるモニター心電図とよばれる，生体モニター上に心拍数を表示させる方式で，継続的に患者の状態を把握することがある。一方，12誘導心電図検査は，必要に応じて都度実施するものであり，電極を身体の10か所に装着することで，12通りの誘導で心臓の電気的活動を知るものである。胸痛などの症状がみられる場合，虚血性心疾患の診断にとくに有用である。また，一過性の意識障害などの症例では，心原性か否かを鑑別する目的でも使用される。実施に際しては，筋電図の混入を防ぎ正確な心電図を記録するために，患者には測定中は動いたり話したりしないよう説明し，鮮明な波形を記録することが重要である。

# 5 画像検査

## 1 超音波検査（エコー検査）

　超音波検査は，身体の表面にプローブをあてて，超音波の反射波を利用して身体の内部を映像化して見る検査である。非侵襲的に実施でき，情報量の限られる救急診療の場で視覚的に体内の状態を評価できる検査として，非常に有用である。ベッドサイドにおいて繰り返し実施できるが，客観性や再現性に乏しい場合があることと，ある程度の技術を要することがデメリットとなる。外傷患者の体内の出血の状態を判断するためにおこなわれるFAST（外傷診療における迅速簡易超音波検査法，●268ページ）や，心血管疾患の評価，胸腹部の評価に使用されるほか，中心静脈ラインや各種ドレーンの挿入時に視覚的な指標とするためなどにも使用される。検査時には目的にそった体位を維持することが必要になるため，患者への説明などが求められる。

## 2 単純X線撮影

　身体へ放射線の一種であるX線を照射し，体内の様子を2次元的な画像にするものである。呼吸器疾患や循環器疾患などが疑われる場合には胸部，消化器疾患などが疑われる場合には腹部の評価に用いられることが多い。また，外傷時の骨折の有無の評価などにおいても重要である。さらには，気管挿管や各種ドレーン類挿入後の位置の確認のためにも用いられる。

　検査室で実施する単純X線撮影の多くは背面から照射し，フィルムは前面にあるが，救急診療の場でしばしば行われるベッドやストレッチャーに臥位になったまま撮影できるポータブルX線撮影では，身体の前面から照射し，背面にフィルムを設置する。そのため，検査室で実施した場合と比較し，

心陰影が拡大したり，肺血管影が増強してみられたりなどの違いが出る。また，撮影の際に，フィルムと身体の間に異物がないかなどを確認することが重要である。ポータブル X 線検査は，患者を検査室に移動させることなく実施ができる点でリスクが低い検査といえ，頻繁に実施されるものであるため，これらの注意点をよく把握しておく必要がある。検査室で撮影する場合には，搬送中や検査中の患者の状態に留意し，急変に備える必要がある。

## 3 CT

コンピュータ断層撮影 computed tomography（CT）は，単純 X 線撮影と同様に X 線を利用した画像検査である。単純 X 線撮影との違いは，一方向からではなく身体の周囲から X 線を照射し，体内の状態を断面像として描写できるため，それらを利用して３次元的な画像評価ができる点である。検査室に搬送して実施しなければならないという短所があるが，画像から得られる情報量は単純 X 線撮影より多い。CT 検査は全身の評価が可能で，さまざまな疾患の鑑別に役だつ。また，造影剤を使用して撮影することもでき，3D-CT では血管疾患の評価も可能であり，さまざまな疾患の診断に役だつ。頭部では脳卒中の評価，胸部では肺炎や気胸，胸水や心臓や大血管の病変の有無，腹部ではイレウスや腸閉塞，膵炎，腹腔内出血・臓器損傷の有無が評価できる。外傷などにおいては，各部位の骨折なども評価が可能である。

## 4 MRI

磁気共鳴画像 magnetic resonance imaging（MRI）は，X 線などの放射線を使用せず，磁気と電磁波を利用して体内の状態を断面像として描写できる。MRI 検査は，ある程度の時間を必要とすることや，検査時の騒音もあり患者の負担は増加する。また，多くの医療機器の検査室内への持ち込みなども制限されるといった理由で，実施にはある程度の準備を要する。しかし，放射線による被曝がないことや，細かい軟部組織構造の描出にすぐれていることと，磁気共鳴血管撮影 magnetic resonance angiography（MRA）では造影剤を使

---

| plus | **死のトンネル** |

以前は外傷診療において，CT 検査は「死のトンネル」といわれていた。これは，状態が安定しない外傷患者が時間のかかる CT 検査中に急変をきたすことが多かったことに由来する。しかし，近年では CT の性能向上に伴い，撮影時間が短縮されたことで安全に検査を実施することができるため，外傷診療においてはむしろ全身の CT 検査が推奨されるようになっている。

しかし，CT 検査室で急変をおこす事例は依然としてなくなってはおらず，あらかじめ気管挿管などで気道を確保したうえで検査にのぞむなどして，安全性を確保することが求められる。そして，これは外傷患者のみならず，ほかの救急患者においても同様である。看護師は急変を予測して，患者のサインを見逃さないよう，検査中も観察を続けていくことが重要である。

用せずに血管の走行を描出できるため，脳血管疾患などの脳神経系疾患に対しては非常に有用な情報を得られるなどの利点がある。これらのようなメリットとデメリットを考慮し，患者の状態をよく観察したうえで実施の可否を吟味する必要がある。

## 5 血管造影検査

　X線による動画撮影が可能な血管撮影装置を有する検査室❶において，経皮的に大腿動脈や橈骨動脈などを穿刺し，造影剤を投与し，脳や心臓の血管，大血管の評価を行うものである。とくに，デジタル差分血管造影法 digital subtraction angiography（DSA）により鮮明な血管像を得ることもできる。

　しかし，近年では3D-CTやMRAによる非侵襲的な血管評価が可能になってきており，救急診療の場では，治療を目的として実施することが多い。その例として，脳動脈へのコイル塞栓術や脳梗塞に対する血栓回収術，心筋梗塞に対するステント留置術やバルーン拡張術を用いた経皮的冠動脈インターベンション術 percutaneous coronary intervention（PCI），大血管などの動脈性出血への動脈塞栓術 transcatheter arterial embolization（TAE）などがある。これらの治療はX線透視下で実施される画像下治療 interventional radiography（IVR）といわれる。実施までには，患者の情報の把握やさまざまな準備が必要であるが，治療までの時間が患者の予後を左右することもあり，より迅速な対応が求められる。

## 6 内視鏡検査

　内視鏡検査では，その先端部に取りつけられたカメラでさまざまな部分を肉眼的に観察できる。内視鏡の本体は細長く，口や鼻から挿入して胃や十二指腸や気管を観察したり，肛門から挿入して大腸の内部を観察することなどに用いられる。

　これまであげてきた画像検査ととくに異なる点は，カラーの動画として体内の観察が可能であることである。臓器の色調などを観察することはもちろん，病変の有無もリアルタイムで確認ができる。通常の診療では胃や大腸を空にしておく前処置を十分に行ってから実施するが，救急診療で緊急内視鏡検査を行う場合，前処置ができないため観察が不十分になる傾向がある。このため，基本的には上部消化管や気道など，前処置がなくてもアプローチがしやすい部位の活動性出血のコントロールによるショックの改善などを目的に実施されることが多い。

# D 脳・神経系

　脳・神経系を損傷すると，不可逆的な障害や生命の危機に陥ることがある。また，脳・神経系に直接原因がない二次的な病態や，受傷時点では重篤でなくても長時間の低酸素脳症や脳浮腫の悪循環に陥ることで，機能回復の機会

NOTE
❶このような検査室は，カテーテル室やアンギオ室ともよばれる。

を失う結果となることもある。

　脳・神経系の障害を早期に見つけて悪化を防ぐことは，看護師の観察力とアセスメント能力にもかかっており，救急看護に携わる看護師の大きな役割となる。発症・受傷部位の重症度，意識レベルや神経症状を把握し，その後の変化に注意しながら観察を繰り返す必要がある。

# 1 脳・神経系の観察とアセスメント

## 1 問診

　脳・神経系の問診では，意識状態の確認をするとともに，発症の状況や頭痛，嘔吐，めまい，痙攣，運動障害やしびれなどの付随する症状がないかを確認しておく。ただし，症状の有無にかかわらず，意識障害をみとめるときには，対光反射や四肢の知覚・運動機能についても触診時に確かめる。

　問診は意識障害の程度によって患者本人から聴取できないことも多く，その場合は家族や発見者から聴取する。

● **意識レベル**　意識レベルのとらえ方が評価者によって異なることがないように，臨床ではスケールが使用されている。代表的なものとして，**グラスゴー-コーマ-スケール** Glasgow coma scale（**GCS**）や**ジャパン-コーマ-スケール** Japan coma scale（**JCS**）がある（◯表 4-9, 10）。

　①**GCS**　GCS では，開眼（4〜1 点），最良の言語反応（5〜1 点），最良の運動反応（6〜1 点）の 3 つの個別の項目を点数化し，その合計点で意識のレベル，意識障害の重症度をあらわす。意識レベルの最良な状態としては合計 15 点，最も低いレベルでは 3 点となり，合計 8 点以下が重症とされる。組み合わせは 120 通りにもなるため，開眼，言語反応，運動反応の合計が同点数でも重症度は異なることがあるので注意する。また，顔面外傷で発声や開眼ができない場合や，気管挿管・気管切開が行われ発語できない状況では，言語反応は T（tube）と表記する。意識レベルの判定では，指示や声かけで反応がなければ，眼窩上神経の刺激や胸骨を強くこするなどの疼痛刺激による反応をみることになる（◯図 4-4）。

　②**JCS**　JCS は，脳ヘルニアの程度と相関する覚醒の程度をみており，覚醒状態と認知反応について 3 段階に分けて判定する。Ⅰ：自発的に覚醒（開眼）しているか，Ⅱ：声や疼痛刺激に対する覚醒反応（開眼）があるか，Ⅲ：刺激に対する覚醒（開眼）がない，の大きく 3 つの群に分け，さらにそれぞれの群を発語，発声または合目的的動作，運動反応の内容によって 3 段階に分けた連続的な評価を行うスケールである。また，不穏，失禁，無動性無言の場合それぞれを，R：restlessness（不穏状態），I：incontinence（失禁），A：akinetic mutism（無動性無言）であらわす。JCS はテント切痕ヘルニアによる脳幹部圧迫の度合いをあらわしやすいが，覚醒については評価者の主観が入りやすいため，尺度に慣れないと瞬時の判断が行いにくいという面もある。

◦**表4-9　グラスゴー-コーマ-スケール（GCS）**

| 観察項目 | 反応 | スコア |
|---|---|---|
| E　開眼<br>eye opening | 自発的に開眼する | 4 |
| | 呼びかけにより開眼する | 3 |
| | 痛み刺激により開眼する | 2 |
| | 開眼しない | 1 |
| V　最良の言語反応<br>best verbal response | 見当識の保たれた会話ができる<br>（時，場所，人の認識） | 5 |
| | 会話に混乱がある | 4 |
| | 不適当な発語，単語のみ | 3 |
| | 理解できない声のみ | 2 |
| | 発語なし | 1 |
| M　最良の運動反応<br>best motor response | 命令に従う | 6 |
| | 痛み刺激部位に手をもっていく | 5 |
| | 逃避反応がある | 4 |
| | 四肢の異常屈曲（除皮質硬直） | 3 |
| | 四肢の伸展（除脳硬直） | 2 |
| | まったく動かず | 1 |

＊ E＋V＋M＝3〜15（最重症は3点，最軽症は15点）
＊ V，Mは繰り返し検査したときの最良の反応とする。

◦**表4-10　ジャパン-コーマ-スケール（JCS）**

| I　刺激しないで覚醒している状態 | 1：ほぼ意識清明だが，いまひとつはっきりしない |
|---|---|
| | 2：見当識（時・場所・人の認識）に障害がある |
| | 3：自分の名前や生年月日が言えない |
| II　刺激すると覚醒する状態，刺激<br>をやめると眠り込む | 10：ふつうの呼びかけで目を開ける。「右手を握れ」などの指示に応じ，言<br>葉も話せるが間違いが多い |
| | 20：大声で呼ぶ，からだを揺するなどで目を開ける |
| | 30：痛み刺激をしながら呼ぶと，かろうじて目を開ける。「手を握れ」など<br>簡単な指示に応じる |
| III　刺激をしても覚醒しない状態 | 100：痛み刺激に対し，払いのけるような動作をする |
| | 200：痛み刺激で少し手足を動かしたり，顔をしかめる |
| | 300：痛み刺激に反応しない |

　また近年では，GCS と JCS の長所を引き継ぎ欠点を補うものとして，エマージェンシー-コーマ-スケール emergency coma scale（ECS）が開発された。ほかに，患者の反応を評価する GCS を簡略化したものとして **AVPU** がある（◦表4-11）。看護師や救急隊員などが，緊急性が高い状況で患者の状態をすばやく評価するのに役だつ。

● **意識内容の障害**　意識障害には，先にあげたスケールでは判断・定量化

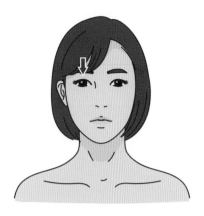

眼窩上神経を強く圧迫

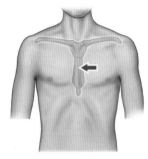

胸骨を強く圧迫，
またはこする

**◑図 4-4　痛み刺激の部位**
①反応がわかれば圧迫を早々にゆるめ，皮膚にあざが残るほど圧迫したりこすってはならない。
②麻痺側は知覚障害を伴っているため刺激反応が鈍いことがあり，注意する。

**◑表 4-11　AVPU**

| 評価項目 | 内容 |
|---|---|
| A（Alert） | 患者が完全に目を覚ましていて，周囲に注意を向けている。 |
| V（Verbal） | 患者が声に反応して，話しかけると応答する。 |
| P（Pain） | 患者が痛みに反応する。 |
| U（Unresponsive） | 患者がなんらかの刺激に反応せず，意識を失っている。 |

＊GCS との対応として，A＝15 GCS，V≒13 GCS，P≒8 GCS，U≒3 GCS として評価する。

できない意識の質や広がりの異常，つまり意識内容の障害も含まれる。たとえば，せん妄やもうろう状態などでは，開眼はしているが，意識の混濁と同時に幻覚，錯覚，思考混乱や，これに伴う不安や精神運動性興奮がある（◑173 ページ）。

## 2　視診

　意識レベルの評価とともに神経症状の観察を系統的に行うことで，脳・神経障害の部位と程度を推測することができる。ここでは，緊急性の高い観察項目をあげておく。意識レベルの低下，神経学的所見，瞳孔の大きさや対光反射に左右差がみられたときには，医師への連絡と緊急処置の準備が必要となる。

● **瞳孔異常**　自然光下で瞳孔の大きさや**瞳孔不同**の有無，ペンライトですばやく光を入れたときの**対光反射**の有無を観察する（◑図4-5）。とくに瞳孔不同をみとめ散瞳側の対光反射が消失しているときには，動眼神経麻痺や中脳の障害によると考えられる。意識障害やバイタルサインの変化を伴う場合には，脳ヘルニア（鉤ヘルニア）の進行を示し，緊急性が高く早急な対応が必要となる。また，両側の**縮瞳**がみられる場合には，橋出血や有機リン中毒，麻薬中毒などを念頭におく。

● **眼位・眼球運動の異常**　眼位の観察では，眼球の位置，左右の動きの差などを観察する（◑図4-6）。両眼ともに一方向にかたよった眼位をとること

|   |
|---|

正常
・瞳孔径 3〜4 mm
・対光反射敏速にあり

異常
・対光反射なし〜緩慢にあり

**散瞳**（6 mm 以上）
脳ヘルニアなど

**縮瞳**（2 mm 以下）
橋出血，脳幹部梗塞，
麻薬・リン中毒など

**瞳孔不同**
散瞳側の動眼神経麻痺，
脳ヘルニア初期など

▶**図 4-5　瞳孔異常**

**a. 共同偏視**
・左右どちらかを凝視
・小脳テント上部の病巣では
病巣側，テント下病巣では
病巣の反対側を向く。

**b. 両眼内方下方偏視**
・鼻先をにらむような眼位
・中脳の障害，視床出血でみら
れる。

 　　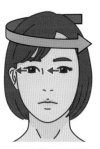

**c. 眼球浮動**
・両眼球が水平方向にゆっく
り動く。
・脳幹部の障害は少なく，大
脳半球の機能低下の場合に
見られる。

**d. 人形の目現象**
・正常では，頭部を左右に回転させ
ると，眼球が逆方向に動く。
・中脳，脳幹部の障害では，この動
きが消失する。

▶**図 4-6　眼位・眼球運動の異常**

を，**共同偏視**という。中脳の障害や視床出血では，内下方の鼻先を注視する
ような眼位をとる。
● **肢位異常**　からだを触るなどの刺激を加えると肩の内転，手首・肘の屈
曲，下肢の伸展，内転位をとる**除皮質硬直**（▶図 4-7-a）や，上肢の内転，内
旋，伸展，下肢伸展位をとる**除脳硬直**（▶図 4-7-b）がある。除皮質硬直は大
脳半球の広範囲な病変を示し，除脳硬直は延髄よりも中枢側の中脳・橋レベ

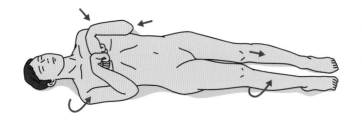

**a. 除皮質硬直**
肩の内転，手首・肘の屈曲，下肢の伸展，内転がみられる。大脳半球の広範囲な病変が疑われる。

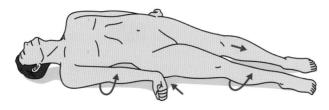

**b. 除脳硬直**
上肢の内転，内旋，伸展，下肢伸展・内転位をとる。中脳レベルの障害が疑われる。

○**図4-7　肢位異常**

ルで両側性に障害され，予後がわるいことを示すものでもある。GCSでは，除皮質硬直は3ポイント，除脳硬直は2ポイントとなる。

● **顔面神経麻痺の有無**　まずは患者の顔つきが左右対称か，患者が話をするなど口を動かすときの口角の動きに注意する。口角が十分持ち上がらない，「パ」行の発音ができないなどの場合は，顔面神経麻痺が疑われる。

顔面神経麻痺では，中枢性か末梢性かを鑑別することが重要になる。中枢性の場合は，脳卒中による麻痺の可能性がある。前額部にしわを寄せることができる場合は中枢性の顔面神経麻痺であり，末梢性の場合には前額部を含めて左右どちらか一側の全部が麻痺する。

● **四肢の運動障害**　四肢の運動の左右差を観察する。麻痺がみられるときの自動運動では，麻痺側の動きが少ないか，まったく動かさず外転・外旋位をとっていることが多い。

### 3 　触診

● **四肢の運動機能**　大脳，脳幹の病変では**片麻痺**が，頸髄が障害されると**四肢麻痺**があらわれる（○図4-8）。運動機能のテストとしては，筋力をみる**徒手筋力検査**や，軽微な麻痺を見いだす**バレー徴候**，麻痺の程度をみる**ドロッピングテスト**がある。

バレー徴候とは，手のひらを上にして腕を前方に水平に挙上させ，閉眼したままでその位置に腕を保つと，麻痺側の上肢は回内し，徐々に下降するものである。ドロッピングテストでは，仰臥位のまま上肢を垂直に挙上させ，両上肢を急に離したときの落ち方の左右差をみる。麻痺側では腕が顔や胸にそのまま落ちるが，健側では体側に落ちる。下肢のドロッピングテストでは，両膝の下に手を入れて持ち上げてから離し，保持できるかをみる。麻痺側では保持できず，そのまま外転する。健側では保持，またはゆっくりと伸展する。

● **反射**　反射には皮膚や粘膜の刺激によって生じる表在反射，腱や骨を叩

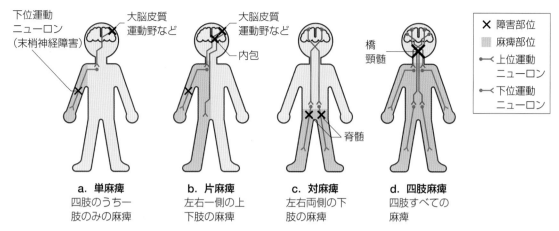

- a. 単麻痺
四肢のうち一肢のみの麻痺
- b. 片麻痺
左右一側の上下肢の麻痺
- c. 対麻痺
左右両側の下肢の麻痺
- d. 四肢麻痺
四肢すべての麻痺

○図 4-8　麻痺の種類

くことによって生じる深部腱反射，病的反射があり，これにより錐体外路障害の徴候をみる。正常でみられるものとしては表在反射と深部腱反射があり，これらが消失または亢進，左右差が出現した場合に異常所見となる。腱反射の亢進は反射中枢より上部に障害があることを示し，脳梗塞など片麻痺を有するときにみられる。病的反射としては，足底の小趾側を強く刺激したときに母趾がそり，ほかの四趾が開く開扇現象がみられる**バビンスキー反射**がある。バビンスキー反射は，通常乳児で出現し，1歳をこえるあたりで消失する。脳出血や脳梗塞などの中枢性麻痺で陽性となる。

　脳幹部の病変や，脳ヘルニアの末期には，角膜を脱脂綿などで触るとまばたきする角膜反射，喉の奥を刺激すると吐き出すような運動をする咽頭反射，気管を刺激すると咳をする咳嗽反射などの，脳幹機能を示す反射が消失する。

---

| plus | **頭痛** |
| --- | --- |

　頭痛は，初期～第二次救急医療においても訴えの多い症状である。その大半はかぜによるもの，緊張性頭痛，または片頭痛とされる，頭蓋外に原因がある頭痛である。しかし，頭痛を主訴として意識障害をみとめるときには，脳内出血，クモ膜下出血をおこしていることがあり，この場合は生命予後にかかわる。とくにクモ膜下出血は緊急性が高く，初期～第二次救急医療におけるトリアージでは，これを見逃してはならない。

　クモ膜下出血を見分けるポイントは2つあり，1つは随伴症状である。とくに意識障害，血圧上昇，神経症状が伴えば，クモ膜下出血を疑う。ただしこれらは感度の低い所見であり，症状がないことも多い。もう1つは，頭痛の時間パターンである。クモ膜下出血の頭痛は，突然最強度で始まるのが特徴である。「そういわれれば朝方から……」などといった漫然としたも

のでなく，時刻や時点（「○○していたとき」）を特定できる頭痛，これまで経験したことのない激しい頭痛，というのが目安であり，それを標的とした問診を行う。クモ膜下出血が疑われるときは，頭部 CT が施行され脳神経外科医による治療が開始される。こうした緊急度の高い頭痛を除外すれば，あとは時間をかけて診断をすることになる。

　ただし，かぜだと訴えていた患者さんをたずねていくと高熱が続いており，髄膜炎だったということも，過去に何度か経験したことがある。初療外来でトリアージする際にかぜや発熱による頭痛を訴える患者には，首を前後に動かすことができるかをたずね，その後実際に頭を前後に動かしてもらい，項部硬直を確認する。

　また，頭部をすばやく回転させることで眼球が顔と反対方向に向く人形の目現象（●135ページ，図4-6-d）や，外耳道に冷水を入れると眼振が出現する前庭反射も消失する（**カロリックテスト**）。これらは，法的脳死判定の項目でもある。

● **髄膜刺激症状**　クモ膜下出血や髄膜炎などの炎症性のときには，**項部硬直**や**ケルニッヒ徴候**，**ブルジンスキー徴候**がみられる。項部硬直では，項部の前屈では屈曲不十分で抵抗を感じるが，頭部を左右に回転するときには抵抗を感じない。ケルニッヒ徴候は，仰臥位で大腿を体幹に近づけると，反射的に下肢が膝関節で屈折する。ブルジンスキー徴候では，下肢を伸展させた仰臥位の患者の頭を持ち上げると，反射的に下肢が膝関節で屈折する。

　クモ膜下出血発症後数時間の早期には，これら髄膜刺激症状が明らかでないこともある。また，炎症性以外の病態として頭蓋内圧亢進による小脳扁桃ヘルニアでも項部硬直がみられるが，不用意に前屈させると呼吸停止をまねくため，小脳周辺の病変が予測されるときには前屈させない。

# 2　随伴症状の観察とアセスメント

## 1　呼吸状態

　延髄には呼吸中枢があり，脳・神経系の障害部位により，呼吸の回数や深さ，パターンに変化がみられる。

● **呼吸回数**　呼吸中枢の興奮性が低下したとき，呼吸回数の減少がみられる。睡眠薬の大量服薬や頭蓋内圧亢進を伴う脳血管障害などでは，徐呼吸となる。意識障害患者では，口腔内分泌物や舌根沈下による気道閉塞がおこりやすいため，呼吸音に注意する。

---

| plus | **痙攣** |
| --- | --- |

　痙攣発作は，見る者に不安をかきたてる。しかし，痙攣発作自体は，ほとんどの場合危険なものではないといわれる。痙攣は脳内の異常放電によっておこるが，これは一時的なものであり，短い場合は数秒，長くとも数十分で終わる。

　しかし，新人看護師時代を脳神経外科から始めた筆者にとっては，痙攣＝患者にとって一大事という印象がある。脳外科の患者の場合には，脳に器質的な病変を有しているため，痙攣は頭蓋内のなんらかの異常を示す警報であった。早急な気道確保，酸素投与，静脈路確保と抗痙攣薬の投与準備，CT室への連絡，転落防止などの安全管理が必要となった。そして，忘れてはならないのが，ほかの患者や家族からの視覚的隔離であった。

　救急部に移動となり，はじめて痙攣発作後の患者が搬送されてきたときには，とまどった。痙攣後とはいえ，瞳孔散大もみられた。しかし，あせっていたのは筆者だけであった。医師らは「目，開くか？」と平然としていた。ときどき発作をおこして運ばれてくる非てんかん性痙攣患者らしく，毎回2時間もすれば歩いて帰るとのことであった。

　一方，初療外来に搬送される痙攣で注意が必要なものとして，痙攣発作重積がある。痙攣がとまらない状態であり，それが強直間代痙攣であれば呼吸停止が続き，死の転帰をとる。痙攣が30分続くときは，発作重積としての全身管理が必要となる。痙攣発作は脳内の異常放電の場所，広がりによってさまざまな種類があり，個別性の高い疾患だとつくづく感じる。

● **呼吸パターン**　脳ヘルニアなどで中枢神経が障害されると，呼吸パターンが変化する。両側大脳皮質および間脳の障害ではチェーン-ストークス呼吸，中脳下部から橋上部の障害では中枢性過呼吸，橋下部から延髄上部の障害では失調性呼吸となり，その後，呼吸停止となる。

## 2 循環状態

　脳内出血や頭部外傷などに伴って頭蓋内圧が急激に上昇すると，脳灌流圧(平均動脈圧と頭蓋内圧の差)が低下し，脳血流量も減少する。しかし，脳は虚血に対して最も弱い臓器であるため，ホメオスタシスによって血圧上昇と徐脈がみられ，これを**クッシング現象**という。その後さらに頭蓋内圧が亢進すると代償がきかなくなり，脳灌流圧は低下して脳障害が進行し，血圧低下から死にいたる。そのため，クッシング現象がみられたときには，血圧を下げるより頭蓋内圧を低下させることが優先される。

　また，搬送患者の心電図で心房細動が確認されたときには，心臓内でできた血栓が血流により脳へ運ばれ，脳梗塞をおこす原因になることがあるため，神経症状の変化にも注意を要する。

## 3 体温

　視床下部には体温調節中枢があり，脳内出血や脳幹部出血などの中枢性の発熱では 39℃ 以上の高熱が続き，脈拍の増加や顔面のみの異常発汗もみられる(**中枢性高熱症**)。また，睡眠薬やアルコールによる中毒では，体温調節中枢抑制作用により 35℃ 以下の低体温となることがある。

## 4 皮膚

　頭部外傷の場合は，外部の出血や頭蓋骨骨折にも注意する。頭蓋底骨折は単純 X 線撮影などでも判断がむずかしいが，眼窩縁の皮下出血(**ブラックアイ**)や耳介後部の皮下出血(**バトル徴候**)，髄液耳漏・鼻漏などによって推測できるため，外傷ではとくに注意して観察を行う。

# E 呼吸器系

　呼吸器系に異常を示す救急患者は，症状の程度やバイタルサインに及ぼす影響の大きさによって，すみやかに救急処置が必要な場合もあれば，治療・処置を開始するまでに時間的余裕のある場合もある。その判断をすばやく的確に行うためには，呼吸器系の機能と特徴，正常な呼吸状態を理解し，観察・アセスメントしなければならない。

# 1 呼吸器系の観察とアセスメント

## 1 問診

　呼吸困難は救急患者が訴える主観的な症状の1つであるため，他覚的に観察しながら，その訴えが病的な状態によるものかをアセスメントする必要がある。会話が可能な患者には，既往歴を聴取するとともに，現病歴として①どのような症状が，②いつから始まったか，③症状の程度はどのくらいか，④持続期間はどのくらいか，⑤安静や労作と症状に関係がないかについて聴取し，呼吸困難の程度を評価する。評価方法には，**ヒュー-ジョーンズ分類**や **MRC 息切れスケール**，運動時の身体的な負担を判断する**修正ボルグスケール**などがある（◐表 4-12，13，14）。

## 2 視診

● **呼吸の有無**　意識のない救急患者の場合，はじめに呼吸の有無を観察する。気道を確保した状態で，胸郭運動があるかを 10 秒程度で確認する。気

◐**表 4-12　ヒュー-ジョーンズ分類**

| 重症度 | |
|---|---|
| Ⅰ度 | 同年齢の健康者と同様の労作ができ，歩行，階段の昇降も健康者並みにできる |
| Ⅱ度 | 同年齢の健康者と同様に歩行できるが，坂，階段の昇降は健康者並みにできない |
| Ⅲ度 | 平地でさえ健康者並みに歩けないが，自分のペースでなら 1.6 km 以上歩ける |
| Ⅳ度 | 休みながらでなければ 50 m 以上歩けない |
| Ⅴ度 | 会話，衣服の着脱にも息切れがする，息切れのため外出できない |

◐**表 4-13　MRC 息切れスケール**

| グレード | |
|---|---|
| Grade0 | 息切れを感じない |
| Grade1 | 強い労作で息切れを感じる |
| Grade2 | 平地を急ぎ足で移動する。またはゆるやかな坂を歩いて上るときに息切れを感じる |
| Grade3 | 平地歩行でも同年齢の人より歩くのが遅い。または，自分のペースで平地歩行していても息継ぎのため休む |
| Grade4 | 約 100 ヤード（91.4 m）歩行したあと息継ぎのため休む。または数分間，平地歩行したあと息継ぎのため休む |
| Grade5 | 息切れがひどくて外出できない，または衣服の着脱でも息切れがする |

◐**表 4-14　修正ボルグスケール**

| 0 | なにも感じない |
|---|---|
| 0.5 | 非常に弱い |
| 1 | かなり弱い |
| 2 | 弱い |
| 3 | ちょうどいい |
| 4 | ややきつい |
| 5 | きつい |
| 6 | |
| 7 | かなりきつい |
| 8 | |
| 9 | |
| 10 | 非常にきつい |

◯表4-15　呼吸数の基準範囲

| 発達段階 | 基準範囲 |
|---|---|
| 新生児 | 40～50 回/分 |
| 乳児 | 30～40 回/分 |
| 幼児 | 20～30 回/分 |
| 学童 | 15～25 回/分 |
| 成人 | 12～15 回/分 |

道が確保されていないと正しくアセスメントできないため，確実に気道確保をしたうえで行う。呼吸停止または微弱な呼吸を確認した場合は，すみやかに人工呼吸を行う。意識・呼吸がある場合は，呼吸数，深さ，リズム，様式などの観察を行う。

● **胸郭運動の左右差**　吸息時・呼息時の胸郭の広がりに左右差がないかをみる。胸郭運動が左右対称でない場合は，患側に胸膜の癒着<sup>ゆちゃく</sup>や肥厚<sup>ひこう</sup>，肋骨骨折，無気肺，気胸などの病変が考えられる。

● **呼吸数**　呼吸数は年齢によって異なる。発達段階別の呼吸数の基準範囲を◯表4-15に示す。呼吸数の異常は呼吸不全の初期症状である場合もあり，救急では最も重要なバイタルサインの1つである。そのため観察は，呼吸停止が疑われるような緊急時以外は1分間測定するべきである。

①**頻呼吸**　成人で，呼吸数が一般に24回/分以上に増加した状態。興奮時，発熱時，不安，疼痛時，心不全，肺疾患などにみられる。

②**徐呼吸**　成人で，呼吸数が一般に12回/分以下に減少した状態。頭蓋内圧亢進時，急性アルコール中毒時，薬剤投与時(睡眠薬，鎮痛薬，麻酔薬，向精神薬)などにみられる。

③**無呼吸**　口や鼻での空気の出入りが10秒以上停止した状態。脳血管疾患，脳腫瘍など脳疾患に付随しておこる。

● **呼吸の深さとリズム**　呼吸の深さとリズムの異常は，疾患を問わず呼吸中枢に影響が及んでいることを示唆<sup>しさ</sup>するため，呼吸停止の危険があることを予測して観察する。

①**クスマウル呼吸**　大きく深いゆっくりした呼吸をいう。糖尿病昏睡や尿毒症などの代謝性アシドーシスの際にみられ，肺から二酸化炭素を排出し，血液のpHを正常化しようとするために生じる。

②**チェーン-ストークス呼吸**　無呼吸が10～20秒続いたのち，呼吸数と深さがしだいに増大して過換気の状態に達する。その後，今度は呼吸数と深さが減少しはじめ，無呼吸の状態に戻る周期的な呼吸をいう。脳血管疾患，脳腫瘍，頭部外傷，薬物中毒，重症心不全などが原因で大脳皮質や間脳が障害されたとき，とくに血中の二酸化炭素に対する感受性が低下しているときにみられる。

③**ビオー呼吸**　呼吸数，深さ，リズムともに不規則で，周期的に無呼吸の期間をはさむ呼吸をいう。呼吸中枢の異常時にみられ，脳腫瘍，髄膜炎，脳

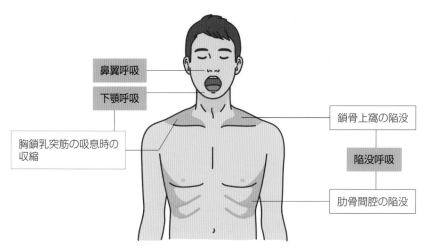

○**図4-9　努力呼吸**
通常の呼吸時には使われない呼吸補助筋を使って行われる呼吸を努力呼吸といい，鼻翼呼吸，陥没呼吸，下顎呼吸などが含まれる。

炎などの脳疾患に付随しておこる。

④**失調性呼吸**　リズム，深さともに不規則な呼吸をいう。橋下部から延髄の障害時にみられ，頭蓋内出血，頭部外傷，重症髄膜炎などによる頭蓋内圧亢進時におこる。

● **呼吸様式**　正常な呼吸では，吸息時に胸郭が拡大し，呼息時に収縮する。呼吸困難や胸部外傷が疑われる場合には呼吸様式に異常がみられるため，注意深く観察する必要がある。

①**努力呼吸**　胸鎖乳突筋や肩甲挙筋などの呼吸補助筋を使用した呼吸をいう。鼻翼呼吸，陥没呼吸，下顎呼吸などを含む（○図4-9）。**鼻翼呼吸**は，呼吸時に鼻翼が張って鼻孔が大きくなり，喉頭を下に動かして気道を少しでも広げようとする呼吸である。**陥没呼吸**は，吸息時の鎖骨上窩の陥没や肋間の陥没をみとめる呼吸をいい，上気道の閉塞時などにみられる。そして**下顎呼吸**は，吸息のたびに下顎を下方に動かして口をあける呼吸をいう。最大の分時換気量を得ようとして，呼吸補助筋（胸鎖乳突筋など）を動かすため，このような呼吸様式を呈する。この呼吸は，死戦期呼吸やあえぎ呼吸ともいわれ，呼吸停止と同じとみなす（○181ページ）。

②**シーソー呼吸**　吸息時に胸部が陥没して腹部がふくらみ，呼息時にはこれと逆のパターンを呈する呼吸である。不完全気道閉塞時や気道狭窄時にみられる。

③**奇異呼吸**　多発肋骨骨折で連続する2本以上の肋骨がそれぞれ2か所以上で骨折した場合に，患部が吸息時に陥没し，呼息時に突出するパターンを呈する呼吸である。**フレイルチェスト（胸壁動揺）**とよばれる（○図4-10）。

④**呼気延長**　気管支の狭窄や末梢気道の閉塞によって呼気の障害があるときにおこる。気管支喘息の発作時や閉塞性肺疾患などにみられる。

⑤**吸気延長**　異物などによる上気道の不完全閉塞，仮性クループ，喉頭浮腫時などにみられる。

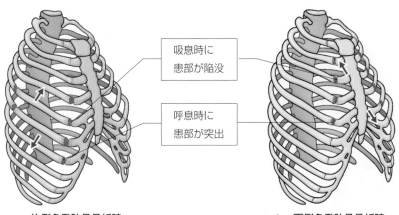

吸息時に
患部が陥没

呼息時に
患部が突出

a. 片側多発肋骨骨折時　　　　　　　　　b. 両側多発肋骨骨折時

◉ **図 4-10　フレイルチェスト（胸壁動揺）**
連続する２本以上の肋骨がそれぞれ２か所以上で骨折した場合に，吸息時に患部が陥没，呼息時に突出するフレイルチェストがみられる。

● **姿勢と体位**　呼吸困難が生じると，少しでもらくに呼吸しようとして一定の姿勢や体位をとることが多い。

①**起座呼吸**　仰臥位では呼吸困難が増強するため，座位の姿勢をとる呼吸をいう。うっ血性心不全や気管支喘息の重積発作時にみられる。前者では座位をとることで心臓への静脈還流を減少させ，呼吸をしやすくする。気管支喘息重積発作では，前傾姿勢の座位をとることで，横隔膜や呼吸補助筋を最大限に活用して呼息を補助するためである。

②**偏側臥位呼吸**　大量の胸水貯留，無気肺，高度な気胸では，呼吸をらくにするために患側肺を下にした側臥位をとる。

### 3　聴診

呼吸音の聴診で呼吸障害をおこしている原因を推測することができる。正常呼吸音と異常呼吸音の違いをよく理解し，注意深く聴診することが重要である。呼吸音の聴診の順序については◉図 4-11 に示す。上気道が狭窄していると肺野の正確なアセスメントができないため，必ず上気道から聴診する。

● **正常呼吸音**　正常な呼吸音は左右差がなく，気管・気管支部で気管支呼吸音が，右鎖骨上部を除く胸部全体では肺胞呼吸音が聴取される。

①**気管支呼吸音**　空気が気管・気管支を通過するために生じる音で，高調な音である。

②**肺胞呼吸音**　空気が末梢気管支と肺胞を出入りする音で，やわらかな低調な音である。

● **異常呼吸音**　健常人には聴取されない異常呼吸音を**副雑音**（ラ音）といい，連続性副雑音，断続性副雑音に分類される。

①**連続性副雑音**　持続性のある高音で，分泌物の貯留，気道の攣縮，気道の狭窄などがあるときに聴診される。

②**断続性副雑音**　断続性の音で，比較的細い気管や末梢気管支に流動性の

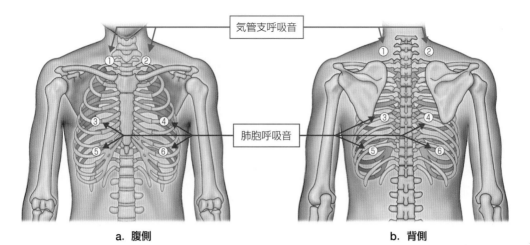

気管支呼吸音

肺胞呼吸音

|a. 腹側|b. 背側|

◎**図 4-11 聴診の順序**
①〜⑥の番号順に聴診する。矢印の部位でそれぞれの音が聴診される。

◎**表 4-16 異常呼吸音の種類と原因**

| 異常呼吸音 | | | | 原因となる病態・疾患 |
|---|---|---|---|---|
| 副雑音 | 連続性副雑音 | 低調性連続性副雑音<br>いびき音(低音の連続音) | ガーガー<br>グーグー | 気管支喘息,気道異物,慢性気管支炎など |
| | | 高調性連続性副雑音<br>笛音(高音の連続音) | ヒューヒュー<br>ピーピー | 気管支喘息,気管支狭窄,肺炎,肺気腫など |
| | 断続性副雑音 | あらい断続性副雑音<br>水泡音(低音の断続音) | 破裂性のプツプツという音 | 肺炎,肺水腫,肺うっ血など |
| | | 細かい断続性副雑音<br>捻髪音(高音の断続音) | チリチリ<br>バリバリ | 特発性間質性肺炎,大葉性肺炎,肺水腫など |
| 胸膜摩擦音 | 炎症により,肺側・壁側胸膜がこすれ合って生じる音 | | | 胸膜炎 |

強い液体があり，そこを空気が通過していくときに聴診される破裂性の音をいう。

　異常呼吸音の種類と原因を◎**表 4-16**に示す。
● **呼吸音の消失や減弱**　呼吸音の消失や減弱は，呼吸停止やそれに近い状態にあることを示している。換気が減少して空気の出入りが妨げられている場合や，呼吸音の伝達が障害されている場合にみられる。異物による気道閉塞，無気肺，胸水貯留，肺気腫，気胸などが考えられる。また，肥満や大胸筋が発達している患者では，肺野に異常がなくても呼吸音が減弱して聴診されることがある。
● **呼吸音の左右差**　呼吸音の左右差は片側の肺野の異常を示す。気胸，血胸，主気管支レベルの気道閉塞などが考えられる。

**4　触診**

　救急患者に行う触診は，胸郭運動の左右差，皮下気腫や疼痛部位を確認するために行う。

●**皮下気腫**　皮下気腫は皮下組織内部に空気やガスが入り込むことで生じる。指で軽く圧迫すると, 握雪感がある。胸部外傷患者, 胸腔ドレーン挿入後の患者, 気管切開術後の患者では, 皮下気腫の出現に注意が必要である。

# 2 随伴症状の観察とアセスメント

## 1 意識状態

　脳は酸素不足に非常に弱い臓器である。低酸素状態になると脳血管が拡張し, 脳血流が増加するため, 頭痛や頭重感などの症状があらわれる。低酸素血症が進行すると脳細胞の活動が低下し, 不穏, 見当識障害, せん妄などの症状がみられる。さらに重症化すると, 昏睡や意識障害を引きおこす。また, 高二酸化炭素血症(高炭酸ガス血症)でも同様に頭痛, 頭重感の症状があらわれ, 脳圧が亢進してうっ血乳頭をきたすこともある。神経細胞の興奮性が高まると, 発汗, 羽ばたき振戦がみられ, 重症化すると傾眠, 昏睡状態に陥る。

## 2 血圧・脈拍

　低酸素血症や高二酸化炭素血症では, 交感神経が刺激され, 血圧上昇と頻脈をきたす。低酸素血症では, 末梢血管が収縮するため, 四肢冷感, 皮膚湿潤がみられる。低酸素状態が持続すると心筋障害が進み, 不整脈や心筋収縮力の低下によって血圧が低下する。高二酸化炭素血症では, 末梢血管は拡張するので四肢はあたたかく, 顔面紅潮や発汗がみられる。

## 3 チアノーゼ

　チアノーゼは, 重要な低酸素血症の徴候である。おもに口唇や爪床部で観察され, 健常人ではピンク色だが, 青みがかっているのが特徴である。一般に動脈血酸素分圧($PaO_2$)が 40 mmHg 以下, 動脈血酸素飽和度($SaO_2$)70% 以下のときにみられる。チアノーゼは, 全身性にみられるものと末梢部に局所的にみられるものがある。

　①**中枢性チアノーゼ**　$SaO_2$ の低下, デオキシヘモグロビン(脱酸素化ヘモグロビン)が 5 g/dL 以上の場合に全身性にみられる。肺水腫, 肺炎, 慢性閉塞性肺疾患の急性増悪などでみられる。小児では, 右左シャントのある先天性心疾患やファロー四徴症でみられる。

　②**末梢性チアノーゼ**　$SaO_2$ は正常だが, 末梢の循環障害があるためにおこる。心拍出量の低下, ショック, 閉塞性動脈硬化症などであらわれる。寒冷刺激によるレイノー現象もチアノーゼに含める場合がある。

## 4 咳と痰

●**咳**　咳は, 気道内異物や煙などの粒子状の異物や, 気道内分泌物による機械的刺激, または気道粘膜の炎症や浮腫などの炎症性刺激, 化学物質や刺激性ガスなどの化学的刺激でおこる。また, 気道の圧迫や心因性の原因でお

こることもある。

●痰　痰は，気道内分泌物，粘膜の炎症やうっ血などで生じた物質，細菌，異物，唾液などのまじったもので，咳とともに排出される。このように喀痰を伴う咳を湿性咳嗽といい，喀痰を伴わない咳を乾性咳嗽という。突発性の咳は，気道内異物や自然気胸が疑われる。血痰を伴う咳は，肺水腫，気管支拡張症，肺がん，肺結核などを疑う。痰は粘稠性が高く，黄色味が強く，量が多いほど炎症の程度が強い。痰は咳よりも明確に炎症の存在を示唆するため，痰の性状・色・量についても観察が必要である。

### 5 喘鳴

　喘鳴とは，気道の狭窄や閉塞が原因で空気の出入りが妨げられた状態のときに聞こえる"ヒューヒュー，ゼーゼー"という高い音をいう。喘鳴は，気管支喘息の大発作，気道内異物，急性肺水腫（心臓喘息）などでみられる。喘息の大発作時は，聴診器を使用しなくても聞くことができる。喘鳴は気道内異物，呼吸器・循環器疾患，アレルギー反応などさまざまな原因が考えられる。喘鳴の原因をさぐるためには，気管支喘息や心不全などの既往歴や現病歴を確認することが重要である。

# F　循環器系

　心臓と血管は，全身に血液をくまなく運搬する臓器である。その機能を十分に発揮するには循環血液量の調節がきわめて重要であり，腎臓はこの循環血液量の調整を行っている。心臓は全身に血液を送り出すポンプ機能を，血管や腎臓は血圧や体液の調節・維持機能をもっている。心臓と血管の異常，すなわち循環器系の異常は全身に影響を及ぼすため，全身の総合的な観察とアセスメントが必要となる。

## 1　循環器系の観察とアセスメント

### 1 問診

　循環器系に異常のある救急患者の主訴や徴候には，早期に介入が必要な致死的な病態がかくれていることがあるため，見逃してはならない。胸痛，呼吸困難，激しい背部痛，動悸，失神発作などには注意を要する。主訴を確認したら，①その症状はいつから始まったか，②症状の程度はどのくらいか，③持続期間はどのくらいか，④安静や労作による症状の変化などを聴取する。ショック症状を伴う場合はショックに対する治療を優先し，救命したのちに詳細を問診する。患者から直接症状を聴取できれば最もよいが，聴取困難な場合は，家族や付添人から聴取する。

## 2 視診・触診

● **意識・呼吸・脈拍の有無**　意識のない救急患者では，呼吸と脈拍があるかどうかを確認する。これらがなければ，「心肺停止」と判断し，心肺蘇生法を開始する。意識がある場合は，以下の項目を観察する。

● **脈拍数**　体表面から脈拍を触診できる部位は ○図 4-12 のとおりである。一般的には橈骨動脈を触診するが，触れにくい場合は大腿動脈，総頸動脈などを触診する。それぞれ，収縮期血圧が少なくとも約 80 mmHg，70 mmHg，60 mmHg 保持されていないと脈拍は触診できない。これを利用して，橈骨動脈では触れず大腿動脈で触れる場合は 70 mmHg 以上 80 mmHg 未満であるなど，おおよその血圧を予測することができる。

　脈拍数は年齢によって異なるが，一般に成人の基準範囲は 60～100 回/分である。脈拍の観察は，心停止が疑われるような緊急時以外は 1 分間測定する。

　①**頻脈**　成人で一般に 100 回/分以上の脈拍をいう。痛み，発熱，運動，緊張などのストレス以外には，発作性上室性頻拍，心室頻拍，頻拍性心房細動などの頻脈性不整脈や出血，脱水，貧血，心不全，ショック，低酸素血症でもみられる。

　②**徐脈**　成人で一般に 60 回/分以下の脈拍をいう。頭蓋内圧亢進や有機リン中毒，完全房室ブロック，洞機能不全症候群などの徐脈性不整脈でみられる。脈拍が 40 回/分以下になると脳循環が障害され，意識が消失する（**アダムス-ストークス発作**）。

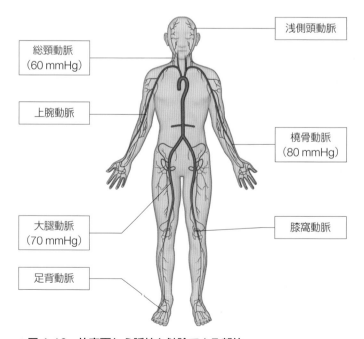

浅側頭動脈

総頸動脈
（60 mmHg）

上腕動脈

橈骨動脈
（80 mmHg）

大腿動脈
（70 mmHg）

膝窩動脈

足背動脈

○**図 4-12　体表面から脈拍を触診できる部位**
（　　）は触知できる収縮期血圧の最小値。一般的には橈骨動脈で触知するが，触れにくければ大腿動脈や総頸動脈などを触診する。

● **脈の緊張度**　脈の緊張度の強弱は，収縮期血圧と関連する。弱い力で圧迫すると拍動が消失してしまう場合を，緊張が弱いと判断する。急性循環不全（ショック状態）では，脈拍の緊張度が低下する。圧迫しても拍動が触知できる場合は，緊張が強いと判断する。

● **脈のリズム**　規則的なリズムで脈拍が触診できる場合は正常であるが，リズムが不規則な場合には不整脈を疑う。脈拍の触診で推測可能な不整脈には，心室性期外収縮と心房細動がある。

　①**心室性期外収縮**　規則的なリズムの途中で突然，脈拍が 1 拍欠けて触診される。ただし頻発すれば，脈拍欠損ではなくリズムはバラバラとなる。

　②**心房細動**　1 拍 1 拍がバラバラのリズムで触診される。触診で不整脈が疑われる場合は，心電図をモニタリングし，不整脈を特定する必要がある。

● **頸静脈の怒張**　頸静脈の怒張は，見えないものが正常である。頸静脈に怒張がみられる場合は，心タンポナーデ，緊張性気胸，肺血栓塞栓症，心不全，循環血液量の増大などによって静脈圧が上昇していることが考えられる。観察時のポイントは，患者の体位を 45 度の半座位にして，左右の頸静脈の拍動と怒張の有無をよく観察することである。

● **ショック症状の有無**　ショックとは，末梢組織への有効な血流量が減少することによって臓器・組織の生理機能が障害された状態をいう（ショックの分類や病態については，◑211 ページ，第 5 章 D「ショック・循環障害への対応」）。身体にはショックに対する生体防御反応として，生命維持に直接関与しない臓器への血流を犠牲にして，重要臓器に血流を確保しようとするはたらきがある。

　①**5P 症状**　ショックの臨床症状として代表的なものは，**5P 症状**，すなわち①蒼白 pallor，②冷汗 perspiration，③虚脱 prostration，④脈拍触知不能 pulselessness，⑤呼吸不全 pulmonary deficiency である。これ以外にもさまざまな症状を呈するため，全身の観察が必要である。ショック患者の示す臨床症状を◑表 4-17 に示す。ショックが進行すると不可逆性ショックとなり，死にいたる危険が非常に高くなるため，ショックの臨床症状の観察と進行度（重症度）のアセスメントが重要となる。

　②**CRT**　爪を押してから離したときに爪床の毛細血管への血液が充満するまでの時間を観察する **CRT**（毛細血管再充満時間）も，ショックの早期認知に役だつ。CRT 2 秒以上の場合，ショックを疑う。

　③**ショックインデックス**　ショックの重症度を判定するスコアには，ショック初期の段階で有用とされている**ショックインデックス** shock index

◑**表 4-17　ショック患者が示す臨床症状**

| | | | |
|---|---|---|---|
| 1 | 顔面蒼白 | 6 | 血圧低下 |
| 2 | 末梢四肢冷感* | 7 | 脈圧減少 |
| 3 | 皮膚湿潤・冷汗 | 8 | 意識状態の異常 |
| 4 | チアノーゼ | 9 | 呼吸促迫 |
| 5 | 脈拍数増加 | 10 | 尿量減少 |

＊四肢冷感を生じないウォームショックもある。

○表4-18　**ショックスコア**

| スコア | 0 | 1 | 2 | 3 |
|---|---|---|---|---|
| 収縮期血圧<br>(BP)mmHg | 100≦BP | 80≦BP＜100 | 60≦BP＜80 | BP＜60 |
| 脈拍数<br>(PR)回/分 | PR≦100 | 100＜PR≦120 | 120＜PR≦140 | 140＜PR |
| 酸塩基平衡<br>(BE) | −5≦BE≦+5 | ±5＜BE≦±10 | ±10＜BE≦±15 | ±15＜BE |
| 尿量<br>(UV)mL/時 | 50≦UV | 25≦UV＜50 | 0≦UV＜25 | 0 |
| 意識状態 | 清明 | 興奮～軽度の応答遅延 | 著明な応答の遅延 | 昏睡 |

＊ 上記5項目の合計スコアにより，0～4：ショックではない，5～10：軽症および中等症ショック，11～15：重症ショックと判定する。
注）このスコアを使用する際には，体重によって左右される尿量が規定されていることや意識障害の評価がややあいまいであることを知ったうえで使用するとよい。
（小川龍による）

（SI）がある。SI は，脈拍数を収縮期血圧で除した数値（脈拍数/収縮期血圧）である。正常値は 0.5 前後であり，重症度が上がるほど数値は大きくなる。そのほか，ショックの重症度評価に用いられるスコアを ○表4-18 に示す。

● **チアノーゼの有無**　チアノーゼは，血中のデオキシヘモグロビン量が5 g/dL 以上，またはメトヘモグロビン量が 1.5 g/dL 以上で出現する。**中枢性チアノーゼ**は，動脈血が十分に酸素化されないためにおこり，口唇粘膜や眼瞼結膜に出現する。肺血管疾患や右左シャントを伴う心疾患や心不全でもみられる。**末梢性チアノーゼ**は，心拍出量減少による末梢循環不全などでおこり四肢末梢や口唇などにみられる。

● **浮腫や腫脹の有無**　浮腫は細胞外液が組織間隙に異常に貯留した状態である。心性浮腫は，うっ血性心不全では重力の影響で当初は下腿前面にみられ，心不全が進行すると全身性となる。腎性浮腫は，ネフローゼ症候群や急性・慢性腎炎でみられ，顔面とくに上眼瞼に多くみられる。血栓性静脈炎では，痛みを伴う局所の浮腫と腫脹がみられる。

## 3　聴診

● **血圧**　血圧を測定することで，心拍出量や末梢動脈の収縮と拡張の程度を知ることができる。一般的には聴診法で収縮期血圧と拡張期血圧を測定するが，救急時には前述の触診法で，おおよその収縮期血圧を測定することもある。また，ショックなどで著しく血圧が低下している場合は，聴診法や触診法では血圧測定が困難なことがある。このようなときにはドップラー血流計を用いて測定する。

血圧の正常範囲を厳密に規定することは困難であるが，日本高血圧学会の成人の血圧値の分類では，正常血圧は収縮期血圧 120 mmHg 未満かつ拡張期血圧 80 mmHg 未満としている。

①**血圧低下**　通常の血圧より 30 mmHg 以上低下した場合をいう。血圧低

○表4-19　血圧低下に伴う身体症状と要因

| 身体症状・所見 | 血圧低下の要因 | 予測される疾患・病態 |
|---|---|---|
| ショック症状：顔面・皮膚蒼白，冷汗，四肢冷感，チアノーゼ，脈拍微弱，脈圧減少，尿量減少，意識低下 | 体液の喪失に伴う循環血液量減少によっておこる心拍出量の低下 | 出血，熱傷，骨折，嘔吐を伴う重症の下痢，多量の発汗や利尿 |
| 胸痛，胸部不快感，呼吸困難，不整脈，ショック症状 | 心臓のポンプ機能低下に伴う心拍出量低下と末梢循環不全 | 急性心筋梗塞，心筋炎，重症不整脈，心タンポナーデ |
| 末梢血管拡張（末梢があたたかい），悪寒戦慄，発熱，頻脈，過呼吸 | 細菌，内毒素，外毒素の作用による心機能障害，末梢血管抵抗の低下，末梢動脈シャントの増加，末梢組織での酸素利用障害 | 敗血症 |
| 咽頭浮腫，呼吸困難，皮膚紅潮，末梢血管拡張（末梢があたたかい），頻脈，徐脈，頻呼吸 | アレルギー反応によっておこる末梢血管拡張，血管透過性亢進 | 薬物や食物アレルギー，異型輸血，ハチやヘビなどによる刺咬症 |
| 四肢の麻痺や神経障害，徐脈，脈圧減少，努力呼吸，末梢血管拡張（末梢があたたかい） | 副交感神経の亢進に伴う末梢血管拡張による血圧低下 | 脊髄麻痺，脊髄損傷，副交感神経緊張症（ワゴトニー） |

○表4-20　血圧上昇に伴う身体症状と要因

| 身体症状・所見 | 血圧上昇の要因 | 予測される疾患・病態 |
|---|---|---|
| 頭重感，顔面紅潮，肩こり，動悸，胸部圧迫感，夜尿，浮腫など | 遺伝的要因：家族性<br>過剰な塩分摂取，肥満<br>交感神経刺激：喫煙，アルコール多飲 | 本態性高血圧 |
| 頭痛，吐きけ・嘔吐，徐脈，片麻痺，言語障害，意識障害など | 頭蓋内圧亢進 | 脳出血，脳腫瘍，クモ膜下出血 |
| 満月様顔貌，中心性肥満，多毛，皮膚線条 | 内分泌因子：過剰な糖質コルチコイドによる循環血液量の増大 | クッシング症候群 |
| 動悸，発汗，振戦，体重減少，眼球突出 | 内分泌因子：過剰な甲状腺ホルモンによる心拍出量の増大 | 甲状腺機能亢進症 |
| 多飲，多尿，テタニー，四肢脱力感，筋力低下 | 内分泌因子：過剰な電解質コルチコイドによる循環血液量の増大 | 原発性アルドステロン症 |
| 浮腫，血尿，発熱 | 腎性因子：レニン-アンギオテンシン系の活性上昇，循環血液量増大 | 糸球体腎炎，慢性腎盂腎炎 |

下に伴う身体症状と要因および予測される疾患を，○表4-19 に示す。収縮期血圧が80 mmHg以下のショック状態では，早急に適切な処置を行いショックから離脱しなければ，主要臓器の機能不全へと進行し，回復困難な状態に陥る。

　②**血圧上昇**　血圧上昇に伴う身体症状，要因，考えられる疾患については，○**表4-20** にあげる。高血圧性脳症や頭蓋内出血に伴う高血圧では，長時間持続することにより症状や病態が悪化するため，血圧のコントロールが重要である。収縮期血圧が180 mmHg，拡張期血圧が110 mmHg以上の場合は，早急に医師に報告し，降圧薬投与などの適切な処置を行う必要がある。

● **脈圧**　脈圧は収縮期血圧と拡張期血圧の差であり，正常範囲の目安は30〜50 mmHg である。

①**脈圧の低下**　心拍出量の減少，末梢血管抵抗の増大，僧帽弁の障害などが原因である。心原性ショック，心タンポナーデ，大動脈弁狭窄，僧帽弁狭窄，頻脈性不整脈などでみられる。

②**脈圧の上昇**　1回心拍出量の増大，末梢血管抵抗の減弱などが原因である。収縮期高血圧，甲状腺機能亢進症，大動脈弁閉鎖不全，輸液・輸血などによる循環血液量の増加時，発熱などでみられる。

● **血圧の左右差と上下肢の差**　収縮期血圧の左右差が 10 mmHg 以内は正常範囲と考える。上肢と下肢の血圧差は仰臥位ではほとんど差はないが，立位では収縮期血圧で下肢のほうが 10 mmHg 程度高く測定される。急性大動脈解離では，解離の進行状態によって上下肢あるいは両上肢に血圧差が生じる。大動脈縮窄症や大動脈炎症候群では，血管の狭窄による血管抵抗増大から，血圧の上昇，血圧の左右差，上下肢の差を生じる。動脈血栓症や閉塞性動脈硬化症では，動脈の閉塞や狭窄によって末梢循環が障害され，血圧の左右差，上下肢の差を生じるほか，末梢動脈の触知不能，冷感，チアノーゼ，足趾に壊死（えし）をみることがある。

# 2　随伴症状の観察とアセスメント

## 1　意識状態

心不全や徐脈性不整脈による心拍出量の減少や，大量出血による循環血液量の減少によって脳循環血液量が低下すると，脳での酸素代謝が障害されて意識障害がおこる。循環障害が軽度であれば，不安，興奮，不穏状態などの精神状態を示すが，循環障害が進行すると傾眠，昏睡へと陥る。

## 2　呼吸状態

出血による循環血液量の減少や，心臓ポンプ機能低下による心拍出量の減少（ショック）がおこると，全身の臓器・組織に十分な酸素が供給されなくなり，代謝性アシドーシスを生じる。生体は，これに対処しようとして呼吸数を増加させる（クスマウル呼吸，●141ページ）。ショックが進行し，意識障害をきたすと呼吸数は低下する。また，心不全では左心室の収縮力低下による心拍出量減少によって肺静脈がうっ血し，肺水腫になった場合に呼吸困難を呈する。

## 3　体温

通常，深部体温と体表温の差は約 2～3℃ であるが，末梢循環不全が進行すると，深部体温と体表温の較差が増大する。

## 4　胸部症状

胸痛，前胸部の圧迫感，重圧感，絞扼感（こうやく）などの胸部症状がある場合は，**急性冠症候群** acute coronary syndrome（**ACS**）❶を疑う。これらの症状は，心筋

　NOTE
❶**急性冠症候群（ACS）**
　急性心筋梗塞，不安定狭心症および心臓突然死など，冠動脈粥腫（じゅくしゅ）の破裂・崩壊とそれに伴う血栓形成から冠閉塞や高度の冠狭窄をきたす症候群。

虚血による酸素欠乏によって生じる乳酸の蓄積に伴うものか，そのほか化学物質が内臓感覚神経受容体を刺激するためにおこる。

　非常に激しく，引き裂かれるような痛みが胸部の中心におこり，背中や首へ放散するような場合は，急性大動脈解離を疑う。これは，大動脈の血管壁の急激な拡張・伸展・亀裂によって生じる痛みである。

## 5　動悸・めまい・失神

　心拍が速くなったり，遅くなったり，不規則になった場合に，動悸として不快感を自覚する。患者自身が不整脈に対する感受性が高ければ動悸として自覚するが，不整脈に慣れてしまうと動悸を意識しない場合がある。患者の症状の訴え方はさまざまであり，「心臓がドキンとする」や「飛ぶように感じる」などの表現は，単発的な期外収縮に多い。規則正しく速い動悸は，上室性頻拍や心室頻拍でみられる。頻脈性不整脈が長時間続くと「息苦しい」「胸が苦しい」などの胸部症状と類似した症状を訴えることがあるため，症状の詳細な問診と観察が必要である。

　また，動悸に伴ってめまい，眼前暗黒感，失神をみとめる場合は，完全房室ブロックや洞機能不全症候群などの危険な不整脈の可能性が高い。

## 6　四肢の状態

　四肢の循環障害では以下のような項目を観察する。

　①**疼痛と色調**　動脈がなんらかの原因で急激に閉塞すると，閉塞した部位の末梢側に疼痛がおこり，皮膚は蒼白を呈し，チアノーゼをみとめる。

　②**動脈触知**　動脈の狭窄や閉塞をきたすと，多くは四肢末梢にて脈拍触知が微弱となるか触知不能になるため，ドップラー血流計を用いて測定する。

　③**皮膚温**　触診やサーモメータで皮膚温の左右差を確認する。

# G　消化器系

　消化器系の臓器は，口腔から肛門まで体内を縦断する長い一連の器官であり，腹部の大部分を占める。口から取り込まれる食物を細かくくだき，栄養物として消化・吸収し，最終的に便として排泄する。消化器系は，臓器ごとにさまざまな役割を果たすため，解剖生理を理解し，症状や患者の訴えなどをふまえてフィジカルアセスメントを行い，身体の状態を把握しなくてはならない。

## 1　消化器系の観察とアセスメント

　腹部は，①問診，②視診，③聴診，④打診，⑤触診の順で観察を進める。聴診の前に打診や触診を行うと，打診や触診の刺激が腸蠕動に影響を及ぼしたり，患者に苦痛をもたらしてしまい正確に所見をとることができなくなる

○表 4-21　問診内容から推測できる腹部疾患

| | 原因 | 腹部疾患 |
|---|---|---|
| 既往疾患 | 腹部疾患の再発, 再燃 | 膵炎, 尿路結石, 消化性潰瘍など |
| | 心房細動・脳梗塞 | 腸間膜動脈閉塞症 |
| 服薬歴 | ステロイド・消炎鎮痛薬 | 胃十二指腸潰瘍, 急性胃炎 |
| | 排卵誘発薬 | 子宮外妊娠, 排卵痛 |
| | 抗菌薬 | 出血性大腸炎, 偽膜性腸炎 |
| | 抗凝固薬 | 腹腔内出血, 消化管出血 |
| 手術歴 | 開腹術 | 腸閉塞 |
| 輸血歴 | | 肝炎, 肝硬変 |
| 食事内容 | 飲酒 | 膵炎 |
| | 高脂肪食 | 胆嚢炎, 胆石症 |
| | 魚介類(生食) | 肝炎, 食中毒 |
| 受傷歴 | 腹部打撲 | 臓器損傷・破裂, 腹腔内出血 |
| 排泄物 | 頻回の下痢・血便 | 感染性下痢症(サルモネラ腸炎, 赤痢, 腸管出血性大腸炎) |
| 婦人科領域 | 出血 | 流産, 子宮外妊娠, 子宮破裂 |

ためである。また, 右手で打診・触診を行う場合には, 患者の右側に立つ。

## 1 問診

　救急場面で患者が自覚症状として訴える消化器系の症状は, 腹痛, 下痢・便秘, 吐きけ・嘔吐, 吐血・下血, 胸やけ・食道嚥下障害, 黄疸など多岐にわたる。これらの症状を手がかりに, 優先的に診察する領域を判断しつつ, 問診で得られる情報と合わせて身体所見を把握する。腹部にみられる症状は, 消化器疾患が関係していることが多いが, 泌尿器疾患や生殖器疾患, または心理的な要因が関係することもある。

　既往疾患や服薬経歴, 飲酒や食事内容などから原因疾患をある程度推測することができるため, 詳細な情報収集を行う(○表 4-21)。

## 2 視診

● 姿勢　疼痛のある患者では, 疼痛をやわらげるため, 痛む部位に手をあててかばうようにしている特徴がある。腹膜炎では体動や体位変換をいやがり, 膝を引き寄せてじっとしていることが多く, 腸閉塞や胆石発作, 尿管結石では苦悶状で身をよじることが多い。急性膵炎では, 臥位で疼痛が増強するため, 座位を好む。腹膜刺激症状をみとめる場合には歩行で痛みが増強するため, 前かがみで歩行することが多い。また, 腹腔内出血によりショック状態に陥った場合には, 不穏となっていることがある。

● 皮膚　胆道疾患・肝疾患では**黄疸**がみられ, 血中のビリルビン値が3 mg/dL 以上である可能性が高い。潰瘍性大腸炎では**結節性紅斑**が, 慢性肝

疾患では**クモ状血管腫**, **手掌紅斑**がみられる。皮膚線条は真皮が線条に断裂し, 萎縮, 瘢痕化したもので, 色調によって分けられる。**白色皮膚線条**は, 肥満, 腹水貯留, 腹部腫瘤, 妊娠などが考えられ, **赤色皮膚線条**はクッシング症候群などが疑われる。静脈血のうっ滞により血管が拡張しておこる静脈怒張は, 肝硬変などでは腹壁に臍部から放射状にみられ, **メドゥーサの頭**ともよばれる。手術痕がある場合には, 消化管の癒着を考慮する。

● **腹部の輪郭・形状**　全体的な膨隆・陥没の有無, 局所的な隆起の有無を観察する。剣状突起と恥骨結合を結ぶ線より腹壁が高い場合は膨隆があると判断され, 肥満・腹水・妊娠・宿便などが疑われる。逆に, 腹壁が低い場合や剣状突起が目立つ場合は陥没と判断され, 栄養失調が疑われる。局所的な腹壁の盛り上がりがある場合には, ヘルニア(●159ページ)や腫瘍が疑われる。また, 大動脈上に拍動性をみとめる場合には, 腹部大動脈瘤の可能性がある。

### 3　聴診

聴診により, 腸管機能の状態や血流の異常を把握することができる。

● **腸蠕動音**　腸蠕動音は, 頻度と性状の正常・異常をアセスメントする(●表4-22)。

● **血管雑音**　血管雑音は正常では聴取されないが, 動脈瘤や血管の狭窄などがある場合には, 拍動に伴った「ザッザッ」「ビュイビュイ」といった風が吹くような音が聴取される。

### 4　打診

打診により, 腹部臓器内の性状の把握と炎症の有無を推察することができる。打診を行う際には, 患者を仰臥位とし, 上肢を身体の横におき, 膝を軽く曲げて腹部の力を抜いてもらう。膝の下に枕などを入れてもよい。また, 疼痛部位に影響を与えるため, 疼痛部位は避けて診察する。

腹部の大部分で聴取される鼓音は, ガスを含んだ消化管からの反応音である。打診によって濁音が聴取される場合には, 便塊や腫瘍の存在, または肝臓などの実質臓器による反応音であることが考えられる。打診の刺激によっ

●表4-22　腸蠕動音の正常と異常

| 正常 | | 1分間に5回以上腸蠕動音が聞こえる。 |
|---|---|---|
| 頻度の異常 | 減弱・消失 | 1分間聴取されない場合は減弱, 5分間聴取されない場合は消失と考える。腸管運動が低下または停止している状態である。便秘・麻痺性イレウス, 絞扼性腸閉塞の後期が疑われる。 |
| | 亢進 | 大きな音が持続して聴取され, 腸管運動が活発な状態。食後の正常反応のこともあるが, 下痢・胃腸炎・単純性(閉塞性)腸閉塞でも生じる。 |
| 性状の異常 | 金属音 | 金属どうしがぶつかり合ったような高い音が聴取され, 腸管が狭窄・閉塞し, 腸管運動が活発な状態。単純性(閉塞性)腸閉塞・複雑性(絞扼性)腸閉塞の初期が疑われる。 |

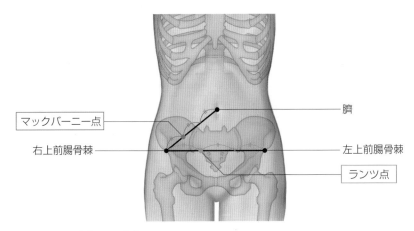

マックバーニー点

臍

右上前腸骨棘

左上前腸骨棘

ランツ点

▶図 4-13　腹部の圧痛点

て疼痛が生じる場合には，腹腔内に炎症がある可能性がある。

## 5　触診

　触診により，炎症や腫瘤の有無を推察することができる。触診も打診と同様の体位で行う。疼痛部位に触れると苦痛をまねいて腹壁が緊張し，その後の観察が行えなくなることがあるため，疼痛部位は最後に愛護的に診察する。触診には浅い触診と深い触診があり，目的によって用いる方法が異なる。浅い触診では，片手で腹壁を 1〜2 cm 程度軽く圧迫することで，腹壁の緊張・圧痛の有無，表在性の腫瘤や腹腔内の大きな腫瘤の有無を確認する。深い触診では，利き手の上にもう一方の手を重ねて腹壁を 3〜5 cm 程度深く圧迫することで，圧痛の有無や腹腔内の腫瘤の有無を確認する。

● **腹部全体**　腹壁の緊張の程度を評価する。腹壁がやわらかく圧痛がないのが正常である。

● **圧痛点**　マックバーニー点とランツ点を触診した際に疼痛を訴えると急性虫垂炎の可能性がある（▶図 4-13）。

● **腹膜刺激症状**　腹膜刺激症状のうち，**筋性防御**とは，触診で圧痛のある部分を静かに圧迫していくと，反射的に筋肉が収縮し，指を下から突き上げるようにかたく触れる現象のことである。腹腔内の炎症が壁側腹膜まで波及しており，腹膜炎が考えらえる。**反跳痛（ブルンベルグ徴候）**とは，圧痛をみとめる部位を手でゆっくりと圧迫し，急に手を離して圧迫を解除したときに疼痛が増強する現象のことをいう。筋性防御と同様に，炎症の存在を示している。

# 2　随伴症状の観察とアセスメント

## 1　腹痛

　腹痛のアセスメントに際しては，小児の腸重積，高齢者のヘルニア嵌頓，

⚫表4-23　LQQTSFA

| L | location | 部位 |
|---|---|---|
| Q | quality | 性状 |
| Q | quantity | 程度 |
| T | timing | 時間経過（発症時期，持続時間，頻度，変化など） |
| S | setting | 発症状況 |
| F | factors | 寛解・増悪因子 |
| A | associated symptoms | 随伴症状 |

⚫表4-24　OPQRST

| O | onset | 発症転機 |
|---|---|---|
| P | palliative & provoke | 寛解・増悪因子 |
| Q | quality & quantity | 性状・強さ |
| R | region | 部位 |
| S | symptom | 随伴症状 |
| T | time course | 時系列 |

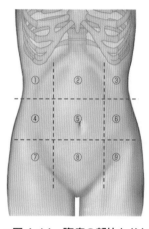

①右季肋部：胆石症，胆嚢炎，肝炎，肺炎，胸膜炎
②心窩部：胃十二指腸潰瘍，胃炎，胆石症，膵炎，虫垂炎，心筋梗塞
③左季肋部：膵炎，胃潰瘍，胸膜炎
④・⑥左右側腹部：尿管結石，腎盂腎炎，腸炎，憩室炎
⑤臍部：腸閉塞，腸炎，臍炎，大動脈解離，動脈瘤
⑦右下腹部：虫垂炎，憩室炎，大腸炎，尿路結石，異所性妊娠
⑧下腹部：虫垂炎，膀胱炎，異所性妊娠，骨盤腹膜炎，卵巣嚢腫茎捻転
⑨左下腹部：大腸炎，憩室炎，尿路結石，異所性妊娠

⚫図4-14　腹痛の部位とおもな疾患

悪性腫瘍による腸閉塞や穿孔，腹腔内出血，女性では子宮外妊娠や卵巣嚢腫茎捻転（のうしゅ）など，年齢や性別に特有な疾患も考慮して実施する。

　問診では，発症様式（突然の急激な発症か徐々に強まったかなど），部位，性状（食事・排便・体動との関係，持続的か間欠的かなど），随伴症状（吐血・下血，吐きけ・嘔吐など），最終月経などを確認する。網羅的に情報収集するため，LQQTSFAやOPQRSTなどを用いるとよい（⚫表4-23，4-24）。

　腹痛の部位だけで疾患を特定するのは困難であるが，ある程度の臓器特異性はある（⚫図4-14）。また，急性虫垂炎では心窩部痛から右下腹部痛へと疼痛部位が移動するなど特徴的な所見があるものもある。

　急激に発症した腹痛では，臓器の穿孔・破裂，血管閉塞，結石の嵌頓などによることが多い。徐々に発症した場合は，腹腔内臓器の炎症によるものが多く，放置すれば腹痛が徐々に増強する。

　腹痛の性状では，身体の正中付近に漠然と感じる間欠痛は内臓痛の特徴で，差し込むように痛いと表現され，潰瘍や結石などが考えられる。一方，痛みの部位が明らかなのが体性痛の特徴で，腹膜炎を併発している可能性が高く，緊急開腹手術を要することが多い。

○表 4-25　急性の吐きけ・嘔吐の原因

| 消化器系疾患 | 消化管の炎症・刺激(胃腸炎, 食中毒, 胃・十二指腸潰瘍)<br>消化管の閉塞<br>消化管の虚血(急性腸間膜動脈閉塞症)<br>肝・胆・膵疾患(急性肝炎, 急性肝不全, 急性胆嚢炎, 胆石発作, 急性膵炎)<br>腹膜炎 |
|---|---|
| 神経系疾患 | 脳血管障害(脳出血, 脳梗塞, クモ膜下出血)<br>中枢神経系の感染症(髄膜炎, 脳炎)<br>中枢性および末梢性のめまい<br>機能性疾患(てんかん, 片頭痛) |
| 代謝・内分泌疾患 | 糖尿病性ケトアシドーシス<br>甲状腺クリーゼ<br>急性副腎不全 |
| その他 | 急性心筋梗塞<br>泌尿器疾患(尿管結石, 急性腎盂腎炎)<br>卵巣嚢腫茎捻転<br>妊娠悪阻<br>薬物(抗がん薬, 鎮痛薬, アルコールなど多数)<br>激痛を伴うその他の疾患 |

## 2　下痢・便秘

●**下痢**　下痢は, 感染や血行障害で腸粘膜が障害されておこるものが最も多い。頻回大量の下痢では, 飲食が困難なこともあり脱水や電解質異常をきたしていることもあるため, 程度を把握し症状の重症度を判定する。

　下痢便の色調は通常黄褐色である。血性の下痢は細菌性腸炎, 虚血性大腸炎, 薬剤性腸炎などでみられ, 緑色の下痢はサルモネラ腸炎などでみられる。感染性下痢症は接触感染により媒介されるため, 感染予防策が重要となる。

●**便秘**　便秘は, 腸閉塞などの物理的な原因によるものや, 腹膜炎や薬剤などによって生じる機能的な原因によるものが多い。腸管が完全に閉塞すると, 閉塞部よりも口側へ食物, 液体, ガスがたまり腸が膨満する。初期段階では腸が数分ごとに収縮し, 疼痛を伴う。

## 3　吐きけ・嘔吐

　吐きけ・嘔吐の原因は消化器系疾患以外にも多岐にわたる(○表 4-25)。消化器系疾患や婦人科系疾患では腹痛を, 泌尿器系疾患では背部痛を, 脳疾患では頭痛や運動麻痺・感覚障害を, 循環系疾患では胸痛を, 内耳疾患や小脳の血管障害ではめまいを, それぞれ伴うことがある。

## 4　吐血・下血

●**吐血**　吐血とは, 鮮血またはコーヒー残渣様の内容物を嘔吐することをいう。トライツ靱帯より口側の消化管(食道, 胃, 十二指腸)からの出血である上部消化管出血によっておこることが多く, 頻度は低いが下部消化管出血や消化管以外からの出血を飲み込んで吐血することもある。

性状は，出血の部位，量，時間経過などで変化する。胃酸にさらされる時間が長いほど，鮮血→黒褐色→コーヒー残渣様と変化する。大量吐血や凝血塊を嘔吐する場合は急速な出血が示唆され，食道静脈瘤破裂などが考えられる。少量出血が持続する場合には，黒色便として下血を呈することが多い。吐血の原因は多岐にわたるが，頻度の高いものは消化性潰瘍，食道静脈瘤破裂，胃がん，急性胃粘膜病変，マロリーワイス症候群である。

● **下血**　下血は，消化管からの出血が肛門から排泄されたものをいい，すべての消化管出血によっておこりうる。直腸や肛門からの鮮血が便に付着または混入したものを，**血便**という。**黒色便（タール便）**とは，悪臭のある黒色タール状の便で，通常上部消化管出血によるが，遠位小腸や右側大腸からの出血でおこることもある。また，大腸粘膜の病変からの出血では，粘膜から過剰に分泌された粘液が加わって粘血便となる。下部消化管出血による下血は，大腸憩室症，虚血性大腸炎，感染性大腸炎などによるものが多い。感染性大腸炎や薬剤の副作用の結果，下血をきたしたものを出血性大腸炎という。

　大量の消化管出血が急速に生じた場合は循環動態の変調をきたし，ショックに陥る。原因が見あたらないショックでは，下血がみられなくても下部消化管出血の可能性を一度は考える必要がある。また，出血が緩徐であっても長期にわたれば貧血を引きおこす。消化管からの慢性的な出血は，鉄欠乏性貧血の代表的な原因である。

## 5　胸やけ・嚥下障害

　胸やけは，前胸部や胸骨下部が焼けるように感じる自覚症状で，胃酸の逆流によって食道に炎症がおこる逆流性食道炎や，胃・十二指腸粘膜に潰瘍が生じる胃・十二指腸潰瘍などが疑われる。

　嚥下障害は，腫瘍や潰瘍後狭窄などの消化管の狭窄をきたす疾患や，食道アカラシアや脳血管障害，神経変性疾患などの運動が障害される疾患により生じる。

## 6　黄疸

　黄疸とは，血中に増加したビリルビンが皮膚，粘膜，眼球結膜などの組織に沈着して黄染した状態をいう。皮膚のかゆみ，尿の濃染，白色便がみられることもある。黄疸をきたす代表的な病態には，溶血性黄疸，肝細胞性黄疸，肝内胆汁うっ滞性黄疸，閉塞性黄疸などがある。溶血性黄疸は，溶血（赤血球の破壊）により血漿中に放出された大量のヘモグロビンがビリルビンに代謝されて生じる。肝細胞性黄疸は，肝障害のためにビリルビンの代謝が障害され，血中のビリルビン濃度が上昇して発症する。肝内胆汁うっ滞性黄疸，閉塞性黄疸は，胆道の結石や腫瘍などの胆道閉塞によってビリルビンの排泄が障害されて発症する。

## 7　腹水

　腹腔内にはもともと生理的に少量（30〜40 mL）の体液が存在するが，さま

ざまな原因によって体液が生理的範囲をこえて貯留した状態を腹水という。腹水の貯留量が増えると，腹部全体の膨隆といった明らかな身体所見がみられる。腹水の性状は腹腔穿刺によって調べることができ，タンパクや細胞成分が少なく黄褐色で透明の漏出性腹水と，タンパクや細胞成分を多く含み，淡黄色で混濁している滲出性腹水に分けられる。

漏出性腹水は，肝硬変や右心不全などでみられ，門脈圧の亢進により腹腔内の毛細血管圧が上昇して出現するものと，低アルブミン血症により膠質浸透圧が低下し出現するものがある。一方，滲出性腹水は腹膜炎や急性膵炎，悪性腫瘍などでみられ，細菌感染や悪性腫瘍などによる炎症が血管透過性を亢進させておこるものと，腫瘍細胞によってリンパ管が閉塞することでリンパ流がうっ滞しておこるものがある。

## 8　腰痛・背部痛

内臓の疾患による腰痛・背部痛の多くは関連痛であり，ときに病変部の痛みよりも腰痛・背部痛が前面にあらわれることがあるため，注意が必要である。消化性潰瘍が穿通（膵臓・肝臓などの隣接臓器に癒着した状態で穿孔すること）すると，持続性の強い背部痛をきたすことがある。膵炎は通常，上腹部痛をきたすが，背部に放散痛が出やすい。胆道疾患では右季肋部痛に加えて右肩甲骨下角付近の背部痛や右肩痛の訴えが多い。

## 9　ヘルニア

ヘルニアとは，筋肉の薄い鼠径部から腹膜や腸の一部が飛び出した状態のことである。立位時や咳などの腹圧のかかる動作を行ったときに出現するが，自然に，または上部からの圧迫で還納されるうちは無症状のことが多い。ヘルニアが嵌頓し，ヘルニア部分の血流低下から腸管壊死に陥ると緊急手術を要する。

# H　泌尿器・生殖器系

泌尿器・生殖器系の病態や疾患に伴う症状の多くは，プライバシーにかかわるデリケートな問題が関与する。このため羞恥心から受診をためらい，救急医療機関を訪れたときには病状が進行している場合も少なくない。また，泌尿器・生殖器系の外傷患者では重篤な多臓器損傷を併発している場合が多々あること，周産期に関連した病態では母・児の2つの生命をもおびやかしかねないケースがあることなどから，迅速かつ的確に判断することが重要となる。加えて，女性生殖器系の病態や疾患では，同じ徴候でも患者の年齢や生活背景により原因は異なり，その対応にも違いがあるため，発育・成長という女性のライフサイクルを考慮してアセスメントする必要がある。

○表 4-26　泌尿器・生殖器系の局所所見

| | 所見 | 疑われる疾患・病態 |
|---|---|---|
| 視診 | 腰背部腫脹<br>会陰部皮下出血斑<br>肛門部出血斑<br>陰茎腫脹<br>恥骨上腹部腫瘤<br>恥骨上腹部びまん性腫脹<br>鼠径部腫瘤<br>陰嚢血腫<br>陰嚢部の発赤・腫脹<br>下腹部膨隆<br>不正性器出血 | 腎損傷<br>球部尿道損傷<br>後部尿道損傷<br>振子部尿道損傷<br>膀胱損傷<br>後部尿道損傷，球部尿道損傷<br>鼠径ヘルニア嵌頓<br>精巣損傷<br>精索(精巣)捻転<br>異所性妊娠破裂，卵巣出血，卵巣嚢腫<br>異所性妊娠，常位胎盤早期剝離，子宮破裂，流産・早産(子宮頸がん，子宮体がん，卵巣がん) |
| 触診 | 膀胱腫瘤 | ①尿道，膀胱頸部の狭窄または閉塞，②神経因性膀胱による尿閉 |
| | 波動 | 異所性妊娠破裂，卵巣出血に伴う腹腔内出血 |
| 打診 | 肋骨脊柱角部の叩打痛 | 上部尿路結石の疝痛発作，腎盂腎炎 |

# 1　泌尿器・生殖器系の観察とアセスメント

　泌尿器・生殖器系のアセスメントは，①問診，②視診，③打診，④触診の順に進めていく。泌尿器・生殖器系のアセスメントで得られる所見でとくに注意を要するものを，○表 4-26 に示す。

## 1 問診

　救急では，問診より処置を優先する場合も少なくない。しかし，泌尿器・生殖器系の疾患では，患者の健康問題を特定するうえで非常に重要な意味をもつため，問診をおろそかにしてはならない。時間的制約のある救急の現場では，重点的な観察とアセスメントが求められるため，主要な症候について，発症形態(急激か，緩慢か，突然か，段階的増悪か，反復性か)，出現した日時，持続時間，症状の時間経過，および発熱，排尿の異常，疼痛，出血などの随伴症状の有無を正確に聴取する必要がある。

　問診時では，系統的に必要な項目をもれなく情報収集していくことが望ましい(○表 4-27)。泌尿器・生殖器系の病態や疾患を呈する場合，特有の羞恥心に由来して患者自身が故意に虚偽の申告をするケースもあるため，問診する環境などプライバシーには十分に配慮する。また，病状によっては正確にみずからの症状を伝えられない場合もあるため，看護師は具体的に症状について説明を加えたり，患者本人のみならず，患者の発症時点に居合わせた人から発症状況を聴取することも必要となる。とくに女性の場合は，月経歴，妊娠歴，分娩歴については必ず聴取する。

　多くの事項がプライバシーにかかわるため，看護師は，患者の羞恥心を十分に考慮し，真摯な姿勢で接することが大切である。

● 表 4-27　泌尿器・生殖器系の問診のポイント

| 個人背景 | 性別・年齢 | | |
|---|---|---|---|
| 既往歴 | 既往疾患 | 血液疾患，腎疾患，糖尿病，心疾患，結核，性感染症，緑内障，痛風，腎尿細管性アシドーシス，尿路感染症 | |
| | 手術歴の有無 | | |
| | 服薬歴 | アセタゾラミド，尿酸排泄促進薬，ステロイドホルモン薬，排卵誘発薬，抗凝固薬，三環系抗うつ薬，α作動薬，β遮断薬，抗コリン薬 | |
| | 薬物アレルギーの有無 | | |
| 現病歴 | 発症状況 | 症候の出現した時期・持続時間・症状の時間経過 | |
| | 発症の形態 | 急激，緩慢，突然，段階的増悪，反復性 | |
| | 受傷の有無 | 受傷機転，受傷部位，打撲痕の有無 | |
| | 随伴症状 | 疼痛 | 部位<br>種類：①持続性＝体性痛，②間欠性＝内臓痛，③疝痛，④自発痛，⑤圧痛，⑥移動痛<br>強さ：①鈍痛，②激痛<br>放散痛の有無 |
| | | 出血 | 外出血：不正性器出血<br>内出血：①腫瘤・硬結の有無，②皮下出血の有無 |
| | | 尿の色調・性状の異常 | 肉眼的血尿<br>混濁尿 |
| | | 尿量の異常 | 乏尿・無尿，多尿 |
| | | 排尿に関する症状 | 蓄尿症状(頻尿)，排尿後症状(残尿感)，尿閉，尿失禁 |
| | | 発熱 | 熱型 |
| 月経歴 | 最終月経，月経周期，経血量，随伴症状，不正出血の有無 | | |
| 妊娠歴 | 既往妊娠(自然，人工流産の有無)，異常妊娠の有無 | | |
| 分娩歴 | 分娩年月日，分娩数，分娩の種類，産褥中の合併症の有無，出産児の生死・奇形の有無 | | |

## 2　視診

● **全身状態の把握**　意識レベル，呼吸，脈拍，血圧，体温を観察する。異所性妊娠破裂，卵巣出血，卵巣嚢腫茎捻転，腎損傷，尿管結石の嵌頓では，ショック症状を呈することもあるため，顔色，顔貌，皮膚の湿潤，末梢冷感の有無，貧血の有無を同時に観察する。

　炎症が伴う場合は，多くが疼痛を訴える。尿路結石など管腔臓器の閉塞では，患者はたえず身もだえしているのに対し，異所性妊娠破裂や卵巣出血で腹膜炎を併発している場合は，患者は体動を避け，静かに臥床している。疼痛の部位や性質によっては特定の姿勢を呈する場合もあるので，患者の姿勢にも注意をはらう。

● **局所状態の把握**　下腹部・腰背部・鼠径部の腫脹や膨隆の有無，性器出血の有無を観察する。体内の臓器は，相当な外力が加わらない限り損傷を受けることはないが，救急では，外傷に伴う臓器損傷がしばしば問題となる。とくに，外傷に伴う腎損傷には比較的よく遭遇する。脳，心臓，肺，骨盤内

の臓器は骨で保護されている一方，腹部の臓器は筋肉・脂肪組織で保護されるのみである。なかでも腎臓は，周囲を脂肪組織・筋膜・被膜でおおわれた腹膜後臓器で背側の比較的表層面近くに位置する。このため，強い外力を受けた外傷では腎損傷をきたす場合がある。また，脳，心臓，肺，骨盤内臓器についても，必ずしも骨による保護は万全ではないため，周辺臓器の合併損傷を伴うこともある。視診の際は，泌尿器・生殖器周辺の皮下出血，打撲痕，圧迫痕などにも注意をはらう必要がある。

## 3　打診・触診

● **打診**　側臥位にして，肋骨脊柱角部を手掌尺骨側で軽くたたく。叩打痛がある場合は，腎結石や尿管結石を疑う。腎盂腎炎などの腎臓の炎症や尿管結石などの尿管閉塞では，腎の腫脹とともに腎部叩打痛がみられる。

● **触診**　触診は，疼痛の少ない部位から開始して，少しずつ疼痛の中心部に近づくように触れていく。泌尿器・生殖器系の触診で最も重要なのは，腫瘤，疼痛部位，波動の確認である。これらの所見は，出血や炎症の存在を示すサインであるため，その後の検査や処置への手がかりとなる。とくに疼痛は，病変部位を特定するだけでなく，周辺臓器への影響を予測するためにも重要である（◉表4-28）。疼痛の最強点，範囲，さらに病態によっては，壁側腹膜への炎症の波及で，筋性防御や反跳痛（◉155ページ）を伴う場合もあるため，これらの所見についても必ず確認を行う。

● **腎臓の触診**　正常な腎は，一般的に触知することはむずかしい。緊急時には行われないことも多いが，腎を触診する際は，患者を仰臥位にし，膝を屈曲させ腹部の緊張をとって行う。一方の手を患者の肋骨脊柱角部（背部）に置き，もう一方の手を肋骨弓下縁の前壁部にあて，両手で腎臓を挟むようにして腎臓下極を触知する（◉図4-15）。腎臓が腫大していると，吸息時（腎が下降したとき）に腎臓下極のカーブに触れることができる。腎が触れる場合は，指先にかたくなめらかな腫瘤として触れ，呼息時に両手の間から抜けていくのを感じる。

● **膀胱の触診**　膀胱の触診は，恥骨結合上部で行う。膀胱は500 mL以上尿が貯留すると，表面が平滑で半球状の膀胱を触知できる。炎症がある場合は，膀胱内が空虚であっても圧痛や尿意，不快感を訴える。

● **波動**　波動は，腹腔内の腹水や血液貯留によってみとめられる所見である。波動の確認は，2人で行うか，患者の協力を得て行う。片方の手掌を軽く一方の腹壁側方にあて，反対側の腹壁を手指で軽くたたいて衝撃を与える。このとき，皮膚からの衝撃が伝わらないように，介助者の手もしくは患者の手を腹部中央に立てるようにしておく。腹腔内に液体が貯留していると，手指で与えた衝撃が，液体を伝播して腹壁側方にあてた手掌に伝わる。異所性妊娠破裂や卵巣出血で，腹腔内出血を伴う場合にみとめられる。腹腔内出血では緊急手術となることも多いため，波動を確認するのは比較的落ち着いている場合に限る。波動は，ほかに腹水などでも観察される。

● 表 4-28　**主要疾患と疼痛の特徴**

| 主要疾患 | 疼痛部位 | 疼痛の特徴 | 症状および随伴症状 |
|---|---|---|---|
| 異所性妊娠破裂 | 下腹部 腸骨窩部 | 突然，激烈，持続性 | 循環血液量減少性ショック（出血性ショック），不正性器出血，腹膜刺激症状，吐きけ・嘔吐 |
| 卵巣出血 | 下腹部 腸骨窩部 | 突然，持続性 | 貧血，吐きけ・嘔吐 |
| 卵巣囊腫茎捻転 | 下腹部 腸骨窩部 | 激烈，疝痛様，圧痛 片側性，持続性 | 腹膜刺激症状，ショック，吐きけ・嘔吐 |
| 腎盂腎炎 | 腰背部 季肋部 | 肋骨脊柱角部の叩打痛 臍・尿管に沿って痛みが放散 | 悪寒戦慄，発熱（弛張熱），吐きけ・嘔吐，全身倦怠感，膀胱炎症状，膿尿，顕微鏡的血尿 |
| 尿路結石 | 腰背部 腸骨窩部 | 尿管嵌頓：間欠性の腎・尿管疝痛 上部尿路結石：突然，背側腎部から出現し，臍・尿管に沿って放散し，夜間や早朝に出現しやすい 疝痛発作時の肋骨脊柱角部の叩打痛 下部尿路結石：鼠径部・陰囊部に痛みが放散 | 血尿 上部尿路結石：吐きけ・嘔吐，高度の便秘，腸閉塞 下部尿路結石：排尿困難，排尿痛 |
| 精索（精巣）捻転 | 下腹部 | 突然 牽引痛 | プレーン徴候＊，吐きけ・嘔吐，陰囊部の発赤・腫脹 |
| 膀胱炎 | 下腹部 | 間欠性 鈍痛 | 発熱（微熱），頻尿，排尿痛，尿混濁，残尿感 |
| 腎損傷 | 腰背部 | 限局性疼痛 鈍痛 | 腰背部腫瘤，腹膜刺激症状，血尿，循環血液量減少性ショック（出血性ショック） |
| 膀胱損傷 | 下腹部 | | 血尿，尿閉，恥骨上部の腫瘤 |
| 尿道損傷 | 下腹部 | | 後部：恥骨上の腹部のびまん性有痛性腫脹，肛門周囲の皮下出血斑 球部：恥骨上の腹部のびまん性有痛性腫脹，陰囊部から大腿内側に蝶形状の皮下出血斑 振子部：尿道出血，陰茎腫脹 排尿困難 |

＊ 精巣を挙上したときに疼痛が増強する状態。軽減すれば，精巣上体炎が疑われる。

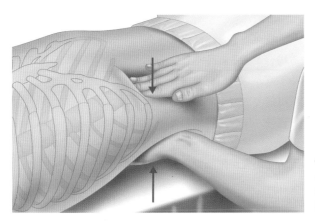

● 図 4-15　**腎臓の触診**
一方の手を患者の背部側，肋骨脊柱角部，もう一方の手を肋骨弓下縁の前壁部にあて，両手で腎臓をはさむようにして触診する。

# 2 随伴症状の観察とアセスメント

　泌尿器・生殖器系の疾患に伴う随伴症状として多くみとめられるのは，**発熱**，**疼痛**，**出血**で，泌尿器系では排尿に関する症状や尿の性状・色調の変化にも注意する必要がある。

## 1 発熱

　発熱の原因で最も多いのは急性感染症だが，そのほかに悪性腫瘍，膠原病，薬剤などを原因とする場合もある。急性腎盂腎炎では弛張熱を，急性前立腺炎や急性精巣上体炎では稽留熱を呈する場合が多いが，膀胱炎や尿道炎では高熱はみとめられない。女性生殖器疾患では，子宮，付属器，骨盤腔の感染によって発熱がみとめられる。

## 2 疼痛

　患者が疼痛を訴える場合，その部位，種類と頻度・程度，発生時期と経過について情報収集する必要がある。

　女性生殖器疾患における疼痛は，下腹部痛，腰部痛として感じるものが多い。緊急を要する卵巣腫瘍茎捻転，異所性妊娠破裂，卵巣出血では，激烈な下腹部痛や腹膜刺激症状が出現する。異所性妊娠破裂，卵巣出血では，腹腔内出血に伴う貧血がみとめられ，重症の場合はショックにいたる。

　尿路系の疾患での疼痛は，放散痛（関連痛）としてみとめられる場合が多く，疝痛発作を呈する場合もある。排尿の異常や尿の異常の有無などを含めて観察し，病変部位を判断していく必要がある。腹部大動脈瘤や胸部大動脈瘤の破裂，急性大動脈解離，急性心筋梗塞においても腰部や背部に疼痛が出現するため，注意が必要である。

## 3 出血

　卵巣や卵管からの出血は，腹腔内出血をきたし，貧血，さらにはショックにいたったり，腹膜炎から敗血症の症状を呈する場合がある。腟や外陰，子宮からの出血は，外出血として確認できる。腟や子宮からの出血の場合，月経との関連で生理的出血か否かの判断がある程度可能である。泌尿器系の病態での内出血は，外傷を原因とする場合が多く，腎臓，尿管，膀胱の外傷では腹腔内出血をきたす危険性がある。尿道の外傷は，外出血として確認されることが多い。そのほか，尿や帯下への血液の混入で出血が確認できる場合もあるため，排泄物や分泌物の観察も重要となる。

## 4 排尿に関する症状と尿の変化

　排尿に関する症状には，蓄尿症状（頻尿など），排尿症状（排尿困難，腹圧排尿など），排尿後症状（残尿感など），尿閉，尿失禁，遺尿がある。原因として，①膀胱容量の減少，②尿道の通過障害，③膀胱や尿道を支配する神経

や排尿反射を調節する脳の高次中枢の機能障害のいずれかが考えられる。尿の性状・色調の変化には，血尿，褐色尿，混濁尿，濃尿，細菌尿，気尿❶などがある。また，尿量の異常としては，乏尿，無尿，多尿があげられる。

　膀胱炎では，頻尿，排尿痛，尿混濁がみとめられ，前立腺肥大症では排尿困難に加え，頻尿（とくに夜間）の症状を呈する。排尿困難は，主として尿道の狭窄によっておこるが，総合感冒薬や三環系抗うつ薬の副作用として出現することもある。尿失禁は，脳血管障害や末梢神経障害に伴う症状である場合が多いが，経産婦や肥満の中高年の女性，また前立腺摘出後の尿道括約筋の機能障害によっておこることもある。

**NOTE**

❶**気尿**
　排尿時に気泡を伴うもの。尿路と腸管に瘻孔が生じることなどによりみられる。

# I　筋・骨格系

　救急診療の場において，外傷患者では骨折や挫創（ざそう）を伴っている場合が多い。その種類や損傷の部位によってどのような障害が想定されるのか，どのような合併症が考えられるのかを知っておくことは重要である。

　外傷診療において，身体にダメージを負った際の周囲の状況やその原因に関する情報を受傷機転といい，その後の診療や看護の質を左右するものである。いわゆるプレホスピタル（病院に搬送される前，●23ページ）の情報を救急隊員や家族から聴取することが重要である。病院に搬送されたのちは，プレホスピタルの情報をふまえ，患者の主観的情報とさまざまな客観的情報を組み合わせてアセスメントを進めていく。

　本項ではとくに，四肢の骨折や組織の損傷という部分に重点をおいて，観察やアセスメントのポイントについて述べていく。

## 1　筋・骨格系の観察とアセスメント

### 1　問診

　患者に意識があり，バイタルサインが安定していれば，疼痛やしびれ，知覚異常などの症状を確認するとともに，受傷機転の確認を行う。見てわかるような明らかな外傷がある場合は，その部位ごとに予想される症状や徴候を聴取する必要がある。

### 2　視診

　肉眼的に明らかな肢位の異常，腫脹，変形，皮膚の異常や色調について把握する。患者が身体の異常を自覚できていないことも多いため，可能であれば脱衣をして全身をくまなく観察することが求められる。

● **皮膚の損傷**　皮膚の開放性損傷がある場合には，感染のリスクも高いため，汚染の程度や出血状態についても同時に観察することが重要である。とくに，広範囲の組織挫滅（ざめつ）やデグロービング損傷（手袋状剝皮損傷，●266ペー

○表4-29 創傷の分類

| 擦過傷 | 転倒などにより，皮膚が摩擦などの外力で削り取られた創。真皮以深に損傷が及んでいる。 |
|---|---|
| 挫創<br>挫滅創<br>挫傷 | 転落や打撲などの際の鈍的外傷により生じた皮膚と皮下組織の開放性損傷で，創縁は不整で表皮剝離や出血を伴う。損傷が高度なものは挫滅創，皮膚損傷がなく内部組織のみの損傷の場合は挫傷という。 |
| 裂創 | 圧迫や牽引などにより皮膚が伸展され，限界をこえたときに真皮層までの皮膚が引き裂かれてできた創。 |
| 刺創 | 刃物などの先端が尖ったものが突き刺さって生じた創。刺創のうち，刃物などの鋭利なものではなく，鈍的なものが突き刺さって生じた創は杙創という。 |
| 切創 | 刃物やガラス片などの鋭利なもので切った創。 |
| 割創 | 斧などの重量のあるものが皮膚にたたきつけられたことで生じた創。創縁は直線状である。 |
| 咬創 | 動物によってかまれて生じた創。 |
| 爆創 | 爆発や爆風によって生じた創。 |
| 轢創 | 車や電車などの車輪にひかれて生じた創。 |

○表4-30 ガスティロ分類（開放骨折の分類）

| タイプ | 創の大きさ | 汚染 | 軟部組織損傷 |
|---|---|---|---|
| Type 1 | 1 cm 未満 | なし，もしくは軽度 | 軽度 |
| Type 2 | 1 cm 以上 | 中等度 | 中等度 |
| Type 3A | 制限なし | 高度 | 高度だが被覆可能 |
| Type 3B | 制限なし | 高度 | 高度かつ被覆不可 |
| Type 3C | 制限なし | 高度 | 修復を要する血管損傷あり |

ジ）は感染の危険性が高く，十分な洗浄ののちに迅速な抗菌薬投与が必要である。創傷の分類を○表4-29に示す。

● **血管・神経の損傷** 血管の損傷，とくに動脈性の出血が持続している場合には，迅速な対応が必要になる。開放性の損傷では肉眼的に出血が確認できるが，非開放性の損傷では，臓器内や皮下での出血が続いている可能性も考慮し，患者の症状や徴候，バイタルサインの変化を経時的に観察する。また，その際に阻血の指標となる6P徴候（○167ページ）や橈骨動脈や足背動脈といった末梢動脈の触知なども有効である。感覚異常や運動麻痺がみられた場合，血流障害に加え，神経の損傷も視野に入れて患部の観察をする必要がある。

● **骨の損傷** 骨折は，骨折部が外界と交通している開放骨折とそうでない閉鎖骨折に分類される。肢位や変形の有無をよく観察し，非開放性であっても組織内の出血などの危険性は非常に高いため，腫脹の有無を観察する。開放骨折であればガスティロ分類などを用いて状態の把握に努める（○表4-30）。

○表 4-31　四肢主要動脈損傷の理学所見

| ハードサイン | ソフトサイン |
|---|---|
| • 活動性(動脈性)の外出血<br>• 拍動性血腫，増大する血腫<br>• 阻血徴候：6P 徴候<br>　疼痛(pain)，蒼白(pallor)<br>　知覚異常(paresthesia)<br>　運動麻痺(palalysis)<br>　冷感(poikilothermia)<br>　脈拍消失(pulselessness)<br>• bruit 聴取，thrill 触知 | • 受傷現場での多量出血<br>• 末梢拍動触知できるが減弱<br>• 主要血管近傍の損傷<br>　(穿通創，骨折，脱臼)<br>• 小〜中等度の非拍動性血腫<br>• 神経損傷<br>• ほかに説明がつかない低血圧 |

＊ ハードサインは主要動脈損傷がほぼ確定的な所見，ソフトサインは主要動脈損傷の存在を疑う所見/病歴である。

(日本救急医学会監修：標準救急医学，第 5 版．p.416，医学書院，2014 による，一部改変)

## 3 触診

　問診で得た情報から考えうる受傷部位を想定し，その部分の皮膚表面を触診し，患者が訴えていない損傷や肉眼的に観察できない損傷の有無を確認する。また，筋・骨格系の障害の場合，のちの QOL に大きくかかわるため，運動の評価が重要となってくる。運動・感覚障害の原因として，血流障害と神経障害があるため，それぞれの観察と評価が必要とされる。

● **血流の評価**　四肢の主要動脈損傷の所見として，主要動脈損傷がほぼ確定的なハードサインと主要動脈損傷の存在が疑われるソフトサインがある（○表 4-31）。これらをもとに，血流の評価を実施していく。阻血徴候である 6P 徴候は，とくに外傷患者の観察を実施する際に有用である。また，動脈触知に多く用いられるのは橈骨動脈や足背動脈であるため，受傷部位から遠位端の動脈の触知を行い，左右差などがみられた場合はすぐに医師に報告し，対応を考える必要がある。

# 2 随伴症状の観察とアセスメント

## 1 循環動態

　外傷などによる損傷が激しい場合，その部位に注意が集中しがちであるが，外傷治療の基本は生命をおびやかす緊急度の高い病態から対処することであり，これにより**避けられた外傷死** Preventable trauma death（**PTD**）を防ぐことにある。そのため，基本的な初期診療の手順にそって患者の状態を評価することが重要である。とくに，筋・骨格系の部分で問題になるのは出血であり，出血性ショックに陥れば，全身の重要臓器において有効な血流が維持できなくなる。骨折に伴う出血量を ○表 4-32 に示す。循環動態の把握のため，脈拍や血圧の変化やショックの 5 徴候（5P 症状，○148 ページ）についてはつねに確認しておく必要がある。

○表 4-32　四肢骨折と推定出血量

|  | 閉鎖骨折（皮下骨折） | 開放骨折 |
|---|---|---|
| 上腕骨 | 300 mL | 〜500 mL |
| 大腿骨 | 500〜1,000 mL | 〜2,000 mL |
| 脛骨 | 500 mL | 〜1,000 mL |

（日本救急医学会監修：標準救急医学，第 5 版，p.416，医学書院，2014 による）

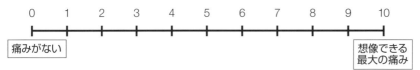

a. NRS
痛みを 0〜10 の 11 段階に分け，患者に現在の痛みがどの段階かを知らせてもらい評価する。

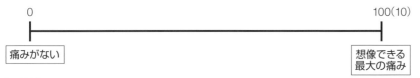

b. VAS
10 cm のスケールを使用し，患者に現在の痛みの程度を指し示してもらい評価する。

○図 4-16　NRS と VAS

## 2　疼痛

　筋・骨格系の障害の際，患者が最も訴える症状は痛みである。適切かつ迅速な疼痛コントロールは，患者の精神状態を安定させるとともに，処置を円滑に実施でき患者の苦痛を早急に軽減することにもつながる。疼痛によって引きおこされる身体症状は多岐にわたるが，とくに血圧上昇は出血の助長につながる危険性もある。そのため，バイタルサインを把握し，循環動態が安定していれば，鎮痛薬の使用も考慮すべきである。

　疼痛の評価方法としては意思疎通ができる場合には **NRS**（numeric rating scale，○図 4-16-a）や **VAS**（visual analogue scale，○図 4-16-b），意思疎通が困難な場合には **BPS**（behavioral pain scale，○表 4-33）などを使用し，鎮痛薬の効果判定に役だてる。

## 3　不安

　患者は，受傷時よりさまざまな思いをかかえながら，搬送され，病院で治療を受ける。看護師としては，生命をまもることを第一に考えつつ，患者の思いをくみとる能力が求められる。たとえば，外傷による自分の身体の変化や家族や仕事に対する不安といった社会的な問題などがそれにあたる。多忙な業務のなかでも，患者の声に耳を傾け可能な限り対応することは，生命をまもることと同様に重要である。また，多くの患者は行われる処置に対しての経験がないため，十分な説明と声かけを行うことも重要である。精神状態

○表4-33　Behavioral pain scale（BPS）

| 項目 | 説明 | スコア |
|---|---|---|
| 表情 | 穏やかな<br>一部硬い（たとえば，まゆが下がっている）<br>全く硬い（たとえば，まぶたを閉じている）<br>しかめ面 | 1<br>2<br>3<br>4 |
| 上肢 | 全く動かない<br>一部曲げている<br>指を曲げて完全に曲げている<br>ずっと引っ込めている | 1<br>2<br>3<br>4 |
| 呼吸器との同調性 | 同調している<br>時に咳嗽，大部分は呼吸器に同調している<br>呼吸器とファイティング<br>呼吸器の調整がきかない | 1<br>2<br>3<br>4 |

（日本集中治療医学会 J-PAD ガイドライン作成委員会：日本版・集中治療室における成人重症患者に対する痛み・不穏・せん妄管理のための臨床ガイドライン．日本集中治療医学会雑誌 21（5）：544 による）

の変調は呼吸や循環動態の悪化のサインであることもあるため，見すごさないようにする。

# J　内分泌・代謝系

　救急において，内分泌・代謝系の疾患は，プライマリーサーベイ primary survey（一次的評価，●71ページ）で呼吸・循環・意識障害をきたした患者へ検査を進めるなかで，診断にたどりつくことがほとんどである。最初から疑って診療を進めることは少ないが，生命をおびやかす原因病態として内分泌・代謝系の疾患があることを忘れてはならない。

● **内分泌疾患**　救急における内分泌疾患の代表的なものには，副腎クリーゼ（急性副腎不全），甲状腺クリーゼ，粘液水腫性昏睡がある。**副腎クリーゼ**は，急激に副腎皮質ホルモンの絶対的または相対的な欠乏が生じ，原因不明のショックや意識障害をはじめ，吐きけ・嘔吐，下痢，腹痛，倦怠感，関節痛などが出現する。**甲状腺クリーゼ**とは，甲状腺疾患が存在し，感染などの要因が加わった際に甲状腺ホルモンが過剰に作用することで生体の代償機構が破綻し，複数臓器が機能不全に陥ることをいう。甲状腺機能亢進症の症状に加え，不穏，痙攣などの中枢神経症状や循環不全が顕著であり，38℃以上の発熱もみられる。**粘液水腫性昏睡**とは，甲状腺機能低下症を基礎として，感染，外傷，向精神薬，寒冷曝露などの誘因をきっかけに低体温，呼吸不全，循環不全とともに生じる意識障害を呈する病態である。甲状腺ホルモンの作用が必要より低下した状態であり，全身の代謝が低下するため，徐脈，低体温，意識障害，徐呼吸・換気障害を生じる。

● **代謝系疾患**　代謝系疾患では糖尿病が代表的であり，なかでも救急では重篤な症状を呈する**糖尿病性昏睡**に遭遇する機会が多い。糖尿病性昏睡には，**糖尿病性ケトアシドーシス**と**高浸透圧高血糖状態**がある。双方ともインスリ

○表 4-34　糖尿病性ケトアシドーシスと高浸透圧高血糖状態の特徴

| | | 糖尿病性ケトアシドーシス | 高浸透圧高血糖状態 |
|---|---|---|---|
| 既往や誘因 | | 1 型糖尿病発症時，インスリン注射中止や減量，インスリン抵抗性の増大，感染，心身ストレス，清涼飲料水の多飲 | 2 型糖尿病に多い，薬剤（降圧利尿薬，グルココルチコイド，免疫抑制薬），感染症，脱水 |
| 発症年齢 | | 若年者(30 歳以下)が多い | 高齢者が多い |
| 前駆症状 | | 激しい口渇，多飲，多尿，体重減少，激しい倦怠感，消化器症状(吐きけ，嘔吐，腹痛) | 倦怠感<br>明確かつ特異的なものに乏しい |
| 身体所見 | | 脱水，アセトン臭，クスマウル呼吸，頻脈，血圧低下，循環不全 | 脱水，頻脈，血圧低下，循環不全，痙攣，振戦 |
| 検査所見 | 血糖値 | 300〜1,000 mg/dL | 600〜1,500 mg/dL |
| | ケトン体 | 尿中（＋）〜（＋＋＋）<br>血清ケトン体 3 mM 以上 | 尿中（－）〜（＋）<br>血清ケトン体 0.5〜2 mM |
| | 血漿浸透圧 | 正常〜300 mOsm/L | 350 mOsm/L 以上 |
| | 血清 pH | 7.3 未満 | 7.3〜7.4 |
| | 血中 Na | 正常〜軽度低下 | ＞150 mEq/L |
| | 血中 K | 軽度上昇，治療後低下 | 軽度上昇，治療後低下 |

○表 4-35　血糖値と症候

| 血糖値 | 症候 |
|---|---|
| 70 以下 | 空腹感，あくび，吐きけ |
| 55 以下 | 発汗，振戦，動悸，頻脈，不安感，熱感，頭痛，顔面蒼白 |
| | 眠け，脱力，めまい，疲労感，集中力低下，霧視，見当識の低下，攻撃的言動 |
| 30 以下 | 片麻痺，意識レベルの低下，痙攣，昏睡 |

ンの不足や感染などの何らかの侵襲を契機として発症することが多く，高血糖を主徴とする病態である（○表 4-34）。

　一方，血糖値が生理的な変動範囲をこえて低下した**低血糖**では，さまざまな症状が出現する（○表 4-35）。血中のブドウ糖は生体内の各組織で重要なエネルギー源となるが，とくに脳・神経組織はブドウ糖への依存度が高いため，低血糖の際には神経症状が出現しやすい。低血糖をきたす原因として頻度が高いものを○表 4-36 に示す。

# 1　内分泌・代謝系の観察とアセスメント

　内分泌・代謝系疾患は多彩な症候を呈する。救急においては病状の急速な進行・悪化により受診する患者が多いが，身体所見は特定の臓器異常というより非特異的な所見であることが多いため，注意深い観察を要する。

　ホルモンが分泌過剰あるいは不足した場合には，身体に特有の異常をきたすが，初期にはまず精神症候，発汗，バイタルサインの異常といった非特異

◎表 4-36　低血糖をきたすおもな原因

- 経口血糖降下薬, インスリン
- 重症感染症
- アルコール多飲
- 肝不全
- 悪性腫瘍
- 胃切除後
- インスリノーマ
- 副腎不全
- 下垂体機能低下症

◎表 4-37　一次的評価において考慮すべきおもな内分泌疾患

| | 異常の内容と疑われる疾患 |
|---|---|
| 呼吸障害 | 頻呼吸：甲状腺クリーゼ<br>徐呼吸：粘液水腫性昏睡<br>クスマウル呼吸：糖尿病性ケトアシドーシス |
| 循環障害 | 高血圧：甲状腺クリーゼ<br>　　　　原発性アルドステロン症<br>　　　　褐色細胞腫<br>低血圧：甲状腺クリーゼ<br>　　　　粘液水腫性昏睡<br>　　　　副腎クリーゼ<br>　　　　糖尿病性ケトアシドーシス<br>　　　　高浸透圧高血糖状態 |
| 意識障害 | 糖尿病：糖尿病性ケトアシドーシス<br>　　　　高浸透圧高血糖状態<br>　　　　低血糖<br>インスリノーマ：低血糖<br>下垂体機能不全<br>副腎機能不全<br>甲状腺機能低下症<br>甲状腺クリーゼ<br>ADH 不適合分泌症候群（SIADH） |
| 体温異常 | 高体温：甲状腺クリーゼ<br>低体温：粘液水腫性昏睡 |

的な所見が出現する。症候が進行した重症例では, 意識障害やショック状態
を呈して救急搬送されることもある。一次的評価において考慮すべきおもな
内分泌疾患を ◎表 4-37 に示す。

## 1 問診

　内分泌・代謝系の問診においても, 主要症状や症状がいつから出現したの
か, 発症経過が急か緩徐かなどを聴取する。とくに, 既往の内分泌疾患が多
様な誘因により重症化することが多いため, 既往歴や生活歴, 服薬状況の聴
取は重要である。また, 患者が意識障害を呈している際には, 家族や同伴者
から聴取する。

### 2　視診

　全身の視診を行い，患者の外観，表情から身体機能の異常の有無を評価する。内分泌・代謝の異常により，体重の変化や特徴的な外観がみられることがある。体重増加は甲状腺機能の低下，体重減少は甲状腺や副腎の機能低下，糖尿病が原因となっていることがある。また，眼球突出や甲状腺腫がみられる場合には甲状腺クリーゼが疑われる。ほかに，顔面浮腫，眉毛外側の脱毛，厚い亢進，巨舌などが特徴の粘液水腫様顔貌（がんぼう）がみられる場合には，粘液水腫性昏睡が考えられる。

## 2　随伴症状の観察とアセスメント

### 1　精神症状

　内分泌・代謝疾患によってさまざまな精神症状が引きおこされるため，問診・視診を通して観察を行う。特徴的なものとして，甲状腺クリーゼではイライラ感や情緒不安定がみられる。また，副腎不全では，外界からの刺激にあまり反応がなくなるなどの症状が出現し，進行すると昏睡状態となる。低血糖状態においては不安感がみられる。

### 2　倦怠感

　内分泌・代謝系の疾患では，ホルモンバランス，電解質の異常，老廃物の蓄積などにより，倦怠感を感じている場合が多い。倦怠感は身体的・精神的に感じる自覚症状であり，客観的に重症度を評価することは困難であるが，その他の症状とあわせて観察を行う。

### 3　脱水

　糖尿病性ケトアシドーシスや高浸透圧高血糖状態，副腎クリーゼなどでは，脱水を呈していることが特徴である。脱水には，口渇，倦怠感，傾眠・興奮などの精神症状があらわれる高張性脱水と，倦怠感や皮膚の弾力性（ツルゴール反応）の低下があらわれる低張性脱水があり，脱水の種類によって症状が異なることを理解して観察する。

## K　精神状態

　救急患者には，身体的な変調を主訴とする患者はもちろん，精神的変調を訴える患者もいる。急性の精神症状は，精神疾患のみならず，身体疾患の増悪の徴候としても出現する。そのため，精神症状への対応は，専門の精神科救急医療施設だけでなく，あらゆる救急場面で必要であり，救急看護には欠かせないものの1つである。救急における精神状態の観察とアセスメントで

は，正常な精神機能から逸脱した状態であるのかどうかを把握し，すみやかな救急処置が必要であるか否かを的確に判断することが重要である。

# 1 精神状態の観察とアセスメント

## 1 意識状態

意識とは，外界からの刺激を受容し，自己を外界に表出する心的機能であり，覚醒していることと外界を認識していることの2要素が含まれる。これらが正常に保たれている場合を**意識清明**とよぶ。意識は精神活動における基本的な脳機能であり，精神状態の把握において最も重要な観察項目である。

意識の異常は，単純な意識障害と複雑な意識障害に分けられる。単純な意識障害は**意識混濁**ともいい，意識の清明度（覚醒度）が低下している状態であり，その程度により，明識困難状態，昏蒙，傾眠，嗜眠，昏睡に分類される。救急では，初期評価時にジャパン-コーマ-スケール（JCS，3-3-9度方式）やグラスゴー-コーマ-スケール（GCS）を用いて患者の意識状態を評価するが，これは意識障害のうち意識混濁の程度を評価している（●132ページ）。加えて，麻痺状態，脳局所症状の有無，眼球運動，瞳孔，各種反射，バイタルサインなどの観察も同時に行う。

一方，複雑な意識障害は，意識野の狭くなる**意識狭窄**と，意識の内容が変化し，異常な精神症状が生じる**意識変容**の2つに大別される。意識変容には，軽度ないし中等度の意識混濁に活発な精神運動興奮を伴う**せん妄**，意識混濁は軽度であるが，思考が困難となり外界の認識ができないことで困惑に陥った状態である**アメンチア**，軽度の意識混濁に加えて意識野が狭窄した**もうろう状態**の3つがある。

## 2 見当識

見当識とは，自分がおかれている状況，すなわち日時や場所，周囲の状況や人物などを正しく認識する能力のことである。見当識は，「今日は何月何日ですか」「ここはどこですか」「隣にいる方はどなたですか」などの問診によって確認する。見当識が低下した状態を，**失見当識**あるいは**見当識障害**とよぶ。見当識は記憶・思考の明晰さや一貫性と密接に関係しており，人間の意識行動の出発点となる。救急では，見当識は意識障害を評価する際に確認することが多い。

## 3 言動

精神状態を評価する際には，患者が話す内容とあわせて，表情，口調，態度，ふるまいなどの言動に注目する必要がある。

●表情　表情は，上きげん，爽快，不安，悲哀，抑うつなどの精神状態によって変化する。統合失調症，うつ病，精神遅滞などでは，無表情を呈することが多い。アルコール中毒，認知症では，顔筋にしまりがなく，はれぼっ

たい感じの顔貌がみられることがある。

● **口調** 口調は，気分によって，多弁であったり，無口であったり，イライラした話し方であったりと，変化しやすい。不安があるときには，トーンの低いおとなしい話し方をすることもあれば，あわてた口調で興奮ぎみに話すときもある。怒りが強いときには，声をあらげ，攻撃的な口調になる。統合失調症の急性期には，不穏，興奮，情動不安定などがみられ，脈絡のない会話，支離滅裂，会話がなりたたないなどの状況がある。

● **態度・ふるまい** 態度，ふるまいは，落ち着いた態度なのか，活発な態度なのか，興奮した態度なのかなどを観察する。不安，恐怖，興奮，焦燥（しょうそう）などによって態度が変化し，ふるまいにも特徴がみられる。うつ病における緩慢な態度，統合失調症における無関心，奇異な，わざとらしい，いいかげんな，単調な態度などがある。

## 4 記憶

記憶とは，過去の情報を保持し，必要に応じてその利用を可能にする精神機能である。記憶には，①知覚した対象を心に刻みつけ（記銘（きめい）），②これを維持し（保持），③意識上で呼び出し（再生または追想），④それが記銘されたものと同じであると再認するという4つの段階がみられる。記憶障害には，記銘力障害・追想障害・再認障害がある。

**記銘力障害**は，とくに新しいできごとを覚える能力が障害された状態であり，数分前のできごとが記憶されていない。一方，保持・追想の能力は保たれているため，昔のできごとは比較的覚えている。意識障害や認知症で典型的にみとめられる。

**追想障害**には，過去のある特定の期間のことが追想できない**健忘**，追想が増進する**記憶増進**，追想が減退する**記憶減退**がある。健忘のなかでも，意識障害の発症より以前の期間にまでさかのぼって追想できない場合を**逆行性健忘**といい，頭部外傷や脳出血などでみられることが多い。意識回復後のある期間を追想できない場合は**前向性健忘**といい，心因性でみられることが多い。

**再認障害**には，現実の体験と追想された内容とが明らかに異なる**記憶錯誤**（さくご）がある。

## 5 知覚・思考

● **知覚** 知覚とは，感覚器官を通じて外界にあるものを意識し，その意味を知ることである。色や形などを意識し抽出することは感覚であり，それがなんであるかという意味づけをしてはじめて知覚となる。

知覚の異常には，単純な知覚異常と妄覚（感覚錯誤）がある。**知覚異常**は，知覚の低下，ピリピリ感やヒリヒリ感や灼熱感（しゃくねつ）といった神経感覚の異常がおもである。精神症状として問題になるのは**妄覚**で，錯覚と幻覚に分けられる。**錯覚**は実際にある対象を誤って知覚することで，**幻覚**は末梢感覚器官に異常がないにもかかわらず，実在しない対象を実在するかのように知覚する状態のことをいう。周囲の刺激に対して誤った反応をしていないか，刺激が

存在していないのにあるかのように反応していないかなどを観察する。

● **思考** 思考とは，言語を媒介として行われ，目標に向けて概念をつぎつぎと思い浮かべ，それらを論理的に整理・統合して，事実に即して分析し，問題解決をはかる精神活動のことである。思考内容に異常を生じた状態を**妄想**という。通常ではまったく危害を与えないような周囲のものごとに対して異常な恐怖心をおぼえたり，反対に当然あるべき反応を示さなかったりすることがある。刺激に対して特別な意味づけをしたり，曲解したりすることはないかなどを観察する。

救急では，幻覚・妄想状態の患者に出会う機会は少なくない。統合失調症の既往がある患者では精神病症状の再燃である可能性が高く，初回発症の幻覚・妄想では脳器質疾患などの可能性を疑う。

# 2 随伴症状の観察とアセスメント

## 1 身体症状

身体疾患による二次性脳障害や脳器質性疾患では，身体症状よりも精神症状のほうが前面に出ていることがある。この精神症状だけに目を奪われると，脳機能に影響を及ぼしている重大な身体疾患や器質的な脳疾患の存在を見落としてしまいかねない。したがって，精神的変調を主訴としている患者であっても，問診や身体所見をとりながら身体状況についても観察し，アセスメントすることが重要である。

精神症状に密接してあらわれやすい身体症状としては，**神経症状**がある。頭痛，めまい，吐きけ・嘔吐，視力障害，耳鳴，嚥下障害，言葉のもつれ，しびれ感，異常発汗，神経痛，四肢麻痺，不随意運動など，その症状はさまざまである。

大脳皮質の一部が限局して障害されると，その支配下にある身体機能，精神機能がそこなわれる。これを局所症状といい，失語，失行，失認や，瞳孔不同，共同偏視，片麻痺などを呈する。

精神運動興奮状態にある患者は，痛みを感じられず，外傷に気づけないことがある。開放創の観察と同時に非開放創の損傷や骨折の観察，また搬送までのエピソードに注意をはらう。

## 2 身辺の状態

服装，身だしなみ，清潔状態などを観察することで，みずからの身辺に対する注意力や日常生活行動の様子を推測することができる。精神障害がある場合は，乱れた服装，不自然な格好，不潔さなどがみとめられることも多い。

身辺状態の観察は，視覚的に，しかもさりげない観察が可能で，日ごろから入院患者などの日常生活行動に関心の高い看護師は，比較的容易にアセスメントすることが可能である。

## 3 対人関係

　救急時には，対人関係についてじっくり問診する時間はないが，精神状態を把握するには，患者のコミュニケーション能力，対人知覚，対人交流の様子，協調性などについて知ることも必要である。

　人と話し，人の言葉にきちんと耳を傾けられるのか，他人との付き合いはふつうに可能であるのか，人とトラブルばかりをおこしていないか，他人に対して否定的な感情のみを優先させていないか，他人と協調性があるかどうかなどを観察する。

## 4 生活状況と社会活動

　対人関係と同様に，救急時には患者の生活状況と社会活動の様子について問診する時間的な余裕はあまりない。しかし，精神の健康問題は，生活を送るうえでの困難として表面化することが多く，精神障害に陥ると，セルフケアレベルは低下する。そのため，精神症状の詳細について知るために，生活状況と社会活動の情報を聴取することも重要である。

　生活状況では，洗面，更衣，食事，排泄，入浴，睡眠などの日常生活行動が基本的にできているかどうか，あるいは，いままでできていたのに急にできなくなったことはないかなどについて，患者や家族に確認する。社会活動では，買い物，外出状況，仕事，近所との付き合いなどについて聞く。こうした状況を知ることによって，本人の生活態度，周囲に対する注意力，周囲からの孤立状態，自発性，根気強さ，社会性などを把握することができる。

**参考文献**

【A】周囲の状況確認と感染予防策
1. 小林寛伊編：エビデンスに基づいた感染制御第1集——基礎編，改訂2版．メヂカルフレンド社，2006.

【B】全身の概観の観察とアセスメント
1. 池上敬一：看護学生・若手看護師のための急変させない患者観察テクニック——小さな変化を見逃さない！　できる看護師のみかた・考え方．羊土社，2018.
2. 池上敬一・浅香えみ子編著：患者急変対応コース for nurse ガイドブック．中山書店，2008.
3. 清村紀子・工藤二郎編：根拠と急変対応からみたフィジカルアセスメント．医学書院，2014.
4. 日本救急看護学会監修：救急初療看護に活かすフィジカルアセスメント．へるす出版，2018.
5. 森村尚登ほか：緊急度判定の体系化——発症から根本治療まで．日本臨床救急医学会雑誌19(1)：60-65, 2016.

【C】緊急検査
1. 髙久史麿監修：臨床検査データブック 2023-2024. 医学書院，2023.
2. 日本臨床検査標準協議会・基準範囲共用化委員会編：日本における主要な臨床検査項目の共用基準範囲——解説と利用の手引き，20221001改訂版．(https://www.jccls.org/wp-content/uploads/2022/10/kijyunhani20221031.pdf)（参照 2023-11-20）.
3. 奈良信雄・和田隆志編：臨床検査(系統看護学講座　別巻)，第9版．医学書院，2023.

【D】脳・神経系
1. 田崎義昭・斎藤佳雄：ベッドサイドの神経の診かた，改訂第18版．南山堂，2016.
2. 田村晃ほか編：EBM に基づく脳神経疾患の基本治療指針，第4版．メジカルビュー社，2016.
3. 日本脳卒中学会脳卒中ガイドライン委員会編：脳卒中ガイドライン 2015. 協和企画，2015.
4. McNarry, A. F., Goldhill, D. R.：Simple bedside assessment of level of consciousness：comparison of two simple assessment scales with the Glasgow Coma scale. *Anaesthesia* 59(1)：34-37, 2004.
5. National Institutes of Health Stroke Scale. (www.strokecenter.org/)（参照 2017-11-20）.

【E】呼吸器系
1. 有岡宏子ほか日本語版監修：ベイツ診察法，第3版．メディカル・サイエンス・インターナショナル，2022.
2. 日本救急医学会監修：標準救急医学，第5版．医学書院，2014.
3. 日野原重明編：フィジカルアセスメント―ナースに必要な診断の知識と技術，第4版．医学書院，2006.
4. 山内豊明：フィジカルアセスメントガイドブック――目と手と耳でここまでわかる，第2版．医学書院，2011.

【F】循環器系
1. 有岡宏子ほか日本語版監修：ベイツ診察法，第3版．メディカル・サイエンス・インターナショナル，2022.
2. 日本救急医学会監修：標準救急医学，第5版．医学書院，2014.
3. 日本高血圧学会高血圧治療ガイドライン作成委員会：高血圧治療ガイドライン2019．ライフサイエンス出版，2019.
4. 日野原重明編：フィジカルアセスメント―ナースに必要な診断の知識と技術，第4版．医学書院，2006.
5. 山内豊明：フィジカルアセスメントガイドブック――目と手と耳でここまでわかる，第2版．医学書院，2011.
6. Ogawa, R.,et al.：A scoring for a quantitative evaluation of shock. *The Japanese Journal of Surgery* 12(2)：122-125, 1982.

【G】消化器系
1. 急性腹症診療ガイドライン出版委員会ほか編：急性腹症診療ガイドライン2015．医学書院，2015.
2. 南川雅子ほか：消化器(系統看護学講座　成人看護学5)，第15版．医学書院，2019.

【H】泌尿器・生殖器系
1. 大東貴志ほか：腎・泌尿器(系統看護学講座　成人看護学8)，第15版．医学書院，2019.
2. 清村紀子・工藤二郎編：根拠と急変対応からみたフィジカルアセスメント．医学書院，2014.
3. 末岡浩ほか：女性生殖器(系統看護学講座　成人看護学9)，第15版．医学書院，2019.
4. 並木幹夫監修：標準泌尿器科学，第10版．医学書院，2021.
5. 日本救急医学会監修：標準救急医学，第5版．医学書院，2014.

【I】筋・骨格系
1. 日本外傷学会外傷初期診療ガイドライン改訂第6版編集委員会編：外傷初期診療ガイドラインJATEC，改訂第6版．へるす出版，2021.
2. 日本救急医学会監修：標準救急医学，第5版．医学書院，2014.
3. 日本集中治療医学会J-PADガイドライン作成委員会：日本版・集中治療室における成人重症患者に対する痛み・不穏・せん妄管理のための臨床ガイドライン．日本集中治療医学会雑誌21(5)：539-579，2014.

【J】内分泌・代謝系
1. 吉岡成人ほか：内分泌・代謝(系統看護学講座　成人看護学6)，第15版．医学書院，2019.

【K】精神状態
1. 大熊輝雄原著：現代臨床精神医学，改訂第12版．金原出版，2013.
2. 加藤敏ほか編：現代精神医学事典．弘文堂，2011.

第 **5** 章

主要病態に対する
救急処置と看護

# A 心肺停止状態への対応

● **心肺蘇生法とは** **心肺蘇生法** cardio-pulmonary resuscitation（**CPR**）とは，心停止や呼吸停止の状態にある患者を救命するために行われる処置・治療である。心肺機能の回復だけでなく，脳の機能回復を強調する意味から，心肺脳蘇生法 cardio-pulmonary cerebral resuscitation（CPCR）という言葉もある。

● **救命の連鎖** 心肺蘇生の流れで重要なことは，倒れた人を発見した場合はすみやかに応援を要請し，胸骨圧迫を施しながら自動体外式除細動器（AED）による除細動を実施すること，そして一刻も早い二次救命処置が実施されることである。この流れを**救命の連鎖**（●20ページ，図1-4）という。

● **一次救命処置と二次救命処置** 心肺蘇生法には，専門的な器具・薬品などを用いずに行う**一次救命処置** basic life support（**BLS**）と，器具や薬品を用いて行う**二次救命処置** advanced life support（**ALS**）がある。二次救命処置は，医師や看護師の医療チームが連携して心肺蘇生を実施する。

　一次救命処置には，一般市民が行う一次救命処置と，医療従事者や救急隊員など心肺蘇生の訓練を十分に受けた者が行う一次救命処置がある。

## 1 一次救命処置（BLS）

● **必要物品** 一次救命処置に必要なものとして，①救急カート，②ポケットマスクまたはバッグバルブマスク，③除細動器（または AED），④酸素流量計，⑤吸引器，⑥背板，⑦パルスオキシメータを準備する（●図5-1）。

### ◆ 状況の確認

　倒れた人を発見したら，周囲の安全を確認する。とくに医療施設外では，

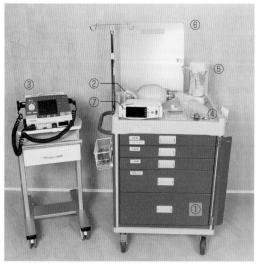

①救急カート
　注射器や薬品，挿管用具など救急時に必要なものがセットされている。
②バッグバルブマスク
③モニターつき除細動器
　（AEDは●189ページ，図5-12）
④酸素流量計
⑤吸引器
⑥背板
⑦パルスオキシメータ

●**図 5-1 救急処置物品一式**

車の往来がある場所や煙がたちこめている災害現場などもあり，そうした場での二次災害を防ぐため，警察や消防など専門職の協力を求めるなどして救助者の安全を優先する。また，施設内であっても，トイレや風呂場など，倒れている場所によっては安全に蘇生を開始できるかを判断する必要がある。

● **感染防護策**　医療施設外での心肺蘇生は，傷病者に危険な感染症があることがわかっていたり，血液で汚染されている場合を除き感染防護具は必要ないが，可能であれば感染防護具を使用することが望ましい。施設内の心肺蘇生では，ガウンや手袋などを用い，スタンダードプリコーション（標準予防策）に準じて対応する。

#### ◆ 反応の評価

傷病者または患者を発見したら，やさしく肩をたたくなどの刺激を与えながら「だいじょうぶですか」など大声で声をかけて意識を確認する。目を開けるなどの反応や患者の意識が戻ったときには不意な行動をとることもあるので，そのことを念頭において対応する。反応がない，または傷病者が痙攣中であるなど反応の有無について判断に迷う場合は，▶図 5-2 の手順にそって一次救命処置を行う❶。

▶MOVIE
❶一次救命処置（医療者用）

#### ◆ 通報

医療施設外であれば，大声で叫び応援を要請する。この場合，119 番通報を依頼するとともに，自動体外式除細動器（AED）を持ってきてもらうよう依頼する。周囲に人がいない場合には，電話をスピーカー設定にして 119 番通報を行う。

施設内であれば，ナースコール，あるいはコードブルーなど，施設で取り決められた通報手段によって，応援を要請する。その場合，救急カート，除細動器または AED を依頼し，担当医師にも連絡する。昨今では院内迅速対応システム rapid response system（RRS，▶86 ページ）により，救急蘇生の専門家チームを要請することが優先される場合もある。また，心停止など急変にいたる原因検索を行うために，患者の診療カルテなど，なにが必要かを確実に伝える。患者に正常な呼吸か確実な脈拍がある場合は，回復体位（▶図 5-3）をとり，応援を待つ。

#### ◆ 心停止の判断

● **呼吸の評価**　胸と腹部の動きに注視して，正常な呼吸の有無を観察する。正常な呼吸であるかは，救助者の顔を傷病者の胸に近づけて，胸部と腹部の動きを観察することで判断する。このとき，下顎があえぐような動きは**死戦期呼吸**❷といい，呼吸停止の状態として評価する。

● **脈拍の評価**　心肺蘇生の訓練を受けた医療従事者は，呼吸の評価と同時に頸動脈の触知を行う。頸動脈の触知は，呼吸の評価とともに 10 秒以内に行うことが求められる。気管中央部より外側に 2 横指ほど指をずらしていくと脈拍が触知できるが，ショック状態や心停止では触れることができない。

▶MOVIE
❷死戦期呼吸

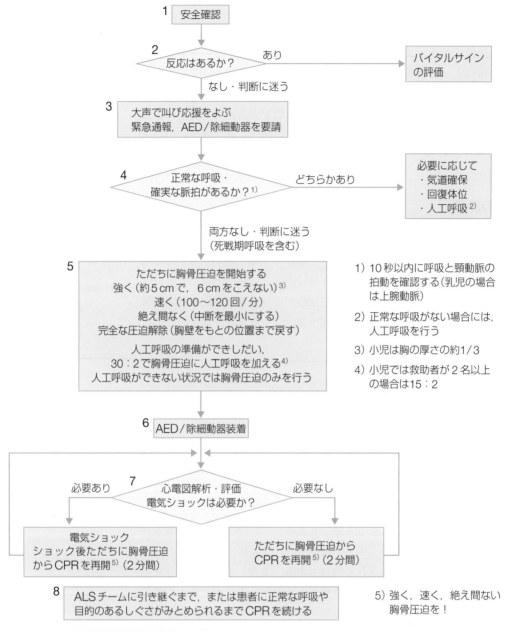

1　安全確認

2　反応はあるか？　→ あり →　バイタルサイン
　　　　　　　　　　　　　　　　　　の評価

↓ なし・判断に迷う

3　大声で叫び応援をよぶ
　　緊急通報，AED／除細動器を要請

4　正常な呼吸・
　　確実な脈拍があるか？[1]　→ どちらかあり →　必要に応じて
　　　　　　　　　　　　　　　　　　　　　　　　・気道確保
　　　　　　　　　　　　　　　　　　　　　　　　・回復体位
　　　　　　　　　　　　　　　　　　　　　　　　・人工呼吸[2]

↓ 両方なし・判断に迷う
　（死戦期呼吸を含む）

5　ただちに胸骨圧迫を開始する
　　強く（約 5 cm で，6 cm をこえない）[3]
　　速く（100〜120 回／分）
　　絶え間なく（中断を最小にする）
　　完全な圧迫解除（胸壁をもとの位置まで戻す）

　　人工呼吸の準備ができしだい，
　　30：2 で胸骨圧迫に人工呼吸を加える[4]
　　人工呼吸ができない状況では胸骨圧迫のみを行う

6　AED／除細動器装着

7　心電図解析・評価
　　電気ショックは必要か？

必要あり ←　　　　　　　→ 必要なし

電気ショック
ショック後ただちに胸骨圧迫
から CPR を再開[5]（2 分間）

ただちに胸骨圧迫から
CPR を再開[5]（2 分間）

8　ALS チームに引き継ぐまで，または患者に正常な呼吸や
　　目的のあるしぐさがみとめられるまで CPR を続ける

1）10 秒以内に呼吸と頸動脈の
　　拍動を確認する（乳児の場合
　　は上腕動脈）

2）正常な呼吸がない場合には，
　　人工呼吸を行う

3）小児は胸の厚さの約 1／3

4）小児では救助者が 2 名以上
　　の場合は 15：2

5）強く，速く，絶え間ない
　　胸骨圧迫を！

> **図 5-2　一次救命処置（医療者用）の手順**
（日本蘇生協議会監修：JRC 蘇生ガイドライン 2020. p.51，医学書院，2021 による）

また，訓練を受けた医療従事者でも容易に確認できないことから，心停止の判断は呼吸の評価を優先する。

## 1 気道確保 airway

● **頭部後屈顎先挙上法**　意識がないと，咽喉頭の筋肉は弛緩し，舌根が沈下して舌で気道をふさいでしまうことがある。また，とくに高齢者は，異物によって気道閉塞をおこすことがある。このような気道閉塞を防ぐために，頭部を後屈させ顎先（あごさき）を上げる（**頭部後屈顎先挙上法**（きょじょう），●図 5-4）。この手技に

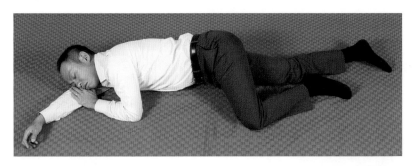

◉**図5-3　回復体位**
舌根沈下や吐物などの誤嚥を避けるための体位。側臥位にし，上側の下肢は膝を軽く
曲げて前方に出し，安定させる。上側の上肢は顔の下になるようにしておくとよい。

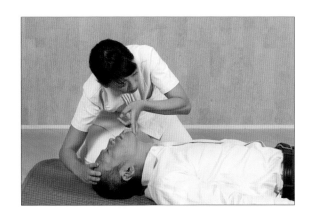

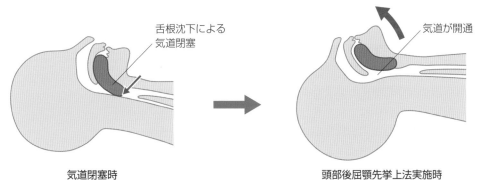

| 気道閉塞時 | 頭部後屈顎先挙上法実施時 |

◉**図5-4　頭部後屈顎先挙上法による気道確保**
傷病者の前額部に片方の手を置き，反対の手の2本の指を顎の下に置いて上方に挙上し，頭部を後屈
させることにより舌根部を喉の後壁から離し，気道を確保する。

よって舌根部をのどの後壁から離し，気道を開通させることができる。具体
的には，傷病者（患者）の前額部に片方の手を置き，頭部をやさしく後屈させ
ていき，それと同時に反対の手の2本の指を顎の下に置いて上方に挙上させ
る。
● **下顎挙上法**　気道確保の基本は頭部後屈顎先挙上法であるが，訓練を受
けた者は，必要に応じて**下顎挙上法**による気道確保を行う。下顎挙上法は，
傷病者の頭部側から行う。両手を傷病者の顔の両横に置き，指先で下顎骨を

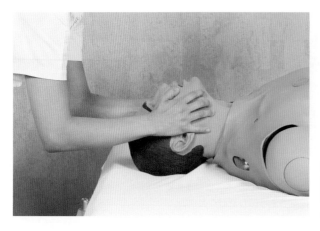

◖**図 5-5　下顎挙上法**
傷病者の頭部上方にまわり，両手を傷病者の顔の両横に置いて指先で下顎骨をつかみ，前方に持ち上げる。

つかんで前方に持ち上げることで，気道を確保する（◖図 5-5）。

## 2 胸骨圧迫 circulation

　傷病者の意識の確認を行い，呼吸がなく（または死戦期呼吸）確実な脈拍もないと判断した場合には，すみやかに胸骨圧迫を開始する。判断に迷う場合も，ただちに胸骨圧迫にうつる。胸骨圧迫は，胸骨を脊柱に向け圧迫し，その圧迫を解除することで胸腔内に周期的な圧変化を生じさせ，血液を全身に循環させることを目的としている。

●**部位**　胸骨の下半分（胸の真ん中）に片方の手掌（手根部）を胸骨と平行にあて，その上に反対側の手をのせて手を組む（◖図 5-6）。

●**圧迫方法**　術者の肩が手掌の真上にくるように垂直に位置し，術者の体重をのせて，胸骨が約 5 cm 圧迫されるように強く押すが，6 cm をこえないようにする。急激に胸骨を圧迫するのではなく，規則正しく中断せずに実施する。そして圧迫を完全に開放し，胸郭をもとの位置に戻す（◖図 5-7）。胸骨の圧迫は，同時に適切な圧迫解除も必要である。胸骨を圧迫しても十分に解除しなければ，静脈還流の減少につながり，冠・脳血流も期待されるものにはならない。実施時は，適切な圧迫部位からずれないように，胸骨上から手を離さないようにする。施設内のベッド上で胸骨圧迫を行う場合は背板の使用を考慮するが，それによる胸骨圧迫の開始の遅れや胸骨圧迫の中断は最小限にする。

●**圧迫の速度・回数**　胸骨圧迫はすばやく開始し，確実な手技で継続的に圧迫する必要がある。調律は，**1 分間に 100～120 回**とする。1 人法，2 人法ともかわりなく，1 分間に 100～120 回の速さで **30 回**行う。

●**胸骨圧迫の交代**　胸骨の圧迫は，できるだけ同じ早さと力で継続しなければその質は保てない。1 分間に 100～120 回以上の速さで 30 回の胸骨圧迫と 2 回の人工呼吸を計 5 サイクル繰り返すと約 2 分の時間を要すが，これを交代の目安に，できる限り次の者と交代する。ただし交代時の胸骨圧迫の停止は最小限となるようにする。

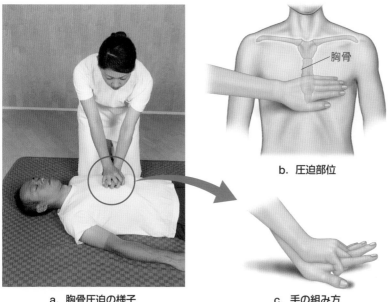

a. 胸骨圧迫の様子

b. 圧迫部位

c. 手の組み方

◗**図 5-6 胸骨圧迫**

①胸骨の下半分(胸の真ん中)に片方の手掌(手根部)をあて(b)，その上に反対側の手をのせて組む，または重ねる(c)。

②術者の肩が手掌の真上にくるように垂直に位置させ，体重をのせて，胸骨が約 5 cm(ただし 6 cm をこえないで)圧迫されるように強く押す。

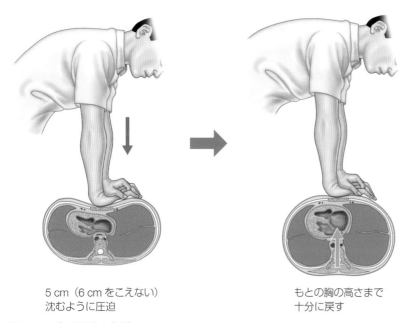

5 cm（6 cm をこえない）沈むように圧迫

もとの胸の高さまで十分に戻す

◗**図 5-7 胸骨圧迫と解除**

## 3 人工呼吸 breathing

　人工呼吸に用いるデバイス(器具)は，人工呼吸用フェイスシールドやポケットマスク，バッグバルブマスクなどが代表的なものである(◗図 5-8)。

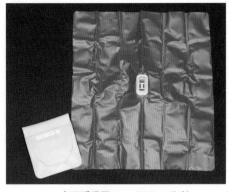

a.　人工呼吸用フェイスシールド

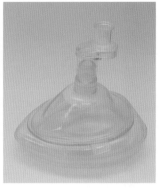

b.　ポケットマスク

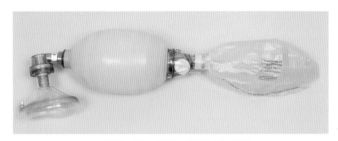

c.　リザーバつきバッグバルブマスク

◉**図5-8　人工呼吸のデバイス**

医療施設外において傷病者からの感染の危険性はまれであるが，人工呼吸を行うことに抵抗がある場合には胸骨圧迫のみを継続してもかまわない。ただし，窒息，溺水（できすい），気道閉塞，目撃がない心肺停止，遷延（せんえん）する心肺停止状態，あるいは小児の心肺停止では，人工呼吸を組み合わせた心肺蘇生を実施することが望ましく，人工呼吸のデバイスが届きしだい実施する。

● **人工呼吸の方法**　人工呼吸の実施には，確実な気道確保を行う必要があり，救助者が2名いることが望ましい。気道確保や人工呼吸に時間を要する，または物品がない場合には，胸骨圧迫のみを継続してもかまわない。

● **呼吸回数**　人工呼吸は，胸骨圧迫を30回実施したのち，人工呼吸を**2回**行う。

● **1回の換気量**　傷病者の胸が挙上する程度の換気を，1秒くらいで行う。空気の流入量が多すぎると食道から胃内に流入し，胃部が膨満して嘔吐を生じるなどの合併症につながる。

● **フェイスシールド法**　この方法は，頭部後屈顎先挙上法によって行う。傷病者の顔を人工呼吸用フェイスシールドでおおい，一方の手で前額部を押さえて頭部を後屈させ，もう一方の手の母指と示指で鼻をつまむ。救助者は大きく口を開けて傷病者の口を完全におおい，傷病者の胸が上がる程度に息を吹き込む。呼気を1回吹き込んだあと，傷病者の胸が軽くふくらまなかった場合は，2回目の吹き込みをする前に，もう一度頭部後屈顎先挙上法によって気道確保を行う。人工呼吸用フェイスシールドは，AEDボックスの中に入っていることが多い。

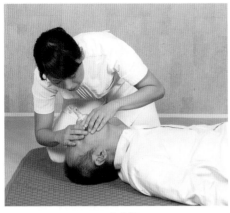

a. 1人法

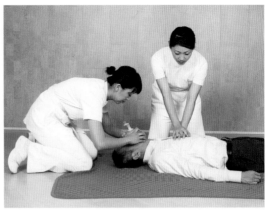

b. 2人法

◉**図 5-9　ポケットマスク法人工呼吸**
1人法では傷病者の横に，2人法では傷病者の頭側に位置し，マスクを十分に密着させて行う。

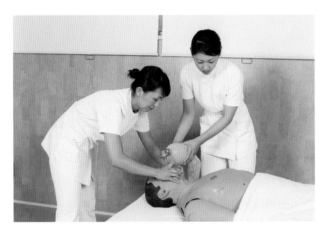

◉**図 5-10　バッグバルブマスク法人工呼吸**
1人が両手を使って傷病者の顔面にマスクを密着
させ，もう1人がバッグを操作する。

● **ポケットマスク法**　ポケットマスクを使用すれば，救助者が1人でも効果的な換気を行うことができる。救助者が1人の場合は，傷病者の横に位置し，頭部後屈顎先挙上法を行いながら，マスクを傷病者の鼻と口をおおうように置く。前額部にあてた手でマスクの先端を押さえ，下顎側の手はマスクの口もと先端を押さえ，十分に密着させる（◉図5-9-a）。
　第2の救助者があらわれたら，側面から頭側に移動し，マスクを傷病者の顔に置く。両手の母指側でマスクの両サイドに圧迫を加え，傷病者の鼻と口をおおうよう密着させる（◉図5-9-b）。
● **バッグバルブマスク法**　この方法は，2人で行うことが望ましい。1人の救助者が下顎挙上法で両手を使って顔面にマスクを密着させ，もう1人がバッグを操作する（◉図5-10）。

### 4　除細動 defibrillation

　除細動の目的は，**心室細動** ventricular fibrillation（**VF**，◉図5-11-a）や**無脈性心室頻拍** pulseless ventricular tachycardia（**pulseless VT**，◉図5-11-b）のよう

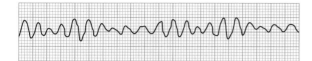

基線がなく，規則
性もまったく見ら
れない。

a. 心室細動（VF）

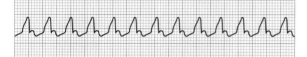

QRS の間隔が幅広
になる。間隔は規
則的。

b. 無脈性心室頻拍（pulseless VT）

◉**図 5-11　致死性の不整脈**

な心筋の無秩序な収縮に対し，必要最小限の電流を流すことにより，規則正
しい心臓の収縮運動を生じさせることである。

### ◆ AED

　**自動体外式除細動器** automated external defibrillator（**AED**，◉図 5-12）は，傷
病者の身体にパッドを装着したのち，数秒間で自動的に心電図を解析し，心
室細動または無脈性心室頻拍であれば除細動の指示を音声でアナウンスする。
それぞれの動作が自動化されているため施術者は医師である必要はなく，看
護師でも実施できる。AED は駅や空港などの公共機関やスポーツ競技場に
も設置され，広く一般市民でも使用できるようになっている。

　心停止直後の多くは，心室細動や無脈性心室頻拍の場合も多く，できるだ
け早期の AED 実施を必要とする。しかし，心室細動に対しては AED を施
しても効果をみとめない場合がある。心停止状態の傷病者に対する一次救命
処置の基本は質のよい胸骨圧迫を継続することであり，AED の準備時にも
可能な限り胸骨圧迫は中断しない。

● **AED 実施手順**　AED の電源を入れると，ほとんどの製品で 100 回のリ
ズムで胸骨圧迫を指示する。以降は AED 音声に従う。

　①電極パッドとケーブルが接続されていることを確認し，電極パッドを胸
骨右縁上方と左乳頭下部に装着する（◉図 5-12-b）。

　②傷病者から離れ，心電図の解析を行わせ，除細動の適応とされればメッ
セージに従ってショック（通電）ボタンを押す。このとき，周囲の人々に患者
から離れることを告げ，人が触れていないことを十分に確認する。

　③除細動の適応なしとのメッセージがあった場合は，ただちに胸骨圧迫を
再開する。

● **AED 実施時の注意事項**

• 地面がぬれている程度はかまわないが，胸の上がぬれている場合には十分
　にふきとる。

• 胸毛が多い傷病者であれば，脱毛テープなどで除去する。AED ボックス
　には，衣類を裁断するためのはさみ，除毛するための脱毛テープや，ぬれ

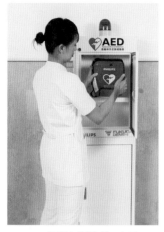

**a. AEDと収納ボックス**
AED 収納ボックスから AED を取り出しているところ。

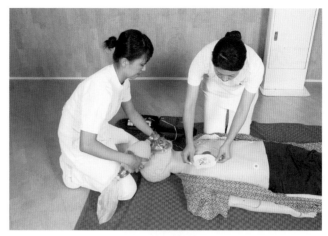

**b. AED実施**
音声指示に従い、電極パッドを装着する。

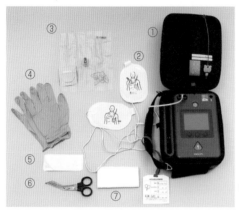

**c. AEDと付属の救急セット**
①AED 本体，②電極パッド，③人工呼吸用フェイスシールド，④手袋，⑤脱毛テープ，⑥はさみ，⑦ガーゼ

▶図 5-12　自動体外式除細動器（AED）

MOVIE

た身体の水分をふきとるためのガーゼが設置されたボックスもある（▶図5-12-c）。

- 皮膚に貼布されている貼布薬の有無を確認する。貼布されている場合は，心臓への通電効果が遮断されたり，熱傷をおこす危険性があるため除去する。
- ペースメーカーや埋め込み型除細動器 implantable cardioverter defibrillator（ICD）の埋め込みを確認する。埋め込みが確認された場合には，膨隆した位置から離して電極パッドをはる。
- 小児用電極パッド（未就学の小児のためのもので，電流を減衰させる部品がついている）は，成人には熱傷の危険を伴うので使用すべきではない。

● **二次救命処置への継続**　心肺蘇生中の胸骨圧迫は，心拍が再開する，または二次救命処置チームが到着し，救急処置が実施されるまで中断されることなく継続しなければならない。なお，循環や呼吸が安定したら，気道確保をした状態で応援の到着を待つ。意識が戻った場合も，急な容態変化に対応

するため電極パッドは装着した状態とする。

# 2 二次救命処置（ALS）

　心肺停止症例では，すみやかな一次救命処置の実施がその後の回復に結びつくが，同時に医師やその他の医療従事者の協力による二次救命処置にいかにすみやかに移行できるかも重要である。二次救命処置では，静脈路を確保して強心薬などを投与したり，心肺停止の原因を追及し，その原因に即した治療を実施していくことが特徴であるが，最近では蘇生後の管理も重要視されている。二次救命処置の流れを，◉図5-13に示す❶。

●**蘇生チームへの引き継ぎ**　二次救命処置を行う蘇生チームが到着したら，それまでの疲労も考慮して，できるだけすみやかに引き継ぐ。その際，心肺停止にいたるまでの経緯や状況を，蘇生チームに引き継ぐ必要がある。院内急変の場合は，患者の年齢や性別，疾患名，急変にいたるまでの状態につい

▶MOVIE
❶二次救命処置（ALS）

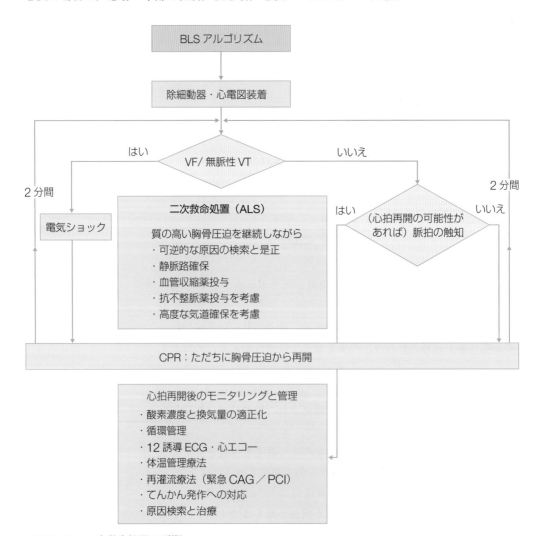

◉図5-13　二次救命処置の手順
（日本蘇生協議会監修：JRC蘇生ガイドライン2020．p.50，医学書院，2021による）

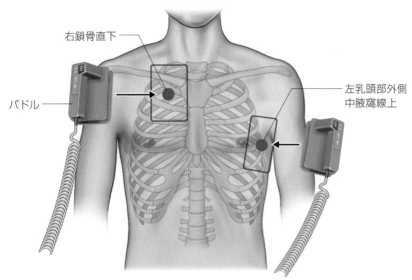

右鎖骨直下

パドル

左乳頭部外側
中腋窩線上

▶**図 5-14　直流除細動**

ては，看護師が最もよく把握していることが多い。

● **モニター心電図**　医療施設内での心肺蘇生であれば，モニター心電図の装着は一次救命処置の除細動の実施前に行われてもよい。モニター心電図の装着がまだであれば，二次救命処置に移行したこの段階ですみやかに装着する（具体的な手順については，▶341 ページ，第6章I「心電図モニター」）。しかし，この場合も胸骨圧迫は中止してはいけない。

● **直流除細動器**　除細動の目的は前項で述べたとおりであるが，二次救命処置に進み，医師を含む医療チームによる蘇生時には直流除細動器が使用される。

　直流除細動器には，単相性と二相性がある。二相性は単相性に比べて低いエネルギーで除細動の成功率が高く，二相性の除細動時のエネルギーは機種による違いはあるが120〜200J，単相性では360Jでほぼ2倍であるため，使用する除細動器が単相性か二相性のいずれであるかを把握しておく必要がある。

　使用方法は次のとおりである。

①除細動器の電源を入れる。

②医師の指示により必要なエネルギーレベルを選択する。

③エネルギーを充電する。

④除細動パドルを胸壁に押しあてる。AEDと同様に，右鎖骨直下および左乳頭部外側の中腋窩線上に配置する（▶図5-14）。ペースメーカーやICDの埋め込みがある場合には少なくとも2.5 cm離した位置に設置する。除細動パドルが身体に接触する部位の熱傷を予防する目的で，専用の除細動パッドを準備するか，除細動パドルに専用のペーストを塗る。

⑤患者に誰も接触していないことを確認する。

⑥酸素投与を一時的に中止する。

⑦放電スイッチを押し，心拍が再開しなければ，ただちに胸骨圧迫を再開する。

## 1 原因の検索と治療

　二次救命処置では，質の高い胸骨圧迫を継続しながら心肺停止をまねいた原因を鑑別し，それに即した治療を行う。血液一般検査や動脈血液ガス分析も必要であるが，院内急変であれば患者の病態を知るために診療カルテなどの記録物も参考にしなければならない。また，主治医・担当看護師などから情報を収集し，原因を追究する必要がある。原因疾患を早期に鑑別でき心肺蘇生法を継続できるか否かが，予後を左右する。

## 2 静脈路の確保と薬剤投与

　心肺蘇生時に薬剤を投与する場合は，できるだけ早く確実に穿刺ができる正中皮静脈などの**末梢静脈路**を確保する必要がある（◉333ページ，第6章G「血管確保」）。心肺停止時には，筋肉内注射・皮下注射は効果発現が遅く，期待できない。

　薬剤投与は，循環動態の維持，主要臓器・組織の機能維持，不整脈の治療などを目的として行われる。ここでは代表的な救急医薬品のみを取り上げる。

● **血管収縮薬の投与**　末梢静脈路が確保されたら，血管収縮薬であるアドレナリン1回1mgを3〜5分間隔ごとに静脈内投与する。

● **抗不整脈薬の投与**　難治性の心室細動（VF）または無脈性心室頻拍（pulseless VT）には，抗不整脈薬の投与が考慮される。除細動を施しても再開しない難治性の心室細動および無脈性心室頻拍に対しては，アミオダロン塩酸塩（300mgを静脈内投与）が考慮される。リドカイン塩酸塩（1.0〜1.5mg/kgを静脈内投与）やニフェカラント塩酸塩（0.3mg/kgを静脈内投与）も抗不整脈薬としては代表的なものであるが，アミオダロン塩酸塩が使用できない場合に使用されることが多い。

## 3 気管挿管・気道確保

　以前は，医師や蘇生チームが患者急変場面に到着し，一次救命処置より二次救命処置に移行したら，すみやかに気管挿管が試みられていた。しかし，患者急変時の気管挿管は慣れた医師でも実施困難で，食道挿管など高いリスクがあるうえに，その実施に長い時間を要し胸骨圧迫の時間を短縮させる原因となっていた。

　そのため，医療施設外などでの気管挿管を実施するためには，気管挿管の実施とそれを確認するための環境を十分に整えておく必要がある。準備が不十分または気管挿管が困難であれば，確実なバッグバルブマスク法人工呼吸を継続する。

● **気管挿管の必要物品**　気管挿管時の必要物品は，次のとおりである（◉図5-15）。①喉頭鏡，②気管チューブ，③スタイレット（気管挿管時に気管チューブを挿入する際のガイドワイヤーとなるもの），④吸引チューブと吸

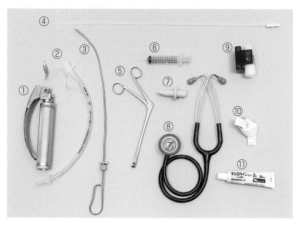

①喉頭鏡
②気管チューブ
③スタイレット
④吸引チューブ
⑤マギール鉗子
⑥カフ用シリンジ
⑦バイトブロック
⑧聴診器
⑨カプノメータ
⑩絆創膏
⑪リドカイン塩酸塩
　（キシロカイン® ゼ
　リー）

▶図 5-15　気管挿管セット

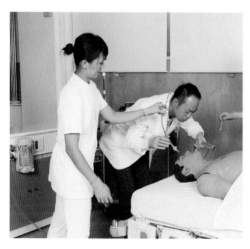

▶図 5-16　気管挿管の介助
医師は必ず左手に喉頭鏡を持ち右手で挿管するので，看護師は右側に立ち，適切なタイミングで気管チューブを渡せるよう介助する。

引器，⑤マギール鉗子，⑥カフ用シリンジ，⑦バイトブロック，⑧聴診器，⑨呼気二酸化炭素濃度モニター（カプノメータ）または食道挿管検知器（エアウェイチェッカー），⑩絆創膏，⑪リドカイン塩酸塩（キシロカイン® ゼリーなど）または潤滑ゼリー。

● 気管挿管時の看護

• 咽頭貯留物が視野を防げて気管挿管が困難であることが多いため，口腔内吸引を十分行う。

• 歯牙損傷を防ぐために義歯を外す。

• バッグバルブマスク法人工呼吸を行いながら，$SpO_2$ の安定値（98〜100％）を確認する。

• 気管チューブが挿入される時，介助にあたる看護師は術者の右側に位置することが望ましい（▶図 5-16）。

• 気管チューブを挿入後，食道挿管を否定するために，胃上部を聴診する。さらに左右の呼吸音を確認し，片肺挿管の有無を確認する。

• 呼気二酸化炭素濃度モニター（カプノメータ）を装着し，患者の呼気に対する呼気終末二酸化炭素分圧（$ETCO_2$）の値を確認する[1]。

NOTE
[1] $ETCO_2$ は気管挿管が正しく実施されていることを評価するもので，食道挿管であれば呼気中の二酸化炭素濃度が反映されないため，著しく低い値となる。

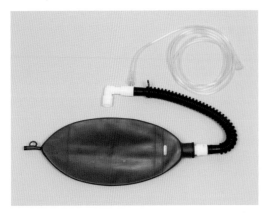

○**図5-17　ジャクソン=リース回路**
気管挿管を通じての人工呼吸の際に，気管チューブに接続して用いられる。

・気管挿管後，チューブを確実に固定する。固定の目安は，男性では口角までで22～23 cm，女性では口角までで20～21 cmである。

● **気管チューブを通じての人工呼吸**　チューブが固定されたら，リザーバつきバッグバルブマスクやジャクソン=リース回路（○図5-17）を用いて，100%濃度10 L/分酸素投与で人工呼吸を実施する。気管チューブを通じての人工呼吸は，胸骨圧迫と非同期で行われるが，人工呼吸が過剰とならないよう10回/分程度とする❶。

▷MOVIE
❶非同期の胸骨圧迫と人工呼吸

# 3　小児の心肺蘇生

　小児の定義はいくつかあるが，本項では，1歳未満を乳児，1歳以上思春期ころまでを小児とする。小児が心肺停止状態に陥る原因は，乳幼児突然死症候群 sudden infant death syndrome（SIDS），溺水，窒息などの不慮の事故が多い。そのため，小児では低酸素血症に伴う呼吸停止から心停止に陥る場合が多い。いずれの場合も，確実な脈拍がなく，呼吸をしていないか死戦期呼吸である，または判断に迷う場合は胸骨圧迫を実施する。成人と小児・乳児の心肺蘇生法の比較を○表5-1に示す。

## 1　気道確保

　気道確保の方法は，成人と同じく頭部後屈顎先挙上法により実施する。このとき，顎の下の軟骨部組織を押すと気道をふさいでしまうため，顎先挙上時には下顎骨の出た部分に指をあてるようにする。外傷の場合には，下顎挙上法により気道を確保する。

## 2　胸骨圧迫

　小児の胸骨圧迫は，**片手による胸骨圧迫**を行う。圧迫の位置は胸部の中央に手掌のつけ根部分を置き，患児の胸部に対し垂直になるように腕をまっすぐのばして，**胸郭が1/3ほど沈むまで圧迫する**（○図5-18）。新生児から乳児では，同様の部分を指2本で圧迫するが，救助者が2名の場合には**胸郭を両母指で包み込み圧迫する方法**で実施する（○図5-19）。胸骨の圧迫回数は，す

◉表 5-1　成人・小児・乳児の心肺蘇生法の比較

| | 成人 | 小児 | 乳児 |
|---|---|---|---|
| 心停止の認識 | 呼吸をしていないか，正常な呼吸をしていない(死戦期呼吸) | 呼吸をしていないか死戦期呼吸のみ | |
| | 10 秒以内に脈拍を触知できない | | |
| 胸骨圧迫のテンポ | 100〜120 回/分 | | |
| 圧迫の深さ | 約 5 cm (ただし 6 cm をこえない) | 前後径の 1/3 以上 | |
| 気道確保 | 頭部後屈顎先挙上法(外傷が疑われる場合には下顎挙上法) | | |
| 胸骨圧迫と人工呼吸の比率 | 30：2 | 30：2(救助者 1 人) | 15：2(救助者 2 人) |
| 除細動 | AED が入手可能であればできるだけ迅速に装着して使用する。ショック前後の胸骨圧迫の中断を最小限とし，ショック後ただちに胸骨圧迫を再開する。 | | |

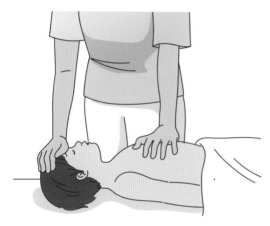

◉**図 5-18　小児の胸骨圧迫**
1 歳以上の小児の場合，胸の中央に手掌のつけ根を置き，患児の胸部に対して垂直になるように腕をまっすぐにのばして，胸部の 1/3 ほど沈むまで圧迫する。

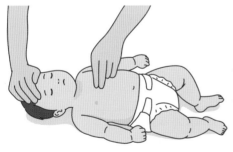

**a. 2本の指による胸骨圧迫法**
2 本の指を胸の中央にあてる。胸郭の 1/3 程度沈むよう圧迫する。新生児や乳児に対し 1 人で行う際にはこの方法が推奨される。

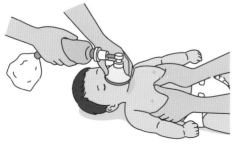

**b. 両母指圧迫法**
胸の中央に両母指を対称にあて，患児の胸部全体を手でおおうようにして支える。胸郭の 1/3 程度沈むよう，両母指で圧迫する。
新生児や乳児に対し，医療従事者が 2 人で行う場合に推奨される方法である。

◉**図 5-19　新生児・乳児の胸骨圧迫**

べて 1 分間に 100〜120 回である。

## 3 人工呼吸

　小児の場合には，口対口人工呼吸であるが，乳児の場合には口対鼻人工呼吸を行う。医療従事者が行うバッグバルブマスク換気では，適切なサイズのマスクを選ぶ必要がある。マスクは，口と鼻を完全におおえるサイズのものが望ましいが，大きすぎないものを用いる。

　人工呼吸の回数は，救助者が 1 人の場合は，胸骨圧迫を 30 回に対し人工呼吸を 2 回行うが，救助者が 2 人の場合には，胸骨圧迫 15 回に対し人工呼吸を 2 回行う。また，気管挿管など，高度な気道確保器具による人工呼吸を行う場合は，1 分間に約 10 回の人工呼吸を行う。1 回あたりの人工呼吸は 1 秒程度で，胸部の上昇を目視する。

## 4 小児および乳児の除細動

AED の機種によって機能は異なるが，小児用エネルギー減衰システムに切りかえて使用する。この機能がない機種に関しては，通常のエネルギーで実施してもよい。小児用電極パッドが付属している機種もある。小児用電極パッドの対象は，未就学児(おおよそ 6 歳)までである。

# B　意識障害への対応

　意識障害は，救急領域のあらゆる病態に関連しておこりうる症状である。意識障害の程度は患者の重症度や緊急性を反映することが多く，適切な救命処置・治療が迅速に進められることは，救急看護において重要な点である。

## a 意識障害とは

### 1 意識障害の定義

●**意識とは**　意識については，哲学・心理学などの学問分野で定義がなされており，さまざまな意味合いがある。臨床においては，「意識がある」とは「覚醒して(目覚めて)おり，自己と周囲の状況がわかっている状態」と定義できる。つまり，意識がある人は，周囲でなにがおこっているか認識し，周囲に注意をはらうことができるのである。

●**意識内容の評価**　意識障害のある患者に対応する場合には，覚醒の有無に加えて意識内容についての評価が重要である。意識内容には，**見当識**，**判断力**，**注意力**や**記憶力**などがあり，見当識の評価には，名前・生年月日・日付・場所などの質問や，簡単な指示に応じるなど合目的的な運動があり，やみくもに空(くう)をつかむような不可解な行為がないかをみる。

　救急領域において意識障害のある患者をみるときには，最初に生命維持の危機に直面している意識レベル(GCS 8 点以下，JCS Ⅱ-30 以上)でないこと

◯表 5-2　意識障害の原因

| 一次性意識障害：脳自体の障害で生じる意識障害 |
| --- |
| 脳の特定部位の異常：外傷，脳腫瘍，脳血管疾患など |
| 脳全体の異常：脳炎，髄膜炎，中枢神経感染症，てんかんなど |
| **二次性意識障害：脳以外の病態が原因で生じる意識障害** |
| 循環障害，呼吸障害(低酸素血症，高二酸化炭素血症)，感染症，敗血症，内分泌・代謝異常，電解質異常など |

を判別することが重要である。また，観察開始時は注意をはらうべき意識レベルでなくても，時間経過とともに意識レベルの低下が進行していないかに注意する。とくに GCS で 2 ポイント以上の低下がみられた場合には緊急対応が必要となる。

### 2　意識障害をきたす要因と疾患

　意識障害は，広範な大脳皮質障害や脳幹網様体・視床下部の障害によりおこる。その原因は，脳自体の異常によるもの(**一次性意識障害**)と，代謝異常などのように脳への間接的障害によるもの(**二次性意識障害**)に分けることができる(◯表 5-2)。

　意識障害の原因をさぐるためには，バイタルサインの変化や局所神経症状の観察のほか，発症の状況や既往歴などの情報，検査データが有用となる(◯表 5-3)。救急領域では，意識障害の原因を網羅的に鑑別するために，カーペンター分類(日本では AIUEOTIPS〔アイウエオチップス〕ともよばれる)が用いられる(◯表 5-4)。

　意識障害のほかに瞳孔異常や片麻痺などの局所症状が強くみられる場合，頭蓋内の病変や器質的異常が疑われる。しかし，低血糖による意識障害などの機能的異常でも，発症初期に片麻痺の所見がみられることもあり，局所症状だけでの頭蓋内病変との判断は避ける必要がある。

## b　意識障害時の救急処置と検査

### 1　意識障害時の救急処置

#### ▮ 生命徴候

　意識レベルの判定には，**グラスゴー-コーマ-スケール(GCS)** や**ジャパン-コーマ-スケール(JCS)** が用いられる(◯132 ページ)。意識障害のなかで最も重症なレベルは，GCS では合計 3 点，JCS では Ⅲ-300 であり，このレベルでは疼痛刺激などに対してもまったく反応がみられない。このような意識レベルの場合，または意識レベルの急激な低下は，脳幹にダメージが及んでいると考えられ，早急に対応しなければならない。これは，呼吸・循環機能などが維持できず，生命を保つことができなくなりつつあることをあらわしている。

　意識障害があり呼吸・循環が不安定な患者に対しては，①気道確保，②人

◎表5-3 意識障害患者の身体所見と原因疾患

| 身体所見 | | | 原因疾患・症候 |
|---|---|---|---|
| バイタルサイン | 呼吸 | クスマウル呼吸<br>過呼吸<br>呼吸抑制 | 糖尿病性昏睡，尿毒症<br>脳幹障害，過換気症候群，感染症，発熱<br>中毒，$CO_2$ナルコーシス |
| | 脈拍 | 徐脈<br>頻脈<br>不整脈 | アダムス-ストークス症候群，完全房室ブロック<br>発作性頻拍，循環血液量減少性ショック<br>脳梗塞 |
| | 血圧 | 高血圧<br>低血圧 | 脳血管障害，尿毒症，甲状腺クリーゼ<br>ショック，中毒 |
| | 体温 | 高熱，低体温 | 熱中症，中毒，ショック |
| 神経学的所見 | 髄膜刺激症状 | 頭痛，吐きけ・嘔吐，項部硬直，ケルニッヒ徴候 | 髄膜炎，クモ膜下出血 |
| | 眼所見 | 共同偏視<br>瞳孔不同<br>縮瞳 | 脳出血，脳梗塞，痙攣<br>脳ヘルニア，脳動脈瘤<br>橋出血，中毒(有機リン，モルヒネ) |
| | 運動機能 | 片麻痺 | 脳出血，脳梗塞，頭部外傷 |
| 外見 | 外傷 | 創傷<br>鼻出血・耳出血 | 頭部外傷，痙攣<br>頭蓋底骨折 |
| | 皮膚・粘膜色調 | 顔面紅潮<br>チアノーゼ<br>蒼白<br>黄疸 | 高血圧性疾患，アルコール中毒<br>呼吸不全，心不全<br>循環血液量減少性ショック<br>肝性昏睡，胆石症(レイノルズ五徴) |
| | 臭気 | アルコール臭<br>アセトン臭<br>アンモニア臭<br>有機溶剤臭 | アルコール中毒<br>糖尿病性昏睡，尿毒症<br>肝性昏睡<br>シンナー中毒，有機リン中毒 |

工呼吸，③循環の確認を行い，必要とあればすみやかに心肺蘇生を開始する。呼吸・循環の安定している患者に対しては，意識レベル低下の原因となった疾患に対する治療を開始する。

### ▌頭蓋内圧亢進症状

　意識障害の原因としては，頭蓋内病変は30%程度とされ，多くを占めるものではない。しかし，頭蓋内病変による急性意識障害がみられるときには，緊急度・重症度が高いことが多い。病変による頭蓋内圧が亢進すれば**脳ヘルニア**による不可逆的な変化がおこり，ついには致死的状態へと進んでしまう。脳ヘルニアは，頭蓋内圧亢進などにより脳組織が頭蓋内腔におさまらなくなった状態である。

　救急搬送される頭蓋内疾患には，脳卒中(脳梗塞，脳出血，クモ膜下出血)，頭部外傷などがあり，頭蓋内圧亢進症状に対しては，高浸透圧利尿薬(グリセオール®，D-マンニトール)輸液により頭蓋内圧を下げる。脳梗塞においては，4時間以内に血栓溶解薬であるt-PA(組織プラスミノゲンアクチベータ)や機械的血栓回収療法による再開通療法が効果的であり，発症時刻が不明なときには頭部MRIで機械的血栓回収療法の適否を確認することが必要である。

○ 表 5-4　カーペンター分類（AIUEOTIPS）の例と意識障害診断のために考慮すべき検査

| | | 疾患・病態 | 診断のために考慮する検査 |
|---|---|---|---|
| **A** | alcoholism | 急性アルコール中毒 | 生化学検査，ビタミン $B_1$，頭部 CT |
| **I** | insulin | 糖尿病性昏睡（糖尿病ケトアシドーシス，高浸透圧非ケトン性昏睡），低血糖 | 血糖測定，動脈血ガス分析，血漿浸透圧 |
| **U** | uremia | 尿毒症 | 生化学検査，検尿，胸部 X 線 |
| **E** | encephalopathy<br>endocrinology<br>electrolyte | 高血圧性脳症，肝性脳症，ウェルニッケ脳症<br>甲状腺クリーゼ，副腎クリーゼ<br>低ナトリウム血症 | 生化学検査，頭部 MRI，アンモニア<br>ホルモン値測定<br>生化学検査 |
| **O** | overdose<br>oxygen | 睡眠薬，鎮静薬，麻薬<br>呼吸不全 | トライエージ®<br>血液ガス分析 |
| **T** | trauma<br><br>temperature | 脳震盪やびまん性軸索損傷などの頭部外傷，硬膜下血腫，硬膜外出血<br>低体温，熱中症 | 頭部 CT<br><br>生化学検査，凝固検査 |
| **I** | infection | 髄膜炎，脳炎，脳膿瘍，敗血症，結核，梅毒，高齢者の肺炎，インフルエンザ | 髄液検査，頭部 MRI，胸部 X 線，抗体簡易検査 |
| **P** | psychiatric | 解離性障害，うつ状態，統合失調症 | |
| **S** | stroke<br>shock<br><br>seizure<br>syncope | 脳梗塞，脳出血，クモ膜下出血<br>循環血液量減少，心拍出量低下，敗血症性ショック，低血圧<br>てんかん，痙攣重積，非痙攣性重積<br>洞不全症候群，不整脈，血管迷走神経性失神など | 頭部 CT，頭部 MRI<br>生化学検査，循環動態モニター<br><br>頭部 CT，脳波，持続脳波モニタリング<br>12 誘導心電図，胸部 X 線，心エコー，胸部造影 CT |

（日本救急医学会監修：救急診療指針改訂第 5 版. p.263，へるす出版，2018 による）

急性硬膜下血腫など出血性病変による脳ヘルニアの徴候がみられたときには，手術室への搬送を待たずに初療で穿頭血腫吸引による一時的な脳圧下降の処置が行われることがある。また，頭部外傷や広範囲脳梗塞，蘇生後脳症の患者のように強い脳浮腫があらわれると予測されるときには，頭蓋内圧のコントロールのために，初療時から頭蓋内圧センサーの挿入や手術，低体温療法を開始することもある。

## 2 意識障害時の検査

意識障害には，さまざまな病態が関与することが多い。低酸素血症や低血糖は，放置すれば重篤な病態となるが，パルスオキシメータや血糖測定器などの簡易測定器を使用することで早い段階で判断でき，酸素吸入やブドウ糖の静脈内注射で明らかな病態の改善がみられるものである。

また，意識障害患者の鑑別診断においては，患者の既往歴や発症時の状況が役にたつことが多い。たとえば，冬期の大量飲酒後の意識障害では低体温症，発症時刻のはっきりとした激しい頭痛があればクモ膜下出血，心房細動があれば脳梗塞，気密性のある火災現場から発見されれば一酸化炭素中毒が疑われるなどである。しかし，これらは状況判断の材料にとどめ，思いこみから判断しないことも大切である。一般的には鑑別診断として ○ 図 5-20 のような検査が行われる。とくに頭部 CT と頭部 MRI は，一次性意識障害の

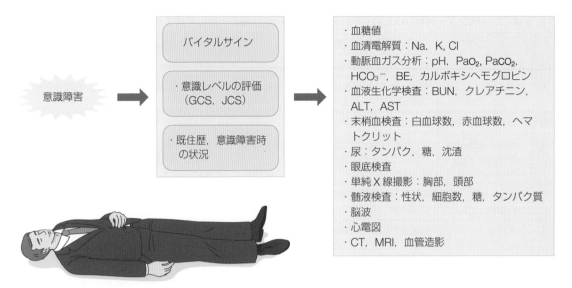

◉図 5-20　意識障害時の検査

鑑別に有用である。

## C 意識障害のある患者の初療時の看護

　意識障害となる原因はさまざまであるが，時間的に緊迫しているのか，いくばくかの時間的猶予があるのかの判断を行い，安全にケアを行うことが重要となる。そのため，気道・呼吸・循環の安定を第一にはかる。

### 1 生命を維持するためのケア

#### ▋ 脳ヘルニア予防のケア

　意識障害のある患者へは，原因疾患への治療・検査とその介助が必要であるが，急性意識障害の原因が頭部外傷や脳卒中による頭蓋内病変であると疑われる場合には，脳ヘルニアの予防，すなわち頭蓋内圧の上昇を回避することが重要となる。また，心肺停止患者では，早期からの低体温療法による脳保護も予後の改善につながる。

　①**気道・呼吸管理**　意識レベルの低下がみられる患者には，気道を確保するために経口エアウェイの使用や気管挿管を行う。低酸素血症を予防し，$PaO_2$ 100 mmHg 以上，$PaCO_2$ 35～40 mmHg を目標に，発症直後であれば積極的に酸素吸入を行う。気道内分泌物除去のため吸引を行うときには，頭蓋内圧上昇を避けるため，不要な咳嗽刺激を与えないように注意する。

　②**循環管理**　脳灌流圧を保つため低血圧に注意する。また，出血性病変では再出血予防のため血圧を 140 mmHg 以下に薬剤（降圧薬，鎮静薬）でコントロールする。脳梗塞の急性期では，収縮期血圧＞220 mmHg または拡張期血圧＞120 mmHg の高血圧が持続する場合や大動脈解離，急性心筋梗塞，心不全，腎不全などを合併している場合に限り，慎重な降圧療法が推奨されている。

　③**輸液管理**　高浸透圧利尿薬（グリセオール®，D-マンニトール）を輸液す

ることで血漿浸透圧が高くなり, 高浸透圧利尿により脳浮腫を軽減させることができる。しかし, 副作用として投与後の圧の再上昇がおこる反跳現象や電解質異常(高ナトリウム血症, 低カリウム血症など), 脱水や血糖値上昇もまねきやすいため, 注意する。

### ▍呼吸機能の観察とケア

呼吸機能の評価は, 気道の開存, 呼吸回数, 換気量, 呼吸パターン, 胸郭の動き, 酸素化のモニタリングで行う。とくに呼吸パターンは, 脳損傷の部位・程度と関連がある(◎141ページ)。

意識障害のある患者は, 舌根の筋緊張が失われ舌根沈下により**気道閉塞**をおこしやすい。また, 咽頭反射, 咳嗽反射が減弱または消失することで, 口腔や咽頭からの分泌物や逆流した胃液などによって**誤嚥性肺炎**をおこす。

これらの予防として, 口鼻腔の吸引が行われる。呼吸, 循環動態などが落ち着いているときには, 体位変換で側臥位(回復体位, ◎181ページ)をとることで舌根沈下や吐物による気道閉塞の予防となり, 意識障害のみのある患者の呼吸管理には適している。

意識障害が重度の場合, とくに GCS で 8 点以下では, 気管挿管による気道・呼吸管理が行われる。初療の緊急性の高い状況下での気管挿管, 吸引などの処置では, 人工呼吸器関連肺炎 ventilator-associated pneumonia(VAP)を予防するために清潔操作に注意をはらう必要がある。また, 人工呼吸器関連肺炎の予防の 1 つとして, 急性期から歯みがきや口腔内清掃など口腔内を清潔に保つケアが必要である。

### ▍循環機能の観察とケア

血圧の上昇, 脈圧拡大, 徐脈は, **クッシング現象**として頭蓋内圧亢進時にみられ, 注意を要する病態である。平常であれば脳灌流圧は 40〜150 mmHg に保たれているが, 意識障害のある患者は調節機能が障害されているため, 病態に応じた血圧の管理が必要となる。脳梗塞の急性期, 脳血管攣縮時には, 虚血した脳組織に血流を送り込むため代償性に高血圧となっていることから, 脳灌流圧を 160 mmHg 以上の高値に保ち, 急激な降圧は避けなければならない。

## 2 予防的ケア

### ▍安全対策

てんかん発作の可能性がある患者や意識がない患者のそばを離れるときには, 必ずベッド柵を上げておき, 転落事故を予防する。また, 患者に不随意運動などでたえず動きがある場合, ベッド柵などで四肢を傷つけないように枕や防護パッドをあてておく必要がある。これらの安全対策を行いつつ, せん妄状態にある患者には十分な睡眠がとれるようにする。安全が十分に確保できない場合には環境をかえるなど, ほかの対策を考える必要がある。

### ▍運動

人間の身体は, 活動していないと衰えていくものであり(生活不活発病, 廃用症候群), 早期からのリハビリテーションを開始する必要がある。他動

的に関節可動域の適度な運動を行うことで，良肢位の保持や骨格筋系の保護に効果があり，日常生活動作の向上にもつながる。また，下肢の運動は血液循環を促進し，深部静脈血栓の予防にもなる。

### 3 家族へのケア

　家族は，突然に意識をなくした患者に向き合うとき，生命危機を予測した強い不安とストレスをかかえることになる。患者のそばにいてもなにもしてあげることができないと感じ，患者からの反応が乏しいとなにもできないことへの無力感をおぼえることもある。意識障害を有する患者は，回復までに長い期間が必要なこともあり，家族への理解と配慮が必要になる。家族に清拭などの毎日のケアに参加してもらうことで役割意識をもってもらうなど，患者との関係性を高めることも必要である。また，意識障害のある患者は，回復への経過過程で，聞き慣れた家族の声などに反応を示すこともある。家族の参加は，患者の安堵にもつながることを忘れてはならない。

### 4 期待される治療・ケアの効果

　意識障害は，さまざまな病態からおこりうる症状であり，また急激に変化することがある。そのため，意識レベル，脳神経局所症状，バイタルサインの変動や麻痺の有無などから病状を予測・判断し，二次障害をおこすことなく重症化せずに回復をはかることが期待される。
（1）全身状態の管理として，気道，呼吸管理，循環血圧が維持され，輸液管理が正確に行われる。
（2）重症度・緊急度が的確に判断され，急性意識障害に対する適切なケアにより，意識の回復がはかれる。
（3）早期より，予防的ケアにより感染症や生活不活発病（廃用症候群）などを予防・防止する。
（4）適切なケアにより，患者および家族のストレスと不安が緩和される。

## C 呼吸障害への対応

　呼吸が正常に機能するには，換気，ガス交換，気道の維持と浄化が円滑に行われなければならない。換気とは，外界から酸素を取り込み，外界に二酸化炭素を放出する機能をいう。ガス交換は，肺胞に取り込んだ酸素を赤血球（ヘモグロビン）に送り，血流を通じて全身の細胞に届け，細胞内の代謝で生じた二酸化炭素を血流から肺胞に取り込む機能をいう。気道の維持と浄化は，鼻孔から肺胞までの気道を維持し，清浄に保つことによって，吸息・呼息が円滑に行えるようにする機能である。これらの機能のどれか1つでも障害されると生命の危機に陥るリスクが高くなるため，早急な対応が必要となる。

## a 呼吸障害とは

### 1 呼吸障害（不全）の定義と分類

　**呼吸障害（不全）**とは，呼吸機能の障害によって，各器官，組織，細胞レベルで要求される代謝の需要に呼吸が対応できなくなり，動脈血液ガスが異常を示し，生体が正常な機能を営むことができない状態をいう。すなわち，換気やガス交換の機能障害が進行すると，動脈血酸素分圧（$PaO_2$）の低下や動脈血二酸化炭素分圧（$PaCO_2$）の上昇がみられ，日常生活活動や生命の維持が困難になる。

　1981（昭和56）年に厚生省（現厚生労働省）の特定疾患呼吸不全調査研究班が示した診断基準では，室内空気吸入時の$PaO_2$が60 mmHg以下となる異常状態を呼吸不全としている。呼吸不全は，$PaCO_2$ 45 mmHgを境にして，Ⅰ型とⅡ型に分類される。

● **Ⅰ型呼吸不全**　Ⅰ型呼吸不全は，酸素化不全が主病態であり，$PaCO_2$が正常または低下しているものをいう。

● **Ⅱ型呼吸不全**　Ⅱ型呼吸不全は，換気不全が主病態であり，$PaCO_2$が45 mmHg以上に増加したものをいう。

● **急性呼吸不全と慢性呼吸不全**　呼吸不全は，一般にその発症と経過から，急性に発症し短時間で呼吸不全になる**急性呼吸不全**と，少なくとも1か月以上の長期間呼吸機能低下が続き，日常生活が制限される**慢性呼吸不全**に分類される。慢性呼吸不全は差し迫って生命に危険のある状態ではないが，新たに感染などが発生すれば，容易に状態が悪化（急性増悪）し，生命が危険にさらされる。したがって，救急看護の対象となるのは，急性呼吸不全と慢性呼吸不全の急性増悪の患者であるといえる。

### 2 呼吸不全の病態

　呼吸不全の病態を，◐図5-21に示す。

#### ▌肺胞低換気

　呼吸によって取り込まれる空気のうち，肺胞に達してガス交換が行われる空気量を肺胞換気量という。一方，直接ガス交換に関与しない部分を解剖学的死腔といい，肺胞まで到達するが血流とのガス交換がされないまま排出されるものを肺胞死腔という。この解剖学的死腔と肺胞死腔の占める空気量を，死腔換気量という。1分間の肺胞換気量（$\dot{V}_A$）は以下の式であらわされる。

**分時肺胞換気量（$\dot{V}_A$）＝（1回換気量[$\dot{V}_T$]−死腔換気量[$\dot{V}_D$]）×分時呼吸回数（$f$）**

　したがって，肺胞換気量の減少，すなわち肺胞低換気は，1回換気量や分時呼吸数の減少，死腔換気量の増加によって生じる。

　通常，生体で産生される二酸化炭素の産生量と放出量は一致しているが，産生される二酸化炭素量に比較して肺胞換気量が減少している場合，$PaCO_2$が上昇し，高二酸化炭素血症（高炭酸ガス血症）となる。

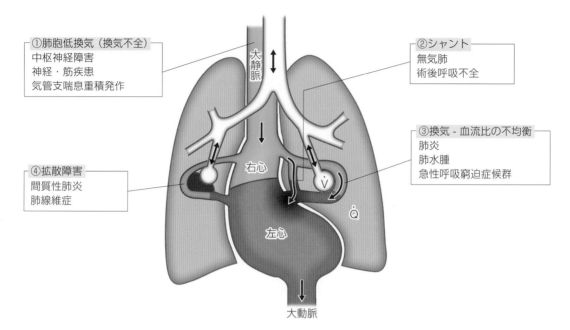

**①肺胞低換気（換気不全）**
中枢神経障害
神経・筋疾患
気管支喘息重積発作

**②シャント**
無気肺
術後呼吸不全

**③換気-血流比の不均衡**
肺炎
肺水腫
急性呼吸窮迫症候群

**④拡散障害**
間質性肺炎
肺線維症

大静脈

右心

左心

大動脈

$\dot{V}$　$\dot{Q}$

⦿**図5-21　呼吸不全の病態**

呼吸不全は，①呼吸器の出入りの障害（肺胞低換気・換気不全），②静脈血が肺胞-毛細血管単位で酸素化されずに左心に流れ込む（シャント），③肺胞換気量と毛細血管血流量の比がばらつき，ガス交換効率の低下した肺胞-毛細血管単位が増加している（換気-血流比の不均等分布），④肺胞から毛細血管へ酸素が広がりにくい（拡散障害），という状態のあるときに生じる。

（藤岡泰博：呼吸不全. 加来信雄ほか編：救急看護学〈系統看護学講座〉，第3版. p.184, 医学書院，1999による，一部改変）

### █ 肺内シャント

　静脈血は通常，肺胞でガス交換が行われ，酸素化されて体循環へと流れるが，肺胞でのガス交換が行われず酸素化されないまま体循環に流れる状態を**シャント**という。シャントには，もともと肺胞と接することがなく，ガス交換に関与しない血流が生じる解剖学的シャントと，無気肺などによって肺胞が虚脱し，ガス交換ができなくなった血流が生じる病的シャントがある。病的シャントが増加すると，血液が酸素化されずに素通りするため，低酸素血症を呈する。

### █ 換気-血流比の不均衡

　ガス交換が正常に行われるためには，肺胞換気量（$\dot{V}$）と肺毛細血管血流量（$\dot{Q}$）が均等でなければならない。この比を換気-血流比（$\dot{V}/\dot{Q}$）といい，平均は0.8である。

　①**死腔様効果**　肺毛細血管血流量が減少すると，換気-血流比は0.8より大きくなる。肺胞気の多くはガス交換に利用されずに再び外界へ放出されるため，肺胞死腔と同様の状態になる。これを死腔様効果という。

　②**シャント様効果**　肺胞換気量が肺毛細血管血流量に比して減少すると，換気-血流比は0.8より小さくなる。血液は酸素化が十分にされないうちに心臓へ戻る。これをシャント様効果という。

　いずれの場合も酸素化が障害されるため，低酸素血症となる。

### ▌拡散障害

　肺胞でのガス交換は，肺胞と肺毛細血管の間のガス分圧の差による拡散によって行われている。この拡散に関与する膜は，肺胞膜，肺毛細血管膜，間質膜である。したがって，間質の浮腫や線維化により肺胞膜の肥厚や面積の減少が生じると，酸素の拡散が障害される。

　低酸素血症は拡散障害のみで生じることはないが，換気-血流比の不均衡などが共存すると，安静時でも低酸素血症になる。二酸化炭素の拡散能は酸素の20倍と高いため，高二酸化炭素血症は肺胞低換気では生じるが，拡散障害のみで生じることはない。

## 3　呼吸障害をきたす要因と疾患

　呼吸障害は，換気，ガス交換，気道の維持と浄化の機能が障害されることで生じる。換気障害をきたす要因には，①呼吸運動の調節障害，②肺胞換気量の減少，③呼吸筋の筋力低下がある。

　ガス交換障害をきたす要因は，①酸素運搬能の障害，②拡散障害，③換気-血流比の不均衡，④シャントである。ガス交換機能障害をきたす**急性呼吸窮迫症候群** acute respiratory distress syndrome（**ARDS**）は，敗血症や多発外傷，広範囲熱症などに続いて急速に呼吸不全に陥る病態で，多臓器不全につながることもあり注意が必要である。

　気道の維持と浄化の障害は，①気道の狭窄・閉塞，②咳嗽力の低下と抑制，③線毛運動の低下，④粘液分泌・性状の変化が要因としてあげられる。

　主として換気障害では高二酸化炭素血症を，ガス交換機能障害では低酸素血症をきたす。呼吸障害をきたす疾患を，障害の要因別に分類して▶**表5-5**に示す。

## 4　呼吸障害の症状

● **呼吸器系**　低酸素血症や高二酸化炭素血症を呈すると，分時換気量を増やし酸素化および二酸化炭素排出を促進させようとするため呼吸数や深さが増加し，呼吸困難を自覚するとともに努力呼吸を呈する。

● **中枢神経系**　高二酸化炭素血症では，脳血管の拡張によって脳血流量が増加するため，軽度の頭蓋内圧亢進状態になり，頭痛や頭重感があらわれる。低酸素血症の初期には，不安，不眠，興奮などがみられ，進行に伴い不穏，見当識障害から昏睡へと症状が悪化する。高二酸化炭素血症でも，意識障害をきたす。慢性閉塞性肺疾患（COPD）の患者は，二酸化炭素が高度に蓄積した結果，**$CO_2$ ナルコーシス**という意識障害をおこす。

● **循環器系**　低酸素血症や高二酸化炭素血症は交感神経を刺激するため，血圧が上昇し，心拍数と心筋収縮力が増加する。これに伴って心拍出量が増加する。また，腎血管の収縮によって腎血流量が低下し，さらに抗利尿ホルモン，アルドステロンが増加し，尿量は減少する。これらは酸素化を改善するために生体に備わっている代償作用であるが，長時間に及んで状態が改善しなければ，この代償作用は破綻して心拍数や血圧の低下をきたす。

○表5-5　呼吸障害をきたす疾患

| 障害 | 要因 | 疾患・症候など |
|---|---|---|
| 換気障害 | 呼吸中枢の抑制・障害 | 脳血管障害，薬物中毒，頭部外傷，脳腫瘍，麻酔薬の使用，睡眠時無呼吸症候群 |
| | 肺胞換気量の減少 | 肺気腫，間質性肺炎，細菌性肺炎，肺結核，気管支喘息，気胸，肺うっ血，胸水，腹水，多発肋骨骨折，横隔膜ヘルニア，胸膜癒着，脊椎後側彎症，胸部の外科手術後，肥満など |
| | 呼吸筋の筋力低下 | 脊髄損傷・腫瘍，ギラン-バレー症候群，重症筋無力症，筋萎縮性側索硬化症，多発性筋炎，破傷風 |
| ガス交換障害 | 酸素運搬能の障害 | 貧血，一酸化炭素中毒，メトヘモグロビン血症 |
| | 拡散障害 | 肺水腫，間質性肺炎，サルコイドーシス，肺線維症，急性呼吸窮迫症候群（ARDS） |
| | 換気-血流比の不均衡 | 気管支喘息，慢性気管支炎，肺気腫，細気管支炎，無気肺，肺炎，肺血栓塞栓症，ARDS |
| | シャント | 肺炎，無気肺，肺水腫，肺動静脈瘻 |
| 気道の維持と浄化の障害 | 気道の狭窄・閉塞 | 気道内異物，喉頭浮腫，反回神経麻痺による声帯麻痺，上咽頭腫瘍，喉頭がん，てんかん発作・意識障害・麻酔時の舌根沈下 |
| | 咳嗽力の低下と抑制 | 重症筋無力症，筋萎縮性側索硬化症，疼痛・麻酔による抑制 |
| | 線毛運動の低下 | ウイルス感染，放射線照射，抗コリン薬使用 |
| | 粘液分泌・性状の変化 | 粘液増加：気管支喘息，慢性気管支炎，肺炎，肺結核<br>粘液の流動性の亢進：アレルギー，炎症<br>粘液硬化：脱水，乾燥した空気の吸入，シェーグレン症候群 |

● 消化器系　交感神経の刺激によって消化管に分布する血管は収縮するため，腸管の蠕動運動が低下する。長時間に及ぶとストレスから消化性潰瘍を併発し，吐血・下血がみられることもある。

● 皮膚　低酸素血症では，末梢血管の収縮により皮膚は冷たく湿潤し，蒼白を呈する。口唇や爪床にチアノーゼをみとめる。高二酸化炭素血症では，末梢血管の拡張により，皮膚は暗赤色から紅潮を呈するが，皮膚所見はあまり典型的ではない。

## b 呼吸障害時の救急処置と検査

### 1 呼吸障害時の救急処置

● 無呼吸　意識がなく，無呼吸あるいは死戦期呼吸（○181ページ）を確認した場合は，ただちに心肺蘇生法を実施する。

● 気道異物による窒息　意識があり，窒息時のサインであるチョークサイン（○図5-22）を示す場合は，患者に自分で強い咳をさせて異物の排出を試みる。咳ができなければ，腹部突き上げ法を試みる（○図5-23-a）。妊婦や乳児には腹部突き上げ法は行わず，背部叩打法で対応する（○図5-23-b，c）。喉頭鏡やマギール鉗子があれば，鉗子で異物を除去する。意識がない場合は，異物排出に胸骨圧迫が効果的であることから心肺蘇生法に準じた対応をする。胸骨圧迫が異物排出に効果があるためである。効果がない場合には，気管支

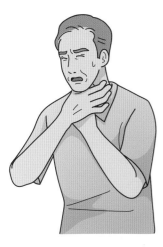

**◉図 5-22　窒息のサイン(チョークサイン)**
国際的な窒息のサイン。窒息した場合には，このサインを用いて知らせることができる。物がのどに詰まった場合，自然に手がのどの付近を押さえることが多い。ほかに，窒息を見分けるための症状として，完全気道閉塞時は発語・呼吸不可，急速なチアノーゼが，不完全気道閉塞時には咳嗽，喘息，呼吸時の鎖骨上窩陥没などがある。

鏡による異物除去を行う。ただし，これらの処置に際しては急激な低酸素血症から心停止を併発することがあるため，できる限り酸素を併用したバッグバルブマスクと気管挿管の準備をしておくことが望ましい。

● **舌根沈下による気道閉塞**　舌根沈下は，意識障害時に舌や下顎の緊張が消失することで生じる。舌根沈下による気道閉塞時には，頭部後屈顎先挙上法や下顎挙上法による気道確保を行う。この方法で呼吸が安定・再開する場合には，口咽頭エアウェイか鼻咽頭エアウェイ(◉図 5-24)を用いる。鼻咽頭エアウェイは開口困難な場合でも容易に挿入できる。呼吸状態が悪化する場合は，気管挿管を実施して人工呼吸管理を行う。

● **緊張性気胸**　緊張性気胸は，空気が胸腔内に貯留しつづけ，縦隔や心臓を圧迫して静脈還流を障害するため，頻脈，頸静脈怒張，血圧低下，チアノーゼ，ショックを呈する病態である。ただちに脱気しなければ，救命は困難である。緊急時には 18G 以上の太い静脈留置針を用いて患側の鎖骨中線第 2〜3 肋間を穿刺して脱気するが，この処置の効果は一時的であるため，すみやかに持続的胸腔ドレナージを実施する。

● **努力呼吸**　努力呼吸を呈している場合は，パルスオキシメータを装着し，経皮的に動脈血酸素飽和度をみるとともに，動脈血ガス分析を行い，必要に応じた酸素濃度と酸素量を投与する。一般的に $Pao_2$ が 60 mmHg 以下で酸素投与を考慮するが，慢性閉塞性肺疾患のある II 型呼吸不全では，高濃度の酸素投与によって $CO_2$ ナルコーシスから呼吸停止することもあるので注意が必要である。酸素投与をしても酸素化の改善がみられない場合は，人工呼吸管理が必要となる。

## 2 呼吸障害時の検査

　呼吸障害のある救急患者に必要な検査は，動脈血ガス分析と胸部単純 X 線撮影，心電図検査である。これらの検査は疑わしい疾患の鑑別診断に重要である。ただし，原因を厳密に精査するならば，呼吸機能検査，超音波検査，CT，血管造影，カテーテル検査などの特殊検査も必要となる。

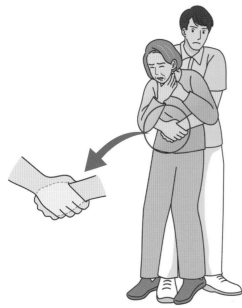

①患者の後ろから腹部へ両上肢をまわし，握りこぶしをつくる。
②患者の臍と剣状突起の中点に握りこぶしの内側をあてる。
③患者の背中と救助者の胸腹部を密着させながら，腹部を突き上げる。
④異物が排出されるか，意識がなくなるまで行う。
⑤腹部突き上げ法を実施した場合，腹部の臓器損傷の可能性があるため，医師の診察を受ける。

**a. 腹部突き上げ法**

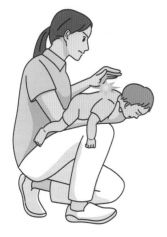

**b. 背部叩打法**
**（小児・乳児の場合）**

傷病者のやや後方に立ち，片方の手で傷病者の前胸壁を支えて，うつむかせる。他方の手の手掌基部で両側肩甲骨間を力強く，連続してたたく。

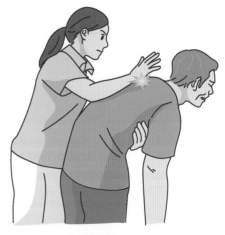

**c. 背部叩打法**
**（成人の場合）**

手掌基部で両側肩甲骨間を力強く，連続してたたく。

◉**図5-23　気道異物による窒息時の対応**

## C 呼吸障害のある患者の初療時の看護

　呼吸困難を訴える患者に対して，タイムリーに病態を把握した救急処置と看護を提供することができれば，患者は生命の危機を回避し，日常生活，社会生活への復帰が可能となる。

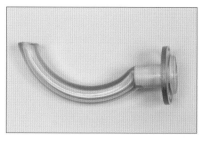
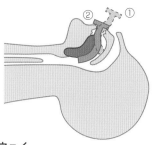

エアウェイの先端を口蓋側に向けて挿入し，下咽頭に達したところで 180 度回転させてそのまま進める。
なお，使用する器具は患者に合わせたサイズを選択することが肝要である。

**a. 口咽頭エアウェイ**

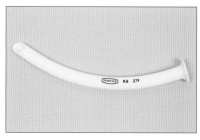
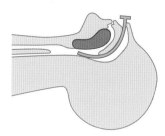

傷病者の覚醒などで，口咽頭エアウェイが挿入できない場合にも使用できる。口咽頭エアウェイと同じく，患者に合わせたサイズの器具を選択し，鼻粘膜を傷つけないよう，ゆっくりと鼻腔に沿って挿入する。

**b. 鼻咽頭エアウェイ**

◎**図 5-24　エアウェイ**

## 1 呼吸困難を改善するためのケア

### ■ 呼吸しやすい体位・姿勢への援助

　正常な呼吸では横隔膜運動が主役である。最大吸息時の吸気量の 70％が横隔膜のはたらきによる。したがって，呼吸困難時は横隔膜の運動が制限されない**座位**あるいは**ファウラー位**がよい。とくに気管支喘息発作や慢性閉塞性肺疾患（COPD）の急性増悪では，呼息障害によって，腹筋を使用した呼息を行うため，前傾姿勢の座位にすると呼息がしやすい。また，吸息に障害がある場合は，ベッドの頭側を 60〜90 度に挙上し，背もたれによりかからせる。さらに腋下にクッション枕などをかかえるようにして，胸郭運動を妨げない体位とする。うっ血性心不全による呼吸困難が疑われる場合は，安易に仰臥位にしてはならない。静脈還流量が増加して呼吸困難を増強させ，心停止に陥ることがある。

### ■ 気道浄化を促進する援助

　気道内に貯留した痰を喀出しないと気道浄化が不十分となり，換気量が減少する。喘鳴や湿性咳嗽，気道内分泌物の存在を示す呼吸音を聴取したら，患者が効果的に排痰できるように支援する。

　**①痰の粘性を下げる**　水分制限がない患者には，水分摂取をすすめる。ネブライザー吸入時は，換気量が少ないと末梢気道に薬液が到達しないため，ゆっくり大きな呼吸を促し，吸息終末で息を数秒間とめるよう指導する。

　**②効果的な咳の指導**　ゆっくり深く息を吸い，腹式呼吸の方法で一気に強く腹筋を使って息を吐く。1 回の吸息ごとに 2 回の咳をするように指導する。また，**ハフィング** huffing は，呼気を速く強く呼出することで，咳と同様の

効果が得られる方法である。鼻からゆっくり大きく息を吸ったあと，強く速い呼息を3〜4回繰り返すように指導する。

③**口腔・鼻腔内吸引** 自力で痰の喀出が困難な場合は，口腔・鼻腔内吸引を行う。

④**用手的呼吸介助法** 患者の呼息に合わせて胸郭を用手的に圧迫し，吸息は妨げないように圧迫を解除する方法である。この手技は痰の移動を促進させるだけでなく，換気量を増加させ，呼気が増加することから二酸化炭素の排出を促進させ，肺胞低換気を改善する効果をあわせもつ。

⑤**体位ドレナージ**(◉図5-25) 痰の移動を促進させる目的で行う。痰の貯留部位を聴診で確認し，体位を決めて実施するが，呼吸困難が強いときには無理に行う必要はない。

### ▍効果的な呼吸の援助

呼吸困難が強いと死に対する不安や恐怖から，「このまま死ぬのではないか」とあせり，さらに呼吸が促迫して効率がわるくなり，換気量が減少するという悪循環に陥る。閉塞性肺疾患の患者には，力を抜いてゆっくりあせらずに腹式呼吸と口すぼめ呼吸をするよう指導する。また，二酸化炭素の排出障害のあるⅡ型呼吸不全の患者には，用手的呼吸介助法が効果的である。

## 2 不安を軽減するためのケア

強い呼吸困難は死に対する不安や恐怖をいだかせるため，患者をひとりにすることは避け，肩や背中をタッチングすることで，安心感が得られるようにかかわる。また，会話は呼吸困難を助長するので，必要最小限にとどめる。患者への質問などは，YES，NO を首振りで答えられるように工夫する。ベッド周囲の環境にも配慮が必要である。閉鎖的な空間は閉塞感を与え，呼吸困難感を助長するので，カーテンやスクリーンの使用は最小限にする。

---

**plus | 喀血**

看護師になって2か月目，食道がんで手術が決定していた60歳代の男性患者が突然の喀血で急変した。ナースコールが鳴り，「どうなさいましたか?」と問いかけても返答がない。「なんだろう?」と考えながら病室に向かった。患者は数日前からときおり，咳と血液まじりの痰を出していたが，それ以外は元気そうにしていた。病室は個室だった。ドアを開けた瞬間，ベッドでゴミ箱をかかえたまま意識を失っている患者の姿が飛び込んできた。筆者にとってはじめての急変である。ちょうど廊下を通った先輩看護師を呼びとめ，「○○さんが，意識が……」と告げるより先に，「救急カート持ってきて! あと，誰でもいいからドクター呼んできて!」という先輩看護師の言葉に促され，

ナースステーションに走った。その後のことはよく覚えていない。

残念ながら患者は亡くなった。あとで医師が，急変の原因は気管支動脈へのがんの浸潤によって大量に喀血したことによる窒息死であることを教えてくれた。なにかできることはなかったのだろうか。血液による窒息なら，病室に吸引器が準備されていれば，すぐ対応できたかもしれない。

この急変経験は，患者の病態を理解すること，どのような急変のリスクがあるかをつねに念頭におくこと，予測性と準備性のある行動をとることの大切さを教えてくれた。

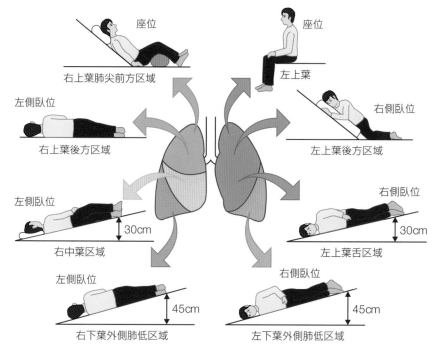

座位
右上葉肺尖前方区域

座位
左上葉

左側臥位
右上葉後方区域

右側臥位
左上葉後方区域

左側臥位
30cm
右中葉区域

右側臥位
30cm
左上葉舌区域

左側臥位
45cm
右下葉外側肺低区域

右側臥位
45cm
左下葉外側肺低区域

**図 5-25　体位ドレナージ**
排痰の目的で行う体位療法。痰の貯留部位によって体位を決定する。重篤な呼吸不全や心不全の場合は行ってはならない。

## 3　期待される治療・ケアの効果

　初療時の看護目標は，患者に的確な治療やケアが提供されることで，状態が来院時よりも改善すること，または悪化を防止することであり，以下に示す効果を期待する。
（1）呼吸困難が改善し，呼吸がらくにできる。
（2）効果的な咳ができ，自力で痰を喀出できる。
（3）適切な酸素療法のデバイスを使用し，呼吸状態が安定する。
（4）酸素投与の有無にかかわらず，動脈血液ガス分析値が正常範囲にある。
（5）不安や恐怖感が軽減される。

# D　ショック・循環障害への対応

　ショックは，生命維持に必要なエネルギーを生産する酸素化された血液の運搬と供給が障害された状態である。組織や細胞の酸素代謝障害を呈するため，遷延すると臓器障害を引きおこす。ショック時には，早急に適切な救急処置を行わなければ死にいたる危険が高い。

# a ショックとは

## 1 ショックの定義と分類

　ショックとは，なんらかの原因によっておこる急性全身性障害で，重要臓器や組織，細胞の機能を維持するための十分な酸素と栄養素を供給する血液循環が短時間に得られなくなり，さまざまな異常を伴っていく過程とその状態(症候群)をいう。ショックは，原因によって循環血液量減少性ショック，血液分布異常性ショック，心原性ショック，心外閉塞・拘束性ショックの4つに分類される。

### 循環血液量減少性ショック

　体外または体内の血管以外の部位に，血液成分が流出することによって生じる。低容量性ショックともいう。病態面から，次の2つに分けられる。

　①**出血性ショック**　出血によっておこるショックで，外傷などの外観で観察可能な外出血と，外観では観察できない胸腔内・腹腔内・消化管などへの内出血によるものがある。

　②**体液喪失性ショック**　広範囲熱傷による血漿の血管外への漏出や，熱中症，腸閉塞，重症の嘔吐・下痢などからくる水分と電解質の減少などによるものがある。

### 血液分布異常性ショック

　末梢血管抵抗の低下と，毛細血管床のシャント血流の増加によっておこる。相対的に血液量が不足し，末梢組織に十分な灌流量を確保できていない状態であり，次の3つが含まれる。

　①**アナフィラキシーショック**　生体内に入った異物による抗原抗体反応によって生じる。即時型のアレルギー反応で，ハチに刺されることや食物❶，薬物などが誘因となり，呼吸器系，循環器系の異常がみられる。異物(抗原)が体内に入ると，肥満細胞などから化学伝達物質(ヒスタミン，ロイコトリエン，プロスタグランジンなど)が放出され，毛細血管床が拡大し，末梢血管抵抗が低下する。さらに，血管透過性亢進によって血管内から組織間へ血漿が漏出し，循環血液量が減少する。また，気管支収縮を伴い，気道粘膜浮腫からガス交換障害をきたし，呼吸不全を引きおこす。

　②**敗血症性ショック**　生体への細菌の侵入によって感染が重症化すると，産生されたサイトカインを介して血管内皮から一酸化窒素やプロスタグランジンが放出され，末梢血管抵抗が低下する。初期には心拍出量が増加する(高心拍出期 hyperdynamic state という)が，ショックの進行に伴って心拍出量は低下し(低心拍出期 hypodynamic state という)，末梢血管抵抗は増大する。

　③**神経原性ショック**　自律神経系の刺激により，血管緊張が虚脱することによって生じる。激しい疼痛や驚愕などの情動亢進によって一過性におこるものと，脊髄損傷に代表されるような，交感神経機能低下が持続するものがある。このショックは，徐脈を呈することが特徴である。

### ▌心原性ショック

心臓のポンプ機能低下が原因で生じる。心拍出量が減少し血圧が低下すると，血管は収縮して血圧を維持しようとするが，心筋の負荷が増大し心筋酸素消費量や心筋仕事量が増大して，さらなる心機能低下をまねく。心臓のポンプ機能低下が続くと，**低心拍出量症候群** low output syndrome（**LOS**）に移行する。急性心筋梗塞に伴う心不全から，ショックを呈することが多い。

### ▌心外閉塞・拘束性ショック

肺血管の閉塞や胸腔内圧上昇，心拡張障害による静脈灌流障害が原因で生じる。左心室への血液灌流が障害されるため，心拍出量が減少し，ショックを呈する。緊張性気胸や心タンポナーデ，または肺塞栓によるショックが含まれる。

## 2 ショックの病態

ショック状態になると，生体は血液循環を回復しようとして短時間に代償機構がはたらくが，ショック状態が長時間に及ぶと不可逆性の臓器不全を生じ，急速に死にいたる。ショックは，臨床所見から以下の3段階に分けられる。

### ▌代償的段階（代償性ショック）

血圧を維持するために，生体がさまざまな代償機構をはたらかせる段階である。この段階では，頻脈，拡張期血圧上昇による脈圧減少がみられる。生体は恒常性を回復するために，次のような反応を示す。

**①末梢血管収縮**　大動脈弓と頸動脈洞の圧受容体の刺激，交感神経性刺激による副腎や交感神経節末端からのカテコールアミン，また腎臓の血流減少によって生じるレニン-アンギオテンシン系の作用によって全身の末梢血管（細動脈）が収縮し，末梢血管抵抗が増加し，血圧が維持される。

**②心拍数増加**　交感神経刺激によるカテコールアミン分泌によって生じる。

**③水分・ナトリウムの体内貯留**　下垂体後葉から放出される抗利尿ホルモンと，副腎からのアンギオテンシンによって，アルドステロンの分泌が促されることによる。

これらの反応により，末梢血管抵抗が増大し，循環血液量や心拍出量が増加して血圧を維持しようとする。

### ▌進行的段階（非代償性ショック）

ショックが進行すると，組織の微小循環が障害され，体液量の喪失や，サイトカインなどの生理活性物質の産生増加や，血管内凝固の亢進などが生じる。この段階では，血圧がさらに低下し，重要臓器の灌流障害の臨床所見が明確になる。

### ▌不可逆的段階（不可逆性ショック）

さらなるショックの進行によって，組織の微小循環は重度の障害を受け，強い血管収縮と血管内凝固が生じる。また，消化管上皮の壊死による細菌の侵入，組織の嫌気性代謝亢進によるアシドーシスの進行，心筋抑制因子，サイトカインの活性化などが関与して，細胞膜の機能は破綻して細胞死がおこ

◉表5-6　ショックの分類と原因疾患

| 分類 | | 原因疾患 |
|---|---|---|
| 循環血液量減少性ショック | 出血性ショック | 外傷(血管損傷, 骨折, 臓器損傷), 消化管出血(胃十二指腸潰瘍, 食道静脈瘤, 潰瘍性大腸炎, マロリー-ワイス症候群, 消化器系がんなど), 大動脈瘤破裂, 異所性妊娠破裂, 外科手術後の再出血 |
| | 体液喪失性ショック | 広範囲熱傷, 腹膜炎, 急性膵炎, 腸閉塞, 重症の嘔吐・下痢, 利尿薬の乱用, 重度の糖尿病, 熱中症 |
| 血液分布異常性ショック | アナフィラキシーショック | 薬剤投与(抗菌薬, ヨード系造影剤など), 生物毒(ハチやクラゲの刺傷), 食物(そば, ピーナッツ, 甲殻類など) |
| | 敗血症性ショック | 重症感染症(汎発性腹膜炎, 化膿性胆嚢炎, 熱傷などによる), 敗血症, エンドトキシン血症, 急性膵炎など |
| | 神経原性ショック | 精神的衝撃, 激しい疼痛, 頸部や腹部の叩打, 脊髄損傷, 重度の脳障害(脳出血, 脳腫瘍, 脳死) |
| 心原性ショック | | 急性心筋梗塞, 急性心筋炎, 拡張型心筋症, 急性大動脈弁閉鎖不全症, 急性僧帽弁閉鎖不全症, 不整脈, 外傷性心損傷など |
| 心外閉塞・拘束性ショック | | 心タンポナーデ, 緊張性気胸, 肺塞栓症 |

◉表5-7　ショック時にみられるおもな症状

| 症状 | 発現機序 |
|---|---|
| 血圧低下 | 心拍出量の減少, 血管の緊張性低下 |
| 脈拍数増加 | 交感神経の亢進 |
| 脈拍数減少 | 心拍出量減少 |
| 尿量減少 | 腎血流量減少, 抗利尿ホルモン分泌亢進 |
| 皮膚温低下 | 末梢血管収縮, 心拍出量減少<br>血液分布異常性ショックではあまりみられない |
| 冷汗 | 交感神経系の亢進による発汗 |
| 意識障害 | 脳血流量減少, 低酸素血症 |
| 頻呼吸 | 低酸素血症, 交感神経系の亢進 |
| チアノーゼ | 低酸素血症, 末梢血管収縮 |
| 代謝性アシドーシス | 心拍出量減少, 低酸素血症, 末梢循環不全 |

る。この段階では, ショックは不可逆的となり, 重要臓器は機能不全に陥り, 死にいたる。

## 3　ショックをきたす要因と疾患

　ショックは, 種々の原因によって循環血液量, 心筋収縮力, 末梢血管抵抗の3つの因子のいずれかが障害を受けた場合におこる。ショックをきたす原因疾患を◉表5-6に示す。

## 4　ショックの症状

　ショック時にみられるおもな症状や所見を, ◉表5-7に示す。症状の発現はショックの原因や程度によって差異があるため, つねにこれらの症状がみ

○表5-8　各種ショックの循環動態所見

| 項目 | 循環血液量減少性ショック | 血液分布異常性ショック | | | 心原性ショック |
|---|---|---|---|---|---|
| | | アナフィラキシーショック | 敗血症性ショック | 神経原性ショック | |
| 血圧 | ↓ | ↓ | ↓ | ↓ | ↓ |
| 脈拍数 | ↑ | ↑→↓ | ↑ | ↓ | ↑→↓ |
| 尿量 | ↓ | ↓ | ↓ | ↓ | ↓ |
| 心拍出量 | ↓ | ↓ | ↑→ | ↓ | ↓ |
| 中心静脈圧 | ↓ | ↓ | ↑→ | ↑→ | ↑ |
| 末梢血管抵抗 | ↑ | ↓ | ↓ | ↓ | ↑ |

られるわけではない。各種ショックにおける循環動態の所見（○表5-8）を知ったうえで，症状を観察することが重要である。

# b ショック・循環障害時の救急処置と検査

## 1 ショック時の救急処置

　ショックに対する救急処置は，一次救命処置，二次救命処置に基づいて呼吸循環の安定をはかりながら，ショックの原因を検索し，治療を行うことが原則である。

### ◆ 各種ショックに共通する救急処置

#### ▌呼吸管理

　呼吸状態をモニタリングするとともに，ただちに酸素投与を開始する。ショック状態では，多くの場合$PaO_2$の低下をみとめるため，高流量の酸素投与が必要である。高流量の酸素投与にもかかわらず，$PaO_2$が60 mmHg以下であったり換気不全がみとめられる場合は気管挿管を行い，人工呼吸管理を開始する。パルスオキシメータを装着して動脈血酸素飽和度をモニタリングしてもよいが，末梢血管が収縮している場合には正確な数値が得られないことがあるため，測定値の判断には注意が必要である。

#### ▌循環管理

　出血や体液喪失性のショックの場合では，迅速に大量の輸液が必要となる。16〜18Gの太い静脈留置針で，最低2本は末梢静脈路を確保する。ショックが進行すると，血管の収縮がおこり静脈路の確保が困難になることがあるため，早期に行う必要がある。あたためた輸液を最大速度で開始し，血圧，脈拍数，尿量，頸静脈の状態，皮膚状態を観察しながら，医師の指示により速度を調整する。中心静脈路は，ショックの原因検索が進んだ段階で，必要があると判断された際に確保する。

　循環動態のモニタリングとして，心電図モニターによる心拍数の変動や不整脈監視，膀胱留置カテーテル挿入による時間尿量のチェック，深部体温と体表温の較差をモニタリングし，適宜保温を行う。通常は収縮期血圧を

90～100 mmHg 以上，心拍数を 100 回/分以下を目標とする。

## ◆ 各種ショックに対する救急処置

### ▌循環血液量減少性ショック

早急な輸液によって，十分な循環血液量を確保することが最も重要である。輸液は，あたためた乳酸リンゲル液や酢酸リンゲル液などを用いる。出血部位が特定している場合は，すみやかに止血処置を行う。止血処置には，直接圧迫止血，結紮（けっさつ），縫合，ドレナージ，開胸・開腹止血術，動脈塞栓術，内視鏡下止血術，大動脈遮断カテーテル挿入術などがあり，出血部位によって方法が選択される。

### ▌血液分布異常性ショック

①アナフィラキシーショック　気管支収縮や咽喉頭浮腫を伴う場合は，まず高流量酸素投与を行うが，必要があればただちに気道確保を行う。通常，気管挿管が選択されるが，浮腫の進行が早く気管挿管がすでに不可能な場合は，輪状甲状靱帯穿刺や気管切開を選択する。治療薬には，アドレナリンが用いられる。補助薬として，ステロイドホルモン薬や抗ヒスタミン薬なども併用されるが，効果の発現が遅いため，緊急時の適応にはならない。

②敗血症性ショック　感染巣の部位を同定し，必要であれば手術やドレナージを行う。カテーテル感染が疑われた場合，すみやかに抜去する。抗菌薬や免疫グロブリン製剤の投与を行う。循環管理は大量の輸液投与を必要とすることが多い。

③神経原性ショック　酸素投与，輸液などを行うが，一過性で，ショックの回復は早い場合もある。徐脈に対して，アトロピン硫酸塩水和物の投与を行う。ショックが遷延する場合は，カテコールアミンが使用される。

### ▌心原性ショック

心臓のポンプ機能を改善させるために，カテコールアミンが投与される。また，機械的補助として，大動脈内バルーンパンピングが用いられる。不整脈に対しては，抗不整脈薬の投与や除細動，緊急ペーシングが行われる。

### ▌心外閉塞・拘束性ショック

緊張性気胸では，胸腔ドレナージや胸腔穿刺による脱気を行う。心タンポナーデに対しては，心囊ドレナージや穿刺によって心囊貯留液を排除し，心臓の拡張障害を解除する。肺動脈塞栓症では，肺動脈造影下に血栓溶解療法や血栓除去術を行う場合がある。

## 2 ショック時の検査

ショックを呈する救急患者には，血液検査，動脈血ガス分析，胸部単純X線撮影，心臓超音波検査，12誘導心電図，血行動態モニターなどの検査が必要である。血液検査や動脈血ガス分析は，ショックの重症度の指標となる。胸部単純X線撮影では心拡大や肺うっ血の有無がわかり，心臓超音波検査は心機能の評価・診断に有用である。12誘導心電図では，心筋の虚血性変化や連続モニタリングによって不整脈が判別できる。また，ショックの

血行動態を把握するために，スワン-ガンツカテーテルを肺動脈に挿入して，右房圧，肺動脈圧，肺動脈楔入圧，心拍出量を測定することがある。各種ショックの診断・治療効果，予後の推定，診断に有用である。

## C ショック・循環障害のある患者の初療時の看護

　ショック・循環障害のある患者の看護で優先されることは，生命を維持するためにショックの原因を迅速に把握し，早期にショックから回復させることによって，身体へのダメージを最小限にすることである。また，患者が体験している苦痛や不安を理解し，軽減することが必要になる。

### 1 生命を維持するためのケア

　バイタルサインの正確なチェックと全身観察によって，あらわれているショック症状をしっかりと把握する。観察で得られた情報をもとに，どの種類のショックであるかを推測・判断し，緊急度・重症度に応じた救急処置ができるよう準備をする。

　意識消失，血圧低下，脈拍触知不能な状態では，すみやかに一次救命処置を開始し，二次救命処置へスムーズに移行できるように，迅速な準備と介助を行う。

### 2 呼吸・循環動態を改善するためのケア

#### ▌ 早期対応するためのモニタリング

　ショック時の循環動態の治療目標値を理解して，持続的にモニタリングする。治療目標値は，個人差はあるが，一般的に収縮期血圧：90〜100 mmHg以上，脈拍数：100 回/分以下，脈圧：30 mmHg 以上，中心静脈圧：5〜10 mmHg，時間尿量：1 mL/kg/時を維持することである。血圧や脈拍数の変動率が大きい場合には，数分〜数十分間隔で観察するともに，モニター機器類のアラーム設定を確実に行い，状態悪化や急変を察知して早期に対応する。

#### ▌ 安全・安楽な体位管理

　ショックの原因に応じた，適切で安全・安楽な体位を選択する。循環血液量減少性ショックや神経原性ショックでは，体幹を水平にして両下肢を30〜40 度挙上する。この体位は，静脈還流量を増やし，血圧を上昇させる効果がある。心原性ショックでは，心負荷を助長しない水平仰臥位とする。うっ血性心不全による呼吸困難がある場合では，ファウラー位とする。安易に仰臥位にすると，静脈還流量の増加に伴い，肺うっ血が増強して心停止に陥ることがあるため，注意が必要である。

#### ▌ 体温を保つためのケア

　末梢循環血液量の減少した状態に加え，大量の輸液療法や治療処置のため脱衣している患者は，低体温に陥りやすい。低体温は代謝性アシドーシス，出血傾向，凝固異常などを悪化させ，循環器系に抑制的に作用するので，保温が必要である。適度に加温した輸液の投与，脱衣後のすみやかな被覆，電

気毛布の使用などで全身を保温する。

### 3 苦痛や不安を軽減するためのケア

　ショックの治療は患者にとって侵襲的な処置が多く，身体的な苦痛や不安を伴う。患者は，疼痛をがまんしていたり興奮状態になっていることもある。精神的な興奮や疼痛は循環動態を悪化させるため，鎮静・鎮痛薬の投与を考慮する。また，現在の状況や治療・処置について理解が得られるように説明し，不安の軽減に努める。

### 4 期待される治療・ケアの効果

　初療における看護目標は，ショックに対する適切な治療とケアが提供されることによって，早期にショック状態から回復することである。具体的には以下に示す効果を期待する。
（1）ショックから離脱できる。
（2）循環動態の治療目標値が達成できる。
（3）適切な体位が選択され，循環に悪影響を及ぼさない。
（4）保温によって，適正な体温を保つことができる。
（5）適切な鎮痛・鎮静および対応によって，苦痛や不安が軽減される。

# E 急性腹症への対応

　救急領域で遭遇する消化器系の急性内因性疾患のなかで重要なものに，急性腹症がある。救急外来では腹痛を主訴とする受診者が5％に達し，初期対応の遅れにより急速な病状悪化をまねくこともあるため，迅速かつ的確に身体の状態を把握し緊急の処置に備える必要がある。

## a 急性腹症とは

### 1 急性腹症の定義

　急性腹症とは，発症1週間以内の急性発症で手術などの迅速な対応が必要な腹部（胸部なども含む）疾患のことをいう。急性腹症は，消化器疾患に限らずさまざまな原因疾患により引きおこされるため，迅速で的確な診断と治療が必要である。

### 2 急性腹症をきたす要因と疾患

　急性腹症をきたす疾患は数多くある。頻度の高い疾患と判断の手がかりを ●表5-9 に示す。
　緊急性の高い疾患として大動脈瘤破裂による出血があり，急激に状態が悪化し生命にかかわる。腸管壊死や消化管穿孔などによる腹膜炎では，重症敗血症や敗血症性ショックに陥ると急激に増悪し，治療に難渋し死にいたるこ

● 表 5-9　急性腹症をきたす疾患・症状と判断の手がかり

| 疾患・症状 | 判断の手がかり |
|---|---|
| 急性胃粘膜病変 | 誘因（薬剤・アルコール・ストレス），激しい心窩部痛，吐きけ・嘔吐，吐血 |
| 腸閉塞 | 開腹術の既往，吐きけ・嘔吐，腸蠕動音亢進・金属音の聴取，排便・排ガスの停止，腹部膨満感 |
| 感染性腸炎 | 原因食物の摂取，下痢，嘔吐，発熱，しばしば集団発生 |
| 胃・十二指腸潰瘍の穿孔 | 胃・十二指腸潰瘍の既往，突然の激しい上腹部痛，腹膜刺激症状 |
| 急性虫垂炎 | 心窩部痛と嘔吐で発症，右下腹部痛，微熱，右下腹部の圧痛 |
| 大腸穿孔 | 高齢者，排便後に多い，下腹部の痛みと腹膜刺激症状，しばしばショックを生じる |
| 胆石症 | 食後の心窩部・右上腹部疝痛，右背部への放散 |
| 急性膵炎 | 胆石症の既往，飲酒歴，激しい上腹部痛，背部への放散痛，腹部膨満感，腸雑音減弱 |
| 尿管結石 | 青壮年男性，突然の背部・側腹部・下腹部疝痛，血尿，背部叩打痛 |
| 腹部大動脈瘤破裂 | 高齢男性，腹部膨満感・激痛，腰痛，腹部拍動性腫瘤，しばしばショックを生じる |
| 産婦人科疾患 | 20〜40 歳代，突然の下腹部激痛，不正性器出血，嘔吐 |
| 急性冠症候群 | 急激な前胸部痛，冷汗，嘔吐，呼吸困難，心電図変化 |

（救急救命士標準テキスト編集委員会編：救急救命士標準テキスト，改訂第 10 版. p.530-531, 2020 をもとに作成）

とも少なくない。また，腹痛を主訴としながらも，急性心筋梗塞などの緊急度の高い腹部以外の疾患をもつ患者もいるので注意が必要である。

## 3　急性腹症をきたす疾患の病態

● **腹部大動脈瘤破裂**　大動脈瘤とは，大動脈の壁の一部が全周性，または局所性に拡大または突出した状態であり，これが破裂し血管外に血液が漏出すると，出血性ショックが進行し致死的状態となる。突然の腹痛・背部痛，血圧低下，腹部拍動性腫瘤は特徴的な症状である。

● **消化管出血**　消化管出血とは，口腔から肛門までの消化管のいずれかから出血することをいい，吐血・下血といった症状がみられる。消化管出血をきたす疾患はさまざまであるが，代表例として食道胃静脈瘤破裂，胃十二指腸潰瘍，大腸憩室出血がある。食道胃静脈瘤破裂は，肝硬変症，慢性肝疾患により門脈圧亢進となった結果，胃食道粘膜下の静脈が怒張した静脈瘤が破綻し出血することをいい，大出血をきたし致命的となることが多い。胃十二指腸潰瘍では，胃・十二指腸の粘膜が欠けて，血管を含む粘膜下層以下がむき出しになり，血管が破けることで発症する。大腸憩室出血は，大腸の壁が囊状に突出してできた憩室に近接する血管が破けることで発症する。

● **上腸間膜動脈閉塞**　上腸間膜動脈が血栓などにより閉塞し，広範囲の小

腸・大腸が壊死にいたる重症の腸管虚血である。通常，急激な腹痛で発症するが，他覚的な腹部所見が伴わない特徴がある。しかし，死亡率は高く，救命できた場合も腸管は著しく短くなり，短腸症候群をきたし生活の質が低下する。

● **腸閉塞**　腸管内容の肛門側への輸送が物理的に障害された状態であり，腸管の血流障害のない単純性腸閉塞と血流障害を伴う複雑性(絞扼性)腸閉塞に分けられる。おもな症状は，腹痛，吐きけ・嘔吐，排便・排ガスの停止である。開腹手術歴がある患者では，腹腔内癒着が原因となっていることが多い。

● **消化管穿孔・腹膜炎**　消化管の穿孔により内容物が腹腔内に飛散し，化学性および細菌性腹膜炎を生じるため，治療をしなければ敗血症から死にいたる可能性がある。消化性潰瘍による穿孔がほとんどであり，胃・十二指腸の穿孔は突然発症する激しい上腹部痛が特徴的で，腸雑音は消失し，上腹部に強い圧痛と腹膜刺激症状(●155ページ)をみとめる。下部消化管穿孔(小腸・大腸)では早期より腹膜刺激症状を合併し，ショック症状を呈することもある。

● **急性虫垂炎**　虫垂の化膿性炎症で若年者に好発する。心窩部痛や吐きけを初発症状とし，右下腹部に移動する腹痛が典型的である。

● **急性胆嚢炎・胆管炎**　胆嚢炎は，胆嚢の急性炎症で多くは胆石を原因とする。典型的な症状は，夜間か食後におこる右季肋部か心窩部の強い痛みである。一方胆管炎は，胆道閉塞に細菌増殖が加わって炎症をおこすもので，総胆管結石や悪性疾患を原因とする。総胆管閉塞により胆汁の抗菌作用が及ばなくなり，異常増殖した細菌が逆行性に総胆管に侵入することで敗血症にいたる確率が高い。

● **急性膵炎**　膵臓の急性炎症で，アルコールや胆石症が背景にあることが多い。上腹部から背部に放散する腹痛で発症する。炎症は膵周囲に波及するだけでなく，肺や腎などの遠隔臓器にも影響し，臓器不全をおこして重症化する。

## 4　急性腹症の症状

### ▌腹痛

腹痛とは，腹部に生じる痛みの総称であり，内臓痛，体性痛，関連痛の3つに分類される。

①**内臓痛**　管腔臓器の拡張・痙攣や臓器を包む被膜の伸展，臓器の虚血で発生する。痛みは自律神経を介して伝わるため，その性状は鈍く，痛みの局所がはっきりせず腹部正中線付近に感じられることが多い。シクシクする，締めつけられるような痛みと表現され，強まったり弱まったりを繰り返すことが多い。

②**体性痛**　感染や炎症などの化学的または物理的刺激が壁側腹膜に発生し，体性神経で伝えられ，鋭い痛みとして感じられる。体性痛は持続性であり，腹膜刺激症状を伴う。

③**関連痛**　病巣のある部位以外に感じる痛みであり，腹腔臓器の疼痛刺激が同じ高さの脊髄に入る脊髄神経の痛覚伝導路に伝達されて，病変から離れた部位に感じられる。胆道疾患でみられる右肩痛，尿管結石の大腿部痛，虫垂炎の心窩部痛が代表的である。

### 下痢

　下痢は，その発生機序から，①浸透圧性下痢，②分泌性下痢，③炎症性下痢，④腸管蠕動異常の4つに分類される。救急では，感染を原因とした下痢を呈する患者が多く，分泌性下痢と炎症性下痢の頻度が高い。分泌性下痢とは，消化管粘膜からの分泌が異常に亢進した状態であり，大量の水様性下痢，電解質の喪失により高度の脱水と代謝性アシドーシスをきたす。炎症性下痢とは，腸管の炎症により腸管粘膜が傷害され，多量の滲出液，電解質，血液，粘液，タンパク質が腸管内へ出ることで生じる下痢で，血性下痢をみとめる。

### 嘔吐

　嘔吐は，その原因から中枢性嘔吐と反射性(末梢性)嘔吐に分けられる。急性腹症では，消化管の神経末端からの刺激が求心性迷走神経を刺激して生じる反射性嘔吐がみられる。

### 吐血・下血

　消化管出血は，大きく上部消化管出血と下部消化管出血に分けられ，症状として吐血と下血がある。

　①**上部消化管出血**　トライツ靱帯よりも口側の消化管からの出血のことをいい，消化管出血の大部分を占める。

　②**下部消化管出血**　トライツ靱帯よりも肛門側の消化管からの出血のことをいう。

## b 急性腹症時の救急処置と検査

### 1 急性腹症時の救急処置

　腹部の救急疾患では，緊急度と重症度の把握とその安定化を行いながら，迅速に診断と治療を進めることが必要となる。緊急度と重症度の把握には，バイタルサインの評価が重要である。バイタルサインが不安定な場合には，気道確保や輸液などを行い，A(airway：気道)B(breathing：呼吸)C(circulation：循環)の生理学的状態の安定化を行いながら，緊急度の高い疾患の有無を鑑別する。緊急度の高い疾患には，急性心筋梗塞，腹部大動脈瘤破裂，肺動脈塞栓症，大動脈解離があげられ，これらは急速に病状が進行するので，最低限の検査を行いながら治療に移る必要がある。

　また，肝がん破裂，異所性妊娠，腸管虚血，重症急性胆管炎，敗血症性ショックを伴う汎発性腹膜炎，内臓動脈瘤破裂に関しても，早期に治療を開始しなければ病態が悪化しショックの進行などをみとめるため，注意を要する。また，まれに急性腹症の原因疾患の確定診断がつかないまま，診断的治療として緊急開腹術が行われることもある。

　激痛，突然発症の腹痛，進行増悪する腹痛，体性痛をみとめる場合には，

◍表5-10 緊急手術を要する病態

| 病態 | 特徴的な症状 | 要因となる疾患など |
|---|---|---|
| 出血 | 出血性ショック，消化管出血の場合は吐血・下血 | 腹部動脈瘤破裂<br>肝がん破裂<br>消化管出血<br>異所性妊娠<br>卵巣出血<br>内臓動脈瘤破裂 |
| 臓器の虚血 | 症状はあいまいなものから激痛までさまざま | 上腸間膜動脈閉塞症<br>S状結腸捻転<br>絞扼性腸閉塞<br>卵巣茎捻転 |
| 汎発性腹膜炎 | 腹部全体に腹膜刺激徴候 | 消化管穿孔<br>胆囊穿孔 |
| 臓器の急性炎症 | 腹痛の部位が明らかな圧痛 | 急性虫垂炎<br>重症急性胆管炎<br>骨盤腹膜炎 |

緊急手術となる場合が多い。緊急手術を要する病態には，出血，臓器の虚血，汎発性腹膜炎，臓器の急性炎症がある（◍表5-10）。

● **腹部大動脈瘤** 腹部大動脈瘤破裂が疑われる患者において，循環動態が安定していれば迅速なCT検査が推奨されるが，不安定な場合には手術室に直行し，超音波検査などを行い腹部ステントグラフト内挿術（EVAR），手術などの治療を検討する。輸液・輸血療法に反応せず心停止が差し迫った出血性ショックとなった場合には，大動脈遮断用バルーンを挿入することもある。循環動態の出血がない場合には，安静と血圧のコントロールを行い破裂予防に努めるが，大動脈瘤の大きさによってはEVARなどが検討される。

● **消化管出血** 吐血・下血の量が全出血量とは限らず，消化管の中に出血した血液がまだ残っていることもある。また，出血直後は代償性に末梢血管が収縮し血圧が低下しないことや採血上の変化も軽微であるため，軽症と見誤らないよう注意を要し，場合によっては輸血投与も検討される。食道胃静脈瘤破裂では，内視鏡的硬化療法（EIS），内視鏡的静脈瘤結紮術（EVL）などが第一選択となる。止血困難な場合や内視鏡検査が行えないときには，セングスターケン-ブレークモアチューブ（SBチューブ）を挿入して圧迫止血を行う。胃十二指腸潰瘍では，内視鏡によるクリップ法，局注法，凝固法などが行われる。内視鏡的止血術では止血困難なときにはX線透視下の画像下治療（IVR）や手術が検討される。

● **上腸間膜動脈閉塞** 緊急手術で，壊死にいたった腸管を切除する。発症早期の場合は，血管造影，血栓溶解療法が考慮されることもある。

● **腸閉塞** 単純性腸閉塞では，絶食や点滴による腸管安静で改善することが多い。吐きけ・嘔吐が強いなど，胃内容物が多いと思われる場合には胃管を挿入する。さらに，先端が小腸に達するイレウス管を挿入することもある。保存的加療では改善が乏しい場合には，待機的に癒着剝離術を行う。絞扼性腸閉塞では緊急手術が必要になり，開腹手術で行われることが多い。腸管壊

死をきたしていれば，壊死腸管切除を施行する。

● **消化管穿孔・腹膜炎**　緊急手術の適応であり，開腹あるいは腹腔鏡下に腹腔洗浄ドレナージ・穿孔部閉鎖・大網被覆を行いつつ，抗潰瘍薬の投与で潰瘍の治癒をはかる。下部消化管においては，穿孔部を含めて腸管を切除し，吻合は行わず人工肛門とすることも多い。

● **急性虫垂炎**　軽症では，抗菌薬治療が有効である。手術の時期を逃さないことが重要であり，腹膜刺激症状をみとめる場合には虫垂切除術が行われるが，穿孔例や炎症の強いものでは加えて洗浄，ドレナージなど腹膜炎に準じた手術が行われる。

● **急性胆嚢炎・胆管炎**　抗菌薬治療に加え，胆嚢炎では早期の腹腔鏡下胆嚢摘出術，胆管炎では胆道ドレナージが考慮される。ドレナージには，経皮経肝アプローチと内視鏡的アプローチがある。

● **急性膵炎**　十分な輸液療法と呼吸循環管理を基本とする。コントロール不能な痛みは血行動態の不安定につながるため，鎮痛薬を用いてすみやかに除痛を行う。重症例では全身に炎症が波及し多臓器不全をきたすことがあり，各臓器不全に対する補助療法が必要となる。壊死性膵炎に感染や膿瘍を合併した場合には，壊死部切除とドレナージの適応となる。

## 2 急性腹症時の検査

　急性腹症を呈する患者には，血液検査，単純X線撮影，腹部超音波検査，腹部CT検査などの検査が行われる。血液検査では，貧血や炎症反応，肝・腎機能などを評価する。単純X線撮影では，腸管ガス，腸管外ガス，石灰化，軟部組織腫瘍などの評価が可能で，腸閉塞，消化管穿孔，尿路結石などの診断に有用である。腹部超音波検査は，放射線被曝がないことに加え簡便に実施でき，とくに妊娠中あるいは若年女性や小児の患者では重要な検査である。急性虫垂炎，憩室炎，胆石・急性胆嚢炎などの胆道疾患，尿路結石，大動脈瘤破裂，卵巣茎捻転，異所性妊娠などで有用である。腹部単純CT検査は，尿管結石，総胆管結石，急性虫垂炎，腹腔内遊離ガスの診断に有用である。また，造影CTでは臓器虚血の有無，血管性病変なども確認できる。

　ショックや腸管虚血の診断には，動脈血ガス分析を行いpH，BE，乳酸値などを評価する。心窩部痛をみとめ，虚血性心疾患のリスクファクター(コレステロール値＞300 mg/dL，心筋梗塞の既往，65歳以上，喫煙歴，肥満，高血圧，家族歴)がある場合には，心筋梗塞の可能性があるため心電図検査も行う。

## C 急性腹症患者の初療時の看護

　急性腹症は腹痛や吐血，またはその随伴症状から苦痛を伴うため，疼痛や苦痛の緩和に努める必要がある。また病態はさまざまで重症度が高いことも多いため，症状をはじめ身体所見や検査結果などから緊急度を把握し，スムーズに外科的処置や緊急手術が行えるように診療の補助を行うことも重要である。同時に，出血などによりショック状態に陥りやすいため，四肢冷感，

冷汗，顔面蒼白，不穏，頻脈などの循環不全を示唆する所見を早期に発見できるよう観察に努め，気道・呼吸・循環の安定化のためのケアを行う。

## 1 安楽のためのケア

●**鎮痛薬の使用**　急性腹症の患者では，急性発症の腹痛に対して早期に鎮痛薬を使用することにより，患者の苦痛をやわらげる。鎮痛薬の使用により症状が隠蔽され診断が困難になることはないと考えられるようになり，原因にかかわらず診断前の早期の使用が推奨されている。鎮痛薬の使用前に，痛みの強さを NRS（○168ページ）などで評価してもらい，医師の指示のもと鎮痛薬を静脈内投与し，副作用や合併症の評価とあわせて15〜30分ごとに痛みの強さを再評価してもらう。また，症状緩和のために腹部の温罨法を行うこともあるが，炎症の悪化や消化管閉塞をみとめる場合には消化管穿孔などをおこす可能性があるため，病態を把握し可能な場合にのみ行う。

●**嘔吐に対するケア**　吐きけ・嘔吐をみとめる患者は，身体の安静をはかり嘔吐の誘発を避ける。前屈位などの安楽な体位を確保することで，腹部の緊張がなくなり，らくになることが多い。激しい嘔吐や意識障害，球麻痺のある患者の場合には，嘔吐のリスクが高いため，嘔吐しそうなときには座位または側臥位とし，臥位のときには顔を横に向ける。口腔内に吐物が貯留する場合は口腔内吸引を行う。消化液を含む吐物を誤嚥した場合や嘔吐後は，口腔内の汚染により誤嚥性肺炎を発症するリスクが高くなるため，含嗽や口腔内清拭を行う。

●**吐血・下血に対するケア**　吐血・下血がある場合には，末梢循環が低下するため，四肢冷感がある場合には保温に努める。

## 2 検査・処置の準備と介助

●**鎮静への対応**　迅速に検査と処置が行えるよう，患者の状態の変化を予測しながら準備を行う。内視鏡診療など苦痛を伴う処置を行う際には，患者の不安や不快感を取り除くために鎮静薬を用いることがある。鎮静時には，低酸素血症や血圧低下などの偶発症が発生する可能性があるため，患者の意識レベル，呼吸状態，循環動態の継続的な観察を行い，安全に治療が進行するように努める必要がある。

●**ショックへの対応**　腹腔内感染症を原因として含めた敗血症性ショックの患者において，抗菌薬の投与の遅れは死亡率を高める。そのため，敗血症性ショックを合併している患者では，血液培養採取後，来院から1時間以内に抗菌薬を投与できるよう準備を行う必要がある。

●**脱水への対応**　急性腹症の患者は，食欲低下・吐きけによる水分摂取量の低下，嘔吐・下痢による水分排泄量の増加，発熱による不感蒸泄の増加が原因となり，脱水状態を呈していることが多い。循環動態が安定していても輸液を行うことも念頭において準備を行う。

## 3 不安を軽減するためのケア

　症状に対する不安や苦痛の生じる処置などにより，患者は死の恐怖を感じることもある。情動の変化は吐きけ・嘔吐の誘発にもつながるので，患者の心情の理解に努め，声をかけるだけでなく手を握るなどのタッチングも行いながら心理的ケアを行う。また，家族，とくに小児患者の保護者においては，患者の症状に強い不安を感じているため，看護師は限られた時間のなかでも十分に説明を行い，家族の言動や表情を観察し，不安を傾聴する必要がある。

## 4 期待される治療・ケアの効果

（1）緊急度の高い疾患が鑑別され，重症化しない。
（2）ショック状態から離脱できる。
（3）適切な検査と処置が受けられ，症状が緩和される。
（4）苦痛が緩和し，患者・家族の不安が軽減する。

# F 泌尿器・生殖器障害への対応

　泌尿器系に属する器官には，尿の生成と排出を基本的機能として体液の恒常性を維持する重要なはたらきがあり，生殖器系に属する器官は，生殖にかかわる機能を担う。このため，泌尿器・生殖器系器官の機能障害は，生命維持（体液の恒常性）や生命の継承（生殖）へ影響をもたらす可能性がある。ここでは，おもに救急看護の対象となる徴候である**腰背部痛**（疝痛発作を含む），**尿閉**，**血尿**，**不正性器出血**に焦点をあて，救急処置と看護について述べる。

# 1 腰背部痛

## a 腰背部痛とは

　腰背部痛とは，第1腰椎付近や肋骨脊椎角部に感じる疼痛である。腰背部痛を呈し，緊急度の高い泌尿器・生殖器系のおもな疾患は，急性腎盂腎炎，尿路結石，腎外傷である。

　①**急性腎盂腎炎**　腎盂および腎実質に炎症を呈した病態で，基礎疾患の有無により，単純性と複雑性に分けられる。急性単純性腎盂腎炎は，圧倒的に生殖年齢層の女性に多く，尿道や膀胱から腎盂への病原菌の上行性感染によっておこる。高熱を伴うことが多く，ときに敗血症を併発しショックにいたるケースもある。

　②**尿路結石**　尿路に形成された結石によって症状を呈する疾患である。腎・尿管に形成された結石を上部尿路結石，膀胱・尿道に形成された結石を下部尿路結石とよび，約95％を上部尿路結石が占める。結石の原因は，尿の停滞，感染，内分泌異常，代謝異常などで，40〜50歳代の男性や閉経後

の女性に多く，男女比は約2：1と男性に多い。結石の性状では，カルシウム結石が最も多い。尿管結石では，結石が尿管嵌頓すると，間欠性の腎・尿管疝痛を生じる。

③**腎外傷**　腎外傷は，銃創や刺創による鋭的外傷と交通事故，転倒・転落，スポーツ外傷，暴力を要因とする鈍的外傷に区分される。わが国では，圧倒的に鈍的外傷が多い。損傷の程度によって被膜下損傷（Ⅰ型），表在性損傷（Ⅱ型），深在性損傷（Ⅲ型）に区分され，この区分によって治療法が選択される。損傷部位では，腎実質，腎盂・腎杯，腎血管の損傷に，損傷形態によっては挫傷，破裂，断裂，茎部断裂に分けられる。腎外傷では，他臓器の合併損傷を伴うことが多いため，下肢・骨盤・胸部・脊椎の骨折，脊髄損傷，腹腔内臓器損傷にも留意する必要がある。重症の場合は，循環血液量減少性ショックに陥る。

## b 腰背部痛時の救急処置と検査

### 1 腰背部痛時の救急処置

● **尿路結石**　一般に，X線撮影において 10×6 mm 大までの結石なら自然排出が期待できるが，上部尿路結石では薬物による結石溶解や外科的療法の対象となる。

● **急性腎盂腎炎**　結石などに合併した急性複雑性腎盂腎炎で，閉塞が著しく水腎症を呈する場合は，腎盂内に停滞する感染尿を体外に排出するために，逆行性尿管カテーテル留置，もしくは腎瘻造設が行われる。一方，急性単純性腎盂腎炎では，通常，適切な抗菌薬を用いた保存的治療が選択される。

● **腎外傷**　16G か 18G の太い静脈内留置針で末梢静脈路を確保し，バイタルサインの安定および凝固因子補充のための大量輸液や輸血に備える。Ⅰ型・Ⅱ型損傷では，保存的治療が推奨される。損傷が腎髄質に及ぶ，あるいは腎臓の離断や栄養血管の損傷がみとめられるⅢ型損傷で，循環動態が安定しない場合は，外科的治療の対象となる。バイタルサインが安定していれば，腎保存が可能な経カテーテル動脈塞栓療法 transcatheter arterial embolization（TAE）の適用となる。

### 2 腰背部痛時の検査

腰背部痛を呈する救急患者の場合，問診や視診，触診，尿検査である程度原因疾患の予測が可能であり，病態・疾患に応じて検査が進められる（◐表5-11）。

## c 腰背部痛のある患者の初療時の看護

腰背部痛の原因はさまざまであるため，看護においても原因疾患に対応したケアの提供が求められる。ショック症状を呈する場合は，ショックへの対応が最優先される。

●表 5-11　腰背部痛をきたすおもな疾患とその検査

| 主要疾患 | 症状 | 検査 |
| --- | --- | --- |
| 尿路結石 | 急におこる腰背部の間欠的な痛み，血尿<br>肋骨脊椎角部に叩打痛<br>上部尿路結石：<br>　　臍・尿管に沿っての放散痛<br>　　吐きけ・嘔吐などの消化器症状<br>　　腎盂尿管移行部や尿管への嵌頓で激しく周期<br>　　的な腎・尿管疝痛<br>下部尿路結石：<br>　　鼠径部・陰嚢部に放散痛，排尿困難，排尿痛 | 腹部超音波検査，腎尿管膀胱部単純 X 線撮影(KUB)<br>排泄性尿路造影<br>・静脈性腎盂造影(IVP)<br>・排泄性腎盂造影<br>・点滴腎盂造影(DIP)<br>静脈性尿路造影(IVU)，腹部 CT 検査，病変臓器の造影検査，膀胱鏡検査，尿道鏡検査 |
| 急性腎盂腎炎 | 患側の激烈な腰背部痛，悪寒戦慄と発熱(38〜40℃の弛張熱)，膿尿，膀胱炎を併発<br>肋骨脊椎角部の叩打痛，臍・尿管に沿っての放散痛 | 尿検査，尿培養，血液検査，血液培養，腹部超音波検査，腹部 CT 検査 |
| 腎外傷 | 出血，尿漏，腎壊死 | 血液検査，腹部超音波検査，腎尿管膀胱部単純 X 線撮影(KUB)，静脈性尿路造影(IVU)，静脈性腎盂造影(IVP)，腹部造影 CT 検査，血管造影 |

## 1　全身状態を改善するためのケア

### ▮ 十分な水分補給と確実な薬剤の投与

　患者は，来院前から十分に食事も摂取できていない可能性があり，疼痛や発熱，あるいは出血なども重なり，脱水を呈する場合が多い。点滴で十分に水分を補給するとともに，二次的合併症を予防するために，指示された抗菌薬などの薬剤を確実に投与する。尿路結石では，利尿によって排石が期待できる。

### ▮ 安静と保温

　疼痛は，筋肉の緊張をもたらし，交感神経の活性化によってエネルギーの消耗をまねく。安静と保温に努め，エネルギーの消耗を避けることは，体力の維持，ひいては免疫能の活性化につながる。

　発熱は，生体防御反応の1つであるため，安易な解熱薬の使用は避けなければならない。解熱薬を使用する際は，①発熱の原因がある程度確定している，②視床下部の体温調節中枢の指令により，発熱物質に関連した生体反応が完了している(核心温がセットポイントに達し，体温が上昇した状態で安定する＝体温が上がりきる)ことを確認し，適切なタイミングで使用することが大切である。また，発熱時の対処として頻用される表在動脈の冷罨法は，その効果についてのエビデンスは確立しておらず，ときに患者にとって不快・苦痛となったり体力消耗につながる場合もあるため，解熱効果を期待して冷罨法を用いる場合は継続的に患者の状態を観察する必要がある。

## 2　安楽のためのケア

### ▮ 疼痛の緩和

　疼痛は，第一に患者にとって苦痛である。第二に，激しい疼痛はときとし

て診断・治療に支障をきたす場合があることなどから，積極的に除去する必要がある。疼痛はその程度を NRS や VAS，BPS などで客観的に評価する（●168ページ）。鎮痛薬使用後は効果判定を必ず行い，必要なら追加使用を考慮する。ただし，疼痛は重要なサインであるため，鎮痛を急ぎすぎると確定診断が遅れることもある。したがって，鎮痛薬を使用する場合は，疼痛の部位・性質，関連痛の有無や部位，随伴症状の有無などを迅速に確認したうえで行う。

　①**尿路結石**　尿路結石に伴う疝痛は，激烈である。尿路結石の場合，問診，触診，尿検査，超音波検査などで診断が比較的容易なため，診断が確定したらできる限り早く鎮痛鎮痙薬を投与し，疼痛を除去する。

　②**腎外傷**　腎外傷の痛みは，出血量に比較して軽度な場合が多い。腎外傷も問診・触診・CT などで容易に確認でき，短時間での診断が可能であるが，ほかの臓器損傷を合併する可能性が高いため，鎮痛薬は慎重に使用する。

### ▌安楽な体位の工夫

　補助具を利用して，腹部と背部の緊張を取り除けるような体位を保持する。体位の工夫と同時に，身体を締めつけないように衣服をゆるめることも大切である。

## 3　不安を軽減するためのケア

　疼痛は，患者にとって身体的な苦痛であることに加え，疼痛が持続すると，その程度にかかわらず患者の不安感は助長される。疼痛を引きおこしている原因病変が確認できたら，できる限り早く疼痛を軽減する処置をとるとともに，患者を1人にせず，患者の訴えや要望に迅速に対応できるよう可能な限りそばに寄り添い，患者が安心感を得られるようにかかわることが大切である。

## 4　期待される治療・ケアの効果

（1）適切な薬剤の使用や体位の工夫により，疼痛が軽減する。
（2）十分な水分補給により，脱水が改善する。
（3）不安が軽減する。

# 2　尿閉

## a　尿閉とは

　正常な排尿は，膀胱と尿路の協調的なはたらきと，それを支配する神経系のはたらきによって可能となり，これらのいずれかに障害があると排尿に関連した症状が出現する。「尿が出ない」という訴えに対しては，まず尿閉か無尿（乏尿）かを区別する。

　**尿閉**とは，膀胱内に尿が貯留しているにもかかわらず，自力で排尿できない状態をいう。尿の産生が減少したり尿管の閉塞によって水腎症をきたした

病態で，1 日尿量が 100 mL 以下を**無尿**，1 日尿量が 400 mL 以下を**乏尿**という。尿閉か無尿・乏尿かは，超音波検査で容易に鑑別可能である。

## b 尿閉時の救急処置と検査

### 1 尿閉時の救急処置

尿道損傷以外の尿閉で視診・触診で下腹部の膨隆が確認されたり，下腹部痛を訴える場合は導尿が実施される。尿道完全断裂による尿閉では，経皮的膀胱瘻造設術が施行され，2〜3 か月後に尿道再建術が行われる。

●**導尿**　膀胱内にカテーテルを挿入し，膀胱から尿を採取することを導尿という。尿閉時のカテーテル留置は診断と治療を兼ねるため，医師が実施する。前立腺肥大症，尿道狭窄，尿道損傷がある場合は，透視下もしくは内視鏡下で留置される。

●**膀胱瘻造設術**　膀胱瘻造設術とは，経皮的に膀胱を穿刺しカテーテルを留置して膀胱瘻を造設するものをいう。恥骨上縁より 1〜2 横指頭部側の正中から背側に向けて，まっすぐ穿刺される。

### 2 尿閉時の検査

まず，超音波検査により無尿・乏尿と尿閉を鑑別する。無尿・乏尿か尿閉かを確認できたら，尿閉の原因をさぐる検査を進める（●表 5-12）。

## c 尿閉のある患者の初療時の看護

### 1 安楽のためのケア

膀胱内圧上昇に伴う苦痛を除去するため，膀胱留置カテーテルを挿入し，膀胱内の尿を排出する。これにより，患者の苦痛の大部分は緩和される。

### 2 予防的ケア

予防的ケアには，合併症予防と処置に伴う感染予防がある。水分出納バランスに注意しながら点滴管理を行うことで，水腎症や腎不全の合併を防ぐ。膀胱留置カテーテル挿入や経皮的膀胱瘻造設に伴う尿路感染を予防するために，カテーテルは無菌操作で挿入する。膀胱留置カテーテル挿入中は陰部を清潔に保ち，膀胱内に尿が停滞したり，カテーテル内の尿が逆流したりしないようにカテーテルの固定を行い，蓄尿バッグは尿の停滞や逆流を防ぐために身体より低い位置に設置する。また，尿の性状や量を観察する。

### 3 不安を軽減するためのケア

膀胱留置カテーテル挿入や経皮的膀胱瘻造設といった処置は，患者の拘束感や不安感を助長する。さらに，患者にとっての自己概念を揺るがし，自尊感情の低下をまねくおそれがあるため，処置の前にその目的を十分に説明し，患者の理解を得るとともに共感的・支持的態度でかかわることが大切である。

○表5-12　尿閉の原因と検査

| 原因 | | 検査 |
|---|---|---|
| 器質的病変 | 尿道，膀胱頸部の狭窄または閉塞 / 前立腺肥大症 / 前立腺がん / 膀胱頸部硬化症 / 前立腺炎 | 超音波検査 / 前立腺部 CT / MRI / 尿道造影 / 膀胱鏡検査 |
| | 尿道狭窄 / 尿道結石 / 尿道異物 / 尿道腫瘍 | 腹部単純 X 線撮影 / 膀胱鏡検査 / 尿道造影 |
| | 膀胱腫瘍 / 膀胱凝血 / 膀胱結石 / 膀胱異物 / 尿管瘤 | 膀胱鏡検査 |
| 尿路外病変 | 妊娠 / 子宮筋腫 / 子宮頸がん / 卵巣囊腫 / 直腸がん | 腟鏡診 / (塗抹)細胞診 / 試験搔爬 / 超音波検査・ドップラー法 / 直腸診 / CT，MRI / 妊娠検査 |
| 機能的病変 | 神経因性膀胱 / 脳血管障害 / 腰椎椎間板狭窄症 / 骨盤内臓器手術後 / 糖尿病 | 神経学的検査 / 膀胱内圧測定 / 尿流動態検査 |
| | 薬剤性 / 三環系抗うつ薬 / α作動薬 / β遮断薬 | |

## 4　期待される治療・ケアの効果

（1）膀胱内の尿が排出でき，膀胱内圧上昇に伴う苦痛が緩和する。

（2）水腎症や腎不全，尿路感染などの合併症を併発しない。

（3）不安が軽減する。

# 3　血尿

## a　血尿とは

　血尿には，目で見て血尿とわかる**肉眼的血尿**と，顕微鏡検査で赤血球の混在が判明する**顕微鏡的血尿**があり，救急でおもに取り扱うのは肉眼的血尿である。1,000 mL 中に 1〜2 mL の血液が混入すると肉眼的血尿としてみとめられ，肉眼的血尿は随伴症状を伴う**症候性血尿**と，血尿以外の症状を伴わない**無症候性血尿**に分けられる。

　血尿の原因と主要疾患を，○表5-13 に示す。特殊なケースとしては，ス

◐表5-13　血尿の原因と主要な疾患・状況

| 原因 | 疾患・状況 |
|---|---|
| 外傷 | 腎外傷，膀胱外傷 |
| 尿路結石 | 腎結石，尿管結石，膀胱結石 |
| 尿路感染 | 腎盂腎炎，膀胱炎，前立腺炎，尿道炎，尿路結核 |
| 糸球体病変 | 糸球体腎炎，IgA腎症，アルポート症候群，菲薄基底膜病 |
| 腫瘍 | 腎細胞がん，腎盂腫瘍，尿管腫瘍，膀胱腫瘍，前立腺がん |
| 血管病変 | 腎動静脈瘻，ナットクラッカー症候群，腎動静脈血栓，腎梗塞，腎動脈瘤 |
| 血液凝固異常 | DIC，血友病 |
| 憩室 | 腎杯憩室，膀胱憩室 |
| 医原性 | 腎・尿路・膀胱の手術 |
| その他 | 薬物過敏症，抗血栓薬服用，抗がん薬服用，喘息治療薬(トラニラストなど)服用壊死性血管炎，紫斑病，多発性嚢胞腎，海綿腎，腎乳頭壊死，前立腺肥大症，放射線性膀胱炎，間質性膀胱炎 |

ポーツ血尿があげられる。激しい運動による腎血流量低下で，血管壁の透過性が亢進して血尿が出現したり，マラソンのように膀胱を空虚にして長時間疾走することで膀胱三角部に損傷が生じ，血尿を呈することがある。

## b 血尿時の救急処置と検査

### 1 血尿時の救急処置

　血尿によって生じる凝血塊は，膀胱タンポナーデや尿道閉塞に伴う尿閉などの重篤な合併症を引きおこす危険性があり，救急処置が必要とされる。

　**膀胱タンポナーデ**は，凝血塊によって膀胱内が充満している状態で，◐表5-13に示したいずれの疾患においてもおこりうる。まず，膀胱内の尿を体外に排出し，輸液および必要時は止血薬投与や輸血を行って，バイタルサインを安定させる。

### 2 血尿時の検査

　症候性血尿の場合は，その症状から原因疾患を特定するための検査が行われる。原因疾患特定のための検査として，尿検査，血液検査，尿細胞診，尿細菌培養，腎膀胱超音波検査，X線単純撮影，CT，MRI，CTウログラフィー(CTU)，MRウログラフィー(MRU)，血管造影，静脈性尿路造影(IVU)，逆行性腎盂造影(REP)，腎盂尿管鏡検査，膀胱鏡検査など必要な検査を行う。

　男性の場合は，排尿の前半2/3と後半1/3を別々の容器に採尿する2杯分尿法によって，出血部位を推定することが可能である(◐表5-14)。

○表 5-14　2 杯分尿法と推定される出血部位

| 排尿時期 | 第1尿 | 第2尿 | 推定される出血部位 |
|---|---|---|---|
| 排尿開始時 | 血尿 | 透明 | 前部尿道 |
| 排尿前期 | 血尿 | 血尿 | 膀胱，腎，尿管 |
| 排尿終末時 | 透明 | 血尿 | 後部尿道，膀胱頸部 |

## C 血尿のある患者の初療時の看護

### 1 全身状態を改善するためのケア

● **貧血の改善とバイタルサインの安定**　強い血尿では，血液の喪失に伴う貧血および血液凝固因子の喪失による止血困難をまねき，循環血液量減少性ショックにいたる危険性もある。したがって，血液検査データを確認し，早期の輸血で貧血を改善し凝固因子を補充することで，バイタルサインを安定させる必要がある。

● **腎血流量の維持**　十分な尿量が維持できなければ，凝血塊の停滞によって尿道閉塞をきたし，尿閉，水腎症，腎不全などを合併する。十分な補液によって腎血流量を維持し，尿量を確保する必要がある。

● **保温と安静**　強い血尿を呈する患者の場合，貧血による酸素の運搬能の低下や，末梢血管の収縮に伴う末梢循環不全をきたす。電気毛布や湯たんぽでの全身の保温，または足趾などの局所の保温によって，末梢循環不全を改善する。また安静を保持し，体力の消耗を最小限にとどめることも大切である。

### 2 予防的ケア

● **凝血による尿道閉塞の解除**　持続灌流に備え，20 Fr 以上の太い 3 ウェイカテーテルを留置し，膀胱内の尿を体外に排出する。カテーテルが凝血塊によって閉塞すると，尿閉や水腎症といった重篤な合併症を引きおこすため，ミルキングするなどカテーテルの管理は厳密に行う。血尿により膀胱タンポナーデのおそれのある患者では，膀胱洗浄・膀胱持続灌流が行われる場合もある。その際は，感染に十分留意する。また，十分な水分補給が必要となるため，基本的には補液を行うが，経口摂取が可能なら積極的な飲水を促す。

● **尿路感染の予防**　膀胱留置カテーテルを挿入する場合や膀胱洗浄を行う場合は，無菌操作で行う。陰部を清潔に保ち，膀胱内の尿停滞やカテーテル内の尿の逆流を防ぐために，蓄尿バッグは身体より低い位置に設置し，逆行性感染を予防する。

### 3 不安を軽減するためのケア

　患者は，血尿によって，重篤な疾患に対する不安や恐怖をいだく。看護師は，患者のそばに寄り添うよう心がけ，また，患者の訴えには即座に対応し，

安心感が得られるようにかかわる。

## 4 期待される治療・ケアの効果

（1）カテーテルによる尿路確保で，尿道閉塞が解除される。
（2）輸液・輸血によって，バイタルサインが安定する。
（3）循環血液量減少性ショックや尿路感染などの合併症を併発しない。
（4）不安が軽減する。

# 4 不正性器出血

## a 不正性器出血とは

　不正性器出血は，月経と無関係におこる女性生殖器からの外出血の総称で，外陰・腟・子宮からの出血が考えられる。おもなものは子宮体部出血で，ホルモン失調などによりおこる**機能性出血**と，組織の変化によって生じる**器質性出血**に分類される。原因は年齢により異なるが，性成熟期の女性では，とくに妊娠との関連が深い。

## b 不正性器出血時の救急処置と検査

### 1 不正性器出血時の救急処置

　妊娠・分娩に関連する不正性器出血では，多量出血となりショック症状を呈することが多い。この場合は，ショックへの対応が優先される。バイタルサインを安定させると同時に，出血部位を確認し止血を試みる。止血法には，多量出血時の腟充填タンポンによる圧迫止血，粘膜面からのわずかな出血時の硝酸銀による焼灼や止血薬の局所塗布などがある。原因を除去するための手術には，裂傷縫合，血管結紮，子宮内膜掻爬術，子宮腟部円錐切除など，病態によってさまざまな方法がある。

### 2 不正性器出血時の検査

　不正性器出血があっても，妊娠の有無により実施できる検査に制約があるため，まず妊娠反応検査の結果を確認し，その後の検査を実施する。不正性器出血の出血部位と検査，および原因疾患については●図5-26にまとめる。

## c 不正性器出血のある患者の初療時の看護

　不正性器出血の原因はさまざまであるため，看護においても原因疾患に対応したケアの提供が求められる。多量出血か少量出血かによって対応は異なるが，ここでは，救急の対象となる多量不正性器出血を呈した患者の看護について述べる。

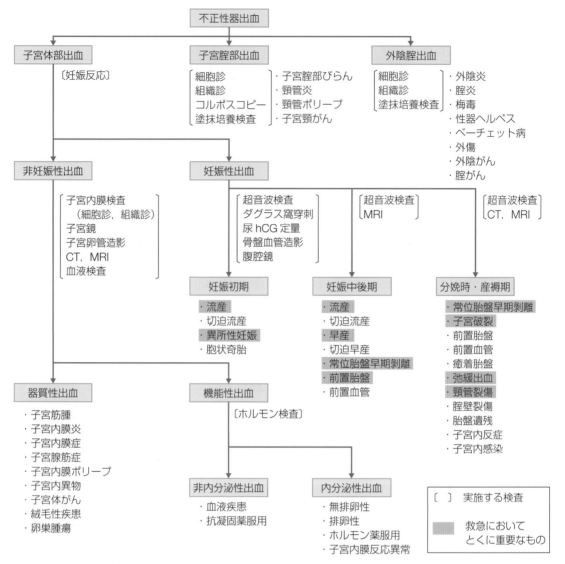

◎図 5-26　出血部位と検査および原因疾患

## 1　検査・処置の準備と介助

　多量不正性器出血に対しては，すみやかな止血処置への対応，もしくは緊急手術の準備を整えることが求められる。まず末梢静脈路を確保したら，ただちに止血処置にうつる。並行して，緊急手術に備えた術前処置を行う。迅速かつ適切に検査・処置の準備をして介助することは重要だが，患者の病態は急変する可能性が高いため，つねに患者の状態を観察することを忘れてはならない。

## 2　全身状態を改善するためのケア

●バイタルサインの安定と安静の保持　ショック症状や極度の貧血によって生命の危機にある患者に対しては，ショック・循環障害時の看護に準じた

対応を基本とし（◎217ページ），バイタルサインの安定をはかりつつ全身状態を整えることに主眼をおく。また，安静を保持してエネルギーの消耗を最小限にとどめ，出血の増大を防ぐ。

● **全身の保温**　不要なエネルギー消費や酸素消費量を抑えるためにも，全身の保温は重要である。出血部位を保温すると出血が増大するおそれがあるため，局所的な保温は避け，電気毛布や湯たんぽなどで全身を保温する。

### 3　予防的ケア

出血によって汚染された局所の清潔を保ち，感染を予防することが大切である。出血があると，腟の自浄作用が低下し，細菌が繁殖しやすい。止血法を実施する際は，清潔操作を心がける。

### 4　疼痛緩和のためのケア

多量の不正性器出血は疼痛を伴う場合が多い。疼痛は，交感神経を活発化させ，血圧，脈拍，呼吸に影響を及ぼす。一方，疼痛は患者の病状を推定するうえで重要なサインであり，原因が不明なままで安易に鎮痛するのは危険である。したがって，できる限り早期に原因を推定したのち，ただちに鎮痛薬を投与する。身体的苦痛を緩和するだけでなく，不安を軽減するためにも疼痛は積極的に除去する。

### 5　不安を軽減するためのケア

多量の出血は，患者に死に対する不安や恐怖をいだかせる。とくに妊娠に伴う多量の不正性器出血は胎児の生命維持があやういことを意味するため，患者はパニックに陥りやすい。看護師はそばに寄り添うよう心がけ，医師と協力して患者の疑問に対してはできる限りその場で回答するように配慮する。同時に看護師は，家族の不安に対しても注意をはらい，家族への必要なケアを提供するとともに，家族が患者の精神的支援者としての役割を果たせるようにかかわることも重要である。

### 6　期待される治療・ケアの効果

（1）バイタルサインが安定する。
（2）的確な止血処置がすみやかに実施される。
（3）疼痛が軽減する。
（4）局所の清潔が保たれ，感染症などの合併症を併発しない。
（5）不安が軽減する。

# G　体液・代謝異常への対応

体液・代謝異常には，その背景に多様な疾患が考えられる。おもな症候や病歴，身体所見からの迅速な診断と適切な処置が重要である。

# 1　脱水・溢水

## a 脱水・溢水とは

　体液は，内分泌系や神経系などの調節機構により細胞内外の体液量や電解質，浸透圧などを一定に維持しており，これを恒常性（ホメオスタシス）という。私たちは飲水や食事などから摂取した水分や電解質とほぼ同量の成分を，毎日体外に排出しバランスを保っている。しかし，この恒常性がなんらかの原因によってくずれると，体液の異常という病態がみられるようになる。

### ◆ 脱水

　脱水とは体内の水分が減少した状態のことをいい，水分と電解質（おもにナトリウム）の欠乏の程度によって**低張性脱水**，**等張性脱水**，**高張性脱水**に分けられる（◉表5-15，図5-27）。

● **低張性脱水**　低張性脱水は，ナトリウムが水分より多く失われた状態であり，細胞外から細胞内に水の移動がおこるため，細胞外液量が減少する。頭痛や吐きけ・嘔吐，立ちくらみ，意識障害などの中枢神経症状があらわれ

◉表5-15　脱水症の分類

|  | 低張性脱水 | 等張性脱水 | 高張性脱水 |
|---|---|---|---|
| 病態 | 電解質が水分より多く失われた状態 | 水分と電解質が正常体液組成と同じ割合で失われた状態 | 水分が電解質よりも多く失われた状態 |
| 原因 | 副腎不全，利尿薬の過剰投与やナトリウムの補充不足などの医原性 | 大量出血，大量嘔吐，大量下痢，熱傷など，細胞外液の大量喪失 | 尿崩症，糖尿病，熱中症など |
| 血清ナトリウム濃度 | 130 mEq/L 以下 | 130〜150 mEq/L | 150 mEq/L 以上 |
| 血漿浸透圧 | 低下 | 正常 | 上昇 |
| 身体所見 | 頻脈および血圧低下がみられる | 重症度が上がれば，頻脈および血圧低下がみられる | 重症になるまで血圧は比較的正常に保たれる |

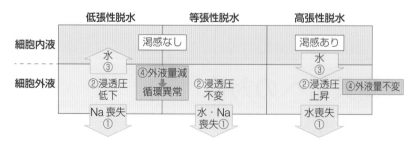

◉図5-27　脱水症の病態

る。原因としては，副腎不全があり，ほかにも利尿薬の過剰投与やナトリウムの補充不足など医原性に引きおこされることがある。

●**等張性脱水**　等張性脱水は，水分とナトリウムを正常の細胞外液と同等の割合で喪失した状態で，大量の出血や嘔吐，下痢などで引きおこされる。低張性脱水および等張性脱水では，細胞外液量の減少により循環血漿量が低下し，頻脈，血圧低下などの循環不全の状態となる。また，皮膚のツルゴール反応（◎172ページ）の低下をみとめる。細胞内の脱水はみられないため，口渇の訴えは少ない。

●**高張性脱水**　高張性脱水では，水分の喪失により細胞内から細胞外に水の移動がおこるため，循環血漿量低下による血圧低下はおこしにくい。細胞内液の欠乏により口渇をみとめ，不安や興奮などの精神症状や活動性低下があらわれる。皮膚のツルゴール反応は良好である。尿崩症や糖尿病，熱中症，水分の摂取不足によって引きおこされる。

### ◆ 溢水

溢水とは，体液が体内に過剰に存在する病態のことをいう。血圧の上昇，浮腫，肺水腫，肺うっ血による呼吸困難などの症状があらわれる。

溢水の代表的な症状に，**浮腫**がある。浮腫とは，組織間液が過剰に増加した状態であり，出現する範囲によって全身性浮腫と局所性浮腫に分けられる。浮腫は，心不全などの心機能低下，腎不全などの腎機能低下，肝硬変などの肝機能障害などで出現する。心機能低下では，心臓のポンプ機能が低下することで血管内の静水圧が上昇し，重力の作用を受けやすい下腿や水分を含みやすい組織である肺などに血漿が流出して浮腫を形成する。腎機能低下では，尿を十分に排泄できず全身の体液が過剰となることで，全身性浮腫を生じやすい。肝機能障害では，水分を血管内に保持する作用のあるアルブミンの合成能が低下するため，膠質浸透圧が低下し，血漿が流出することで浮腫を形成する。浮腫をみとめる場合には，全身の評価を行い原因の検索を行うことが大切である。

## ⓑ 脱水・溢水時の救急処置と検査

### 1 脱水・溢水時の救急処置

#### ◆ 脱水時の救急処置

治療は，喪失した水分や電解質を補正することが基本となる。脱水が軽度であり経口摂取が可能であれば，電解質と糖質の配合バランスを調整した補水液を経口投与する。

ショックを伴う重度の脱水の場合には，脱水のタイプに関係なく細胞外液補充液を使用してすみやかにショックからの離脱を目ざす。また，状況によっては，気道確保や酸素投与，昇圧薬の投与などの救急処置を実施する。もちろん脱水となった原因疾患の治療を行うことが重要であり，高齢者や心

機能がわるい場合は輸液が過剰にならないように注意して輸液療法を行う。ショックを伴わない場合やショックを離脱したあとは，脱水のタイプによって輸液製剤を選択する。低張性脱水および等張性脱水は等張液などを用いてナトリウムの補充を行う。高張性脱水は5%ブドウ糖液を投与しすみやかに水の補充を行う。

### ◆ 溢水時の救急処置

溢水時は，利尿薬の投与や透析により過剰な体液を体内から除去することが治療の基本となる。また同時に，溢水を引きおこす原因疾患を適切にみきわめ治療を行う必要がある。低ナトリウム血症を引きおこしている場合には血清ナトリウム濃度の補正を行うが，急激な補正は橋で脱髄性変化がおこる**橋中心髄鞘崩壊症**を引きおこし，痙攣，意識障害などの不可逆的な中枢神経障害をもたらすため，十分に管理しながら慎重に行う必要がある。

## 2 脱水・溢水時の検査

基本的な検査として，血液検査，尿検査を行う。血液検査ではヘマトクリット，赤血球数などの血算，血清ナトリウムやカリウムなどの電解質，血中尿素窒素やクレアチニンなどの腎機能，血漿浸透圧，総タンパク質，血糖値などを評価する。尿検査では尿比重や浸透圧，ナトリウムなどを評価する。また，動脈血ガス分析で代謝性アシドーシスや代謝性アルカローシスの有無をみることも重要である。

循環血漿量の評価としては，下大静脈径の計測や中心静脈圧測定，胸部単純X線検査による心胸郭係数の測定を行う。下大静脈径の測定は，超音波検査にて行うことができ，非侵襲的で簡便な方法である。しかし，これらの値の絶対値は個人差が大きく，すべての患者で絶対的な体液量を反映するわけではないため，フィジカルアセスメントとあわせて総合的に評価することが重要である。

## C 脱水・溢水のある患者の初療時の看護

## 1 脱水症状を改善するためのケア

救急で対応する脱水は，循環血漿量減少性ショックを伴っていることが多く，確実な輸液管理や水分の出納バランス（インアウトバランス）の算出が重要である。意識状態，眼球陥没，口渇の有無，口腔や舌，皮膚のツルゴール，毛細血管再充満時間，四肢冷感などの観察に加え，出血，嘔吐，下痢，発熱などの脱水を生じる病態の存在を確認する。原因疾患の適切な管理とともに，バイタルサインのモニタリングや，ショック症状の離脱，粘膜・皮膚所見の改善の有無を確認する。

脱水により乾燥した皮膚は，水分量の減少により脆弱（ぜいじゃく）となっており，表皮剝離（はくり）や褥瘡（じょくそう）形成を生じやすいため，十分注意し愛護的にケアを行う。

## 2　溢水を改善するためのケア

　原因疾患により，看護ケアは多岐にわたる。肺うっ血を呈している患者では呼吸困難が生じるため，体位を起座位に調整するなどして安楽の保持を行う。また，心不全による浮腫をみとめる場合には，心臓への負荷がかからないよう，安静が保てるようにケアする必要がある。水分は低いところにたまりやすいため，局所性浮腫の場合，安静臥床により背部や仙骨部の浮腫が増強する場合がある。体位変換やマッサージなどにより褥瘡の予防に努める。

## 3　期待される治療・ケアの効果

（1）循環動態，電解質バランスなどが正常範囲に改善する。
（2）脱水・溢水の原因が特定され，原因の除去がはかられる。
（3）自覚症状が改善する。

# 2　カリウムバランスの異常

## a　カリウムバランスの異常とは

　カリウムは体内の主要なイオンで，その99％が細胞内に存在する。血清カリウムバランスの変化は，心筋や筋肉をはじめ，さまざまな臓器の機能障害を引きおこす。

### ◆ 高カリウム血症

　血清カリウムの濃度が5.0 mEq/L以上になった状態を高カリウム血症という。脱力や感覚障害を訴えることもあるが特異的な症状に乏しく，自覚がないことも多い。心電図変化が生じて気づく場合が多く，血清カリウム濃度が5.5 mEq/Lより高くなるとテント状T波を，6.5 mEq/Lより高くなるとPR間隔延長およびP波平坦化と消失を，7.0 mEq/Lより高くなると幅広のQRSをみとめ，Ⅲ度房室ブロック，心室細動，心静止などの**致死性不整脈**が誘発される。

　高カリウム血症の原因は，大きく3つに分けられる（▶表5-16）。多くの場合，腎不全を基礎疾患にもち，カリウムの経口摂取量増加か薬剤性の原因によっておこる。

### ◆ 低カリウム血症

　血清カリウムの濃度が3.5 mEq/L以下になった状態を低カリウム血症という。2.5 mEq/L以下で脱力，消化管の蠕動運動低下による吐きけ・嘔吐を訴え，進行すると横紋筋融解，上行性に広がる筋麻痺，呼吸筋麻痺をみとめる。心電図では，ST低下，U波出現，T波平坦化，QT延長をみとめ，心室性不整脈が誘発されやすくなる。

　低カリウム血症の原因は，カリウムの経口摂取の不足，腎臓からの排出促

○**表5-16　高カリウム血症の原因**

| ①**カリウム排泄障害** | ・腎不全<br>・内服薬（アルドステロン拮抗薬，ACE阻害薬，ARB）<br>・ミネラルコルチコイド欠乏 |
| --- | --- |
| ②**カリウムの細胞外への移動** | ・アシドーシス<br>・組織崩壊（横紋筋融解）<br>・インスリン欠乏<br>・アルドステロン低下<br>・βブロッカー<br>・高血糖 |
| ③**カリウム摂取過剰** | ・大量輸血<br>・カリウム製剤 |

＊　溶血や白血球・血小板の増加により，体内の血清カリウム濃度は正常にもかかわらず
　検査上のカリウム値が上昇する偽性高カリウム血症の場合もある。

進，消化管からの排出促進，細胞内への移行がある。

# b　カリウムバランス異常時の救急処置と検査

## 1　カリウムバランス異常時の救急処置

### ◆ 高カリウム血症時の救急処置

　心電図変化をみとめ，血清カリウム濃度が6.0mEq/Lより高い場合はただちに治療を開始する。高カリウムの原因検索と同時に，致死性不整脈の出現がないよう，早期にカリウムを正常範囲内に下げることが重要である。確実で有効性が高いのは緊急透析であるが，開始までに時間がかかるため，その間にできる治療を迅速に開始する。グルコン酸カルシウム水和物の投与は，心筋細胞の活動電位の閾値を上昇させて心筋の興奮性を抑制する。グルコース-インスリン療法（GI療法），炭酸水素ナトリウムの投与，β刺激薬吸入は，カリウムの細胞内への移行を目的として行う。

### ◆ 低カリウム血症時の救急処置

　血清カリウム濃度が3.0mEq/Lより高い場合はまず原因検索を行い，3.0mEq/Lより低い場合にはすぐに治療を開始する。治療はカリウム製剤の投与であるが，経口摂取の可否と不整脈の有無で投与経路が異なる。経口摂取ができ，かつ不整脈がない場合には経口投与を行い，経口摂取ができない，もしくは不整脈がある場合には経静脈投与を行う。経口投与においても1〜2時間後には血清カリウム値は上昇する。経静脈投与では，必ず生理食塩液で希釈し急速投与は避ける。急速投与を行うと致死性不整脈をおこすので，注意が必要である。

## 2　カリウムバランス異常時の検査

　血液検査にて電解質や血漿浸透圧，腎機能の評価，血液ガス分析や尿検査

を行う。また，カリウムバランスの異常時には心電図に特徴的な波形がみられるため，心電図検査も行う。

## c カリウムバランス異常のある患者の初療時の看護

### 1 高カリウム血症を改善するためのケア

　高カリウム血症は，ときに重症不整脈などの病態をきたし死にいたることもあるため，心電図モニターを用いて循環動態の変動と不整脈のモニタリングを行う。治療によりカリウム値が落ち着いたあとも，再度異常値となる場合があるので，経時的なモニタリングを行う必要がある。急変も多くみられるため，異常がみられた場合には早期に対応する。また，腎不全を伴っている場合も多く，カリウム排泄の評価のため，尿量や腎機能の推移を継続して観察する。

### 2 低カリウム血症を改善するためのケア

　低カリウム血症の原因として，嘔吐や下痢，腎機能障害などがあげられる。既往歴や内服薬などを確認し，不整脈が出現した場合に対応できるよう備えておくことが大切である。嘔吐・下痢が長期間続いている場合には，血清カリウム値や心電図波形を観察し，倦怠感や筋力低下症状の出現に注意する。

### 3 期待される治療・ケアの効果

（1）カリウム値が正常範囲に維持される。
（2）カリウム値の異常の原因が特定され，原因の除去がはかられる。
（3）致死性不整脈の発症を防ぐことができる。

# 3 血糖の異常

## a 血糖の異常とは

　高血糖，低血糖ともに救急でよくみられる病態である。高血糖には，糖尿病における代表的かつ致死的な急性合併症として，糖尿病性ケトアシドーシスと高浸透圧高血糖状態がある。

### ◆ 糖尿病性ケトアシドーシス

　高度のインスリン作用不足が生じると，身体はブドウ糖をエネルギー源として利用できない状態となるため，かわりにトリグリセリドおよびアミノ酸を代謝してエネルギー源として利用する。その結果，トリグリセリドの代謝産物であるケトン体が産生される。高血糖に加え，ケトン体の蓄積による代謝性アシドーシスがみとめられたこの病態を，糖尿病性ケトアシドーシスとよぶ。

　高血糖に伴い血漿浸透圧が上昇し，浸透圧利尿による多尿，脱水のため口渇，多飲がみとめられる。またケトアシドーシスによる症状として，吐きけ・嘔吐，腹痛がみられる。代謝性アシドーシスを代償するために，呼吸回数は上昇する。糖尿病性ケトアシドーシスに典型的な速くて深いクスマウル呼吸が見られるときは，血液の pH は 7.2 以下となっている。呼気は，ケトン体の一種であるアセトンにより甘い口臭となる。

　糖尿病性ケトアシドーシスは1型糖尿病患者に多い。1型糖尿病患者はインスリン分泌能が高度に障害されているため，インスリン注射の自己中断や感染などの影響で極度にインスリンがききにくくなることで引きおこされる。また2型糖尿病患者においても，清涼飲料水の多飲などにより糖質を過剰摂取することでインスリンの供給がまに合わず高血糖状態となり，口渇からさらに多飲を繰り返すという悪循環に陥り，糖尿病性ケトアシドーシスと同じ病態を引きおこすことがある。

### ◆ 高浸透圧高血糖状態

　種々の原因による高血糖により，高度の脱水と高浸透圧血症がおこったものである。脳神経系の細胞内脱水と循環虚脱による酸素供給不足により，意識障害，昏睡・痙攣などが生じる。

　高浸透圧高血糖状態は，高齢の2型糖尿病患者に多い。2型糖尿病患者は，感染や手術などの侵襲によって高血糖が増悪しやすいが，インスリン分泌はある程度保たれているため，糖尿病性ケトアシドーシスと異なりケトン体は正常〜軽度の上昇にとどまる。しかし，高齢者の場合は口渇中枢の機能が低下し飲水量が少ないため，容易に脱水を引きおこす。このため，高血糖と脱水によって血漿浸透圧上昇や浸透圧利尿がおこり，さらに脱水が進行する。その結果，糖尿病性ケトアシドーシスよりもはるかに高度な高血糖となり，それがまた脱水を進行させてしまう。

### ◆ 低血糖

　空腹時の血糖値は 70〜110 mg/dL 程度であるが，この範囲より低下した状態を低血糖といい，発汗，振戦などのさまざまな症状を生じる（●170ページ）。低血糖の初期には，血糖を上昇させるはたらきのあるアドレナリンやノルアドレナリンなどのホルモンの分泌が増加することで，交感神経症候がみられる。血糖値がさらに低下するとブドウ糖の欠乏により中枢神経症候が出現する。血糖値が危険域に達するまでの経過が長い場合には，交感神経症候が前面に出ず，片麻痺や構音障害などの局所症状（●175ページ）を示すことがある。また低血糖にさらされる機会が増えるにつれ，低血糖を自覚する閾値が低下し，血糖を上昇させるホルモンの反応も低下してしまうことで，突然意識障害などの中枢神経症候が生じることがある。これを**無自覚低血糖**という。重篤な低血糖では死にいたる場合があり，低血糖の状態が長時間にわたると，血糖回復後も意識障害が遷延する。

# b 血糖異常時の救急処置と検査

## 1 血糖異常時の救急処置

### ◆ 糖尿病性ケトアシドーシスの救急処置

　糖尿病性ケトアシドーシスでの治療は，インスリンの確実な投与によりケトン体を減少させ，アシドーシスを改善することに重きをおく。血糖値を下げることは緊急の治療目標ではないため，インスリン投与によりある程度血糖値が低下したら，ブドウ糖入りの輸液を併用し，血糖降下速度が急速にならないように注意しつつ，インスリン投与を継続する。その治療過程において，カリウムやリンの細胞内移動が生じるため，電解質のモニタリングと補充も必要になる。

### ◆ 高浸透圧高血糖状態の救急処置

　高浸透圧高血糖状態の治療は，脱水・高浸透圧血症の是正に重きをおく。高ナトリウム血症があっても，循環虚脱の是正を優先する必要があれば，細胞外液を投与する。また，インスリン投与により血糖補正も行うが，急激な血糖降下は浸透圧変化により脳浮腫，循環動態破綻，高ナトリウム血症増悪をきたすため，補正は緩徐に行う。

　臨床においては，糖尿病性ケトアシドーシスと高浸透圧高血糖状態の両者が重複している患者も多く，それぞれの病態に応じた治療を行う必要がある。また，高血糖をきたす誘因となった感染などの病態に対する治療も，同時に行う。

### ◆ 低血糖の救急処置

　低血糖は，迅速に治療を行わなければ脳が不可逆的に障害される。意識がある場合にはブドウ糖の経口投与を，意識がない場合にはブドウ糖を静脈内投与する。血糖値が上昇しても再度低血糖に陥ることもあるため，経過を十分に観察する必要がある。また，血糖値が上昇したにもかかわらず意識レベルが改善しない場合には，低血糖以外の意識障害をきたす要因の存在や低血糖状態が長時間続いたために脳が高度の障害を負っているなどの可能性を考慮し，治療を継続する。

## 2 血糖異常時の検査

　血糖，血算，電解質，血清ケトン体，血清浸透圧などを評価するため血液検査を実施する。また，血液ガス分析，尿検査，胸部 X 線撮影，心電図，細菌培養などにより，重症度評価と鑑別診断を行う。糖尿病性ケトアシドーシスにおけるアニオンギャップ(AG)と高血糖高浸透圧症候群における血清浸透圧は重症度を推測する重要な因子であり，治療効果を確認する意味でも継続的な測定が必要である。

　低血糖においては，通常の血液検査を待つことなく迅速測定を行い，すみやかに状態を把握できるようにすることが重要である。また，意識障害が高度の場合には，低血糖以外の脳血管障害なども考慮に入れて，原因検索のために頭部 CT などの検査を実施する。

## C 血糖異常のある患者の初療時の看護

### 1 高血糖・低血糖を改善するためのケア

　高血糖では，インスリンや細胞外液，電解質の補充など確実な輸液管理が重要である。低血糖では，迅速な血糖値の回復がなによりも優先される。意識障害を伴っている場合には，気道管理に注意をはらう必要がある。

　血糖の異常をみとめる患者は，家族を含めて生活歴の聴取を行うことや，症状の観察と予防のための手段の指導，血糖管理のための自己管理能力を高める支援も必要になる。

### 2 期待される治療・ケアの効果

（1）血糖値が正常範囲に維持される。
（2）血糖値異常の原因が特定され，原因の除去がはかられる。

# H 感染症への対応

　救急外来における初療は 24 時間体制で実施しており，夜間休日問わず感染症が疑われる患者が来院する。感染症は，外傷などのように肉眼的に有無を判断することがむずかしい。看護師はつねに感染のリスクにさらされており，また医療の現場では感染症にかかると生命の危機となる患者も多いため，感染症に関する知識をもち，対策を理解しておく必要がある。

### ◆ 感染と感染症

　**感染**とは，病原性の微生物がさまざまな感染経路から生体内に定着・侵入し，増殖することで生体になんらかの反応が生じた状態である。一般的に，病原性の微生物は生体内に侵入しても防御機構によって生体から排除される。しかし，この防御機構よりも微生物の病原性が勝っている場合，感染がおこり，感染に起因する症状や徴候が出現した状態を**感染症**という。

　感染症は①病原体（感染源），②感染経路（●図 5-28），③宿主の 3 つの要因によって引きおこされる。そのため，これらの要因をできる限り取り除くことが有効な感染対策となる。

### ◆ 感染症の病態の把握

　感染症が疑われる場合，まず現病歴から患者の背景および病原体を推定し，身体所見や検査結果から重症度を把握することが重要である。適切な治療を

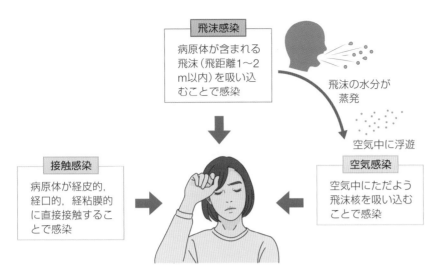

**飛沫感染**

病原体が含まれる飛沫（飛距離1〜2m以内）を吸い込むことで感染

飛沫の水分が蒸発

空気中に浮遊

**接触感染**

病原体が経皮的，経口的，経粘膜的に直接接触することで感染

**空気感染**

空気中にただよう飛沫核を吸い込むことで感染

**◯図 5-28　おもな感染経路**

するためには，病原体の同定が欠かせない。また，重症度により治療の方針を決定する。

　感染症では，組織や臓器に病原体の感染に起因する炎症反応が出現する。この炎症反応によって，全身では発熱がおこり，各臓器においても特徴的な症状や徴候が出現する。呼吸器系では，痰（たん），咳嗽（がいそう），副雑音など，消化器系では腹痛，嘔吐（おうと），下痢など，中枢神経系では意識障害，頭痛，吐きけなどである。検査結果においては，一般的に白血球（WBC），C反応性タンパク（CRP）値が上昇する。

# 1　敗血症

## a　敗血症とは

### 敗血症，敗血症性ショックの定義

　**敗血症**は，「感染症によって重篤な臓器障害が引き起こされる状態」[1]と定義されている。感染症に伴う病態で生命をおびやかす臓器障害がおこる，重篤な状態である。**敗血症性ショック**は「急性循環不全により細胞障害および代謝異常が重度となり，ショックを伴わない敗血症と比べて死亡の危険性が高まる状態」[1]と定義されており，敗血症に急性循環不全を伴い，細胞障害および代謝異常が重度となる状態である。敗血症の重症度は，ショックの有無で分類されている。

---

1）日本版敗血症診療ガイドライン2020特別委員会：日本版敗血症診療ガイドライン2020．日本集中治療医学界誌28（Supplement）．p.21.

## ◆ 診断基準

● **敗血症**　敗血症は，感染症（疑い含む）があり，**SOFA スコア**（◐表 5-17）の 2 点以上の急上昇で診断される。SOFA スコアは，過去のデータが不明であり以前に比べて臓器障害が増悪したかを判断できない初療の場面や一般病棟では，集中治療領域と比べて一般的ではない。そこで，簡便に敗血症診断に役だてられるツールとして，**quick SOFA スコア**（qSOFA，◐表 5-18）があり，これら 3 項目中 2 項目以上に該当した場合に敗血症を疑う。最終的には SOFA スコアで診断する。

● **敗血症性ショック**　敗血症性ショックは，敗血症の診断後に，輸液療法を実施しても平均血圧 65 mmHg 以上の維持に血管作動薬が必要であり，さらに血中乳酸値が 2 mmoL/L（18 mg/dL）をこえる状態とされる。

◐**表 5-17　SOFA スコア**

| スコア | 0 | 1 | 2 | 3 | 4 |
|---|---|---|---|---|---|
| 意識<br>Glasgow coma scale | 15 | 13〜14 | 10〜12 | 6〜9 | <6 |
| 呼吸<br>PaO$_2$/F$_1$O$_2$(mmHg) | ≧400 | <400 | <300 | <200 および呼吸補助 | <100 および呼吸補助 |
| 循環 | 平均血圧<br>≧70 mmHg | 平均血圧<br><70 mmHg | ドパミン<5 µg/kg/分あるいはドブタミンの併用 | ドパミン 5〜15 µg/kg/分あるいはノルアドレナリン≦0.1 µg/kg/分あるいはアドレナリン≦0.1 µg/kg/分 | ドパミン>15 µg/kg/分あるいはノルアドレナリン>0.1 µg/kg/分あるいはアドレナリン>0.1 µg/kg/分 |
| 肝<br>血漿ビリルビン値<br>（mg/dL） | <1.2 | 1.2〜1.9 | 2.0〜5.9 | 6.0〜11.9 | ≧12.0 |
| 腎<br>血漿クレアチニン値<br>尿量（mL/日） | <1.2 | 1.2〜1.9 | 2.0〜3.4 | 3.5〜4.9<br><500 | ≧5.0<br><200 |
| 凝固<br>血小板数（×10$^3$/µL） | ≧150 | <150 | <100 | <50 | <20 |

＊ スコアの 2 点以上の急上昇により敗血症と診断。
（日本版敗血症診療ガイドライン 2020 特別委員会：日本版敗血症診療ガイドライン 2020. 日本集中治療医学界誌 28（Supplement）：23，2021 による）

◐**表 5-18　quick SOFA スコア**

| |
|---|
| 意識変容<br>呼吸数≧22 回/分<br>収縮期血圧≦100 mmHg |

＊ 感染症あるいは感染症を疑う病態で，quick SOFA（qSOFA）スコアの 3 項目中 2 項目以上が存在する場合に敗血症を疑う。
（日本版敗血症診療ガイドライン 2020 特別委員会：日本版敗血症診療ガイドライン 2020. 日本集中治療医学界誌 28（Supplement）：24，2021 による）

## b 敗血症の救急処置と検査

### 1 敗血症の救急処置

　敗血症では，まず生命徴候の安定化をはかる。呼吸の安定のための酸素療法として，呼吸不全の程度に応じて酸素投与流量を調整し，必要に応じて人工呼吸器管理が行われる。循環の安定化のために輸液が必要であるため，静脈路を確保する。急速投与のために太い末梢静脈を確保し，血管作動薬を投与するための中心静脈カテーテルの準備も行う。

　敗血症の原因としてカテーテル類が疑われる場合，すみやかに抜去もしくは交換を行う。感染巣が明確になればドレナージや外科的切除が必要になることもあり，処置の準備とともに関連部署との調整も必要となる。

　敗血症は感染症に起因するため，感染巣の外科的治療，抗菌薬の投与が根本治療となる。敗血症は臓器障害を呈するため，生体機能の安定化をはかる呼吸管理とともに臓器保護が必要であり，輸液療法，血管作動薬(ノルアドレナリンが第一選択)が使用される。輸液療法と血管作動薬に反応しないショック状態の場合は低用量ステロイド(ヒドロコルチゾンコハク酸エステルナトリウム)の投与，心原性ショックを伴う場合は強心薬の投与，貧血(ヘモグロビン値 7 g/dL 未満)の場合は赤血球輸血をすることもある。

### 2 敗血症の検査

　敗血症を疑う場合，集中治療領域以外の初療や一般病棟では，まず qSOFA で評価する。qSOFA は，バイタルサインの測定で判断が可能である。確定診断をするためには SOFA スコアを評価する必要があり，そのために血液検査(WBC，CRP，肝・腎機能，凝固，乳酸値，血糖など)を実施する。また，感染源を特定し，感染に対する適切な治療をするために血液培養検査が必要となる。血液培養は 2 セット以上を採取し，血液以外の各種培養検体も必要である。これらの検体はすべて抗菌薬投与前に採取する。全身状態が安定したあとは，CT 検査で全身を精査する。

## c 敗血症患者の初療時の看護

### 1 呼吸・循環の安定化をはかるケア

　敗血症では呼吸不全・循環不全になることが多く，酸素療法および輸液療法は呼吸・循環の安定化のために必須といえる。生理学的に安定しているか，治療の効果を判断するためにバイタルサインによるモニタリングを厳重に行う必要がある。ただ観察するだけではなく，治療方針を理解しておかなければ，観察して得たデータの適切な解釈ができない。治療方針を医師と共有し，呼吸・循環機能を評価する。

## 2 感染管理のためのケア

　初期に病原体まで特定することは困難であるため，標準予防策を遵守し，検査結果や治療内容に応じて必要な対策を講じていく。敗血症の原因となった感染に対する外科的治療が必要となった場合，適切な感染対策が必要である。

## 3 急性期からの適切なケア

　敗血症患者は，急性期から適切な栄養管理，リハビリテーション，鎮痛管理，家族ケアなどが重要となる。初療から ADL の査定をはじめ家族状況を把握し，早期から適切な介入がはかれるようにする。

## 4 期待される治療・ケアの効果

（1）適切な治療管理により，呼吸・循環が安定する。
（2）臓器障害が進行せず，ショックに陥らない。
（3）感染源が特定され，根本治療を受けることができる。

# 2 破傷風

## a 破傷風とは

　破傷風（はしょうふう）は，破傷風菌が産生する神経毒素（テタノスパスミン）によって，さまざまな神経障害がおこる感染症である。「感染症の予防及び感染症の患者に対する医療に関する法律」（感染症法）により5類感染症に分類され，診断後は7日以内に届出をしなければならない。潜伏期間は3日〜3週間であり，潜伏期間が短いほど重篤となる。

● **感染経路**　破傷風菌は芽胞（がほう）というかたい殻（から）につつまれており，おもに土などの土壌に存在している。ヒトからヒトへの感染はせず，創傷部位から侵入して嫌気状態で発芽・増殖し，毒素を産生する。破傷風毒素は血行およびリンパを介して広がり，神経症状を呈する。

● **破傷風の症状**　破傷風菌が侵入することでアセチルコリンが過剰放出され，筋肉が痙攣（けいれん），硬直する。発症初期は舌のもつれや**開口障害**（**牙関緊急**（がかん））が出現し，構音・嚥下障害から体幹・四肢への筋緊張，全身硬直性痙攣，呼吸障害などの神経障害の症状がみとめられる。

## b 破傷風の救急処置と検査

## 1 破傷風の救急処置

　破傷風の臨床症状がみとめられた場合，抗破傷風人免疫グロブリン（TIG）による破傷風毒素の中和と抗菌薬治療を行う。創部は十分に洗浄し，必要に応じて除去（デブリドマン）する。対症療法としては，痙攣治療として薬物療

法(ベンゾジアゼピン系薬, 筋弛緩薬など)を行い, 呼吸障害がみとめられる場合は人工呼吸器管理が必要になることもある。

### 2 破傷風の検査

　破傷風菌はグラム陰性桿菌であるが, 基本的に細菌検査などによる診断は行わない。臨床所見から診断するため, 破傷風特有の検査ではなく一般的に全身状態を判断するために採血や画像診断を行う。

## C 破傷風患者の初療時の看護

### 1 痙攣発作を予防するケア

　破傷風患者の意識は保たれているが, 光や音などによって痙攣発作が誘発されやすい。痙攣をおこすようであれば, 鎮静下で筋弛緩させ, 人工呼吸器を装着して ICU 管理を行う。

### 2 予防的ケア

　破傷風は自然免疫がつくことはないため, 多くは小児期にワクチンを接種している。受傷した際には, 創部の状況およびワクチン接種歴から, 必要に応じて破傷風トキソイドの接種, 創傷処置で予防する。

### 3 期待される治療・ケアの効果

(1)痙攣をおこさず, 呼吸が安定する。
(2)適切な創傷管理による感染予防ができる。

# 3 ウイルス性呼吸器感染症

## a ウイルス性呼吸器感染症とは

　ウイルスによる感染症は, 上気道もしくは下気道におきやすく, 軽症から重症まで幅広くおきる可能性がある。原因となるウイルスには, インフルエンザウイルス, RS ウイルス, コロナウイルスなどがある。

●**インフルエンザ感染症**　インフルエンザウイルスは A 型, B 型, C 型に大別される RNA ウイルスであり, おもに飛沫感染により呼吸器感染(インフルエンザ肺炎)を引きおこす。潜伏期間は 1〜3 日で, 発熱, 関節痛, 倦怠感などが急激に出現して数日間で軽快する。

●**RS ウイルス感染症**　RS ウイルスはニューモウイルス科に分類される RNA ウイルスであり, おもに乳幼児や高齢者に肺炎や細気管支炎を引きおこす。潜伏期間は 2〜8(多くは 4〜6)日間で, 呼吸困難, 咳嗽, 喘鳴などが出現して数日間で軽快する。

●**新型コロナウイルス感染症**　従来から知られていたコロナウイルス感染症は日常的に感染するかぜ症候群であり, 症状は軽い。新型コロナウイルス

(SARS-CoV-2)による新型コロナウイルス感染症(COVID-19)は，2019年から世界的な感染拡大(パンデミック)を引きおこした。新型コロナウイルスのさまざまな変異株を経て，ワクチン接種による効果から新型コロナウイルス感染症の死亡率は激減し，5類感染症に移行した。新型コロナウイルスの感染経路は，空気中に浮遊するウイルスを含むエアロゾルを吸い込むエアロゾル感染，ウイルスを含む飛沫が粘膜に付着する飛沫感染，ウイルスが付着したものを触った手で粘膜に触れる接触感染がある。ウイルスに曝露される量で，感染する危険が高まる。

## b ウイルス性呼吸器感染症の救急処置と検査

### 1 呼吸器感染症の救急処置

呼吸器感染症として，肺炎に準じた処置を実施する。呼吸器症状のない軽症例から人工呼吸器管理が必要な重症例まで症状の幅が広いため，呼吸不全の有無から判断し，必要があればすばやく対応する。原因ウイルスやワクチン接種の有無などの状況に応じて，抗ウイルス薬を投与する。

### 2 呼吸器感染症の検査

まず，疑われるウイルスに対して抗原検査もしくは核酸検出検査による診断を行う。ウイルスによって特異度が異なるため，臨床所見を合わせて診断する。呼吸器の状態を判断する胸部X線，CTを撮影し，全身の炎症状態や臓器障害を血液検査で把握することも重要である。

## c ウイルス性呼吸器感染症患者の初療時の看護

### 1 呼吸状態の安定化をはかるケア

軽症患者は，酸素飽和度をモニタリングし，重症化リスクの有無を確認して経過観察する。酸素投与が必要な場合，酸素マスクからネーザルハイフロー(ハイフローセラピー)や人工呼吸器にすばやく対応できるようにする。また，人工呼吸器装着となる場合には，人工呼吸器装着前後での酸素化能を把握し，注意深く観察する。最重症例では体外式膜型人工肺(ECMO)が必要になることもあり，自施設で対応困難な場合は転院搬送の準備を急ぐ。

### 2 予防的ケア

ウイルス特有の感染経路に応じた感染対策が重要である。しかし，新型コロナウイルス感染症のような新興感染症の予防は非常にむずかしく，最も効果的な予防策はワクチンの接種である。

### 3 期待される治療・ケアの効果

(1)炎症反応が沈静化し，呼吸が安定する。
(2)合併症をおこさず経過することができる。

# Ⅰ 体温異常への対応

　ヒトは，外界の温度に関係なく体温を一定に維持する能力を有する恒温動物である。生体内における化学反応は温度変化に大きな影響を受ける酵素が関与しており，生体内部の温度を維持することによって生体の活動を維持している。この体温を一定に維持する機能がそこなわれた場合，生体は異常な体温となり代謝異常から死にいたる可能性もあり，早急かつ適切な対応が必要となる。

● **体温調節**　ヒトは，視床下部にある体温調節中枢によって熱の産生および放散を調節し，外界の環境変化に応じて体温の平衡を保っている。これらの体温調節に障害がおきた場合，体温異常となり高体温および低体温となる。

● **高体温**　高体温とは体温が上昇した状態である。体温が上昇する原因は，**発熱**と**うつ熱**の2種類がある。発熱はさまざまな原因によって視床下部にある体温調節中枢に変調をきたし，セットポイント❶が高くなることで熱産生がおこり，高い体温で調節されている状態である。うつ熱は，熱の産生および放散に関する調節機能が限界をこえて，生体内に熱が蓄積して生じた熱のことである。

● **低体温**　低体温とは，深部体温が35℃以下に低下した状態である。手術をする場合など意図的に低体温にした状態と区別するため，なんらかの原因で体温が低下した状態を**偶発性低体温症**という。この原因には，寒冷という外界の環境，熱の喪失，熱産生の低下，体温調節機能の低下がある。

　本項では，救急看護領域における体温異常として，熱中症，悪性高熱症，悪性症候群，低体温症について解説する。

**NOTE**

❶体温を一定に保つために視床下部において設定された温度をセットポイントという。この温度に体温を調整するように熱の産生および放散が行われている。

## 1 熱中症

### a 熱中症とは

　熱中症は，気温，湿度などの暑熱環境に関連し，生体における熱の産生および放散のバランスがくずれることによって体温が上昇した状態であり，「暑熱環境における身体適応の障害によって起こる状態の総称」と定義されている[1]。

● **熱中症分類**

　熱中症は，重症度によってⅠ～Ⅲ度の3段階に分類される（◯表5-19）。

　①**Ⅰ度**　医療機関に搬送する必要はなく，現場で対応が可能な軽症である。大量に発汗しており水分補給が必要であるが，水分のみを補給しナトリウムが不足すると，低ナトリウム血症となり筋肉の硬直（こむら返り）がおこる。

---

1）日本救急医学会：熱中症診療ガイドライン 2015．p.7（https://www.jaam.jp/info/2015/pdf/info-20150413.pdf）（参照 2023-10-01）.

●表5-19　熱中症の分類

| 分類 | 重症度 | 症状 | 治療 |
|---|---|---|---|
| Ⅰ度 | 現場での対応が可能な軽症（意識障害はない） | 立ちくらみ，めまい，筋肉痛，筋肉の硬直（こむら返り），大量の発汗，口渇 | 冷却安静水分・電解質補給（経口でよい） |
| Ⅱ度 | 医療機関への搬送が必要な中等症 | 頭痛，吐きけ，嘔吐，倦怠感，虚脱感，集中力低下 | 体温管理安静水分・電解質補給（経口が困難なら点滴） |
| Ⅲ度 | 入院治療が必要な重症 | 意識障害，痙攣，臓器障害，血液凝固異常 | 体温管理呼吸管理，循環管理臓器障害などの全身管理 |

（日本救急医学会：熱中症診療ガイドライン 2015 をもとに作成）

　②Ⅱ度　医療機関への搬送が必要な中等症である。頭痛，嘔吐，倦怠感などが生じており，集中力低下など意識障害を呈することから，すみやかに治療を開始できる医療機関へ搬送する。

　③Ⅲ度　入院治療が必要な重症である。体温の上昇が著明であり，意識障害などの中枢神経障害に加え，肝・腎機能障害，血液凝固異常などの症状が出現することもあり，重症度に応じて集中治療が必要になる場合もある。

## ⓑ 熱中症の救急処置と検査

### 1 熱中症の救急処置

　熱中症が疑われる場合，まずは重症度を判断するために意識状態を確認する。意識障害がない場合は，軽症（Ⅰ度）として涼しい場所で安静を促し，水分補給という現場での処置で対応する。熱中症になると，水分に加えてナトリウムも喪失するため，塩分も補給することが望ましく，経口補水液の摂取が推奨されている。

　体温の上昇が著明で意識障害をみとめる場合は中等症〜重症であるため，すみやかに冷却する体温管理が必要である。高体温の時間が長いほど予後がわるくなるため，38℃台を目安に冷却を急ぐ。また，重症になると臓器障害を伴うため，状況に合わせて輸液，薬剤投与など集中治療に必要な処置を実施する。

### 2 熱中症の検査

　熱中症が疑われる場合，まずは深部体温（膀胱温が一般的）を測定する。そして，重症度を判断するため血液検査（血算，生化学検査など），尿検査を実施する。脱水，電解質バランスの異常，そして臓器障害の有無を確認し，必要な輸液・電解質の補正に備える。

## C　熱中症患者の初療時の看護

### 1　体温管理のためのケア

　熱中症に対しては，早期から冷却が必要となる。冷却が過度になると低体温となってしまう危険性もあるため，深部体温（膀胱温や直腸温など）を持続的にモニタリングしなくてはならない。冷却による体温管理方法はさまざまであり，血管内冷却カテーテルを用いた深部冷却，冷却用ブランケットの使用，扇風機による気化熱を利用した冷却方法などがある。体外循環装置を利用する方法もあり，おのおのの方法による管理方法を熟知しておく必要がある。看護師は，冷却方法，冷却目標体温を把握し，合併症の有無を観察しながら実施していく。

### 2　症状を緩和するためのケア

　軽症で意識がある場合，主訴に応じて症状緩和に努める。頭痛や嘔吐などの症状緩和は原因となる脱水や電解質異常に早期に対処することに加え，不安に寄り添うことが症状緩和にもつながる。

### 3　予防的ケア

　熱中症を予防するためには，原因となる高温多湿環境下での過度な活動を控えること，水分だけではなく塩分も同時に補給することが重要である。高齢者や乳幼児などでは，とくに過活動でなくとも発症しやすいため，より予防を心がける必要がある。

### 4　期待される治療・ケアの効果

（1）深部体温が低下し，正常範囲内となる。
（2）意識状態，脱水，電解質異常が改善する。
（3）臓器障害（肝・腎機能），血液凝固異常が改善する。

# 2　悪性高熱症

## a　悪性高熱症とは

　悪性高熱症は，筋小胞体からカルシウムイオンが筋細胞内に大量に放出されることによりおこる。揮発性吸入麻酔薬や脱分極性筋弛緩薬によって，全身麻酔時に生じる。発症は 10 万人あたり 1〜2 人と非常にまれな疾患である。悪性高熱症の発症には，遺伝的要素が関連している。発症すると二酸化炭素分圧の上昇，頻脈および筋硬直などが出現し，40℃をこえる体温になることもある。高度な呼吸性・代謝性アシドーシス，不整脈，ミオグロビン尿がみとめられ，多臓器不全など重症化することもあり，血清カリウム値の上昇から心停止にいたることもあるため，適切な対応が必要である。

## b　悪性高熱症の救急処置と検査

### 1　悪性高熱症の救急処置

　全身麻酔中に悪性高熱症が疑われた場合，まずは起因薬剤の投与を中止し，静脈内麻酔に切りかえる。ただちに治療薬(ダントロレンナトリウム水和物)を静脈内投与し，高流量酸素投与および分時換気量を増やして換気する。対症療法として，身体の冷却(38℃程度まで)を実施する。また，動脈圧ラインが留置されていなければ確保し，電解質補正(グルコース-インスリン療法)や不整脈治療などを状態に合わせて実施する❶。

### 2　悪性高熱症の検査

　悪性高熱症に伴う身体状況を把握するため，血液検査として血液ガス分析，電解質，腎機能，肝機能，乳酸，ミオグロビン，クレアチンキナーゼ，血液凝固機能を把握する。血液凝固機能から播種性血管内凝固症候群(DIC)の有無を判断する。これらの検査値は，発症時だけではなく，30分〜数時間後まで経時的に観察しなくてはならない。また，心電図検査で不整脈の状態をモニタリングし，尿検査で横紋筋融解などを把握することも重要である。

## c　悪性高熱症患者の初療時の看護

### 1　バイタルサインの安定化をはかるケア

　悪性高熱症では，高二酸化炭素血症や頻脈が出現する。ダントロレンナトリウム水和物の投与前後においては，バイタルサインの変化を観察することが大切である。また，身体冷却など，状況に応じた治療において，バイタルサインが変化することを想定した観察が重要である。不整脈があれば電解質異常を，腎機能障害があればミオグロビン尿を観察するなど，病態がわかれば重点的に観察すべき項目も把握できる。

### 2　予防的ケア

　全身麻酔を実施する前に，遺伝的要素の有無に着目して，手術歴，家族の手術歴，運動による横紋筋融解などの既往について確認する。該当する場合には周術期チームで情報を共有し，安全な麻酔計画を立案する。

### 3　期待される治療・ケアの効果

(1)深部体温が低下し，正常範囲内となる。
(2)症状が緩和され，呼吸・循環が安定する。
(3)電解質，臓器障害(肝・腎機能)，血液凝固異常がおこらない。

# 3 悪性症候群

## a 悪性症候群とは

　悪性症候群は，精神神経用薬（おもに抗精神病薬）を服用した際に，高熱，意識障害，錐体外路症状❶などが出現する重篤な副作用である。詳細な機序は不明であるが，精神神経薬を服用していて増量・変更・中止した際に該当する症状，すなわちほかの原因がない発熱・発汗，手足のふるえ，筋硬直，頻脈，呼吸数増加，血圧上昇などが出現した場合には，悪性症候群を疑う。

□ NOTE

❶ 錐体外路症状
　錐体外路の障害で生じる運動障害である。パーキンソン病で生じる固縮や無動などの運動過少，振戦やジストニアなどの運動過剰が生じる。悪性症候群では，手足のふるえや筋硬直などがみられる。

## b 悪性症候群の救急処置と検査

### 1 悪性症候群の救急処置

　まずは，原因と考えられる薬を中止する。薬物療法としては，ダントロレンナトリウム水和物が第一選択であり，ドパミン作動薬であるブロモクリプチンメシル酸塩の併用も効果があるとされているが，わが国では悪性症候群への保険適用はない。高体温に対しての身体冷却とともに，呼吸・循環管理を行い，必要に応じた体液・電解質も補正し，生命の安定化をはかる。

### 2 悪性症候群の検査

　悪性症候群が疑われる場合，血液検査から電解質異常，腎機能，筋逸脱酵素（クレアチンキナーゼ，乳酸脱水素酵素など）を早期に確認し，病態を把握する。横紋筋融解によるミオグロビン尿の可能性もあるため，尿検査も実施する。また，状態に合わせて心電図検査，呼吸機能検査も行う。

## c 悪性症候群患者の初療時の看護

### 1 バイタルサインの安定化をはかるケア

　ダントロレンナトリウム水和物の投与後は，頻脈，呼吸数増加，高体温が改善しているか，バイタルサインを経時的に観察する。身体冷却など状況に応じた治療において，バイタルサインが変化することを想定した観察が重要である。

### 2 期待される治療・ケアの効果

（1）深部体温が低下し，正常範囲内となる。
（2）症状が緩和され，呼吸・循環が安定する。
（3）電解質異常，臓器障害（肝・腎機能），血液凝固異常がおこらない。

# 4　低体温症

## a　低体温症とは

　低体温症は，深部体温（直腸温，膀胱温など）が35℃以下に低下した状態である。低体温になると，生体の活動機能が低下するため生命維持の危機に陥る。判断力の低下，意識の低下，筋組織の活動が低下して動作が円滑ではなくなり，循環機能も低下する。身体のふるえ（シバリング）があるうちは体温を上昇させるはたらきが機能しているが，体温がさらに低下するとシバリングもとまり，昏睡状態となり，最終的には呼吸・循環機能も停止する。

　年齢などによる身体機能によって寒さに適応する能力は異なり，寒冷環境および体温調節機能などの状況によって低体温症となる。なんらかの原因で体温が低下した状態を**偶発性低体温症**とよび，直接的な寒冷刺激による損傷として凍傷がおこる。

● **偶発性低体温症**　偶発性低体温症は，おもに寒冷環境下に長時間いることによって生じる。一般的には，水難事故や登山事故などで保温がむずかしい寒冷環境に長時間いることで発症する。そのほかには，飲酒により酩酊状態となり外で長時間寝てしまった場合などにもおこる。衰弱した高齢者では，十分に暖房がきいていない自宅で低体温になることも多い。高齢者は熱産生能力が低下しているため，とくに注意を要する。

## b　低体温時の救急処置と検査

### 1　低体温時の救急処置

　低体温時は，すみやかな保温により体温の上昇をはかる。衣服がぬれているときには，脱がせてから保温する。適切に復温するために，深部体温を測定し，低体温に伴う不整脈の観察をするために心電図もモニタリングする。

| plus | 凍傷 |
|---|---|

　凍傷は，なんらかの寒冷刺激が直接皮膚に作用することで発症する。寒冷刺激によって血流が阻害され，また凍結により組織が傷害され，組織は壊死する。凍傷の症状は，深度に応じて分類される。
　①1度　表皮（皮膚表層）のみの障害で，発赤，腫脹，疼痛をみとめる。
　②2度　真皮（皮膚深層）までの障害で，水疱形成をみとめる。
　③3度　脂肪，筋肉，骨までの障害で，潰瘍形成，黒色の壊死組織をみとめる。
　凍傷に対しては，患部が凍結状態にある場合，約40℃の湯内で保温する。保温による凍結部位の融解には痛みを伴うため，対症療法を行う。症状に応じて，血管拡張薬や抗凝固薬を投与し，血行改善をはかる。患部の感染防止に抗菌薬軟膏を使用し，深度が深い場合は外科的治療の対象となる。

　保温には，体表からの方法として，ぬれた衣類などを除去して体温の低下を防ぐ受動的外部加温法や，電気毛布やブランケットなどで身体の表面からあたためる能動的外部加温法などがある。また，体内からの加温法としては，加温酸素吸入や加温輸液，カテーテル経由で胃・膀胱・腹腔などを加温生理食塩液で灌流したり，血液浄化装置や体外式膜型人工肺(ECMO)によって体外循環をしたりするなどの能動的内部加温法がある。

　低体温に伴い呼吸・循環という生命徴候が低下している場合，心肺蘇生が必要となる危険性もある。人工呼吸療法，致死的不整脈に対する除細動などの準備も必要となる。低体温では，通常と比較して長時間心肺停止状態であっても復温後に回復する事例もあるため，状況に応じて蘇生行為を続ける。

## 2 低体温時の検査

　深部体温から低体温の程度を把握する。さらに，低体温に伴う身体的影響だけではなく，感染症や甲状腺機能など，ほかの疾患の有無を判断するために血液検査を実施する。電解質異常や臓器障害の有無には注意が必要である。

## C 低体温の患者の初療時の看護

### 1 体温管理のためのケア

　低体温の程度に応じて，適切な方法で復温する。重症になれば体外循環を用いることもあり，各保温方法の手順を把握することに加え，合併症についても観察しながら安全かつ効果的な保温に努めなければならない。

　高体温時と同様に，低体温においても深部体温をモニタリングしながら適切に体温管理を実施する。保温方法に応じて適切な体温モニタリングを実施する必要がある。膀胱や腹腔から保温をする場合には，膀胱温の信憑性が薄れるため，直腸温や血液温を活用する。体温の変化に応じてバイタルサインや血液検査結果の推移など身体状況をつねに把握し，異常の際にすばやく対応できるようにすることが重要である。

### 2 期待される治療・ケアの効果

(1)深部体温が上昇し，正常範囲内となる。
(2)呼吸・循環が安定する。
(3)電解質異常，臓器障害(肝・腎機能)，血液凝固異常がおこらない。

# J 外傷への対応

　外傷初期診療では，急性期に「避けられた外傷死」を回避することが課題である。そのためには，患者を中心として各分野の医療専門スタッフの連携が必要である。医師を診療のリーダーとし，救急救命士との連携やコメディカルの協力のもと，外傷医療が提供される。そのチームのなかで，看護師は

「診療の補助と療養上の世話」の機能を発揮しなければならない。緊急度・重症度の把握や病態の予測性をもち，救急処置の実施，準備を行う。また，看護師がリーダーとなり，患者・家族への心のケアの提供，患者と家族の立場になって考え，患者の擁護者としての役割を発揮する必要がある。

# a 外傷とは

## 1 外傷の分類

　外傷とは，身体の内部から異常な状態が生じる内因性疾患とは違って，身体の外部から機械的外力のエネルギーが加わり，身体組織が損傷される傷病である。外力発生のことを**受傷機転**といい，受傷機転には，鈍いものにぶつかる**鈍的外傷**や，とがったものが刺さる**鋭的外傷**がある。また，損傷が開放性か否かによって，**開放性外傷**，**非開放性外傷**に分類される。そのほかには，損傷部位による分類として，頭部外傷，胸部外傷などがある。複数の身体区分（頭部・頸部・胸部・腹部・骨盤・四肢など）に重度の損傷が及んだ外傷を**多発外傷**といい，身体区分の単独の外傷を**単独外傷**という。

## 2 外傷の病態と症状

　外傷は，損傷された臓器や組織の病態だけではなく，生命を維持する生理学的機能の異常をきたすことがある。胸部外傷，腹部外傷，骨盤外傷などでは，その損傷した臓器の障害とともに，呼吸不全や循環不全に陥ることがある。大量出血に伴い循環動態が不安定となるため，代償する交感神経の作用により頻脈や皮膚蒼白，冷汗が出現し，ショック状態をきたす。このように，各臓器の損傷とその結果として生じる生体反応を合わせて外傷急性期の病態としてとらえることが重要であり，その病態を以下に示し解説する。

### ◆ 呼吸不全

　呼吸機能は，延髄にある呼吸中枢がつかさどっている。その呼吸中枢や，呼吸中枢からの指令を受け，呼息・吸息を行う呼吸筋（横隔膜・肋間筋）・肺・胸郭，空気が出入りする気道，ガス交換を行う肺胞などが損傷した場合，呼吸不全が生じる。また，こうした呼吸を行う直接的な臓器の損傷以外にも，意識障害による舌根沈下や，頸部損傷に伴う腫脹により気道が閉塞した場合，そして肺循環低下をきたすショックなどによっても，呼吸不全に陥る。

　このように呼吸不全は，頭部・頸部・胸部・腹部外傷といった多様な部位の外傷において発症する。

### ◆ 循環不全（ショック）

　外傷の循環障害では，その多くが出血性ショックであり，非出血性ショックには心外閉塞・拘束性ショックである緊張性気胸や心タンポナーデがある。ショックは急速に致命的な状態に陥るおそれがあるため，外傷の循環評価では早期にショックを認知する必要がある。ショック状態では，血圧低下も1

▶表5-20　外傷時の部位別推定出血量

| 外傷部位 | 推定出血量 |
|---|---|
| 腹腔内 | 1,500〜3,000 mL |
| 骨盤骨折による後腹膜出血 | 1,000〜4,000 mL |
| 血胸 | 1,000〜3,000 mL |
| 大腿骨 | 1,000〜2,000 mL |
| 下腿骨 | 500〜1,000 mL |
| 上腕骨 | 500 mL |
| 肋骨(1本) | 100 mL |

つの指標ではあるが，四肢の冷感や湿潤などの皮膚所見や，弱くて早い脈拍の有無，意識状態の観察とともに，総合的に判断することが重要となる。基本的なショックの病態は，第5章D「ショック・循環障害への対応」を参照(▶211ページ)。

　①**出血性ショック**　大血管や実質臓器損傷に伴い大量の出血をきたした場合や，少量出血の損傷が多数あることで循環血液量が減少し心拍出量が低下して，ショックに陥った状態をいう。早期ショック時には，代償機能がはたらいているため，血圧の低下はみとめず頻脈，皮膚蒼白，冷汗が出現することが多い。おもな出血源としては，大量血胸，腹腔内出血，後腹膜出血であり，そのほかに長管骨骨折や軟部組織損傷などもある。部位別出血量を，▶表5-20 に示す。

　②**心外閉塞・拘束性ショック**　静脈還流量が減少し，心拍出量の低下をきたすことによりおこる。外傷における心外閉塞・拘束性ショックの原因のおもなものは，緊張性気胸や心タンポナーデである。ショックをきたす気胸を**緊張性気胸**といい，胸腔内圧の上昇と大静脈の偏位により，右心房に戻る血液が妨げられることからショックにつながる。また，**心タンポナーデ**では，心嚢に血液が貯留しているため心拡張が著しく制限され，心臓へ戻る血液の量が減少する。

　③**心原性ショック**　心臓ポンプ機能の低下により，心拍出量が低下することによって生じる。代表的なものに，鈍的心損傷による心筋挫傷や重篤な不整脈，心不全，中隔の破裂，冠動脈損傷などがある。

　④**血液分布異常性ショック**　神経系の循環調節能の破綻(はたん)により，末梢血管抵抗が低下し，血管容積の増大による血液配分異常がおこりショックに陥るものである。外傷においては，脊髄損傷や脳幹損傷による**神経原性ショック**が代表的なものである。脊髄損傷などに伴い交感神経の緊張が低下した結果，末梢血管抵抗が低下し血管容積が増大する。相対的に血液量が減少し，心拍出量の低下をきたすことで，ショックが引きおこされる。出血性ショックと異なり，代償反応として頻脈，皮膚蒼白，冷感は早さない。

### ◆ 意識障害

　外傷患者に不穏(ふおん)や意識障害をみとめる場合，さまざまな原因を念頭におく必要がある。意識障害は，脳幹，間脳，大脳皮質の障害によっておこること

が多い。頭部外傷による脳ヘルニアなどで脳幹の障害が進行すれば、意識障害は重篤となる。また、頭部外傷以外に、外傷における気道・呼吸・循環の異常や体温の異常なども、意識レベルの低下をまねく（基本的な意識障害の病態は、❷196ページ、第5章B「意識障害への対応」）。

#### ◆ 体温異常

外傷患者の体温異常においては、**低体温**にとくに気をつける必要がある。外傷患者における低体温の原因は、ショックによる組織灌流の低下から組織代謝が抑制されることによる。また、外傷の診療時は全身を観察することが重要であり、必然的に脱衣を行うため、体表面が外気に触れることも一因である。天候や受傷機転に伴い患者がぬれた状態で搬送されることでも、低体温をまねく。その他の原因として、診療のための大量輸液や輸血に伴い低体温に陥ることがある。

低体温は凝固障害を引きおこし、代謝性アシドーシスの進行が生じて、これがさらなる出血を助長し、その結果、低体温が進行するという悪循環を引きおこす。

### 3 各部の外傷

#### ◆ 頭頸部・顔面外傷

頭部外傷時に問題となることが多い脳損傷には、受傷時に脳に直接外力がかかって生じる**一次性脳損傷**と、脳ヘルニアや呼吸・循環障害などによって引きおこされる**二次性脳損傷**がある（❷表5-21）。頭部外傷の治療としては、二次性脳損傷の回避・軽減が重要とされている。プレホスピタルケアを含めた、適切かつ迅速な判断や処置・治療が求められる。

● **頭蓋骨骨折**　頭蓋骨骨折をみとめる場合は、頭部に一定以上の大きな外力が加わったことを示唆している。頭蓋骨骨折自体が意識障害をおこすことはないが、骨折に付随して頭蓋内出血を生じた際は、意識障害をおこすことがある。

①**円蓋部骨折**　頭蓋骨円蓋部の骨折は、線状骨折と陥没骨折に分類される。線状骨折は、それ自体はとくに問題とはならないが、骨折に伴い硬膜動脈を損傷し、急性硬膜外血腫を合併することがある。陥没骨折とは、頭蓋骨が陥没した骨折であり、頭部CTの骨条件による診断が有用とされている。緊急手術が必要な場合もある。

②**頭蓋底骨折**　頭蓋骨のうち脳を支えている底の部分の頭蓋底の骨折をいい、髄液漏から頭蓋内感染をおこすことがある。症状として、鼻腔や口腔か

❷**表5-21　二次性脳損傷をきたす要因**

| 頭蓋内因子 | 占拠性病変（頭蓋内血腫や脳浮腫）による圧迫・損傷、脳ヘルニアによる脳幹障害、脳虚血 |
|---|---|
| 頭蓋外因子 | 低酸素血症、高/低二酸化炭素血症、低血圧、ヘモグロビンの低下 |

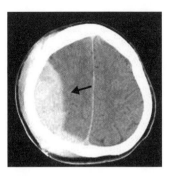

**◎図 5-29　硬膜外血腫**
頭蓋骨の骨折に伴い骨折部位もしくは硬膜動脈から出血し，硬膜外血腫を合併することがある。

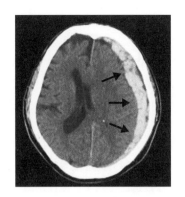

**◎図 5-30　急性硬膜下血腫**
硬膜とクモ膜の間に出血し，血腫となっている状態。

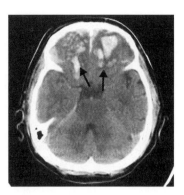

**◎図 5-31　脳挫傷**
前頭葉に生じた脳挫傷。

らの出血や，**髄液漏（髄液耳漏・髄液鼻漏）**，中頭蓋底骨折では耳介後部の皮下出血（**バトル徴候**），前頭蓋底骨折では眼窩周囲の皮下出血（**ブラックアイ**）が出現する。これらの症状は，受傷直後にはみられず，受傷後数時間を経て出現する。

● **局所性脳損傷**　局所性脳損傷は，外力が限局した部位に及んだ損傷である。血腫による圧迫のために片麻痺などの局在徴候がみられ，損傷が悪化すると頭蓋内圧が亢進し，頭痛・嘔吐・意識障害・瞳孔異常といった症状が出現する。

①**急性硬膜外血腫**（◎図 5-29）　頭蓋骨と硬膜の間に血腫ができた状態である。硬膜上の硬膜動脈からの出血によるが，とくに側頭骨骨折による中硬膜動脈の損傷に起因することが多い。脳実質に損傷がないことから，受傷直後は意識は清明である（**意識清明期**）。その後，血腫が増大し，脳ヘルニアの初期のサインとして意識障害が生じる。治療としては，早期に開頭血腫除去術を行う。脳の損傷を伴わないため，早期に適切な対応が行われれば，比較的予後は良好とされている。

②**急性硬膜下血腫**（◎図 5-30）　硬膜とクモ膜の間に血腫が形成された状態である。脳表面の小血管，挫滅した脳組織，架橋静脈からの出血によって生じ，受傷当初から意識障害をみとめる。脳挫傷を伴うことが多く，手術で血腫を除去しても，予後は不良であることが多い。

③**脳挫傷**（◎図 5-31）　脳実質の損傷であり，外力によって脳に挫滅・断裂・浮腫・出血が生じた状態をいう。前頭葉および側頭葉に生じることが多い。外力が加わった部位が損傷する場合（直撃損傷 coup injury）と，外力が加わった対側が損傷する場合（対側損傷 contre-coup injury）がある。

● **びまん性脳損傷**　大脳皮質と脳底（大脳辺縁系および脳幹）部を連絡する神経軸索が，広範に断線・損傷を受けた状態をいう。急速な加速，上下左右への動揺，回転などの力により，かたい頭蓋骨の中のやわらかい脳が揺さぶられることで，脳組織のズレの力（剪断力）によって生じる。脳振盪のように一過性の意識障害を生じるものから，予後不良で高度の意識障害を生じるも

のまで，さまざまな病態がある。頭部 CT では急性期においては診断が困難なことが多く，MRI 検査で診断可能である。

● **顔面骨折**　顔面の骨折には，鼻骨，眼窩（がんか），頬骨，頬骨弓，上顎骨，下顎骨などの骨折がある。下顎骨骨折では気道閉塞をきたしやすいので，気道の観察が重要である。症状としては，局所に限局した疼痛，腫脹，圧痛，骨の可動性がある。

● **感覚器損傷**　顔面は眼・鼻・耳・口（舌）の感覚器が集合しており，顔面外傷に伴い感覚器障害をきたすことがある。眼外傷で最も緊急度が高いのは，眼球破裂である。また，眼外傷は大きな後遺症を残す可能性があるため，視力，瞳孔所見，眼球運動，視野などの十分な観察が必要である。

● **頸部損傷**　頸部損傷は気道閉塞を生じやすいことから，緊急度の高い病態とされている。喉頭・気道の損傷については直接的な気管の狭窄・閉塞をまねき，また頸部損傷後に血腫が増大し，気道閉塞をおこすこともある。鋭的頸部損傷をきたす場合は，出血性ショックに陥る危険性もある。

## ◆ 脊髄・脊椎損傷

　脊髄損傷では，損傷した部位以下がつかさどる知覚・運動の障害や，排尿・排便障害などの自律神経障害が生じる（●図 5-32）。

　下位頸髄や上位胸髄の損傷では，横隔膜（C3〜C5）の機能は残されるが，肋間筋（T1〜T11）の麻痺（まひ）がおこり，胸式呼吸は停止する。残された横隔膜の運動による腹式呼吸が特徴となる。第 3 頸髄以上の上位頸髄損傷では，横隔膜，肋間筋の機能がそこなわれ，自発呼吸が停止する。また，循環への影響として，上位胸髄より頭側の脊髄の損傷では，交感神経が遮断され，末梢血管拡張により血圧低下，徐脈をおこし，神経原性ショックに陥ることがある。

　頸椎 X 線撮影と CT 検査で骨折の診断が可能であり，脊髄損傷が疑われる場合は MRI 検査が必要である。

## ◆ 胸部外傷

　胸部外傷では，生命維持に必要な呼吸・循環機能に直結する臓器が傷害されることが多く，緊急性の高い病態が生じやすい。呼吸不全や出血性ショック，心原性ショック，心外閉塞・拘束性ショックといった**循環不全**につながることを念頭におく。

● **フレイルチェスト**　上下連続した肋骨が 2 か所以上で骨折した場合に生じ，吸息時に陥没して呼息時に膨隆する胸郭運動を**胸壁動揺**という（●142ページ，図 4-10）。肺挫傷を合併していることが多く，肋軟骨骨折や胸骨骨折を伴う場合もある。胸壁動揺および疼痛に伴う換気の低下や肺挫傷などから重篤な呼吸不全をきたす病態を，**フレイルチェスト**という。異常所見として，奇異呼吸，血性気道分泌，患側の肺雑音，肋骨の異常な可動性，$SpO_2$ の低下がみられる。

● **開放性気胸**　胸壁の開放創により胸腔と外界が交通してしまうと，吸息

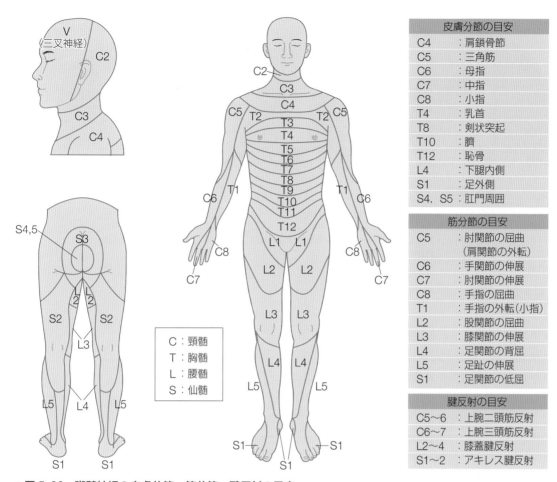

| 皮膚分節の目安 | |
|---|---|
| C4 | ：肩鎖骨節 |
| C5 | ：三角筋 |
| C6 | ：母指 |
| C7 | ：中指 |
| C8 | ：小指 |
| T4 | ：乳首 |
| T8 | ：剣状突起 |
| T10 | ：臍 |
| T12 | ：恥骨 |
| L4 | ：下腿内側 |
| S1 | ：足外側 |
| S4，S5 | ：肛門周囲 |

| 筋分節の目安 | |
|---|---|
| C5 | ：肘関節の屈曲 |
| | 　（肩関節の外転） |
| C6 | ：手関節の伸展 |
| C7 | ：肘関節の伸展 |
| C8 | ：手指の屈曲 |
| T1 | ：手指の外転（小指） |
| L2 | ：股関節の屈曲 |
| L3 | ：膝関節の伸展 |
| L4 | ：足関節の背屈 |
| L5 | ：足趾の伸展 |
| S1 | ：足関節の低屈 |

| 腱反射の目安 | |
|---|---|
| C5〜6 | ：上腕二頭筋反射 |
| C6〜7 | ：上腕三頭筋反射 |
| L2〜4 | ：膝蓋腱反射 |
| S1〜2 | ：アキレス腱反射 |

C：頸髄
T：胸髄
L：腰髄
S：仙髄

**▶図5-32　脊髄神経の皮膚分節，筋分節，腱反射の目安**
（日本外傷学会外傷初期診療ガイドライン改訂第6版編集委員会編：外傷初期診療ガイドラインJATEC，改訂第6版．p.171，へるす出版，2021による，一部改変）

時に胸腔内に空気が入り込み，換気に必要な胸腔内の陰圧がつくれなくなる。胸腔内に入った空気により肺は虚脱して，低換気，低酸素血症となる（▶図5-33-a）。胸壁の穿通創より血液と空気が胸腔内に吸い込まれる現象，患側で呼吸音の減弱，皮下気腫，打診において患側で鼓音の異常が観察される。

● **緊張性気胸**　心外閉塞・拘束性ショックをきたす，最も緊急度の高い病態である。胸壁や肺の損傷の際に損傷部が一方向弁様になり，空気が胸腔内に流入し，排出できない状態となる（▶図5-33-b）。患側の肺は虚脱し，さらに縦隔や心臓が対側に移動するため健側肺も圧迫され，換気障害が生じる。患側の胸腔内圧は上昇し，静脈還流が障害されて心外閉塞・拘束性ショックに陥り，心拍出量の減少や血圧の低下がみられる。

　胸部X線での診断では救急処置が遅れるため，身体所見の観察が重要である。異常所見としては，頸静脈怒張，胸壁の動きが左右非対称で，患側では上下動がない。聴診では患側で呼吸音が減弱または聴取不可で，重症では両側とも聴取不可の場合もある。そのほか，皮下気腫，気管偏位，打診において患側で鼓音が観察される。循環の異常としては，脈拍の減弱または消失，

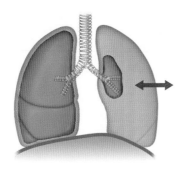

**a. 開放性気胸**

胸腔と外界が交通し，吸息時に開放創から胸腔内に空気が入り込み呼息時に大気中に出る。換気に必要な胸腔内の陰圧がつくれずに肺は虚脱する。

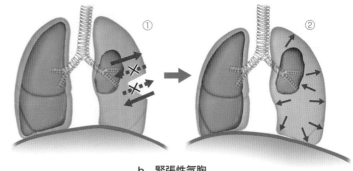

**b. 緊張性気胸**

①損傷部が一方弁となる。②肺は虚脱し，縦隔や心臓は対側に移動するため健側肺も圧迫され，換気障害が生じる。胸腔内圧が上昇し静脈還流が障害され，心外閉塞・拘束性ショックに陥る。

◍**図5-33　気胸**

末梢の冷感がみられ，低血圧と頻脈をみとめる。

● **大量血胸**　胸部大動脈，肺門部血管，内胸動脈，肋間動脈などの血管損傷や心損傷，肺破裂や肺裂傷によって胸腔内に血液が貯留した状態が血胸である。血胸のうち，大量出血のために循環不全に陥っている状態を大量血胸とよぶ。大量血胸時には，胸壁の動きが左右非対称で，患側では上下動がみられない。聴診では患側の呼吸音の減弱，打診では患側の濁音の異常所見をみとめる。ほかに循環の異常として，皮膚の蒼白，脈拍の減弱または消失，末梢の冷感，冷汗の所見がみられる。

● **心タンポナーデ**　心膜腔内に液体や空気が貯留し，心臓の拡張が制限されることにより心臓への血液還流が障害されて，心外閉塞・拘束性ショックに陥る病態である。出血では説明できないショックの場合には，心タンポナーデを疑う。特徴的な身体所見として，**ベックの三徴**(頸静脈怒張・血圧低下・心音の減弱)や，吸息時の収縮期血圧の低下が10 mmHg をこえる**奇脈**とよばれる状態などがある。

## ◆ 腹部外傷

　腹部には，血液が豊富な実質臓器(肝臓・脾臓・腎臓・膵臓)と管腔臓器(胃・十二指腸・小腸・大腸)がある。そのため，腹部外傷のおもな急性期の病態は，実質臓器の損傷に伴う大量出血によるショック，そして管腔臓器損傷に伴う腹膜炎，敗血症性ショックがある。

● **腹部実質臓器の損傷**　肝臓・脾臓の損傷は血流が豊富であるため，大量の出血による出血性ショックに陥りやすい。肝損傷などによる胆汁の漏出では胆汁性腹膜炎が，膵臓の損傷では，膵液により後腹膜や膵周囲の臓器に炎症・融解・壊死が生じる。腎・尿管・膀胱・尿道の損傷では，尿による炎症をきたすことがある。膵損傷や尿路損傷は後腹膜に存在することもあり，その臨床症状は比較的遅く出現することにも注意を要する。

○表 5-22　骨盤骨折の分類

| 分類 | 特徴 |
|---|---|
| 安定型骨盤骨折 | 骨盤の輪状構造がこわれていない |
| 不安定型骨盤骨折 | 骨盤の輪状構造が破綻している |
| 部分不安定型 | 骨盤後方部分の損傷が一部分，回旋方向に不安定，垂直方向は安定 |
| 前後圧迫型 | 前後方向に圧迫され，骨盤腔が開いた状態 |
| 側方圧迫型 | 側方向から圧迫され，骨盤腔が左右に狭い状態 |
| 完全不安定型 | 骨盤後方部分が完全に破綻，回旋方向・垂直方向ともに不安定 |
| 寛骨臼骨折 | 大腿骨を伝わってきた外力により引きおこされる寛骨臼の骨折 |

● **管腔臓器の損傷**　管腔臓器の損傷は，消化液，食物残渣，腸内細菌による組織汚染から腹膜炎をきたす。上部消化管の損傷は，消化液の漏出による化学性腹膜炎，細菌性腹膜炎へと進行していく。結腸など下部消化管の損傷は，大腸菌などが侵入し，腹腔内が汚染されることにより，早期から重篤な感染症を引きおこす。また，十二指腸などの後腹膜臓器に穿通した場合は，腹膜刺激症状が出にくく，症状の出現が遅い。

◆ **骨盤外傷**

　骨盤骨折は，出血性ショックなどを引きおこす生命にかかわる外傷である。骨盤骨折の分類として，JATEC™(○266 ページ)では，骨盤に及んだ外力の方向と骨盤輪の安定性の程度を軸に，安定型骨盤骨折，不安定型骨盤骨折，寛骨臼骨折に分類している(○表 5-22)。

　骨盤腔内には多くの血管があり，腹部大動脈から総腸骨動脈に分かれ，さらに内腸骨動脈，外腸骨動脈に分かれる。内腸骨動脈は骨盤の後方部分に分布しており，骨盤骨折の際に損傷されやすい。また，尿道損傷や腎損傷，腸管損傷，神経損傷などを合併することがある。

◆ **四肢外傷**

　四肢外傷で緊急性が高い病態としては**出血性ショック**があり，とくに動脈損傷を伴う活動性の出血は，ショックに陥ることが多々ある。また，開放骨折は，開放創のある部位でみとめられる骨折で，骨髄炎や敗血症をまねく危険性もあるため，初期対応が重要である。

　特殊な四肢外傷の病態として，以下のようなものがある。

● **筋区画症候群(コンパートメント症候群)**　四肢の筋腫脹や血腫の形成に伴い，筋区画(コンパートメント)内圧が上昇し，筋や神経の末梢循環が障害される病態である。下腿と前腕に発生する頻度が高いといわれている。四肢の虚血症状として，冷感，蒼白，疼痛，知覚異常，運動麻痺，末梢動脈の拍動減弱がある。筋区画症候群においては，最初に疼痛が出現し，遅れて知覚異常，運動麻痺が出現する。この段階では，筋区画内圧は動脈圧より低いので，足背動脈などの触知は可能である。末梢動脈が触知されることが本症候

群の否定にはならないので，注意が必要である。さらに進行すると冷感や蒼白，脈拍触知不能となる。できる限り早期の対応が機能回復につながるが，骨折患者では骨折の疼痛との鑑別がむずかしいとされている。

● **圧挫症候群（クラッシュシンドローム）**　長時間四肢が圧迫されると，阻血による末梢組織の虚血や筋挫傷や筋区画内圧上昇による虚血がみられ，組織の一部が壊死する。その状態から圧迫を解除した際に，筋肉の再灌流が始まり，血管透過性が亢進し体液の移動がみられ循環血液量減少性ショックに陥る。また，壊死組織からカリウム，ミオグロビン，乳酸などが大量に血管内へ漏出し，高カリウム血症，代謝性アシドーシスから致死的不整脈が出現し，死にいたることもある。

● **脂肪塞栓症候群**　骨折患者の合併症の1つであり，発症から12時間以降に出現するといわれている。低酸素血症をまねく呼吸障害や，意識障害をきたす中枢神経障害がみられる。また，点状出血が特徴的所見であり，腋窩部から前胸部にみられ，眼瞼結膜にみられることもある。

● **デグロービング損傷**　回転体による損傷として，デグロービング損傷（手袋状剝皮損傷）がある。de（分離する）glove（手袋）が語源で，工作機器に巻き込まれ皮膚のみがはがれ落ちたときの外観が手袋を脱いだような状態であることから，デグロービング損傷とよばれている。剝皮創では，皮膚の血流障害を生じ皮膚壊死に陥ることがある。

● **外傷性四肢切断（轢断）**　外傷に伴い体幹部より四肢が切り離された状態をいい，上腕・前腕や大腿・下腿の切断，指趾の切断まで含む。出血性ショックに陥るリスクが高い。

## b 外傷時の救急処置と検査

### 1 JATEC™ と JNTEC™

適切な外傷初期診療を行えば救命できると考えられる死亡症例，すなわち「**避けられた外傷死** preventable trauma death（**PTD**）」を減少させることを目的に，外傷の患者に対する初期診療の手順と考え方を示したガイドラインがJATEC™ ❶である。JNTEC™ ❷は，JATEC™ と同様にPTDを減少すること，また，患者とその家族のQOLを向上させることを目的に，外傷初期看護の手順と考えを示した看護職対象のガイドラインである。

ここでは，これらのガイドラインに準じて説明する。

#### ◆ primary survey と蘇生

外傷患者の初療では，まず行うべき観察と蘇生を行うことを「**primary survey と蘇生**」とよぶ。primary survey では，重症度より緊急度を重視する。すなわち primary survey は，生命危機にあるかどうかを判断し，必要であればただちに蘇生を開始することにより，バイタルサインの安定化をはかることを目的としている。そのための全身状態の把握方法として，**ABCDE アプローチ**が必要不可欠とされている（●図5-34）。

▭ NOTE

❶JATEC
　Japan Advanced Trauma Evaluation and Care の略。
❷JNTEC
　Japan Nursing for Trauma Evaluation and Care の略。

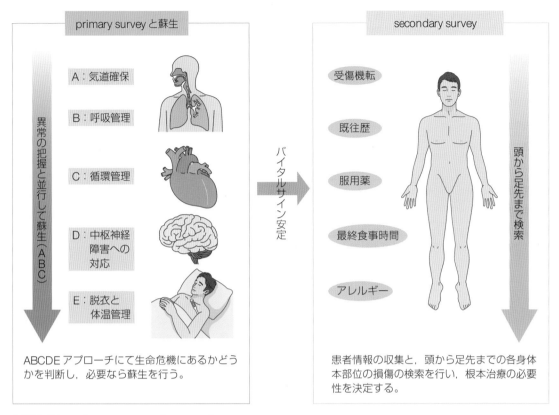

primary survey と蘇生

- A：気道確保
- B：呼吸管理
- C：循環管理
- D：中枢神経障害への対応
- E：脱衣と体温管理

異常の把握と並行して蘇生（ABC）

ABCDE アプローチにて生命危機にあるかどうかを判断し，必要なら蘇生を行う。

バイタルサイン安定

secondary survey

- 受傷機転
- 既往歴
- 服用薬
- 最終食事時間
- アレルギー

頭から足先まで検索

患者情報の収集と，頭から足先までの各身体本部位の損傷の検索を行い，根本治療の必要性を決定する。

○図 5-34　primary survey と secondary survey

ABCDE アプローチとは，蘇生の基本である**気道確保**（**A**：airway），**呼吸**（**B**：breathing），**循環**（**C**：circulation）の管理に加え，**中枢神経障害**（**D**：dysfunction of central nervous system）への対応と，**全身の露出と観察，体温低下に対する保温**（**E**：exposure and environmental control）を行うことである。

## ◆ secondary survey

primary survey の完了と蘇生の継続により，バイタルサインが安定していることを確認したうえで，**secondary survey** へ進む。secondary survey では，受傷機転や既往歴，服用薬，最終食事時間，アレルギーなど患者の情報を収集する。また，各身体部位の損傷を，系統的に頭から足先まで検索し，諸検査，各種画像診断を行い，根本治療の必要性を決定する（○図 5-34）。

## 2　外傷時の検査

### ◆ primary survey での検査

外傷初期診療の primary survey における検査の目的は，**出血源の検索**である。PTD がおこる致死的胸部外傷や腹腔内出血，骨盤骨折を検索することが重要であり，それぞれの検索方法を○表 5-23 に示す。これらの致死的

○表 5-23 primary survey で注意すべき致命的病態とその検索方法

|  | 身体所見 | FAST | 胸部 X 線 | 骨盤 X 線 |
|---|---|---|---|---|
| 気道閉塞 | ◎ |  |  |  |
| フレイルチェスト | ◎ |  | ○ |  |
| 開放性気胸 | ◎ |  | (○) |  |
| 緊張性気胸 | ◎ |  | (○) |  |
| 大量血胸 | ○ | ◎ | ◎ |  |
| 心タンポナーデ | ○ | ◎ | ○ |  |
| 腹腔内出血 | ○ | ◎ |  |  |
| 骨盤骨折 | ○ |  |  | ◎ |

◎：信頼性の高い検索方法　○：補助的検索方法
（○）：身体所見から診断することを基本とする

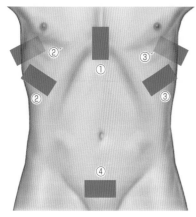

| ① | 心嚢 |
|---|---|
| ② | モリソン窩 |
| ②′ | 右胸腔 |
| ③ | 脾周囲 |
| ③′ | 左胸腔 |
| ④ | 膀胱直腸窩 |

①→②→②′→③→③′→④の順に観察し，腹腔内出血，大量血胸，心タンポナーデの検索を行う。

○図 5-35 FAST

病態の検索は，身体所見とともに検査を行う必要がある。

①**単純 X 線撮影**　大量血胸，骨盤骨折に伴う後腹膜出血の検索を目的に，胸部，骨盤の撮影を行う。

②**FAST**　外傷の初期診療における**迅速簡易超音波検査** focused assessment with sonography for trauma（**FAST**）は，ショックの原因とされる腹腔内出血，大量血胸，心タンポナーデの検索を目的に行われる（○図5-35）。ここでは，出血や心嚢液の貯留の早期発見が重要である。また，気胸の診断を行う方法には，extended FAST（EFAST）がある。迅速性と簡便性の点においては，ポータブル X 線撮影よりすぐれている。

◆ **secondary survey での検査**

secondary survey では，根本治療の必要性を決定していくために，単純 X 線撮影，心電図，CT 検査，血管造影，内視鏡検査などの検査を行っていく。CT 検査において，出血源の検索には造影剤が使用される。また，近年，外傷においては，個別の部位の CT 検査ではなく全身 CT を系統的に撮影す

ること(trauma pan-scan)が予期せぬ損傷の発見につながっている。血液検査では，血算，血液生化学検査，血液凝固検査，動脈血液ガス，感染症，血液型，血液交差適合試験などの検査が行われる。

## 3　外傷時の救急処置

### ◆ 呼吸不全時の救急処置

緊急度の高い症例では，100%酸素10L/分以上をリザーバつきフェイスマスクで投与する。意識障害を伴う舌根沈下に対しては，用手的気道確保として，頸椎の動揺を最小限に抑える目的で下顎挙上法を行う。

口腔内に血液，唾液，嘔吐物などの異物があれば，吸引操作にて除去する。無呼吸，瀕死の呼吸状態などの気道緊急や血液や吐物の誤嚥のおそれ，頸部の血腫，口咽頭損傷，顔面外傷など，気道が狭窄・閉塞している場合は，気管挿管の適応である。気管挿管が困難な場合，バックバルブマスク換気において酸素化が維持できなければ，輪状甲状靱帯穿刺・切開などの外科的気道確保を行う。

### ◆ 循環不全時の救急処置

外傷における循環不全(ショック)の要因は，そのほとんどが出血性である。ほかのショックの原因が検索されるまでは，循環血液量減少性ショックを想定して，39℃に加温した乳酸リンゲル液または酢酸リンゲル液の**初期輸液**(成人1L，小児20 mL/kg)を開始する。初期輸液を行うことで，持続する出血の程度を推定することができる。初期輸液によって循環が安定しない場合，**大量輸血プロトコル(MTP)**を発動し，輸血を開始する(◐図5-36)。同時に，蘇生的緊急止血術を検討する必要があり，その間，補助的な止血療法として，受傷後3時間以内のトラネキサム酸投与を開始する。

### ◆ 意識障害時の救急処置

JATEC™では，①グラスゴー-コーマ-スケール(GCS)8以下，もしくはジャパン-コーマ-スケール(JCS)がⅡ-30以上，②意識レベルが急速に悪化(GCS合計点2以上の低下)，③脳ヘルニア徴候(瞳孔不同，片麻痺，クッシング徴候)が疑われる意識障害の場合は，生命をおびやかす重症頭部外傷として，「**切迫するD**」と表現している。

「切迫するD」をみとめた場合は，頭蓋外因子による二次性脳損傷(◐260ページ)を回避することが重要であるため，気管挿管などの確実な気道確保と十分な酸素投与を行い循環を安定させたうえで，頭部CT検査を行い緊急手術の適応を考慮する。

### ◆ 体温異常時の救急処置

低体温は生命をおびやかす危険な因子であるため，低体温をきたさない体温管理が必要である。初療室内の環境調整や加温した輸液・輸血の投与，ま

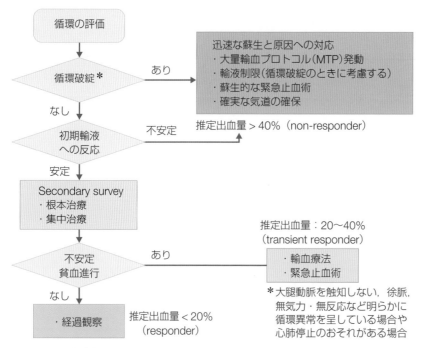

**○図 5-36 初期診療における循環の評価と治療方針**
（日本外傷学会外傷初期診療ガイドライン改訂第6版編集委員会編：外傷初期診療ガイドライン JATEC，改訂第6版．p.9，へるす出版，2021 による）

た，低体温の予防や回復のための能動的加温法と受動的加温法（○276ページ）を実施する。

### ◆ 各部外傷時の救急処置

#### ▐ 頭部外傷

　頭部外傷では，二次性脳損傷を回避することが重要である。低酸素血症や高二酸化炭素血症およびショックは，二次性脳損傷をきたす要因となるため，適切な呼吸管理と循環管理が最も重要である。頭蓋内圧亢進症状がみられる際は，頭蓋内の静脈圧低下と頭蓋内血液量を減少させる目的で，体位管理や高浸透圧薬の投与を行う（○198ページ）。外科的治療の目的は頭蓋内圧のコントロールであり，髄液を頭蓋内に排除する脳室ドレナージや血腫除去などの占拠性病変の除去を行う。

#### ▐ 胸部外傷

　①**フレイルチェスト**　気管挿管下の陽圧補助換気を行い，換気不全，低酸素血症の改善をはかる。肋骨骨折に対しては，観血的整復固定術が選択されることもある。

　②**開放性気胸**　胸腔ドレーンの留置は胸壁開放創からではなく，創から離れた清潔部位から行う。胸腔ドレーンの挿入後に，開放創を閉鎖する。胸腔ドレーンの留置ができない場合は，創を一時的に気密性のある被覆材でおおい，4辺のうち3辺のみを固定する3辺テーピング法で処置する（○図5-37）。4辺を完全に閉鎖してしまうと緊張性気胸に陥る危険があるため，留意する。

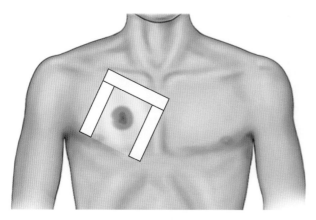

▶**図 5-37　開放性気胸時の 3 辺テーピング法**
・創部をフィルム材などでおおい，3 辺のみテーピングする。
・4 辺のうち，4 辺ともふさいでしまうと，緊張性気胸に陥るおそれがある。
・開放した一辺は，血液がたまらないように下方にする。

③**緊張性気胸**　胸腔穿刺，または胸腔ドレナージ（▶351 ページ）を行う。

④**大量血胸**　胸腔ドレーンの留置を行う。胸腔ドレーンより 1,000 mL 以上の血液が急速に回収された場合は，早い段階での開胸止血術を考慮しておく必要がある。

⑤**心タンポナーデ**　心囊穿刺，もしくは剣状突起下心膜開窓術，あるいは緊急開胸術による心膜切開を行う。心囊穿刺による 15～20 mL 程度の血液の吸引でも，一時的な症状の改善が期待できる。心囊穿刺や心膜開窓術，心膜切開は心タンポナーデに伴う心停止を回避するための一時的な処置であり根本治療ではないため，原因が心損傷の場合は，手術が必要となる。

▋**腹部外傷**

出血性ショックの場合は，静脈路を確保し初期輸液を開始する。腹部 CT により大量の腹腔内出血が確認され循環動態が不安定な場合は，緊急開腹術が優先される。この際の開腹術は，止血と汚染回避のみを目的とする。終了後は ICU で全身管理を行い，その後，状態が安定したのちに根本治療を行う。これを**ダメージコントロールサージェリー** damage control surgery（**DCS**）という。また，腹部 CT により実質臓器などに造影剤漏出像をみとめた際は，**経カテーテル動脈塞栓術（TAE）**を行う。

▋**骨盤外傷**

骨盤骨折（不安定型）では，止血を目的に非観血的外固定として，シーツラッピング，骨盤固定用ベルト（SAMsling™）装着が行われる（▶図 5-38）。また，両側の腸骨稜に直接ピンを刺入し，金属フレームを組んで骨盤輪を整復固定する創外固定を行うこともある。損傷の血管の止血術として，TAE や下腹部切開を行い，後腹膜腔への直接的な圧迫止血として，ガーゼやタオルを充填する骨盤パッキングが行われる。

▋**四肢外傷**

①**開放骨折**　不適切な初期対応は，感染を引きおこす可能性が高い。初療

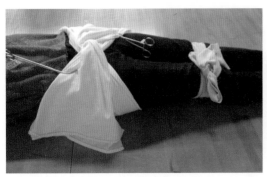
a. シーツラッピング

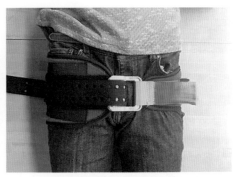
b. 骨盤固定用ベルト（SAMsling™）

◉図5-38　骨盤骨折時の非観血的外固定

室への搬入早期に，抗菌薬投与と徹底した洗浄とデブリドマン（◉368ペー
ジ）を行う。

　②**動脈損傷**　ガラスやナイフなどによる穿通性損傷と骨折などによる鈍的
損傷に分けられる。骨折に伴う四肢の鈍的外傷による末梢血管損傷では，拍
動性の出血，局所的な虚血所見（疼痛，冷感，蒼白，脈拍触知不可，感覚障
害，運動障害）がある場合は，手術室での修復が必要である。

　③**外傷性四肢切断（轢断）**　主要動脈の損傷に伴い，出血性ショックに陥る
ことがあるため，初期輸液，輸血を基本の処置としたうえで，創部は圧迫止
血や空気止血帯を用いて止血を行う。切断肢指の再接着が決定した場合は，
迅速に手術の準備を行う。また，転院搬送が必要な場合は，切断肢指を生理
食塩液で洗浄して清潔ガーゼで包み，ビニール袋で密閉し，袋の外から氷水
で冷却して搬送する。

## C　外傷患者の初療時の看護

　外傷初療時の看護は，JNTEC™のアルゴリズムにそって実施する。
JNTEC™のアルゴリズムはJATEC™に準拠した手順であり，JATEC™
の primary survey におけるABCDEアプローチ（◉266ページ）に**家族対応**
（**F**：family and concerned persons care）を加えて**ABCDEFアプローチ**としてい
る（◉図5-39）。

### 1　受け入れ準備

　外傷患者が発生すると，救急隊によって病院前救護活動が行われる。救急
隊の医療機関への連絡は，第1報（ファーストコール）と第2報（セカンド
コール）がある。ファーストコールでは，年齢，性別と受傷機転 mechanism of
injury，損傷部位 injury site，現場でのショック状態やロードアンドゴー load
and go（◉26ページ）の適応となったサイン sign，病院前救護処置 treatment の
情報，すなわち**MIST**（ミスト）による連絡に則して連絡があるため，必要最
低限の情報を収集し，他のバイタルサインなど，必要な情報は救急隊が搬送
体制になってからセカンドコールとして聴取する。

　受け入れの準備は，限られた時間のなかでただちに行う必要がある。

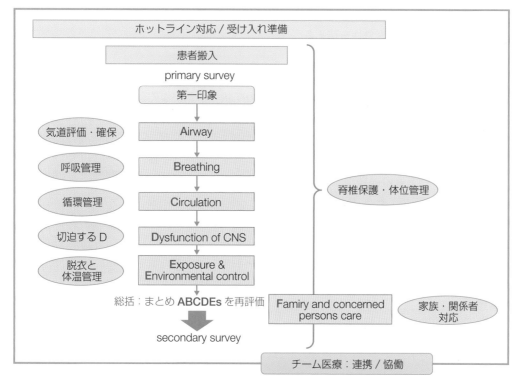

● **図 5-39　JIMTEC™ のアルゴリズム**
(日本救急看護学会監修：外傷初期看護ガイドライン JNTEC，第 4 版．p.268，へるす出版，2018 による)

MIST の情報をもとに病態を予測し，緊急度・重症度の判断を行うなかで，蘇生用具一式，静脈路確保，各種モニターなどの準備を行う。また，外傷初期診療が潤滑に行われることは患者救命につながるため，応援医師・看護師・診療放射線技師への連絡などの人員確保や，手術室・ICU・病棟への連絡などの調整が重要である。

## 2　第一印象

　第一印象の確認は，救急車から初療室に運ばれるまでに行われる。救急車が到着しだい，すぐに患者に接触し，すばやく評価できる簡便な方法で，気道(A)，呼吸(B)，循環(C)，意識(D)，体温(E)を 15 秒以内に評価して，第一印象で緊急度を把握する。

　まず「お名前を教えてください」「わかりますか」などと話しかけ，耳を患者の鼻と口に近づけることで，A と D の評価を行うことができる。通常の発声がなければ，気道の異常もしくは意識障害を示唆する。呼びかけと同時に，前頸部や胸部を見て，B の評価を行う。胸の動きの速さや胸郭の上がり方を観察し，浅い努力様呼吸の場合は異常と判断する。

　また，これらと同時に橈骨動脈の触知や，末梢冷感・冷汗の有無，毛細血管再充満時間(CRT)，全身の外観から，活動性出血の有無を観察する。脈が触れにくかったり末梢冷感があるなど，末梢循環不全の徴候があれば C の異常であり，体幹部の冷感があれば E の異常があると判断する。

　ABCDE の異常と全体像をこうした方法で短時間で感じとり，異常がある場合には周囲の医療スタッフに緊急性を伝える。

## 3　気道確保と呼吸管理のためのケア

● **頸椎保護**　外傷患者の初療時には，たとえ脊髄損傷の症状の情報がなくとも，完全に否定されるまでは頸椎損傷があることを前提としてケアを行う。頭部・頸椎は愛護的に扱い，頸椎カラーの装着が必須である。

● **気道の管理**　リザーバつきフェイスマスクを用いて高濃度酸素投与を継続，もしくは開始する。気道の評価は，呼吸の状態を「見て」音を「聴いて」空気の出入りを「感じて」行う（◯図 5-40）。上気道の閉塞時には，陥没呼吸，シーソー呼吸，気管牽引がみとめられる。そのほかの症状として，血液や分泌物などによる口腔内の異常音，喘鳴〔ぜんめい〕，嗄声〔させい〕，発声がないなど，空気の出入りが感じられない場合は気道閉塞のおそれがあると判断し，迅速な気道確保の実施，および準備・介助を行う。

● **呼吸の管理**　呼吸の評価は，視診・聴診・触診・打診の順に観察して行

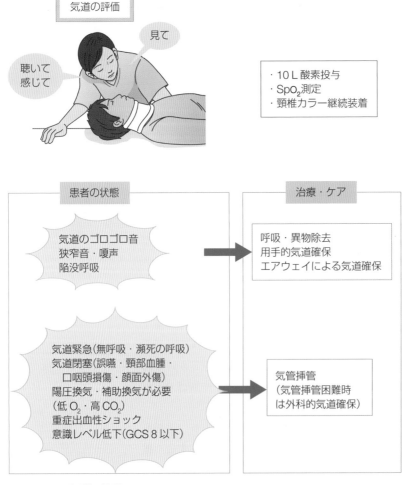

◯図 5-40　気道の管理

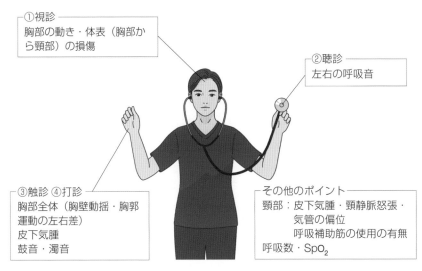

①視診
胸部の動き・体表（胸部から頸部）の損傷

②聴診
左右の呼吸音

③触診 ④打診
胸部全体（胸壁動揺・胸郭運動の左右差）
皮下気腫
鼓音・濁音

その他のポイント
頸部：皮下気腫・頸静脈怒張・気管の偏位
　　　呼吸補助筋の使用の有無
呼吸数・$SpO_2$

◉図 5-41　呼吸の評価

う（◉図5-41）。五感をはたらかせて評価することが重要であり，フレイルチェストや開放性・緊張性気胸などの致死的胸部外傷の有無を確認するとともに，蘇生の実施，準備，介助を行う必要がある。同時に呼吸数や $SpO_2$ の確認も行い，異常所見がみつかれば，胸部 X 線撮影を実施する。

## 4 循環管理のためのケア

　外傷のショックのほとんどは出血性ショックであり，循環管理として重要なことは，**ショックの早期認知**である。そのためには，皮膚所見（蒼白・湿潤・冷感），CRT，脈拍，血圧，呼吸などの観察が重要である。外出血については，直接圧迫止血が基本であり，ガーゼで直接圧迫を行う。

　ショックを察知したら，すぐに医師へ報告する。ショックの原因検索として，身体所見とともにFAST，胸部・骨盤 X 線撮影を行うため，超音波検査の準備，診療放射線技師への連絡調整を行う。また，太い静脈留置針（18G 以上）で 2 本以上の静脈路の確保を行い，初期輸液を開始する。

　胸腔ドレナージが必要な場合は，その準備と介助を行う。ドレナージ後の出血量を測定し，手術の適応を確認する。ショックから離脱できない場合は，MTP（◉269 ページ）にそって気管挿管と輸血の準備を行う。緊急止血術になる場合は，手術の準備，関係部署への連絡調整と，家族や付き添い者への連絡を行う。

## 5 意識障害（切迫する D）に対するケア

　切迫する D と判断されたのちは，呼吸，循環不全による二次性脳損傷を最小限にとどめる必要がある。気管挿管，静脈路の確保の準備・介助を行い，気道確保，呼吸・循環の安定化をはかる。頭部 CT 検査移送時の準備として，点滴ラインの整理や蘇生用具一式，緊急薬剤，移送用モニター，人工呼吸器の準備を行う。緊急手術となる場合は，家族・付き添い者への連絡，医師か

らの説明の場を設定し，輸血の準備や手術室・ICU などの関係部署との連絡・調整を行う。

## 6 体温管理のためのケア

体温管理のケアには，患者の身体の不必要な露出を避け，タオルケットなどで保温に努める。また，ぬれた衣類やシーツの除去を行い，熱の放散による体温の低下を予防する。これらを**受動的外部加温法（体表保温）**という。また，**能動的外部加温法（体表加温）**は，温水灌流ブランケットや温熱空気ブランケットを使用し，身体の表面から熱を伝え，体温を上昇させる方法である。**能動的内部加温法（深部加温）**としては，加温輸液・輸血の投与，加温・加湿の酸素投与，胃・膀胱の温水洗浄，胸腔・腹腔の温水洗浄などがある。通常，外傷時の低体温予防は，体表保温を基本として体表加温を併用する。また，輸液・輸血に伴い低体温を助長することがあるため，深部加温を行いながら体温管理を行っていく。

## 7 家族に対するケア

● **家族の心理的危機状態** 外傷で運ばれた患者の家族は，突然の受傷ということもあり，あいまいな情報しかもっておらず，患者の元気だった姿と現状の姿との落差が大きいなど，できごとの認識ができず，心の準備ができない状況である。そのような状況のなか，患者の生命が危機的状況にある現実をまのあたりにすることによって，家族は不安と恐怖，さまざまな心理的ストレス反応を示す。また，逃避や否認といった防衛機制を示すことがあるため，心理状態をアセスメントし，支持的なかかわりを心がける。

● **初療における外傷患者家族への対応** 家族が来院時に付き添っている場合は，早い段階で家族に会いにいき，自己紹介を行い，患者との関係を確認する。待合室の案内など簡単なオリエンテーションを行いながら，関係の構築をはかる。患者の基本情報（持参薬や既往歴など）や患者を支援できる人の有無などのサポートシステムを確認し，付き添いが1人の場合や患者の状況によっては，ほかの家族にも連絡をとるように促す必要がある。患者の処置や診断，治療方針はそのつど説明していくことを伝え，同時に家族のニード，コーピングをアセスメントする。

● **外傷患者の家族への対応の注意点** 家族によっては，事実の否認，医療職者への否定的な態度など，危機的な心理状態の反応を示すことがある。これらを理解したうえで，家族に対し否定的態度や断定的発想は控える。患者搬入後の家族は，動揺していることが多く，客観的な判断力や理解力が低下しているため，病状説明や治療方針など，危機に関する具体的な情報を繰り返し提供する必要がある。

初期の段階において，家族のニードは，保証と情報のニード（○59ページ）が高く，これらのニードの充足がはかれないために不安や怒りを示すこともある。早期に家族に接触し，情報提供をしたり全力で治療していることを伝えることが重要である。

　家族が患者の状態を受けとめる機会として，また医療職者が最善の治療を提供していることを確認できるよう，早い段階で患者との面会を行うことが大切である。その際，外傷の状況に配慮して患者へ掛け物を掛け，ベッド上とベッドサイドの環境調整を行う。また，外傷に伴う患者の外観の変化が著しい場合は，家族の接近のニードをアセスメントし調整する。

## 8 期待される治療・ケアの効果

　外傷患者の初療における看護目標は，PTD を回避するとともに，蘇生処置を継続しながらバイタルサインの安定と症候の緩和をはかることである。

(1) 呼吸不全がある場合，気管挿管，胸腔ドレーン挿入などの蘇生処置により，呼吸状態が安定する。

(2) 循環不全がある場合，初期輸液療法，輸血，止血術などの蘇生処置により循環状態が安定する。

(3) 意識障害がある場合，二次性脳損傷をきたすことなく，頭蓋内圧が安定する。

(4) 呼吸困難，疼痛など，来院時の症候が緩和される。

(5) 患者家族の保証と情報のニードが充足され，コーピング反応を示すことができる。

# K　熱傷への対応

　熱傷は，受傷面積や深度によって多彩な病態を呈する。皮膚や粘膜の損傷範囲にほぼ比例して，重要臓器にさまざまな変化をきたすため，受傷直後から適切な治療とケアを行う必要がある。

## a 熱傷とは

### 1 熱傷の原因と分類

　熱傷とは，主として熱の物理的作用によってもたらされる皮膚や生体の損傷であり，受傷面積や深度によってさまざまな病態を呈する。熱傷の受傷原因は，火災や熱湯によるもの以外に，腐食性物質による化学損傷や放射性物質などによる放射線損傷，高圧電流による電撃傷など多種多様である。受傷原因による熱傷の分類を ▶表5-24 に示す。

### 2 熱傷深度と熱傷面積

#### ◆ 熱傷深度と局所症状

　熱傷深度は，熱による影響が皮膚のどの深さにまで及んでいるかによって，Ⅰ度からⅢ度に分類されている（▶図5-42，表5-25）。

　①Ⅰ度熱傷　表皮のみの熱傷で，外観上，受傷部位の発赤のみで，痛みと

◖表 5-24　**受傷原因による熱傷の分類**

| 分類 | 原因 |
|---|---|
| 熱傷<br>　火炎熱傷<br>　爆発熱傷<br>　熱湯熱傷<br>　接触熱傷<br>　圧挫熱傷 | <br>タバコ，ロウソク，料理中の引火などの炎<br>ガス爆発などによる熱エネルギー<br>熱湯への接触や高温浴槽への転落<br>ストーブやアイロン，熱い鍋への接触<br>アイロンなど重い熱を帯びた物体にはさまれる |
| 低温熱傷・凍傷 | 電気アンカなどに長時間の接触<br>寒冷への長時間の曝露 |
| 化学損傷 | 酸・アルカリ，芳香族・脂肪族化合物などの化学薬品の曝露による<br>組織の腐食 |
| 電撃傷 | 高圧配電線への接触 |
| 雷撃傷 | 雷の直撃 |
| 放射線損傷 | 放射線被曝 |
| 摩擦損傷 | 摩擦熱 |

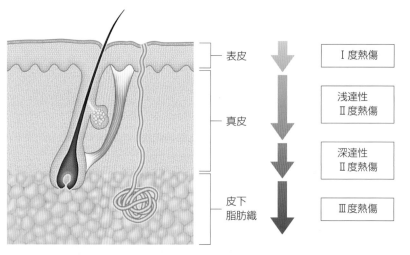

◖図 5-42　**熱傷深度**

◖表 5-25　**熱傷深度の分類**

| 分類 | 傷害組織 | 外観 | 治癒期間 |
|---|---|---|---|
| Ⅰ度 | 表皮 | 発赤のみ | 3～10 日 |
| 浅達性Ⅱ度 | 真皮 | 水疱の形成<br>水疱底の真皮が赤色 | 1～2 週間 |
| 深達性Ⅱ度 | 真皮 | 水疱の形成<br>水疱底の真皮が白色 | 3～4 週間 |
| Ⅲ度 | 皮膚全層 | 皮膚全層の壊死<br>白色皮革様，褐色皮革様，炭化 | 1～3 か月以上 |

（日本皮膚科学会：創傷・熱傷ガイドライン，改訂第 3 版. 2023 をもとに作成）

熱感を伴う。通常 3〜4 日で瘢痕を残さず治癒する。

②**Ⅱ度熱傷**　水疱が形成されるもので，水疱底の真皮が赤色のものを**浅達性Ⅱ度熱傷**，水疱底の真皮が白色のものを**深達性Ⅱ度熱傷**という。浅達性Ⅱ度熱傷では，強い痛みと灼熱感を伴う。浅達性では通常 1〜2 週間で治癒し，一般に瘢痕を残さない。深達性では治癒に 3〜4 週間を要し，肥厚性瘢痕および瘢痕ケロイドとなることが多い。

③**Ⅲ度熱傷**　皮膚全層に及ぶ熱傷である。外観上，白色や褐色皮革様，または炭化を呈し，感覚神経も損傷されているため無痛である。植皮をしないと治癒（上皮化）しない。

### ◆ 熱傷面積

熱傷面積は，全体の体表面積に対するパーセンテージであらわされる（% total body surface area：**TBSA**）。成人が 30% 以上の熱傷を受傷した場合，治療せずに放置しておくと循環血液量が減少し，ショックから死にいたる。

熱傷面積は患者の生命予後に影響を及ぼすため，迅速に正確に算定する必要がある。一般的に成人では**9 の法則**，小児では**5 の法則**を用いて算定する。受傷直後には，9 の法則か 5 の法則で熱傷面積を概算し，その後**ランド-ブラウダーの公式**を用いて，正確な熱傷面積を算定するのがよい（◐図 5-43）。また，熱傷面積の局所的な推定方法として，手掌の広さをおおよそ 1% として計算する**手掌法**もすすめられる。

### 3　熱傷の重症度評価

熱傷の重症度は，**熱傷面積**（**TBSA**），年齢，気道熱傷の有無，Ⅲ度熱傷面積，**熱傷指数** burn index（**BI**），**アルツの基準**，**熱傷予後指数** prognostic burn index（**PBI**），既往歴，合併症の有無などによって総合的に判定される。熱傷の重症度の判定に使用される基準を表に示す（◐表 5-26）。

①**熱傷指数（BI）**　熱傷の重症度評価の指標の 1 つである BI は，Ⅲ度熱傷面積 + Ⅱ度熱傷面積 ×1/2 の式で算出され，10〜15 以上を重症熱傷とする。

②**アルツの基準**　熱傷専門治療施設での治療の基準としては，アルツの基準が用いられる。アルツの基準では，重症熱傷を熱傷専門治療施設に転送し入院加療を必要とするものとし，①Ⅱ度熱傷 30% 以上，②Ⅲ度熱傷 10% 以上，③顔面・手・足の熱傷，④気道熱傷例，⑤軟部組織損傷・骨折合併例などを対象としている。

③**熱傷予後指数（PBI）**　熱傷の予後推定には，熱傷予後指数 prognostic burn index（PBI）が用いられる。PBI は，「熱傷指数（BI）+ 年齢」で算出され，80〜100 での救命率は 50% 程度，100〜120 での救命率は 20% 程度とされている。

受傷部位のなかで，重症度が高く早急に対応を必要とするのは**気道熱傷**である。気道熱傷は，受傷時に高温の蒸気，煤煙，有毒ガスなどを吸入し，気道粘膜や肺胞の傷害を引きおこす。顔面の熱傷，鼻毛の焼けこげ，鼻腔や口腔内の煤付着，嗄声，咽頭痛，呼吸困難などの症状は，気道熱傷の存在を示

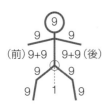

**a. 9の法則**

全身を12の部位に分け、9の倍数の%に細分化して計算する方法。幼小児では頭部が過小評価、四肢が過大評価されるため、成人の熱傷に用いられる。

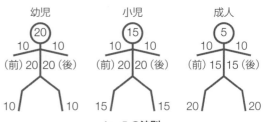

**b. 5の法則**

全身を7の部位に分け、5の倍数の%に細分化して計算する方法。小児では合計105%となり、体幹後面の熱傷のときは5%減算する。成人は合計95%で、前胸部あるいは両足のときは5%加算する。

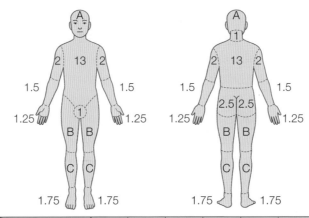

| 部位 ＼ 年齢（歳） | 0 | 1 | 5 | 10 | 15 | 成人 |
|---|---|---|---|---|---|---|
| A：頭部の1/2 | 9.5 | 8.5 | 6.5 | 5.5 | 4.5 | 3.5 |
| B：大腿部の1/2 | 2.5 | 3.25 | 4 | 4.25 | 4.5 | 4.75 |
| C：下腿部の1/2 | 2.5 | 2.5 | 2.75 | 3 | 3.25 | 3.5 |

**c. ランド-ブラウダーの公式**

頭部、大腿部、下腿部の%が年齢別に分けられ、9の法則、5の法則よりも正確だが、初療時には煩雑なため、それらの法則で概算が行われたのちに用いられることが多い。

**◎図5-43　熱傷面積の測定法**

す。このような症状をみとめた場合は気管支鏡検査を行い、気道粘膜の損傷程度を確認したうえで気管挿管などの気道管理を考慮する。気道熱傷を合併すると、呼吸不全や肺炎の発生率が増加する。

## 4　熱傷の病態と症状

　熱傷は病態の変化によって、ショック期、ショック離脱期、感染期、回復期に分類される。

### ◆ ショック期

　ショック期は、受傷直後から48時間前後の期間で、熱傷による傷害を受けた組織からヒスタミンやプロスタグランジンなどが遊離され、全身の血管壁の透過性亢進をもたらす。その結果、血漿成分が血管外に漏出して、循環

▶ **表 5-26　熱傷重症度の判定基準**

| 熱傷指数（BI） |
| --- |
| BI＝Ⅲ度熱傷面積（%）＋Ⅱ度熱傷面積（%）×1/2<br>10〜15 以上が重症 |

| アルツの基準 |
| --- |
| ●軽症熱傷：外来通院で治療可能なもの<br>　①Ⅱ度熱傷 15%未満<br>　②Ⅲ度熱傷 2%未満<br>　　これらは輸液療法を行う必要はなく，外来通院で十分な治療ができる<br>●中等度熱傷：一般病院で入院加療を必要とするもの<br>　①Ⅱ度熱傷 15%以上 30%未満<br>　②Ⅲ度熱傷で顔面，手，足を除く部位で 10%未満<br>●重症熱傷：総合病院での入院加療を必要とするもの<br>　①Ⅱ度熱傷 30%以上<br>　②Ⅲ度熱傷 10%以上<br>　③顔面，手，足の熱傷<br>　④気道熱傷合併<br>　⑤骨折合併，電撃傷，化学損傷<br>　　これらは輸液療法や特殊な治療を必要とするため，総合病院の十分な設備下での<br>　　集中治療が必要である |

| 熱傷予後指数（PBI） |
| --- |
| PBI＝BI＋年齢<br>PBI が 100 以上は超重症，120 以上はきわめて予後不良 |

血液量が減少する。また，機能的細胞外液が減少し，非機能的細胞外液が増加することによって浮腫を形成する。熱傷面積が広範囲の患者では，頻呼吸，頻脈，脈圧減少，尿量減少，末梢チアノーゼ，意識障害などのショック症状がみられる。

### ◆ ショック離脱期（利尿期，リフィリング期）

ショック離脱期（利尿期，リフィリング期）は，ショック期が終了する 48時間から 5 日までの期間である。血管壁の透過性が回復し，浮腫として蓄積されていた細胞外液が血管内に戻ってくるため，循環血液量が急激に増加し，尿量が増加する。この現象を**リフィリング** refilling という。頻脈が改善し，バイタルサインが安定化してくるが，この時期は，ショック期における過剰輸液が循環血液に戻るため，溢水による心不全や肺水腫を合併しやすい。呼吸困難，泡沫状の喀痰，低酸素症状の観察が重要である。また，広範囲熱傷に特徴的である消化性潰瘍からの出血に備え，経鼻胃管からの排液に注意をはらう。

### ◆ 感染期

熱傷創感染は，ショック離脱のころから始まる。熱傷によって皮膚のバリア機構が破綻している状態に加え，各臓器の予備能力の低下，免疫機能の低下，低栄養状態から感染を引きおこしやすい状態にある。感染が原因となり，播種性血管内凝固（DIC），敗血症，多臓器不全症候群（MODS）などの重篤な

合併症へ進展する可能性がある。感染経路には，熱傷創面，尿路，血管留置カテーテル，呼吸器系などがあるため，熱傷創面の感染徴候の有無，発熱状態，細菌培養の結果などを継続的に観察する必要がある。

### ◆ 回復期

　感染期を脱し，社会復帰に向かう時期である。受傷部位の瘢痕拘縮による機能障害や整容面の問題に対処し，回復を促進させる時期である。

## b 熱傷時の救急処置と検査

### 1 熱傷時の救急処置

　熱傷患者に対する救急処置は，気道確保，換気の維持，循環の維持を優先し，ついで局所療法を行う。

### ◆ 気道確保と換気の維持

　顔面熱傷や気道熱傷では，口唇，口腔内，咽頭浮腫による気道閉塞をおこすため，すみやかに鎮静下に気管挿管を行う。また，全身に及ぶ広範囲熱傷，とくに胸部全周にわたるものでは，胸郭運動制限による換気障害をおこすため，気管挿管による人工呼吸管理を行う。一酸化炭素中毒が疑われる場合には，高濃度酸素を投与する。

### ◆ 循環の維持

　成人では熱傷面積が15％TBSA以上，小児では10％TBSA以上の熱傷の場合に，輸液療法が必要となる。健常皮膚に，2本以上の末梢静脈路を確保する。ショック状態の場合には，循環動態の指標として中心静脈圧を測定するため，末梢静脈路以外に中心静脈路を確保する。また，循環状態を把握す

---

| plus | 化学損傷 |
|---|---|

　化学損傷は化学物質による皮膚・粘膜の損傷をいい，局所の炎症や組織の壊死をおこす。原因となる化学物質にはさまざまなものがあり，身近なものでは家庭で使用する化学薬品(消毒剤，漂白剤，洗浄剤，サビ落としなど)がある。家庭における化学薬品の誤った使用や工場や実験室での突発的な事故などが原因で，患者が救急外来を訪れることがある。

　化学物質の種類，濃度，温度，接触時間によって発現する症状は異なるが，一般的には発赤，水疱，びらん，潰瘍，壊死などの症状を呈する。これは熱傷でみられる症状と同様であるが，熱傷に比べて，時間経過に伴って皮膚の深部へ損傷が進行することが多いという特徴をもつ。

　初期対応のポイントは，汚染された着衣は接触時間を短くするためにすみやかに除去すること，損傷部位の化学物質を大量の水道水で1時間以上かけて洗い流すことである。損傷部位が広範囲であれば，温水シャワーを使用するのが効果的である。その後，熱傷に準じた局所治療を行う。また，受傷時の状況を詳細に聴取して，飛散による眼の損傷，吸引による気道粘膜の損傷，誤嚥による消化管粘膜の損傷など，皮膚以外に損傷している部位がないかを確認することも重要である。

◎表5-27　バクスター法による熱傷時の初期輸液の方法

| | 受傷後 24 時間 |
|---|---|
| 成人 | 輸液製剤：乳酸リンゲル液<br>計算法：輸液量(mL)＝4(mL)×熱傷面積(%)×体重(kg)<br>コロイド*：なし<br>・受傷後初期の 8 時間に総輸液量の 1/2 量を投与する。<br>・次の 16 時間に残り 1/2 量を投与する。 |
| 小児 | 輸液製剤：乳酸リンゲル液<br>計算法：輸液量(mL)＝4(mL)×熱傷面積(%)×体重(kg)（＋維持輸液）<br>コロイド*：なし<br>・受傷後初期の 8 時間に総輸液量の 1/2 量を投与する。<br>・次の 16 時間に残り 1/2 量を投与する。 |

＊ コロイド輸液：アルブミン，FFP（新鮮凍結血漿）

◎表5-28　熱傷深度別の局所療法

| 熱傷深度 | 局所療法 | 特徴と方法 |
|---|---|---|
| Ⅰ度熱傷 | とくになし | 発赤や痛みが強い場合は，局所の冷却やワセリン基材の軟膏を塗布する場合がある。 |
| 浅達性Ⅱ度熱傷 | 開放療法<br>または<br>閉鎖療法<br>（創傷被覆材や軟膏治療） | 創傷被覆材の使用や軟膏を塗布したガーゼ・包帯によって創部と外界を遮断して，局所を保護する。水疱は温存しておく。 |
| 深達性Ⅱ度熱傷 | 閉鎖療法<br>（創傷被覆材や軟膏治療）<br>または<br>外科的治療 | Ⅱ度浅達性熱傷と同様の処置を行う。熱傷面積が広範囲の場合は，Ⅲ度熱傷に準じた処置を行う。 |
| Ⅲ度熱傷 | 外科的治療<br>（デブリドマンや植皮術）<br>軟膏治療 | 壊死組織の除去：デブリドマンと生体組織（同種皮膚や異種皮膚）の植皮によって創部を被覆する。軟膏は感染予防のため，スルファジアジン銀クリームなどの抗菌薬を使用する。 |

るためにスワン-ガンツカテーテルを挿入することもある。初期輸液の種類や投与法は，バクスター法(パークランド法)を参考に行う（◎表5-27）。ショック期は体液変動が大きいので，循環動態(血圧，心拍数，時間尿量，尿比重，中心静脈圧，肺動脈楔入圧，体重)や血液検査データ（ヘマトクリット，電解質，浸透圧）などを把握して，変化に応じて輸液量を調節する。体重は輸液管理・栄養管理の指標となるので，循環が安定していれば測定する。

## ◆ 局所療法

　受傷直後は熱傷部位を冷水や冷やしたガーゼなどで冷却し，皮膚温を低下させて熱傷の深部への進行を抑制する。また，冷却は痛みの軽減と熱傷部位の浮腫の抑制効果もある。火災やガス爆発などで全身の汚染が著しい場合は，鎮痛・鎮静薬の投与下で，あたためた生理食塩液で愛護的に創部を洗浄する。

　熱傷深度別の局所療法を◎表5-28に示す。Ⅰ度は，とくに治療の必要はない。Ⅱ度熱傷には，湿潤環境を目的にワセリン軟膏基材を使用する。Ⅲ度

熱傷で受傷部位が胸部や四肢の場合は，浮腫によって組織の内圧が高まり，四肢血行障害や胸郭運動の抑制による換気障害をおこすため，熱傷創部を電気メスを用いて切開する。これを**減張切開**という。減張切開後は，抗菌作用のある軟膏（スルファジアジン銀クリーム）による閉鎖療法を行う。

## 2 熱傷時の検査

　熱傷面積や熱傷深度，受傷部位などによって，必要な検査は異なる。広範囲熱傷患者では，血液型，血液検査（全血球数，ヘマトクリット，ヘモグロビン），生化学検査（総タンパク質，アルブミン，血糖，AST，ALT，BUN，クレアチニン，電解質），血液凝固，尿検査（比重，タンパク質，糖，潜血），動脈血ガス分析，胸腹部単純X線撮影などの検査を行う。重症例では，受傷後早期から凝固・線溶系の亢進をみとめ，DICを併発することがある。また，熱による赤血球の破壊からヘモグロビン尿が生じ，これにショックに伴う乏尿が加わると，腎障害，腎不全をきたすことがあるため，データの把握が必要である。

　気道熱傷が疑われる場合は，気管支鏡による検査を行い，気管や気管支粘膜の発赤と浮腫，煤の付着があれば，気道熱傷と診断される。また，カルボキシヘモグロビン濃度（COHb）が10％以上の高値であれば，多量の煙に曝露された可能性が高い。

# C 熱傷患者の初療時の看護

## 1 呼吸・循環・体液の安定をはかるためのケア

　患者が搬入されたら，バイタルサインのチェックと全身を一見することによって，熱傷部位や範囲，全身状態を把握する。顔面熱傷，気道熱傷に伴う気道の狭窄や閉塞があれば，すみやかに気管挿管が行われ，酸素療法または人工呼吸管理が開始されるので，その介助を迅速に行う。

---

| plus | 電撃傷 |
| --- | --- |

　電撃傷は熱傷の分類の1つで，電気が体内を通ることによっておこる局所の熱傷，心臓・神経・筋肉の損傷である。電撃傷の原因は，送電線や配電盤工事などの労災事故によるものが多いが，落雷（雷撃傷），凧の送電線への接触，乳幼児が電気コードをなめたりすることでもおこることがある。

　人体への傷害の程度は，電圧，電流，電気抵抗，接触時間，直流・交流かによって違いがある。高圧電流に感電した場合には，心室細動によってその場で死にいたることがある。さらに体内を電気が通過する際に発生する熱によって，身体内部の組織に広範な熱傷が生じ，筋肉，血管，神経が傷害されてさまざまな障害をおこす。とくに心筋障害による不整脈（心室細動，心房細動など）や筋崩壊による腎障害には注意が必要である。また，神経損傷によりしびれ感や疼痛，運動障害が生じてくる場合がある。

　初期対応は熱傷患者に準じて行い，とくに熱傷創の広がりや深達度とともに電流の流入孔と流出孔をよく観察する。手から下肢への通電では，調律伝導異常をおこしやすいといわれている。24時間以内は心電図，尿量，神経症状，熱傷創部の腫脹などを注意して観察する。

　また，ショック状態に対しては，末梢静脈路や中心静脈路確保の準備と介助を迅速に行い，早急に初期輸液を開始する。適切な輸液療法を行うためには，血圧，心拍数，時間尿量，尿比重，中心静脈圧などの指標が重要であるため，30分〜1時間ごとに確認し，医師の指示に応じて輸液量を増減する。

　熱傷初期は循環血液量減少状態にあるため，ショック，腎不全に陥らないよう尿量の観察はとくに重要である。時間尿が0.5 mL/kgより減少したら，医師に報告し，指示のもとに輸液量を増加させる。しかし時間尿が250 mL以上を持続した場合は輸液過剰であり，全身から肺の浮腫を増悪させるため，輸液の速度の増減には注意をはらう。

## 2 熱傷部位の清浄化をはかるケア

　呼吸・循環に対する救急処置を開始したら，次に，熱傷部位の処置にとりかかる。火災やガス爆発などで熱傷部位の汚染が著明な場合は，体温程度にあたためた湯やシャワーで熱傷創面の煤や土，油，破れた水疱などを除去し，創面を清潔にする。洗浄が終了したら，熱傷面積や熱傷深度を評価しながら局所療法を行う。局所療法実施時は，感染予防目的で滅菌ガウン，手袋，マスク，ゴーグル，キャップを必ず着用する。

## 3 体温を維持するためのケア

　熱傷患者は，大量の輸液療法や熱傷部位の処置のため脱衣した状態におかれ，**低体温**に陥りやすい。低体温は代謝性アシドーシス，出血傾向，凝固異常などを悪化させるので，保温が必要である。患者が搬入される前から室温を通常より高めに設定し，室内をあたためておく。また，適度に加温した輸液を投与したり，患者に使用するリネン類を保温しておくとよい。とくに熱傷創面の洗浄や局所療法を実施する際は，患者が外気にさらされている時間

---

| plus | 放射線障害 |
|---|---|

　私たちはどこにいても，宇宙や大地，食物摂取を通じて放射線に曝露されている。これは自然放射線とよばれ，医療現場での検査や治療に使用されている放射線や原子炉でつくられる放射線などは人工放射線とよばれている。放射線に被曝すると，人体を構成する原子や分子を電離したり，励起（物質が放射線のエネルギーを受け，そのエネルギーをたくわえた状態をいう）したりすることによって，細胞の核に存在するDNAが損傷を受ける。しかし，細胞には修復機能が備わっているので，損傷を受けたとしてもほとんどのDNAはもとどおりに修復される。放射線損傷は，被曝した線量が250ミリシーベルト以下では症状は出ないといわれている（ちなみに1回の胸部単純X線撮影では約0.05ミリシーベルト，胸部CT検査では6.9ミリシーベルト程度である）。これ以上の大量の放射線に被曝した場合には，DNAは修復不可能となり，その細胞は細胞死をおこし，臓器や組織の障害を引きおこす。とくに細胞分裂の盛んな造血臓器，消化管粘膜，皮膚などは，放射線障害を受けやすいことが知られている。

　放射線障害は，おもに原子力災害や放射線事故によってもたらされる。わが国では緊急被曝医療体制が整備されつつあり，初期被曝医療機関，二次被曝医療機関，三次被曝医療機関からなる3段階の医療体制を構築することによって，被曝患者に早期に必要かつ十分な医療を提供することを目ざしている。

を短縮し，体温の喪失を最小限にするためにも，物品の不足による処置の中断がないように，準備を万全にしておく。

## 4 疼痛や不安を軽減するためのケア

　熱傷患者は受傷原因によるが，多くは突然の受傷による精神的ショックを受けている。また，Ⅲ度熱傷は無痛性であるが，Ⅱ度熱傷は強い疼痛を伴う。精神的な興奮や疼痛は循環動態の悪化を助長させるため，鎮静・鎮痛薬の投与が必要となる。とくに局所療法を実施する際には，適切な薬剤を用いて除痛する。鎮痛・鎮静薬の投与は，呼吸・循環系に影響を及ぼすため，呼吸状態，血圧，脈拍などを観察するとともに，疼痛が軽減されているかを観察，確認する。意識のある患者には，現在の状況や治療・処置について理解が得られるように説明し，不安の軽減に努める。

## 5 期待される治療・ケアの効果

（1）体液の喪失量が，適正な輸液によって補充される。
（2）時間尿量が 0.5 mL/kg 以上維持できる。
（3）創面の汚染が除去され，清潔な状態で局所療法が行われる。
（4）処置に伴う体温低下を最小限にとどめることができる。
（5）適切な鎮痛・鎮静薬の使用によって，痛みが軽減できる。

# L 中毒への対応

## a 中毒とは

### 1 中毒の定義

● **急性中毒と慢性中毒**　中毒，とくに救急医療の場で遭遇する**急性中毒**とは，人体にとって有害な物質が体内に入ることによっておこる急性症状であり，原因となる物質の直接的な作用があらわれるのが特徴である。一方，**慢性中毒**とは，長期間にわたり摂取された物質が体内に貯留することで症状を引きおこすものである。薬物中毒者がさらなる濫用<sup>らんよう</sup>を繰り返すことで，慢性的に薬物の毒性による身体障害や精神障害がおこる例などがこれにあたり，薬物を中断してもそれらの症状がすぐによくならないことが特徴である。それだけでなく，反対に急激な中断により症状が悪化するということもある。
　救急医療の現場では，急性中毒の患者が搬送されるケースが圧倒的に多い。そのなかでも向精神薬や睡眠薬などの**過量内服** over dose（**OD**）はその件数の多さと重症度の高さから，対応方法について学んでおく必要がある。本項では，代表的な中毒の症状とその対応方法，看護について述べていく。

○表5-29　有機リン, カーバメイト中毒による症状

| ムスカリン様症状 | 縮瞳, 気管支攣縮, 気道分泌物の増加, 流涎, 吐きけ・嘔吐, 下痢・便失禁, 尿失禁, 徐脈, 血圧低下 |
|---|---|
| ニコチン様症状 | 発汗, 散瞳, 頻脈, 血圧上昇, 筋痙攣, 筋線維束攣縮, 脱力, 麻痺, 横隔膜機能不全 |
| 中枢神経症状 | 頭痛, めまい, 運動失調, 振戦, 構音障害, 錯乱, 不穏・興奮, 昏睡, 痙攣, 錐体外路症状, 呼吸抑制・停止 |

## 2 代表的な中毒症状

### ◆ 向精神薬による中毒

　向精神薬は, 抗うつ薬, 抗精神病薬, 抗不安薬や睡眠薬などに分類される。向精神薬による中毒は, 自殺目的でこれらの薬剤を過量内服する場合が多い。症状としては, 意識障害, 痙攣, 呼吸抑制, 低血圧, 重篤な不整脈, 錐体外路症状(不随意運動や筋緊張異常)などが代表的である。

### ◆ 農薬・殺虫剤による中毒

　農薬や殺虫剤はホームセンターなどで容易に入手することが可能であり, 農作業中に事故的に曝露される場合や, 誤飲, 自殺目的に大量に摂取するケースがある。成分の主体は**有機リン**や**カーバメート**が多い。これらの成分は, アセチルコリンエステラーゼの作用を阻害し神経伝達を阻害する。症状としては, ムスカリン様症状, ニコチン様症状, 中枢神経症状が特徴的である(○表5-29)。

　また, 除草剤として使用される**パラコート**による中毒は, 腐食作用や臓器障害, 肺線維症などの重篤な症状が出現し, 救命率が低いことが知られている。その危険性から以前より市販の除草剤に含有される成分の濃度は下がっているものの, 現在も簡便に入手できることから, 過量摂取の症例は少なくない。

### ◆ 一酸化炭素による中毒

　火災や練炭による自殺などにおいて見られる中毒であり, 急性中毒の死亡原因のなかでも件数が多いのが特徴である。一酸化炭素は体内に取り込まれると, ヘモグロビンと結合する(一酸化炭素ヘモグロビン, COHb)。通常の環境では, 呼吸によって取り込んだ空気中の酸素が血中のヘモグロビンと結合するが, 一酸化炭素はヘモグロビンとの親和性が酸素に比べ約250倍もあるため, ヘモグロビンの酸素との結合を阻害し, 結果的に低酸素状態となる。血中のCOHb濃度が高くなると, 症状は重篤となる(○表5-30)。

## b 急性中毒の救急処置と検査

　急性中毒への基本的な対応として, ①中毒物質の同定, ②全身管理, ③吸

●**表 5-30　血中 COHb 濃度と急性一酸化炭素中毒症状**

| | 血中 COHb 濃度(%) | 症状 |
|---|---|---|
| 軽症 | 5%以下 | なし，または軽度の頭痛 |
| | 10〜20% | 軽度の頭痛，労作時の息切れ |
| | 20〜30% | 拍動性頭痛，易疲労感，吐きけ，嘔吐，見当識障害 |
| 中等症 | 30〜40% | 強い頭痛，嘔吐，視力障害 |
| 重症 | 40〜50% | 呼吸促迫，頻脈，運動失調，意識障害 |
| | 50〜60% | 昏睡，痙攣，循環虚脱 |
| | 60〜70% | 呼吸不全，心拍減弱，対光反射消失 |
| | 70%〜 | 死亡 |

収の阻害，④排泄の促進，⑤解毒薬・拮抗薬の使用の 5 項目が重要である。それぞれの項目について詳しく述べていく。

## 1　中毒物質の同定

　中毒物質を同定することは，おこりうる症状や障害の予測，必要となる処置・解毒薬や拮抗薬などの対応方法を考えるうえで非常に重要な意味をもつ。そのため，患者本人や家族からの情報収集はもちろん，患者のそばに残薬や容器などが残されていなかったかなどの情報が必要となる。

　また，情報が不足し原因物質の見当がつかない場合，症状の組み合わせから，どのような薬物・毒物であるかを推定することもできる。このような考え方を**トキシドローム**❶という。1995(平成 7)年の地下鉄サリン事件において，搬送された患者の瞳孔所見などから，原因となる薬物が有機リン系の物質であることを推定し，治療を開始したことはこの考えに基づくものである。これらの症状や身体所見から推定できるが，加えて，血液検査や尿中薬物スクリーニング検査などの検査結果の情報なども有益である。

▢NOTE
❶トキシドロームにおいて着目すべき身体所見として，バイタルサイン，皮膚・粘膜，瞳孔，心血管系，消化器系，泌尿器・生殖器系，意識状態，神経学的所見があげられる。

| plus | **小児の誤飲と中毒** |
|---|---|

　小児の誤飲や中毒の割合は，急性中毒のなかでもかなり高いといわれている。原因となる物質については，医薬品やボタン電池などが重症化しやすいものとして知られているが，近年では洗濯用パック型液体洗剤や加熱式タバコへの注意喚起も盛んに行われている。ボタン電池などの誤飲の場合は，外科的に摘出する必要性も出てくる。誤飲や中毒関連について相談できる場所として，公益財団法人日本中毒情報センターの一般相談用ダイヤル(中毒 110 番)などもあるため，身近で誤飲や中毒があった際に活用できる。

## 2 全身管理

　急性中毒においてみられる症状は多岐にわたる。そのため，全身状態の観察は注意深く続ける必要がある。とくに，意識障害を呈している場合，気道・呼吸・循環を安定させることが重要である。経鼻・経口エアウェイ（◎207ページ）や気管挿管（◎192ページ）は意識障害下での気道確保や呼吸管理に有用であり，心電図モニタリングは薬物中毒による不整脈の観察や循環動態の把握に役だつ。

## 3 吸収の阻害

　吸収の阻害とは，薬物や毒物が体内に吸収されることを妨げるという意味である。吸収の経路としては①吸入，②経皮，③経口の3つがあげられる。

　プレホスピタルにおいて，有毒ガスから遠ざける，薬物が付着した体表面を洗浄するなどといった行為も，吸収を阻害するという意味で重要である。これらの対応は，薬物や毒物が吸入または経皮から吸収されることを防ぐことにつながる。

　一方，病院到着後には，経口で服用された物質が腸管から吸収されることを防ぐ，消化管除染法が基本となる。おもな消化管除染法としては，活性炭の投与，腸洗浄，胃洗浄がある。

### ◆ 活性炭の投与

　活性炭は，木炭や泥炭などを熱分解したものをさらに加熱して活性化した炭素である。無菌状態の多数の空洞をもつ構造物であり，活性炭自体は消化管で吸収されず，便とともに排泄される。薬物や毒物が空洞部分に吸着することで，消化管から吸収されることを防ぐ。また，活性炭には，すでに血液中に吸収されている薬物や毒物の排泄促進効果もある。意識が清明であり誤嚥の可能性がないと判断されれば経口的に投与し，意識障害を呈する場合は経鼻胃管などを挿入して投与する。また，緩下薬の投与は，活性炭と結合した中毒物質の腸内滞在時間を短くできることから，同時に投与することが推奨されている。

　①**適応**　薬物や毒物服用後1時間以内の投与が有効とされているが，投与に際し大きな合併症もないため，1時間以上経過している場合でも投与されることが多い。アスピリン，アセトアミノフェン，フェニトイン，三環系・四環系抗うつ薬などに対してとくに有効であるといわれている。

　②**禁忌**　腸管閉塞，消化管穿孔においては服用禁忌である。また，強酸・強アルカリ物質・アルコール類，ヨウ素剤，リチウムなどに対し活性炭は無効である。

### ◆ 腸洗浄

　腸洗浄は，ポリエチレングリコール電解質液などを使用して，全腸管を洗い流し，未吸収薬物や毒物を便とともに排出し，吸収を阻害する目的で実施

される。経口もしくは経鼻胃管や十二指腸チューブなどを使用して洗浄液を投与するが，逆流による嘔吐や誤嚥を防止するため座位やファウラー位で実施する。

　①**適応**　活性炭などが無効かつ，吸収が比較的遅いと思われる物質を服用した場合に有効な場合がある。違法薬物のカプセルなどの物理的な形状を有するものや，徐放剤・腸溶剤などがこれにあたる。実施のタイミングに明確な基準はない。

　②**禁忌**　腸閉塞，消化管穿孔，また気道確保がなされていない意識障害のある患者に対しては実施してはならない。

### ◆ 胃洗浄

　胃洗浄は，経鼻胃管を挿入し胃内に残っている薬物や毒物を経鼻胃管から吸引することで体外に排出させる方法である（○348ページ）。服用から時間が経過すると，排出できる量は著しく低下する。多量の洗浄液によって胃内を洗浄するため，誤嚥のリスクが非常に高い。また，胃洗浄実施による死亡率の低下や合併症発生率の減少などについて，有用なエビデンスは得られていないため，以前と比較して実施される頻度は低くなってきている。

　①**適応**　薬物や毒物を服用してから1時間以内で，大量の服用が疑われる場合か毒性の高い物質を摂取した場合に適応となる。とくに，活性炭投与が無効と思われる場合（腸閉塞により活性炭が投与できない場合，活性炭が無効である薬剤や毒物を服用している場合など）においては，実施が適当であると考えられている。

　②**禁忌**　気道確保がなされていない意識障害のある患者の場合は，誤嚥のリスクが非常に高いため禁忌である。また，石油製品や有機溶剤を服用している場合も，それらが逆流し誤嚥した場合，重篤な化学性肺炎となる危険性があるため実施しない。そのほか，強酸・強アルカリなどの腐食性毒物に対しても禁忌である。

## 4　排泄の促進

　体内に吸収された薬物や毒物を，効率よく体外に排泄させる。血中に取り込まれた薬物や毒物の成分は尿中に排泄されるため，以前は大量に輸液をしたのちに強制的に利尿していたが，明確なエビデンスがないうえに合併症のリスクが高い。前項で述べた活性炭にも血液中からの排泄を促す効果がある。また，血液浄化法を用いて排泄を促進させる方法もある。

### ◆ 活性炭の繰り返し投与

　活性炭を2〜6時間ごとに投与し，肝臓で代謝され胆汁中に排泄される成分などを吸着させて排泄を促す。血中の薬物や毒物の排泄については，腸管膜を介して腸管内の活性炭に吸着させ排泄させる。

◯表5-31　急性中毒に用いられるおもな解毒薬・拮抗薬

| 原因物質 | 解毒薬・拮抗薬 |
|---|---|
| アセトアミノフェン | アセチルシステイン |
| シアン，シアン化合物 | 亜硝酸アミル，チオ硫酸ナトリウム水和物，ヒドロキソコバラミン酢酸塩 |
| 有機リン | アトロピン硫酸塩水和物，プラリドキシムヨウ化物 |
| カーバメイト | アトロピン硫酸塩水和物 |
| ベンゾジアゼピン | フルマゼニル |
| 麻薬 | ナロキソン塩酸塩 |
| メタノール | エタノール |
| エチレングリコール | ホメピゾール，エタノール |
| 水銀，ヒ素，鉛 | ジメルカプロール |
| 一酸化炭素(CO) | 酸素($O_2$) |

◯表5-32　酸素投与条件とCOHbの半減期

| 酸素投与条件 | COHbの半減期 |
|---|---|
| 室内気 | 平均5時間(2〜7時間) |
| 常圧酸素療法 | 平均1時間(40〜80分) |
| 高気圧酸素療法 | 平均20分(15〜30分) |

#### ◆ 血液浄化法

　いわゆる血液透析と同様の方法で実施する。一時的に使用できる血液透析用のカテーテルを留置し，間欠的あるいは持続的に実施する。薬物や毒物の排泄の促進を目的とした場合，血液灌流法または血液透析法のいずれかを用いる。血液灌流法は活性炭を使用してつくられた装置に血液を灌流させ，直接吸着させる方法である。血液透析法は，透析膜を使用して拡散のメカニズムで除去する方法である。そのほかには，血液濾過や血漿交換などといった方法もある。

### 5　解毒薬・拮抗薬

　薬物や毒物の毒性を減弱させる目的で使用する(◯表5-31)。また，薬物ではないが，一酸化炭素中毒においては，酸素投与が拮抗薬としての役割を果たす。これらは高圧下での投与でより効果的となる(◯表5-32)。

## C　中毒患者の初療時の看護

### 1　効果的な治療につなげるための情報収集

　中毒物質を同定するため，患者本人や家族，救急隊から可能な限りの情報

を収集し，医師やほかの医療スタッフへと情報を共有することが重要である。情報としては，既往歴などの基本的な情報に加え，服薬した薬剤や毒物の情報と摂取した時間，精神疾患の既往の有無や過量内服の既往の有無，自殺企図の有無，それまでの本人の行動など多岐にわたる。

## 2　検査・処置の準備

　情報を収集するのと同時に，想定される中毒物質への対応の準備を進めておく。前述のとおり，薬物や毒物の摂取からできるだけ早く対応をすることが最善の治療へのカギとなる。そのため，スムーズに検査や処置が実施できるように準備をすることは，中毒患者への看護の重要なポイントといえる。

## 3　全身状態のモニタリング

　中毒患者はじつにさまざまな症状を呈する。意識レベル，呼吸状態，循環動態といった基本的なバイタルサインの測定と，継続的なモニタリングを実施することで，重篤な症状に対して迅速に対応することができる。とくに，意識障害を呈している場合は，気道確保の必要性をつねに念頭におきながらケアを行う。

## 4　心理的ケア

　急性中毒患者の多くは，自殺企図（きと）によるケースが多い。意識が保たれている場合は，患者への接し方について十分に留意し，入院後も自殺企図による行動をおこさぬように環境を整える必要がある。

　**TALK の原則**（●306 ページ）という，自殺企図のある対象とかかわる際のポイントなどに留意してコミュニケーションをとることも重要である。自殺企図や希死念慮を有している現実に目を向け，誠実な態度でその気持ちに向き合うこと，傾聴することが看護師には求められる。

　安全を担保する意味では，患者の身のまわりにハサミなどの危険物を置かないことや，ナースコールなどのコード類についてもなるべく目立たないようにするなど，必要な環境の調整を実施する。また，必要に応じて精神科医やリエゾン看護師の介入なども考慮し，患者と家族の心理的サポートをしていくことも考慮していく。

## 5　期待される治療・ケアの効果

（1）中毒物質を同定し，最良の処置を実施することで，薬剤・毒物による影響を最小限に抑えられる。

（2）継続的なモニタリングと予想される症状を観察することで，合併症を早期発見し，それらを最小限に抑えられる。

（3）患者と家族に対して心理的ケアを提供することで，心理的危機を脱し，精神科などでの専門的治療につなげることができる。

# M 溺水への対応

　わが国の統計データによると，溺水（できすい）は不慮の事故のなかでも多くの割合を占めている[1]。夏場になると海や河川，プールなどのレジャーの場での溺水のニュースを目にすることがしばしばあるため，そのような場での症例が多いと思われがちだが，じつは身近な生活の場でもおこりうる。とくに浴槽内での溺水の割合が高く，年齢別では高齢者の溺水・溺死者が圧倒的に多い。これは，入浴という文化が根強い，わが国ならではの特徴である。ここでは，溺水の病態と救急の場での処置の実際，看護について述べる。

## a 溺水とは

### 1 溺水の定義

　溺水とは，液体への浸漬（しんせき）（身体全体が水没している状態）・浸水（気道入口部が液体につかっている状態）の結果，気道内に液体が流入することで窒息し，呼吸機能障害にいたる過程のことである。また，溺水による死亡を溺死という。

### 2 溺水の病態

　基本的な病態は，気道入口部が液体によって閉塞した結果生じる低酸素血症であり，低酸素の持続時間が溺水の予後に深くかかわる。また，液体の気道への流入によってサーファクタントが洗い流され，無気肺や肺水腫，ARDS などの肺障害がおこる。低酸素の状態が継続するとアシドーシスが進行し，結果的に心停止に陥る。

## b 溺水時の救急処置と検査

### 1 初期対応

● **迅速な救出**　これまで，溺水の予後を決定づける因子については，年齢や救急隊到着までの時間，海水・淡水の違い，水温などが考えられていたものの，どれも一定のエビデンスは得られていない。唯一，ある程度のエビデンスレベルに達している因子は溺水していた時間であり，短いほど神経学的予後もよいとされている。とくに，5分をこえると予後は急激にわるくなるといわれており，迅速な救出が先決である。

● **救助者の安全確保**　海や川などでの溺水では，とくに救助者の安全を確保することが重要であり，119番通報や周囲に救助を要請するなどして人員を確保する。救助し，傷病者を安全な場所に移動させることができしだい，心肺停止であるかを確認し，心肺停止であればすぐに胸骨圧迫を実施しなが

---

1）厚生労働省：人口動態統計.

ら救急隊の到着を待つ。

● **経緯の確認**　これらの対応と同時に，溺水にいたった経緯についても考慮する必要がある。溺水より前に意識消失がおこっている可能性があるからである。溺水患者の対応をする際は，意識障害につながる病態の存在を念頭におく必要がある。

　救助の際に頸椎の保護を行うべきとされる場合もあるが，頸髄損傷を合併していることは比較的まれであり，傷病者の引き上げに際しての安全性がおびやかされるようであれば，必須ではない。また，気道に誤嚥した水分はすぐに吸収され，嘔吐した際に再度誤嚥をきたす危険性もあるため，水を吐き出すために腹部を圧迫したり体位をかえたりなどといった対応は不要である。

## 2　病院到着後の対応

● **軽症の場合**　意識がある軽傷の溺水患者の場合，呼吸や循環などの障害の程度に応じた治療を実施する。たとえば，低酸素血症があれば酸素投与を実施するなどして経過を観察する。病院到着時に問題がない場合でも遅発性に状態が悪化してくる場合も多いため，数時間は経過観察を続ける必要がある。

● **重症の場合**　心停止時は蘇生処置を継続，意識レベルが低く低酸素血症が明らかな場合などは，経口挿管による気道確保を行い全身状態の管理を実施する。これらの対応に加え，低体温に対する保温処置や外傷への対処についても同時に実施していく必要がある。このため，受け入れ準備についてはプレホスピタルの情報をもとに万全に整えておく。

● **検査の準備**　溺水という病態の特性上，さまざまな環境の液体が気道内に流入し，肺炎を併発することによって，その後の病態管理に難渋することも多い。そのため，効果的な抗菌薬投与の前提となる各種培養検査の準備も必要である。

---

| plus | **子どもの溺水** |
|---|---|

　溺水のなかでも著者がとくに恐怖を感じるものが，子どもの溺水である。悲しいことに，子どもの水場での死亡事故はあとをたたない。人が溺れる際，発声器官である口が液体でおおわれていることから，"静かに溺れる"ことはよく知られている。とくに子どもは，数センチメートルの深さの水位でも溺れてしまうことがあるため，子どもが水場にいる場合は必ず大人が目視で観察している必要がある。目を離さないことや，浴槽などに不必要に水をためない，浅い川でもライフジャケットを着用するなど，溺水事故の予防を行うことが求められる。日ごろから，水場にひそむ，おそろしい事故のリスクと予防について，保護者や子ども自身に学校などの場で伝えることも，看護師の大切な役目かもしれない。

# C 溺水患者の初療時の看護

## 1 体温を維持するためのケア

　プレホスピタルの状態をもとに，考えうる状態の変化に対応できる準備をしておく。低体温が考えられる場合，腋窩（えきか）などの体表温では正しい体温の評価が困難なため，膀胱温，直腸温，食道温，血液温など深部体温を計測できる用意をしておく。復温の際には，加温した輸液や手術時に使用する患者加温装置，低体温療法の装置などを使用し，深部体温をモニタリングしながら調整を行う（◯表 5-33）。

　心肺蘇生に成功した症例で低体温を有している場合，復温時に体温が高くなりすぎないように管理することが重要である。これは，一般的に心肺蘇生に成功した患者に対し，高体温にならないように管理することで予後の改善ができるとされているためであり，**体温管理療法（TTM）**として知られている。

　救急診療の場で勤務する看護師には，これらの可能性を予測し準備をすることで，スムーズな対応をとることが求められる。

## 2 溺水にいたった原因の検索

　入浴中の溺水が多いことはすでに述べているが，この場合，脳血管疾患，不整脈や急性冠症候群などの循環器疾患により意識消失をきたしたことにより溺水にいたっていることが多い。そのため，溺水による障害への対応のみ

◯表 5-33　復温法とその特徴

| 復温法 | 特徴 |
|---|---|
| 保温（受動的体外復温）<br>　環境の改善（室温 25℃以上）<br>　ぬれた着衣を乾燥した着衣に交換<br>　毛布・寝袋，アルミシートなどで患者を覆う | あらゆる症例に対応可能だが復温速度は遅い<br>復温速度：0.5〜2.0℃/時 |
| 加温<br>・外加温（能動的体外復温）<br>　電気毛布<br>　温水浴（40〜45℃）<br>　加温ブランケット（温水・温風）<br>　赤外線ヒーター<br>・内加温（能動的体内復温）<br>　加温輸液（40〜42℃）<br>　加温加湿酸素吸入（40〜46℃）<br>　温液体による洗浄と灌流（38〜45℃）<br>　　胃洗浄<br>　　腹腔内灌流<br>　　胸腔内灌流<br>　　膀胱洗浄<br>・内加温（体外血液復温）<br>　血液浄化装置や ECMO による加温（40〜45℃） | 復温ショック，アシドーシスのリスク<br><br>復温速度：1〜4℃/時，低温熱傷に注意を要する<br>復温速度：5〜7℃/時，モニタリングと蘇生処置が困難<br><br>新生児に対応<br><br>復温速度：1〜2.5℃/時<br><br><br>誤嚥のリスクあり<br>感染症リスクあり<br>胸腔内圧の上昇<br><br>心停止，ショック例に適用可能<br>出血のリスクあり |

ならず，これらの原因検索を行うための情報収集や検査を行うことも重要である。また，子どもの場合には虐待の可能性も念頭におく必要があり，保護者の様子や現場で対応した救急隊からの情報も収集する。

### 3　心理的ケア

　とくに意識状態が保たれている場合，患者は病院到着後も溺水時の苦痛の記憶や恐怖感におそわれていると考えられる。患者をおきざりにせず，そのつど状況を説明するなどして安心感を与えるケアも重要である。また，自殺企図による溺水のケースもあるため，その場合はTALKの原則（●306ページ）などを用いたコミュニケーションをはかる。

### 4　期待される治療・ケアの効果

（1）意識，呼吸，循環について迅速な対応がなされ，安定した生命活動が維持できる。
（2）状況に応じた復温方法を用いて，体温の回復がはかられる。
（3）溺水にいたった原因が特定され，適切な対応がとられる。

# N　刺咬症への対応

　わが国では，身近な生物による刺咬症(しこうしょう)で救急外来を受診する患者は少なくない。そのため，初療時の治療や処置，検査，看護の要点について知っておく必要がある。

## a　刺咬症とは

### 1　刺咬症の定義と分類

　刺咬症とは，動物や昆虫，海洋生物などにより経皮的になんらかの有毒物質にさらされ，人体に有害な障害が発生したもの，あるいは咬傷(こうしょう)による外傷とそれに伴う感染症の総称である。皮膚へのアプローチは歯牙による咬傷や，針などによる刺傷(ししょう)があり，それぞれの生物による特徴がある。

### 2　刺咬症の病態と症状

　刺咬症の病態は，歯牙(しが)や針などによる外傷とそれに伴う感染症，有毒物質による全身への作用に大きく分けられる。症状が皮膚の発赤のみであるなど，軽症の場合は対処療法で経過観察することが基本となる。また，二次感染症の予防として，破傷風(はしょうふう)のワクチン（破傷風トキソイド・抗破傷風人免疫グロブリンなど）を投与することも多い。一方で，有毒物質の作用により意識障害や呼吸障害などの症状が発現したり，アレルギー反応・アナフィラキシーショックをおこしたりすることで，気管挿管などの救命処置を要する場合もある。

# b 刺咬症の救急処置と検査

　日本国内でよく見られる刺咬症について，それぞれ処置や治療，検査について説明する。

## ◆ 哺乳類の刺咬症

　哺乳類，とくに身近な動物であるイヌやネコは，咬症の原因の代表格である。歯牙による外傷が主たる病態であり，最も注意すべきは創部の感染である。受傷後，腫脹や痛みが増強してくるまで受診しないことが多い。初療では，受傷機転や創部の大きさと深さ，壊死組織の有無を観察し，感染の進行状態などについて確認する必要がある。

　イヌの場合は狂犬病が懸念されるが，近年のわが国では狂犬病の予防接種の普及により，発症例はない。しかし，海外でかまれたなどの場合は，予防接種を受けていないイヌが多いため注意を要する。国内外問わず注意すべき点は，イヌの口腔内の細菌や皮膚の常在菌による感染のリスクが高いということであり，創部の十分な洗浄と，必要であればデブリドマン（◐368ページ）を実施する必要がある。受傷後まもない咬症で十分な洗浄が実施されていれば，抗菌薬などの投与は必要ないが，受傷から長時間経過している場合や挫滅の程度によっては予防的投与がなされる（◐表5-34）。また，ネコによる咬症は，その牙の長さゆえ，感染しやすく，抗菌薬の予防投与の対象となる。

　ヒトによる咬症は，けんかや虐待でよく見られる。とくに，けんかの最中に相手の歯で指に創傷が生じた場合，高い確率で感染をおこし，指の切断の必要が生じることもある。

## ◆ ハチの刺咬症

　昆虫類の刺咬症で代表的なものとして，ハチによる刺咬症がある。毎年数十名程度がハチ毒によるアナフィラキシーショックで死亡しているため，特徴的な徴候と症状についてはよく理解して迅速な対応ができるようにしておく（◐表5-35）。

　ハチ毒のアナフィラキシーショックは，以前に刺された経験があるか否かも関連するが，初回であってもおこりうる。スズメバチ，アシナガバチ，ムカデには交差反応性があり，過去にいずれかに刺されたことがあれば，別の昆虫であってもアレルギー反応をおこすことがある。また，ハチ毒自体の毒

◐表5-34　**抗菌薬の使用を考慮すべき動物刺咬症**

- 傷が深い場合
- 創傷が手や顔などの機能的に重要な部位を含む場合
- 免疫不全患者や糖尿病患者
- 創部が著しく汚染されている場合
- ネコやヒトにかまれた場合

○**表5-35　アナフィラキシーショックの臨床所見**

| 皮膚・粘膜 | 紅潮，瘙痒感，蕁麻疹，血管性浮腫，麻疹様発疹，立毛，眼結膜充血，流涙，口腔内腫脹 |
|---|---|
| 呼吸器 | 鼻瘙痒感，鼻閉，鼻汁，くしゃみ<br>咽頭瘙痒感，咽喉絞扼感，発声障害，嗄声，上気道性喘鳴，断続的な乾性咳嗽<br>下気道：呼吸数増加，息切れ，胸部絞扼感，激しい咳嗽，喘鳴/気管支痙攣，チアノーゼ，呼吸停止 |
| 消化器 | 腹痛，吐きけ，嘔吐，下痢，嚥下障害 |
| 心血管系 | 胸痛，頻脈，徐脈(まれ)，その他の不整脈，動悸<br>血圧低下，失神，失禁，ショック，心停止 |
| 中枢神経系 | 切迫した破滅感，不安(乳幼児や小児の場合は，突然の行動変化，たとえば，短気になる，遊ぶのをやめる，親にまとわりつくなど)，拍動性頭痛(アドレナリン投与前)，不穏状態，浮動性めまい，トンネル状視野 |

(Simons F. E. et al.：World Allergy Organ J. 2011；4：13-37 より引用改変，日本アレルギー学会：アナフィラキシーガイドライン 2022. p.17 による)

性が強い場合は，初回でも多く刺されると不整脈や多臓器不全により死にいたる可能性もある。ハチ毒によるアナフィラキシーの診断には，全身症状とハチ毒特異的 IgE 抗体の測定が用いられる。

### ◆ マダニの刺咬症

　マダニは，動物に寄生し吸血することで成長する。一般的にはウサギやシカなどの動物へ寄生するが，まれにヒトに寄生することがある。マダニは，ウイルス，リケッチア属，ボレリア属などの病原微生物を有していることがあり，ライム病，日本紅斑熱，ウイルス感染による重症熱性血小板減少症候群(SFTS)などの二次感染症を発症する。

　マダニの寄生時には自覚症状がないが，その後，かゆみや痛みが出現する。マダニは身体に付着したのち，数日間付着しつづけることがある。無理に取り除こうとすると，体内につきさしている器官が残存してしまうため，医療機関でピンセットなどを用いて慎重に除去することが基本である。予防策としては，野山などに入る際に皮膚の露出を少なくすることや，ダニ忌避剤の使用があげられる。

### ◆ マムシの刺咬症

　毒ヘビによる刺咬症の場合，その毒性が問題となる。わが国の場合，マムシによる刺咬症が最も多い。ヤマカガシというよく似た毒ヘビによる刺咬症もあり，鑑別がむずかしいが，咬傷部の傷跡からある程度の判別が可能である。受傷直後から急速に進展する疼痛と腫脹が生じる。また，マムシ毒素のもつ出血・溶血作用による口腔や鼻からの出血，神経毒の作用による複視などの症状も出現する。

　マムシ咬症のグレード分類でⅢをこえた場合に，抗毒素血清を用いる(○表5-36)。血清を用いる場合は，投与後のアナフィラキシーショックの可能性を考え，ショックに対応できる準備をしておく。全身状態の管理に加え，

○表 5-36　マムシ咬症のグレード分類

| マムシ Grade | 症状 |
|---|---|
| Grade I | 咬傷部局所のみの発赤・腫脹 |
| Grade II | 手関節または足関節までの発赤・腫脹 |
| Grade III | 肘関節または膝関節までの発赤・腫脹 |
| Grade IV | 1 肢全体に及ぶ発赤・腫脹 |
| Grade V | 1 肢をこえる腫脹または全身症状 |

受傷部位の腫脹による筋区画症候群(コンパートメント症候群)や，横紋筋融解，脱水や急性腎不全に注意し，必要な対応を実施していく。

### ◆ 海洋生物の刺咬症

　海洋生物による刺咬症は，クラゲやイソギンチャクなどの刺胞毒群，ウミヘビやヒョウモンダコなどの神経毒群，サメなどの外傷群，カイメンやウミケムシなどの皮膚刺激群によるものなど，多様な種類がある。

　神経毒群以外は，基本的な対応として，鎮痛薬の使用による疼痛コントロール，局所へのステロイド外用薬の塗布や外傷の治療を行う。神経毒群については，骨格筋や神経自体の興奮伝導を抑制することで，最悪の場合，呼吸停止にいたることもあるため，人工呼吸の実施などを要する。また，受傷時にパニックとなり溺水しているケースもあるため，そのような場合はとくに呼吸状態に注意して観察する。

## C 刺咬症患者の初療時の看護

### 1 全身状態の観察と対応への準備

　刺咬症の場合，アナフィラキシーショックのように急激に状態が悪化する危険性を伴う。つねに患者の状態を観察し，変化があった場合は，迅速な対応ができるように準備を行っておく。たとえば，気道狭窄時のための気管挿管の準備やショック状態に陥った場合のアドレナリンの準備などがそれにあたる。また，外傷が主たる病態の場合には，あたためた生理食塩液を準備するなど，十分な洗浄ができる用意が求められる。

| plus | ペットによるアナフィラキシーショック |
|---|---|

　哺乳類による刺咬症においても，アナフィラキシーの危険性はひそんでいる。ハムスターなどのげっ歯類の唾液にはアレルゲンとなる物質が含まれており，これらの咬傷でアナフィラキシーショックをおこすことがある。自宅や学校でかまれる子どもも多いため，よく注意をしておかなければならない。

### 2 痛みのコントロール

　刺咬症の特性上，痛みを生じることが多く，患者の主訴の大部分が痛みである。痛みがある場合は，処置の際の安静を保つことがむずかしくなるなど，治療をするうえでの障害にもつながりうる。患者の訴えを聞き，すぐに対応することは，疼痛のコントロールはもちろん，精神的な面での支援にもなる。

### 3 期待される治療・ケアの効果

（1）意識，呼吸，循環について迅速な対応がなされ，安定した生命活動が維持できる。

（2）症状が緩和され，精神的安寧がもたらされる。

# O 精神症状への対応

　救急の場面では，強度の不安，興奮，異常な言動，錯乱状態，昏迷などの精神症状を呈した救急患者に対応する機会が多い。急性の精神症状は，精神疾患のみならず身体疾患の増悪の徴候としても出現することがあるため，その鑑別や対応は慎重かつ迅速に行う必要がある。

## a 救急でよくみられる精神症状とは

### 1 不安・パニック発作

　おそれの感情には不安と恐怖があり，不安は対象のないおそれ，恐怖は特定の対象があるおそれをいう。**不安**は，漠然とした危険が迫り，自分がそれに対処できないと感じることに対応する感情である。疼痛などの強度の身体症状を伴っている患者は，ときに死の恐怖や不安をいだく。また不安は，それとして自覚されず，身体症状にかたちをかえて出現することがある。不安は正常者にもみとめられるが，病的な不安は原因に比しその程度が強く，持続期間が長いことで区別される。

　**パニック発作**とは，突然，激しい恐怖または強烈な不快感の高まりが数分以内でピークに達し，その時間内に動悸，発汗，ふるえ，息切れ感などの症状が出現するものである。パニック発作は必ずしも原因となるきっかけがあっておこるものではなく，明らかな原因がないことも多い。

### 2 抑うつ

　感情・思考・意欲がともに減退した状態で，動機もないのに妙に気分が沈む，憂うつで，悲しく，さびしく，なにもかもつまらなくなる，などがみとめられる。思考面では，思考抑制（制止），微小妄想（◯302ページ）がみられる。意欲・行動面では，興味・関心の喪失，おっくう，自殺念慮，身体面では倦怠感などが生じる。うつ病においてしばしばみとめられる。

## 3 躁状態

抑うつ状態と対照的に，感情・思考・意欲がともに亢進した状態で，感情面では爽快な気分の高揚がみとめられる。感情反応性が全般的に高まっているが，さらに亢進すると興奮しやすくなり，とりわけ怒りの感情がおこりやすくなり，ときに暴力行為にいたることもある。思考面では，考えがつぎつぎとわき出し，内容にまとまりがない状態である観念奔逸と誇大的内容がみられる。意欲・行動面では，多弁・多動，興味・関心の亢進，注意の散漫などがみられる。統合失調症や双極性障害などでみとめられる。

## 4 興奮状態

感情の異常の1つであり，イライラしておこりやすく，不快感情が亢進し，それらが表情や行動などの運動面に表現されたものをいう。一般的に**不穏状態**ともいわれる。意欲の亢進により多弁・多動などの激しい行動過多がみられ，"わけのわからないことを言って暴れている"状況がしばしばみられる。

また，行動の源となる欲動や欲望を目的，方法，結果にかなうように抑制したり発動させたりする精神作用である，意志の異常でもある。意志による統制を欠き，欲動が病的に亢進した状態である緊張病性興奮としてもみられる。

## 5 昏迷

昏迷は意志の異常の1つであり，意識は清明であるが，外部からの反応にまったく反応せず，行動する意欲や意志の発動がない状態である。声かけなどの刺激にまったく反応しないため，一見昏睡のように意識を失い倒れている状態と見分けがつかないが，意識障害はないのですべて理解している。

## 6 幻覚

幻覚とは，知覚の異常であり，末梢感覚器官に異常がないにもかかわらず，実在しない対象を実在するかのように知覚する状態のことをいう。幻覚により，それまで知覚していた世界とは別の世界を体感するため，外界は混沌としたものとなり，環境の変化に対応できないばかりか，学習や記憶も阻害されることになる。感覚器官ごとに，以下のように分類される。

● **幻視**　幻視は意識障害，とくにせん妄で高頻度に出現するが，脳器質性障害や薬物の影響などでもみとめられる。意識障害を伴わない統合失調症などでもみられることがある。

● **幻聴**　人の声が聞こえる**言語性幻聴**と，それ以外の音や音楽が聞こえる**要素性幻聴**に分かれる。前者は，患者に対する干渉，悪口，命令，脅迫などのかたちをとることが多く，被害妄想と関連して出現し，統合失調症において頻繁に生じる。また，患者と声の主との間や，声の主どうしで対話がなされることもある。

● **幻味・幻嗅**　幻味とは，腐った味，苦い味などの不快な味覚を感じるこ

とで，「妙な味がするので毒を飲まされている」などと被害妄想に結びつくことが多い。さまざまな原因でおこり，幻覚であるかどうかの判断がむずかしい。

　幻嗅とは，ガスや尿などの異様な臭いがするなどの嗅覚に生じる幻覚をいい，不快で異常なにおいを体験することが多い。

● **幻触**　幻触とは触覚における幻覚のことで，「皮膚を虫がはっている」「身体にピリピリと電気をかけられる」などのように表現され，せん妄や器質性精神障害などでみとめられる。

## 7　妄想

　妄想とは思考内容の異常であり，誤った考えや意味づけに異常な確信をもち訂正できないものをいう。内容的にありえないことを，強い信念をもって信じている状態であり，本人は病識のない場合が多い。妄想の内容には，**被害妄想**(自分が他人から危害を加えられているという妄想)，**誇大妄想**(自己の能力，経済力，業績，血統などを現実よりも過大に評価する妄想)，**微小妄想**(自己の能力，健康，財産，地位などを過小評価する妄想)がある。

## 8　せん妄

　せん妄とは，動揺性に富む，軽度あるいは中等度の意識混濁のもとに，精神運動の増加，あるいは減少のおこった状態である。通常，数時間〜数日の間に発症し，意識・注意・知覚の障害が出現し，日内変動を示す。ぼうっとしていて周囲の状況がわかっていなかったり，見当識障害や幻覚・妄想などもみられる。夜間に悪化することが多い。高齢者では，脱水などの軽微なストレスでもせん妄に陥りやすい。認知症との区別が困難であるが，せん妄は意識の混濁と変容であり，認知症は記憶などの認知機能の障害である。ただし，認知症患者はせん妄を呈しやすい。

● **せん妄の分類**　せん妄の分類には，①活動過剰型，②活動低下型，③混合型の3つがある。**活動過剰型**は，不穏・興奮，感情不安定，易刺激性，衝動行為を示し，臨床上発見されやすいせん妄である。**活動低下型**は，無関心・反応性低下，引きこもり，平坦な情動，嗜眠，無秩序な思考を示す。そのため，おとなしく手のかからない患者としてとらえられることが多く，発見されにくいせん妄である。発生頻度は高いが，見すごされやすいために治療が遅れ，しばしば離床遅延の潜在要因になりやすい。**混合型**は，活動過剰型と活動低下型を1日のうちに反復発症し，昼間に傾眠傾向となり夜間に興奮状態となる。

● **せん妄のリスク要因**　せん妄発症のリスク因子は，①準備因子，②直接因子，③促進因子の3つに分類される。**準備因子**とは，脳機能の脆弱性をあらわす因子で，高齢，脳血管障害の既往，認知症などが含まれ，患者がもともともっている因子である。**直接因子**とは，その因子単独でせん妄を引きおこしうる疾患や生理学的異常，薬物などであり，意識障害の原因となる。脳器質性(外傷，腫瘍，炎症，変性，血管性)，症状性(さまざまな身体疾患，

薬物の影響など), 機能性(てんかんなど)などがある。**促進因子**とは, せん妄の症状を強くしてしまう因子であり, 環境の変化, 極度の不安, 疼痛, 不快な感覚などがある。救急・集中治療領域では, ICU 入院中にみられやすい。

## b 精神症状があるときの救急処置と検査

### 1 精神症状があるときの救急処置

　精神症状の原因が精神疾患にある場合, 救急ではその急性症状をもたらした原疾患そのものの治療が目標になるわけではない。精神症状の軽減をはかりながら, 精神科医に相談して入院加療が必要か否かを判断する。

●**初期評価**　最初に, バイタルサインおよび意識状態, 呼吸・循環状態を観察し, 次に精神症状の観察を行う。緊急に処置が必要であるかは, 問題言動, 症状の重症度, 現実適応能力を総合的に検討する。たとえば, 自傷行為や他者に危害を与えるおそれのある場合には, 安全を最も優先して精神保健指定医の判断による措置入院も考慮する。緊急入院が必要な場合は, 入院歴, 身体的問題, 症状の重症度, 自傷あるいは他害の可能性などの患者側の要因と, 家族からの入院要請, 他院からの紹介, 地域社会での支持体制の欠如などの家族・社会的要因を検討して判断することになる。本人から十分に情報が得られないことも多いため, 家族・友人, 救急隊員など, あらゆる人から情報を得るようにする必要がある。

●**治療**　初期治療としては, 薬物療法が第一であり, 抗不安薬, 抗精神病薬, 抗うつ薬, 睡眠薬, 抗てんかん薬などが投与される。確実な鎮静が必要な場合は, 気管挿管を含めた呼吸管理を念頭におきながら, 強い鎮静薬や筋弛緩薬を投与することもある。

### 2 精神症状があるときの検査

　精神障害の原因は, 大きく外因性, 内因性, 心因性に分けられる[❶]。複数の原因によって症状をきたしていることもあり, 精神症状だけに目を奪われると, 脳機能に影響を及ぼしている重大な身体疾患や器質的な脳疾患の存在を見落とし, 重症化をまねくことがある。検査では, 精神症状だけを探索するのみならず, 一般的な生理機能, 身体側面を検査することも必要である。

　一般的臨床検査では, 血液検査, 尿検査, 心電図, 胸部単純 X 線撮影などが通常の検査として実施される。神経学的検査は, 精神症状に影響を与える神経学的異常を見いだすために重要な役割をもつ。検査項目としては, 麻痺の有無と部位, 視力・視野障害, 知覚障害, 錐体路系と錐体外路系の障害, 瞳孔の形状や対光反射などの有無について検査する。

　救急の場合でも, 神経学的補助診断として, 頭部単純 X 線撮影, 頭部 CT, 脳血管撮影, 脳波検査, 髄液検査などが実施される。

▭ NOTE

**❶外因性精神障害**　身体的原因が明らかな精神障害で, 血管障害・外傷などによる脳の器質的損傷や機能的障害が原因で生じる器質性精神障害, 全身性エリテマトーデスなどの脳以外の全身疾患が原因で生じる症状性精神障害, アルコールなどの精神作用物質が原因で生じる中毒性精神障害が含まれる。

**内因性精神障害**　生物学的な原因が推定されてはいるが, いまだに解明されていない精神障害で, 統合失調症や双極性感情障害などが含まれる。

**心因性精神障害**　心理的, 環境的要因から生じると考えられている精神障害で, 心的外傷後ストレス障害や適応障害などが含まれる。

## C 精神症状のある患者の初療時の看護

### 1 看護師の基本的対応

　精神症状は，さまざまな原因によって生じる。とくに救急では，身体疾患が背景にあることも多いため，精神症状への対応と同時に，身体を十分に観察し，フィジカルアセスメントを行う。また，いままで平静にふるまっていた患者が突然暴れだすなどの，急激な症状の変化もあるため，安全を第一に，患者の状態の変化に迅速に対応できなければならない。

　看護師の態度としては，患者を深く理解する気持ちをもちながら，冷静な判断に努める必要がある。

### 2 接遇とコミュニケーション

　救急時に精神症状が出現している場合，患者は混乱していたり，意識レベルが低下していたり，情意活動が低下していたりで，コミュニケーションに問題が生じやすい。

　まず，患者の言葉に耳を傾け，行動を観察し，患者に関心を向ける接遇を心がける。患者の立場にたつことも重要で，看護師側の一方的な質問や説明では，患者からの信頼を得ることはむずかしい。言語的コミュニケーションに問題がある場合は，非言語的なコミュニケーションを活用した対応を考える。また，意識レベルが低下しているためにコミュニケーションがとれないからといって，処置などを黙って行うことはせず，つねに声かけと説明をすることを忘れてはならない。

### 3 各精神症状への対応

　それぞれの精神症状に対し，それに即した対応が必要となる。

#### ◆ 不安

　不安は，血圧の上昇，脈拍・呼吸数の増加，発汗，顔面紅潮などの生理学的側面と，注意力，落ち着きのなさ，焦燥感，活動性の亢進などの認知・行動面から観察できる。

　不安は，対人関係を通じて伝わるため，看護師は自分自身の感情を認識し，落ち着いたおだやかな態度で接する。患者に安心感と安全感を与えることを念頭におき，スキンシップを含めたかかわりをしながら，緊張をとくなどの対応をする。極度の不安にある患者はひとりにせず，危険な行動をしないように観察する。また，不安が強いときに患者に選択させたり，問題に直面させることは避け，簡潔，明瞭に必要なことのみ伝える。不安・焦燥感が強い患者では，不きげんであったり頻回の訴えがみられることがあるが，症状の1つであることを認識して対応する。

### ◆ 興奮状態

　刺激を避けることが大切であり，なにをするにも事前に声かけをして，おびやかされたと感じないようにすることが重要である。議論や説得をしても，無意味であったり，興奮を助長したりすることが多いので，落ち着いたおだやかな態度で接し，必要なことは簡潔，明瞭に伝え，できるだけ聞き手となるようにする。興奮が高じて暴力行為が生じる場合も想定し，患者と適度な距離を保ち，複数で対応できる環境を整え，患者の動作に注意をはらいながら対応するなど，安全に配慮する。興奮が強い場合には，自傷他害が生じないよう，周囲の安全を確保し，個室を利用するなど対人刺激の調整をはかる。また，言語的な表現が苦手であったり，衝動性のコントロールがむずかしい患者では，不満や怒りなどを興奮としてあらわすことがある。一見突然のように思われる興奮であっても，患者なりの理由があることが多いため，そのことを念頭におき，患者が落ち着いてから興奮した理由などについて話し合う。

### ◆ 抑うつ

　うつ状態に対しては，できるだけ時間をとってゆっくり話すことが重要とされているが，救急搬送時には困難なことが多い。患者が苦しい状況におかれていることを受けとめ，あせらないように伝え，訴えに対しては傾聴し，理解と共感を示す。叱咤激励は最もわるい対応で「がんばってください」などの励ましの言葉は，患者を「これ以上どうがんばるのか」という気持ちにさせる。うつ状態では，思考が不活発となり，考えが前に進まずとどこおってしまう思考抑制を呈することがある。思考の過程が遅い状態であるので，指示は具体的にわかりやすく，繰り返し伝える。質問をした場合には，忍耐強く待てば回答が得られる。

### ◆ 幻覚・妄想

　一般に，幻覚・妄想は患者にとって苦痛を伴うものであるので，それらを否定しようとすると，患者は自分を理解してもらえないと感じて心を閉ざす。幻覚・妄想への対応としては，それらについての有無を確認するようなことは避け，そういう状態である患者の苦しみや不安・恐怖に焦点をあてて，共感的な声かけをする必要がある。

## 4 自殺企図者への対応

　救急では，自殺企図患者に対応することも多々ある。自殺企図で搬送される患者の精神疾患はさまざまであり，自殺企図例の90〜95％以上は精神科的な問題をかかえているといわれている。精神科に通院中でない患者にとっては，救急医療が精神科医療への入口となる。

● **身体的治療**　身体的治療は自殺の手段によって異なる。たとえば薬物の大量服用の場合には，胃洗浄や拮抗薬の投与などが実施されるため，その準

**表 5-37 TALK の原則**

| T | tell | 誠実な態度で話しかける。 |
|---|---|---|
| A | ask | 自殺についてはっきりとたずねる。 |
| L | listen | 相手の訴えを傾聴する。 |
| K | keep safe | 安全を確保する。 |

備と介助が必要である。自殺の手段の確実性や身体症状の重症度と自殺願望の強さとは，必ずしも一致はしない。

● **精神的評価** 搬送後，最初に緊急の身体的治療が施されるが，多くの場合には，身体的評価と並行して精神的評価も行われる。自殺企図が疑われたら，今回のできごとが自殺企図によるものであるのか，希死念慮（きしねんりょ）が現在もあるのかを直接たずねることが大切である。希死念慮のある患者は，言語化していないことを語ることができる人をみつけると苦痛が軽減することはあるが，感情を害することはない。希死念慮のない患者に希死念慮が植え込まれることはないし，自殺の危険性が高まることもない。希死念慮がまだある患者に限らず，自殺企図歴がある者は，再度自殺企図にいたる危険性が高いため，適切な安全管理が必要である。自殺企図患者への対応としては，**TALK の原則**（●表 5-37）が重要である。

● **医療職者の感情** 救急の現場では，医療職者が自殺未遂者に対して否定的な感情を向けないようにすることも重要である。「自殺はしてはいけないことだ」「ほかにたすけたい人がいる」などの医療職者の不用意な言動は，患者の希死念慮を助長・再燃させてしまうことがある。

● **家族への対応** また本人だけではなく，家族や関係者に事実関係を確認し，精神疾患の有無，最近の精神状態などの情報も収集する。家族のショックや苦悩も大きいため，家族看護も大切である。

## 5 期待される治療・ケアの効果

（1）不安などの精神症状が軽減される。
（2）必要な検査と処置が受けられる。
（3）必要な場合，精神科医の診療が受けられる。

**参考文献**
【A】心肺停止状態への対応
1. 日本蘇生協議会監修：JRC 蘇生ガイドライン 2020. 医学書院，2021.
【B】意識障害への対応
1. G. Bryan Young ほか著，井上聖啓ほか監訳：昏睡と意識障害. メディカル・サイエンス・インターナショナル，2001.
2. 河野寛幸：ER で役立つ救急症候学──病態のメカニズムと初期治療. シービーアール，2012.
3. ジェローム B. ポスナーほか著，太田富雄監訳：プラムとポスナーの昏迷と昏睡. メディカル・サイエンス・インターナショナル，2010.
4. ジョアンヌ・V. ヒッキー編著，片山容一・川原千恵美監訳：脳神経外科臨床看護マネジメント. メディカ出版，2003.
5. 日本救急医学会監修：標準救急医学，第 5 版. 医学書院，2014.

【C】呼吸障害への対応
1. 一和多俊男：呼吸不全の病態生理. 日本呼吸ケア・リハビリテーション学会誌 26(2)：158-162, 2016.
2. 加来信雄ほか編：救急看護学(系統看護学講座), 第 3 版. 医学書院, 1999.
3. 小林繁樹監修・編集：救命救急ビジュアルナーシング. 学研メディカル秀潤社, 2020.
4. 日本救急医学会監修：標準救急医学, 第 5 版. 医学書院, 2014.
5. 日本救急看護学会監修：ファーストエイド──すべての看護職のための緊急・応急処置, 改訂第 2 版. へるす出版, 2017.
6. 貫和敏博編：呼吸器疾患(看護のための最新医学講座), 第 2 版. 中山書店, 2005.

【D】ショック・循環障害への対応
1. 石井浩統・横田裕行：【総論】ショックとは何か. エマージェンシー・ケア 24(12)：1166-1170, 2011.
2. 小林繁樹監修・編集：救命救急ビジュアルナーシング. 学研メディカル秀潤社, 2020.
3. 櫻本秀明：ショック体位は効果がない？ ショック体位の効果・意義を再考する. *Intensive Care Nursing Review* 2(3)：30-37, 2015.
4. 高林健ほか：ショックを見極める. エマージェンシー・ケア 24(12)：1172-1178, 2011.
5. 多村知剛・堀進吾：ショックの原因と分類──心原性ショック. エマージェンシー・ケア 24(12)：1188-1194, 2011.
6. 日本外傷学会・日本救急医学会監修：外傷初期診療ガイドライン JATEC, 改訂第 6 版. へるす出版, 2021.
7. 日本救急医学会：医学用語解説集. 日本救急医学会, 2009-10-26(https://www.jaam.jp/dictionary/index.html)(参照 2023-11-20).
8. 日本救急医学会監修：標準救急医学, 第 5 版. 医学書院, 2014.

【E】急性腹症への対応
1. 急性腹症診療ガイドライン出版委員会ほか編：急性腹症診療ガイドライン 2015. 医学書院, 2015.
2. 救命救急士標準テキスト編集委員会編：救急救命士標準テキスト, 改訂第 10 版. へるす出版, 2020.

【F】泌尿器・生殖器障害への対応
1. 綾部琢哉・板倉敦夫編：標準婦人科学, 第 5 版. 医学書院, 2021.
2. 大東貴志ほか：腎・泌尿器(系統看護学講座 成人看護学 8), 第 15 版. 医学書院, 2019.
3. 清村紀子・工藤二郎編：根拠と急変対応からみたフィジカルアセスメント. 医学書院, 2014.
4. 末岡浩ほか：女性生殖器(系統看護学講座 成人看護学 9), 第 15 版. 医学書院, 2019.
5. 並木幹夫監修：標準泌尿器科学, 第 10 版. 医学書院, 2021.

【G】体液・代謝異常への対応
1. 救命救急士標準テキスト編集委員会編：救急救命士標準テキスト, 改訂第 10 版. へるす出版, 2020.
2. 日本救急看護学会監修：救急初療看護に活かすフィジカルアセスメント. へする出版, 2018.

【H】感染症への対応
1. 厚生労働省：新型コロナウイルス感染症療の手引き, 第 8.1 版, 2022. (https://www.mhlw.go.jp/content/000936655.pdf)(参照 2023-11-20).
2. 日本集中治療医学会：日本版敗血症診療ガイドライン 2020. (https://www.jsicm.org/pdf/jjsicm28Suppl.pdf)(参照 2023-11-20).

【I】体温異常への対応
1. 日本救急医学会：熱中症診療ガイドライン 2015. (https://www.jaam.jp/info/2015/pdf/info-20150413.pdf)(参照 2023-11-20).
2. 日本麻酔科学会安全委員会悪性高熱症 WG：悪性高熱症患者の管理に関するガイドライン 2016. (https://anesth.or.jp/files/pdf/guideline_akuseikounetsu.pdf)(参照 2023-11-20).

【J】外傷への対応
1. JPTEC 協議会編：JPTEC ガイドブック, 改訂第 2 版補訂版. へるす出版, 2020.
2. 中村惠子監修：. 救急看護 QUESTION BOX2 救急実践に活きるアセスメント. 中山書店, 2006.
3. 日本外傷学会外傷初期診療ガイドライン改訂第 6 版編集委員会編：外傷初期診療ガイドライン JATEC, 改訂第 6 版. へるす出版, 2021.
4. 日本救急看護学会監修：外傷初期看護ガイドライン JNTEC, 改訂第 4 版. へるす出版, 2018.
5. 山勢博彰編著：救急看護の知識と実際. メディカ出版, 2009.
6. 山勢博彰・山勢善江編：救命救急ディジーズ──疾患の看護プラクティスがみえる. 学研メディカル秀潤社, 2015.

【K】熱傷への対応
1. 鈴木幸一郎監修：特集熱傷治療ガイド 2007. 救急医学 31(7), 2007.
2. 田中秀治：熱傷治療ハンドブック──プレホスピタルケアからリハビリテーションまで. 総合医学社, 2004.
3. 中谷壽男編：救急(看護のための最新医学講座), 第 2 版. 中山書店, 2007.
4. 日本救急医学会監修：標準救急医学, 第 5 版. 医学書院, 2014.

5. 日本熱傷学会編：熱傷診療ガイドライン，改訂第 3 版，2021．（https://minds.jcqhc.or.jp/docs/gl_pdf/G0001306/4/Burns.pdf）（参照 2023-11-20）．

**【L】中毒への対応**
1. 上條吉人：臨床中毒学，第 2 版．医学書院，2023.
2. 日本救急医学会監修：標準救急医学，第 5 版．医学書院，2014.

**【M】溺水への対応**
1. 救急救命士標準テキスト編集委員会編：救急救命士標準テキスト，改訂第 10 版．へるす出版，2020.
2. 日本救急医学会：医学用語解説集．日本救急医学会，2009-10-26（https://www.jaam.jp/dictionary/index.html）（参照 2023-11-20）．

**【N】刺咬症への対応**
1. 日本アレルギー学会：アナフィラキシーガイドライン 2022．（https://www.jsaweb.jp/uploads/files/Web_AnaGL_2023_0301.pdf）（参照 2023-11-20）．
2. 日本救急医学会監修：救急診療指針，改訂第 5 版．へるす出版，2018.

**【O】精神症状への対応**
1. 大熊輝雄：現代臨床精神医学，第 12 版．金原出版，2013.
2. 尾崎紀夫ほか編：標準精神医学，第 8 版．医学書院，2021.
3. 救急救命士標準テキスト編集委員会編：救急救命士標準テキスト，改訂第 10 版．へるす出版，2020.
4. 日本救急医学会監修：救急診療指針，改訂第 5 版．へるす出版，2018.
5. 山勢博彰編著：救急・重症患者と家族のための心のケア——看護師による精神的援助の理論と実践．メディカ出版，2010.

第 **6** 章

救急時の看護技術

# A 救急患者の搬送

　近年，検査機器のポータブル化や医療設備のハイブリッド化により，最小限の移動で医療行為が可能となってきている。とはいえ，CT・MRIなどの精密検査や外科手術・血管内治療といった根本的治療を行うためには，当該部門への搬送は必須となる。また，災害時など，一刻も早い避難・搬送が求められることがある。救急患者の搬送において重要なことは，迅速さもさることながら，患者の安全と安楽に配慮した対応である。

# 1 ストレッチャーでの移送

## 1 目的

　自力での移動が困難で，安静臥床が必要な患者を，医療職者の監視のもとで安全・安楽に目的の場所に移送する。

## 2 適応

- 傷病により，痛み・運動機能の低下・意識障害・ショックなどがあり，自力で動くことができない場合。
- 病態と治療の観点から，安静が必要，または安静度が決められている場合。

## 3 必要物品

　①ストレッチャー，②移動用マット（またはシーツやバスタオル），③安全ベルト，④掛け物（ふとん・毛布など），⑤枕（必要時），⑥クッション（必要時）など。

　患者の状態に合わせて，酸素ボンベ（架台含む），点滴棒，携帯用小型生体監視モニター，バッグバルブマスク，輸液ポンプ，シリンジポンプ，ガーグルベースン，薬剤（医師から指示されたもの），ディスポーザブルの防水シーツ（出血などで汚染が予測される場合）などを持参する。

## 4 手順

(1) 患者のバイタルサインや身体所見をもとに，全身状態を把握する。
(2) 安静度やADL，痛みの部位・程度，点滴・ドレーンなどの留置物の部位や固定状況を確認する。
(3) ストレッチャーやその他の準備物品が適切に使用できるか点検を行う。
(4) 患者や家族，関係者に移送の目的，移送先を説明し同意を得る。移送先には患者の状態を伝えておく。
(5) 移送に必要な人員を確保する。ベッドや処置台からストレッチャーへの移乗では通常3〜5人程度，移送にはストレッチャーの前後合わせて最低2人が必要となる。

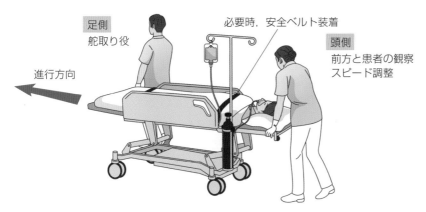

足側
舵取り役

進行方向

必要時, 安全ベルト装着

頭側
前方と患者の観察
スピード調整

○**図6-1　ストレッチャー移送**
移送しやすい高さにストレッチャーを合わせ, 足側を先頭に進む。

(6) ベッド周囲の環境整備を行う。介助者とストレッチャーが入るスペース
　　の確保, 地面をはう電源コード類の整理を行い, ベッドと水平になるよ
　　うに高さ調整したストレッチャーを患者の横に平行に配置する。その際,
　　ベッドとの隙間がなるべく最小限になるようにし, ストレッチャーが動
　　かないようストッパーをかける。

(7) 移動用マットまたはシーツ, バスタオルのいずれかを患者の身体の下に
　　敷き, ライン類などの留置物を整理する。可能ならば, 患者の両手を身
　　体の前で組むようにする。

(8) ベッド上をスライドさせ, ストレッチャーへ患者を移動する。介助者は
　　頭側に1人, 複数人いる場合は残りの介助者は患者の左右に均等に位置
　　する。頭側の介助者は号令をかけ, 全員でタイミングを合わせて水平に
　　移動させる。

(9) 移乗後は, 転落防止のためサイドレールを上げ, 必要に応じて安全ベル
　　トを装着する。保温・プライバシー保護のため掛け物をかける。

(10) ストレッチャーを移送しやすい高さに調節する。高くする場合, 点滴棒
　　の上端も高くなるため, 接触事故を防止するため点滴棒の長さの調節を
　　行う。

(11) 移送する際は, 最低頭側に1人, 足側に1人付き添い, 患者に声かけを
　　行いながら, 足側を先頭に移送する(○図6-1)。傾斜がある場所では,
　　傾斜の高いほうに頭部がくるようにする(上り坂では頭部, 下り坂では
　　足側を先頭にする)。ストレッチャー後方を担当する介助者は, 患者の
　　状態の観察, スピード調整を行いながら移送する。

## 5　救急時の注意点と看護

・救急患者の多くは全身状態が不安定であり, いつ急変してもおかしくない。
　バイタルサインや身体所見をもとに, 移送できる全身状態か否かのアセス
　メントや判断, 移送中の容態の変化の観察が重要である。移送中に急変し
　た場合, 移送を中断し, 応急処置を開始する。必要に応じて応援を要請す

る。

- 酸素療法を行っている場合，移送途中に酸素がなくなることがないよう酸素ボンベの残量と投与可能時間を確認しておく。

- 生体監視モニターを持参する場合には，患者の身体の上には置かず，空いたスペースに画面が見えるように置き，コード類を整理し，落下しないように注意をはらう。また，事前にバッテリーの残量を確認しておく。

- 緊急とはいえ患者に予告なく移送したり，理解が得られていないまま移送することは，患者の協力が得られないばかりか不安や恐怖心をあおる可能性がある。意識障害がある場合も説明を省略せず，必ず声かけを行ったあとに移送する。

- 人工呼吸器や体外循環装置のようなデバイスが多い場合や，気道・呼吸・循環管理が必要な場合は，より多くの人員で移送するのが望ましい。気管チューブや生命維持のための各種カテーテルなどの事故抜去は致命的であり，再挿入も容易ではないため，移送前に確実に固定されているか確認する。

- 移乗や移送に伴って痛みが出現または増強した場合，クッションなどを用いて除痛したり，良肢位がとれるように調整する。移送中の段差も衝撃となるため，段差がある場所は事前に患者に伝え，移送のスピードをゆるめるか，可能であれば前輪を浮かすようなイメージで通り過ぎる。

- 心不全や呼吸器疾患などで呼吸困難感が強い場合には，座位での移送を試みる。むずかしければ，背面への布団の挿入や，リクライニング機能があればヘッドアップした状態を保持し移送する。

- 外傷患者の場合，頸椎の保護，脊柱軸の固定を確実に行ったあとに移送を開始する。全身の観察・評価，処置など外傷診療の際に，いったん外していたネックカラー，ヘッドイモビライザー，固定ベルト（頭部・体幹）を再装着し，バックボード上で全脊柱固定を実施する（○図6-2）。

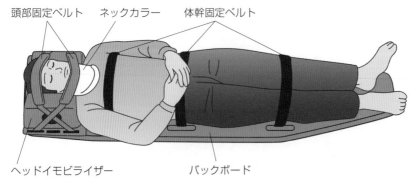

●図6-2　**外傷患者の移送時の固定**
全脊柱固定を行い，バックボードごとストレッチャーにのせ，掛け物をかけて移送する。

# 2　担架での搬送

## 1　目的

　災害時や緊急時に，自力歩行できない患者を，待避場所や処置室などの目的の場所まで，迅速かつ安全に移送する。

## 2　適応

- 傷病により，自力で動くことができない患者が以下の①～③の状況下にある場合。
①危険な場所にいる，あるいは危険が迫っている状況にあり，その場所から一刻も早く退避しなければならない場合。
②ストレッチャーでの移送が困難な場合（階段の昇降が必要な場合，悪路の場合など）。
③移送が必要な患者が多数いる場合（ストレッチャーの台数が不足する場合など）。

## 3　必要物品

　①担架，②掛け物（ふとん・毛布など），③安全ベルト（準備可能な場合）

## 4　手順

（1）患者に移送の目的，移送先を説明し同意を得る。可能であれば移送先に患者の状態を伝えておく。
（2）移送に必要な人員を集める（通常4人）。
（3）毛布を敷いた担架を，患者の横に平行に配置する。担架側に1人，患者側に3人が位置する。患者の両手は腹部で組むようにする。
（4）患者側3人は片膝をついて座り，合図で患者をかかえ上げ，膝の上にのせる。担架側の1人が担架を患者の下に移動させ，反対側から患者を支える。
（5）合図で患者を担架に下ろす。
（6）余った毛布を患者側に折り返し，安全ベルトがあれば装着する。
（7）患者の頭側，足側，左右それぞれに1人ずつ位置し，合図で担架を持ち上げ，足側を先頭に移送する（◯図6-3）。

## 5　救急時の注意点と看護

- 担架での移送は，患者の体重を人力で支えているため，ストレッチャーでの移送と比較して安定性に欠ける。移動距離が長い場合は，無理をせず，持ち手を交代しながら行う。つねに担架が水平となるように意識して移送することが重要である。
- 頭側の介助者は患者の観察，足側の介助者は進行方向をみながら舵取り役

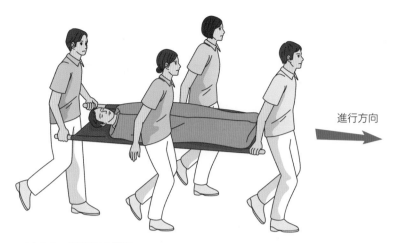

進行方向

◉**図6-3　担架での搬送**
担架が水平になるように持ち，頭側の介助者は，ほかの介助者と異なる足を前に
出して進む。

を担う。リズム・歩幅を合わせて前進するが，担架の振動を防ぐため，頭
側の介助者は踏み出す足をほかの介助者と逆にして進む。
- 階段などの傾斜がある場所を移送する際には，つねに患者の頭部が傾斜の
高いほうにくるように進む。
- 必要人数が確保できない場合は，やむをえず2人（頭側と足側）で移送する
こともある。この場合，過重負荷がさらにかかるため，肩かけひもを装着
して移送するなどの工夫も必要である。
- 担架を下ろす際には，患者に衝撃が加わることを避けるため，合図をしな
がらゆっくりと慎重に接地させる。

# B　止血法

　ここでは，おもに外出血の止血について述べる。外出血の止血の基本は，
直接出血部位を圧迫することである。活動的な外出血を放置しておくと循環
状態の悪化をきたしかねないため，早期に実施するべき処置である。処置を
行うにあたっては，手袋を着用し，必要に応じてゴーグル，マスク，ガウン
を使用するなど，**感染予防対策**を必ず行う。

## 1　直接圧迫止血法

### 1　目的・適応

　外傷などにより出血をきたしている患者の出血部位を止血し，出血量を減
少させる。

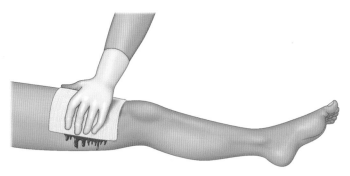

◉図6-4　直接圧迫止血法
手袋をした手で，出血部を直接またはガーゼなどをあてて圧迫し，止血
する。

## 2 必要物品

①手袋，②ガーゼ，③圧迫用枕子，④弾性テープ

## 3 手順

(1) 清潔な手袋を着用する。

(2) 出血部位を直接に用手的，またはガーゼなどで圧迫する(◉図6-4)。

(3) 止血できたら，その圧迫部に圧迫用枕子をおさえつけるようにして，弾
　　性テープで固定する。

## 4 救急時の注意点と看護

• 止血時も急変はおこりうるため，急変事態に対応できる準備をしておく。

• 組織や血管の損傷の程度により出血状況はさまざまで，止血にかかる時間
　も違ってくるが，止血できるまでは患者に声をかけ，不安の軽減に努める。
　また，バイタルサインの観察と保温を行う。

• 圧迫止血操作に伴う，痛みや末梢循環の状態を観察する。

• 枕子での圧迫固定後も，その部位から出血してきていないか，圧迫により
　末梢循環障害をきたしていないか，しびれが生じていないかを継続的に観
　察していく。また，患者には指示があるまで圧迫部位を動かさないことと，
　固定を外さないことを説明する。

# 2 間接圧迫止血法

## 1 目的・適応

　止血困難な末梢側の出血の場合，出血部位に近い中枢側の動脈(◉図6-5)
を圧迫することにより，出血部位への血流を阻害させて止血し，出血量を減
少させる。

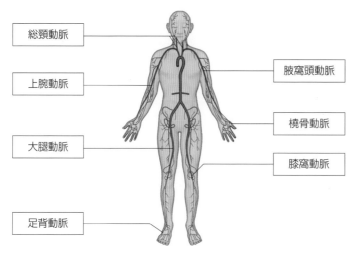

総頸動脈

上腕動脈

大腿動脈

足背動脈

腋窩頭動脈

橈骨動脈

膝窩動脈

⚫**図 6-5　間接圧迫止血法時の圧迫部位**
止血困難な末梢側の出血の場合，出血部位に近い中枢側の動脈を圧迫する
ことにより，出血量を減少させる。

## 2 必要物品

①手袋，②ガーゼ

## 3 手順

（1）出血部に近い中枢側の動脈を，骨に向かって用手で圧迫する。

（2）外出血の程度にもよるが，数分間圧迫する。

## 4 救急時の注意点と看護

- 急変に対する準備や患者の不安の軽減，バイタルサインの観察と保温，圧迫止血操作に伴う症状の観察は，直接圧迫止血法に準じる。

- 長時間の間接圧迫止血は望ましくないため，圧迫開始時間を記録しておく。長時間になる場合は，出血部を直接圧迫止血できるようにしておき，一時的に圧迫を解除して再度圧迫する。

- 動脈の圧迫を解除すると再出血するような場合は，結紮や縫合による止血が必要となるので，準備をしておく。

# 3 止血帯法

## 1 目的・適応

出血部位を直接圧迫止血法をしても完全な止血ができない場合，出血部に近い中枢側の部分を強く締めて止血し，出血量を減少させる。

## 2 必要物品

①清潔な手袋，②ガーゼ，③止血帯（ターニケットまたはエスマルヒ駆血

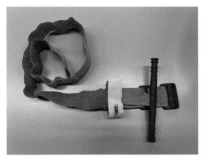

a. ターニケット

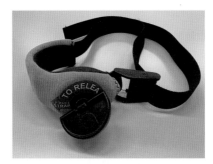

b. ターニケット

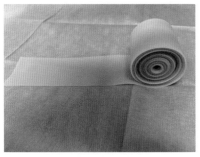

c. エスマルヒ駆血帯

ターニケットは、棒状のロッド(a)や
ダイヤル(b)で締めて、強く圧迫する
ことができる。エスマルヒ駆血帯(c)
は、ゴム製のほか、ラテックスフリー
のものもある。

**▶図6-6　止血帯**

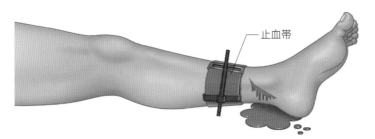

止血帯

**▶図6-7　止血帯法**
直接圧迫法で完全に止血できない場合、創に近い中枢側に止血帯を巻き、強
く締めて出血量を減少させる。

<sup>たい</sup>
帯、▶図6-6)

## 3 | 手順

（1）出血部に近い中枢側の部位に止血帯を巻き、強く締める（▶図6-7）。
（2）外出血の程度にもよるが、数分間駆血する。

## 4 | 救急時の注意点と看護

- 急変に対する準備や患者の不安の軽減、バイタルサインの観察と保温は、
  直接・間接圧迫止血法に準じる。
- ターニケットを使用する場合、医師の指示の圧をこえていないかを確認す
  る。一般的に上肢は 300 mmHg まで、下肢は 450 mmHg までの圧で駆血

する。
- 駆血操作に伴う痛みや末梢循環の状態，神経麻痺の有無を観察する。
- 駆血時間が1時間をこえることは望ましくないため，駆血開始時間を記録
  しておく。長時間になる場合は一時的に駆血を解除し，再度駆血する。
- 駆血を解除すると，再出血する場合がある。そのため，出血部を直接圧迫
  止血できるようにしておく。
- 結紮や縫合による止血が必要になる場合が多いので，準備をしておく。
- 止血帯法は活動性の出血をあくまでも一時的に強く圧迫してとめる応急処
  置であるため，次に続く確実な止血の準備をすみやかに整える必要がある。

## 4 鼻出血の止血

### 1 目的

鼻出血を止血し，出血量を減少させる。

### 2 必要物品

①手袋，②ガーゼ，③タンポンガーゼ，④耳鼻科用鑷子，⑤（必要時）14〜
16 Fr のネラトンカテーテル，止血用バルーンチューブ，固定テープ

### 3 手順

(1) 患者に口呼吸をするよう説明する。可能ならば座位で頭部をややうつむ
  かせて，母指と示指で左右鼻翼をつまみ，圧迫する。
(2) 上記の方法で止血できない場合，タンポンガーゼに止血薬をひたすかワ
  セリンを塗り，それを丸めて鼻中隔に向けて挿入し，圧迫する。さらに
  左右鼻翼の圧迫を加える。
(3) 鼻腔深部の出血や出血部位が不明，または止血困難な場合などは，**ベ
  ロックタンポン法**などで止血する（●図6-8）。14〜16 Fr のネラトンカ
  テーテルを出血側の鼻孔から挿入し，先端を咽頭に出して鉗子で口腔内
  に引き出す。カテーテルの先端に糸でタンポンガーゼを結びつけ，鼻孔
  よりカテーテルを引き抜き，タンポンガーゼを上咽頭に移動させる。
  ガーゼを小さく丸めて，鼻孔側から出る糸に巻きつけて固定する。口腔
  から出る糸を，テープで固定する方法もある。
(4) そのほか，鼻出血専用の止血用バルーンチューブを出血側の鼻孔から挿
  入し，バルーンをふくらませて圧迫する方法（**バルーンタンポン法**）があ
  る（●図6-9）。

### 4 救急時の注意点と看護

- 出血の好発部位は，鼻中隔前部の**キーセルバッハ部位**である。鼻腔前部の
  出血は鼻孔から外に，後部は喉頭と口腔内に流れ出る。
- 口腔内への血液の流れ込みは，飲み込んでしまうと胃部不快感や嘔吐を引

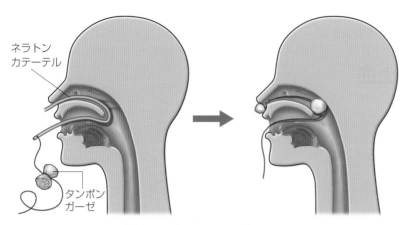

ネラトンカテーテルを出血側の鼻孔
から挿入し，鉗子で口腔内に引き出
して，先端に糸でタンポンガーゼを
結びつける。

鼻孔よりネラトンカテーテルを引き
抜いてタンポンガーゼを上咽頭に移
動させ，小さく丸めたガーゼを鼻孔
側から出る糸に巻きつけて固定する。

◖**図 6-8　ベロックタンポン法**

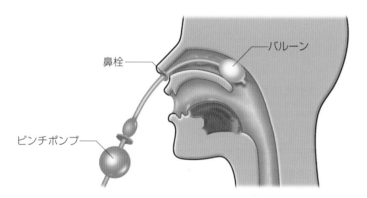

◖**図 6-9　バルーンタンポン法**
バルーンチューブを出血側の鼻孔から挿入し，バルーンをふくらませて圧迫
することにより止血する。

　きおこすので，自力で吐き出してもらうのがよいが，意識がない患者の場
　合は誤嚥や窒息の危険性があるので，流れ込みを防ぐ体位，吸引が必要で
　ある。また，$SpO_2$（経皮的動脈血酸素飽和度）モニターを装着しておくこ
　とが望ましい。
- 鼻をかむことは極力避ける。
- 鼻腔内にタンポンガーゼやバルーンチューブを挿入して圧迫する場合は，
  患者に説明し，苦痛や不安を軽減するように努める。
- 鼻腔内に挿入したタンポンガーゼの数と，圧迫開始時間を記録しておく。
  ガーゼの取り忘れがないようにする。
- 外傷による鼻出血は，頭蓋底骨折，髄液鼻漏を合併していることがある。
  鼻孔からの出血に髄液がまじっている場合，ガーゼにその血液をしみこま
  せると二重の円ができる**ダブルリング試験**や，テステープに鼻漏液をつけ
  て糖が陽性と出るかどうかで髄液漏の有無を確認する。陽性であれば，水

平に臥床させておく。逆行性感染の危険を伴うため，タンポン挿入による止血は安易に行わない。鼻をかむことは，禁忌である。

# 5　耳出血の止血

## 1　目的

耳出血を止血し，出血量を減少させる。

## 2　必要物品

　①手袋，②ガーゼ，③タンポンガーゼ，④綿球，⑤耳鏡，⑥耳鼻科用鑷子

## 3　手順

（1）たいていは出血量が少量のうちに自然止血するが，持続する場合は患者に説明し，タンポンガーゼまたは綿球を挿入する。

（2）出血側を下にして臥床させる。

## 4　救急時の注意点と看護

• 継続的にバイタルサインの観察を行う。

• 外耳道にタンポンガーゼを挿入する際，耳道や鼓膜を損傷しないよう，患者に痛みの有無を確認しながら挿入する。挿入した側は聞こえにくいので，健側より声をかける。

• 外傷による耳出血は，側頭骨骨折，頭蓋骨骨折，髄液耳漏を合併していることがある。鼻出血と同様に，髄液漏の有無を確認する。陽性であれば，頭部をやや挙上し，また逆行性感染を防ぐため挿入による止血は行わない。外耳にガーゼをあてておく程度とする。

• 聴力障害が残ることがあるので，のちに聴力検査を行う。

# C　酸素投与

## 1　目的

　種々の要因により組織が低酸素状態に陥ることによる低酸素血症を回避し，組織への酸素供給を確保する。

## 2　適応

• 低酸素血症である場合，すなわち動脈血酸素分圧（$PaO_2$）60 mmHg 以下，動脈血酸素飽和度（$SaO_2$）90％以下の場合。

• ショック状態や高度の貧血，一酸化炭素中毒など組織の酸素供給が阻害されている場合。

## 3　必要物品

①酸素流量計，②滅菌蒸留水，③酸素マスク，④酸素濃度計

## 4　手順

(1) 患者に酸素を吸入する必要があることを説明する。
(2) 指示の酸素流量を設定し，患者の状況に合わせた酸素マスクを取りつけ，酸素濃度計で指示の酸素濃度になっているかを確認する。
(3) 患者に酸素マスクを装着させる。
(4) $SpO_2$ のモニタリングをする。

## 5　救急時の注意点と看護

- 酸素投与が危険な場合もある。パラコート中毒では酸素投与によって肺障害が増強するため，初期の酸素投与はするべきでない。慢性閉塞性肺疾患(COPD)では，酸素投与によって $CO_2$ ナルコーシスをきたすため，酸素濃度・流量は少ない量から開始する。
- 配管からの酸素は乾燥しているので，流量計に滅菌蒸留水を入れ，加湿して患者に投与する。
- 酸素投与のためのマスクには，さまざまな種類がある。各酸素マスクの特徴や，患者の状態や投与する酸素濃度を考慮して，適したものを選択する（◗表6-1）。ここでは，自発呼吸があり酸素投与のみを行う場合の方法について述べる。

◗表6-1　酸素マスクの特徴

| | 種類 | 酸素流量(L/分) | 吸入酸素濃度(%)(自発呼吸時) | 長所 | 短所 |
|---|---|---|---|---|---|
| 低流量システム | 鼻カニューレ | 1〜5 | 24〜40 | 患者にとって不快感がなく，会話や食事に支障がない | 高濃度酸素を投与できない，口呼吸や鼻閉があると酸素投与にならない |
| | フェイスマスク | 5〜10 | 40〜60 | 口呼吸でも酸素供給が可能 | 高濃度酸素を投与できない，装着の不快感が生じる，会話や食事に支障をきたす |
| | リザーバつきフェイスマスク | 6〜15 | 60〜90 | 高濃度酸素が供給できる | 患者の呼吸状態で効果が大きく変化する |
| 高流量システム | ベンチュリーマスク | コネクターの設定による | 24〜50 | 一定の濃度の酸素が供給でき，患者の呼吸状態に左右されない | マスクの穴をふさいだり，コネクターに表示してある酸素流量に合わせなければ，適切な酸素濃度が得られない |
| | ネーザルハイフロー | 30〜60 | 21〜100 | 解剖学的死腔を減らす呼気終末陽圧効果があり，機能的残気量が増加する | 加温・加湿が必要，開口による影響を受ける |

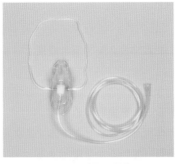

a. 鼻カニューレ

b. フェイスマスク

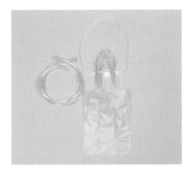

c. リザーバつきフェイスマスク

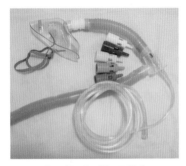

d. ベンチュリーマスク

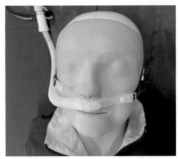

e. ネーザルハイフロー

酸素マスクにはさまざまな種類があり，それぞれに長所と短所がある。患者の状態や投与酸素濃度により，使い分ける必要がある。

○**図6-10　酸素マスク**

　①**鼻カニューレ**（○図6-10-a）　最も簡便な方法である。鼻孔入口に低流量の酸素を流すもので，一般には5L/分以下の酸素流量を用いる。患者にとって不快感がなく，会話や食事に支障がない。欠点は，高濃度酸素を投与できない，口呼吸や鼻閉があると酸素投与にならない点である。

　②**フェイスマスク**（○図6-10-b）　鼻と口をおおう大きさで，両側に外気を取り入れる小さい穴を開けてあるマスクをつける方法で，多く使用されている。5〜6L/分以上の酸素流量で用いる。欠点は，高濃度酸素を投与できない，装着の不快感が生じる，会話や食事に支障をきたす点である。

　③**リザーバつきフェイスマスク**（○図6-10-c）　フェイスマスクにリザーバ（ビニール袋）をつけたもので，リザーバに患者の呼気と投与酸素を貯留させる。高濃度酸素が投与できるが，患者の呼吸状態で吸入酸素濃度が大きく変化する。

　④**ベンチュリーマスク**（○図6-10-d）　ベンチュリー効果（筒の中に定常流の空気と酸素を流すことによって陰圧が発生し，周囲の大気を筒内に引き込む現象）によって，一定の濃度の酸素が供給できる方法である。コネクターをかえることで，酸素濃度を調整する。患者の呼吸状態に左右されない。

　⑤**ネーザルハイフロー**（○図6-10-e）　高流量・高濃度の酸素が供給できる。高流量の酸素を専用の鼻腔カニューレから供給することにより解剖学的死腔を減らすことができるほか，高流量が呼気抵抗となり，鼻咽頭内圧を上昇させ，呼気終末陽圧（PEEP）効果が得られる。加温・加湿が必須となる。

# D　人工呼吸

## 1　目的

　正常な換気と循環を維持するため，患者の肺の換気を手動的・機械的に補助したり，完全に患者にかわって代行したりすることにより，血液の酸素化と二酸化炭素の排泄を補助する。

## 2　適応

- 人工呼吸の適応は，患者の基礎疾患や呼吸不全の病態の違いにより異なり，一律に定義するのは困難であるが，一般的には●表6-2 に示すような適応基準をもとに開始される。
- 救急の現場においては，とくに心肺停止，急性呼吸不全，気道熱傷，多発外傷の患者や，脳血管障害の発症により正常な換気の困難な患者などに対し，人工呼吸が行われる。
- 人工呼吸の種類は，使用する器具や方法の違いから，**機械的人工呼吸**，**手動による人工呼吸**，**非侵襲的陽圧換気**（**NPPV**[1]）（●図6-11）の３つに分けられ，それぞれ適応が異なる（●表6-3）。

**NOTE**

**[1]NPPV**
　non-invasive positive pressure ventilation の略。

## 3　必要物品

- **機械的人工呼吸**　①人工呼吸器，②人工呼吸器回路，③加温加湿器または人工鼻（●図6-12），④滅菌蒸留水，⑤テスト肺
- **手動による人工呼吸**　①ジャクソン=リース回路，②バッグバルブマスク，③酸素流量計とその接続チューブ
- **NPPV**　①NPPV専用人工呼吸器回路，②加湿器または人工鼻，③マス

**●表6-2　人工呼吸の適応基準**

| 絶対適応 | 不適切な肺胞換気 | 1）無呼吸<br>2）$PaCO_2 > 50 \sim 55$ mmHg（慢性高二酸化炭素血症を除く）<br>3）切迫した低換気状態<br>　$PaCO_2$ の上昇<br>　肺活量（VC）$< 15$ mL/kg<br>　解剖学的死腔（VD）/1 回換気量（VT）$> 0.6$ |
| --- | --- | --- |
| | 動脈血の不十分な酸素化 | 1）チアノーゼ（$FIO_2$*$\geqq 0.6$ にて）<br>2）$pH \leqq 7.30$<br>3）$PaO_2 < 70$ mmHg（$FIO_2 \geqq 0.6$ にて）<br>4）その他の酸素化障害の指標<br>　肺胞気動脈血酸素分圧較差（A-a$DO_2$）$> 300$ mmHg<br>　（$FIO_2 = 1.0$）<br>　シャント率（$\dot{Q}s/\dot{Q}T$）$> 15 \sim 20$% |
| 相対適応 | 換気パターン，機能の保持 | 頭蓋内圧亢進，循環不全など |
| | 呼吸による代謝消費量の減少 | 慢性呼吸不全，循環不全など |

＊$FIO_2$：吸気酸素濃度

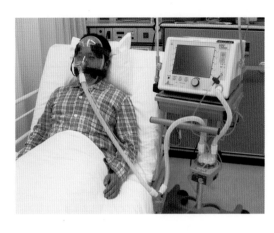

◗図6-11　NPPVによる人工呼吸

非挿管下に行うことができる，侵襲の少ない人工呼吸。長所は，取りつけが簡単で，会話や食事が可能なことである。

◗表6-3　人工呼吸の種類と適応

| 種類 | 適応 | 特徴 |
|---|---|---|
| 機械的人工呼吸 | 気管挿管や気管切開をした患者一般 | 人工呼吸器を用いて各種換気モードを設定して行う，最も一般的な人工呼吸方法で，強制換気を行う場合と自発呼吸を補助する場合がある |
| 手動による人工呼吸 | 気管挿管直後や挿管患者の移動時 | 換気時の気道抵抗や喀痰のからみがないか，患者の自発呼吸の有無などを直接手で確認することができる |
| 非侵襲的陽圧換気（NPPV） | 慢性閉塞性肺疾患（COPD）の急性増悪，肺挫傷などの胸部外傷，心原性肺水腫，肺炎など | 非挿管下に患者の呼吸を補助する侵襲の少ない人工呼吸法。取りつけが簡単で，会話や食事が可能であり鎮静を必要としない |

ク，④滅菌蒸留水，⑤テスト肺

## 4　手順

### ▮ 機械的人工呼吸

（1）人工呼吸器に必要な人工呼吸器回路を接続する。

（2）人工呼吸器専用加湿器を設定し，滅菌蒸留水を必要量入れたうえで人工呼吸器回路に接続する。または，それにかわる人工鼻を接続する。

（3）人工呼吸器回路にテスト肺を接続する。

（4）コンセントに人工呼吸器プラグを差し込む。

（5）圧縮用アウトレットに人工呼吸器の圧縮パイピングを装着する。

（6）壁に装備されている酸素用アウトレットに，人工呼吸器の酸素パイピングを装着する。

（7）人工呼吸器作動安全点検を行うため，人工呼吸器モードを強制換気の設定にし，人工呼吸器の電源を入れる。

（8）人工呼吸器の作動状況を確認する。

（9）医師の指示により人工呼吸器の設定をし，人工呼吸器を患者に装着して，患者の呼吸状態と人工呼吸器の作動状況を確認する。

### ▮ 手動による人工呼吸（バッグバルブマスク）

　気管挿管が行われていない場合は，バッグバルブマスクによる人工呼吸を

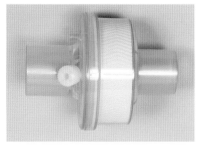

a. 人工鼻

人工鼻は，人工呼吸器装着中に加温加湿器を使用することなくその効果を期待できるもので，呼吸器回路の気管チューブ接続側に装着し，加温・加湿と細菌に対するフィルトレーション機能を有する。

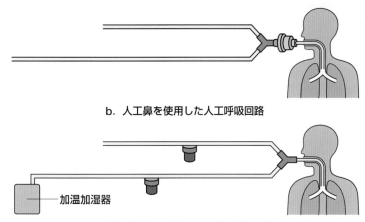

b. 人工鼻を使用した人工呼吸回路

加温加湿器

c. 加温加湿器を使用した人工呼吸回路

⊙図6-12　人工鼻と人工呼吸器回路

行う。
（1）気道確保が行える安全な体位を整える。
（2）バッグバルブマスクと酸素チューブを接続し，適切な酸素流量を設定する。
（3）下顎挙上法により気道確保し，マスクを患者の鼻，口に密着させる。
（4）左手でマスクを固定し，右手で1～2秒かけてバッグをもむ（⊙図6-13）。

▌ **手動による人工呼吸（ジャクソン=リース回路）**
　気管挿管が行われている場合は，ジャクソン=リース回路による人工呼吸を行う。
（1）回路と酸素チューブを接続し，適切な酸素流量を設定する。
（2）回路の空気口を手でふさぎ，バッグ内に酸素を貯留させる。
（3）回路のエアバルブを1/2程度開け，安全に装着できる状況を確認して，患者の気管チューブに接続する。
（4）患者の自発呼吸を確認し，呼吸状態に応じて必要量の空気を流入する。

▌ **NPPV**
（1）NPPV人工呼吸器に必要な人工呼吸器回路を接続する。
（2）患者に装着するNPPVマスクのサイズを選択する。
（3）人工呼吸器専用加湿器を設定し，滅菌蒸留水を必要量入れたうえで人工呼吸器回路に接続する。

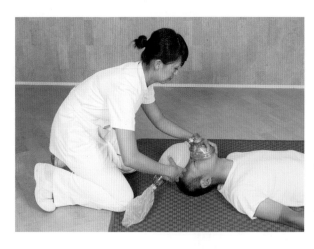

◉**図6-13　手動による人工呼吸（バッグバルブマスク法）**
1人でバッグバルブマスクによる人工呼吸を行う場合の方法。下顎挙上をしつつ，しっかりとマスクを固定する。

（4）人工呼吸器回路にテスト肺を接続する。

（5）壁に装備されているコンセントに人工呼吸器プラグを差し込む。

（6）壁に装備されている圧縮用アウトレットに，人工呼吸器の圧縮パイピングを装着する。

（7）壁に装備されている酸素用アウトレットに，人工呼吸器の酸素パイピングを装着する。

（8）人工呼吸器作動安全点検を行うため，人工呼吸器モードを強制換気の設定にし，人工呼吸器の電源を入れる。

（9）人工呼吸器の作動状況を確認する。

（10）医師の指示により人工呼吸器の設定をし，患者に装着して，患者の呼吸状態と人工呼吸器の作動状況を確認する。

## 5　救急時の注意点と看護

- 人工呼吸を行う際は，必ず患者および患者家族に対してその必要性を説明し，不安の軽減に努める。また，患者が呼吸困難感や心理的な不安を，すみやかに伝えることのできる環境を整える。

- 人工呼吸管理中は，パルスオキシメータにより，連続して酸素化の程度を評価する必要がある。

- 人工呼吸器の設定と患者の自発呼吸が合わないと，むせてしまったりする**ファイティング現象**が生じるため，人工呼吸器装着時には，患者の自発呼吸の程度を十分に観察する。

- 人工呼吸器の装着時には，患者の苦痛に応じて鎮静をはかるが，その際は呼吸回数や呼吸換気量，気道内圧などを継続的に観察する。

- 機械的人工呼吸中の患者を搬送する際には，搬送用人工呼吸器が用いられる。搬送用人工呼吸器は，小型軽量で自発呼吸にも対応し，MRIの検査中などでも使用可能である。

- ジャクソン=リース回路による人工呼吸時にバッグのふくらみがわるいときはエアバルブを閉めるが，患者装着時には必ず開けておかなければならない。

- NPPV 装着時は，NPPV と患者の自発呼吸が合致しづらく，患者の不安や苦痛が増強する。そのため看護師は患者から見える位置に立ち，その状況を早期に察知する。
- NPPV 装着時に患者の自発呼吸と合致せず，$SpO_2$ の低下など呼吸状態の悪化をまねくようであれば，すみやかに気管挿管や機械的人工呼吸に切りかえる準備をしなければならない。
- NPPV 装着により喀痰（かくたん）の量が多くなり，自力喀出が困難な場合や十分な換気を得ることが不可能な場合，すみやかに機械的人工呼吸に切りかえる。
- 気管挿管直後は高濃度酸素の投与によりすみやかな酸素化がはかられるが，高濃度酸素の長期投与は肺水腫や肺うっ血などをまねくため，人工呼吸器の $FIO_2$ はできるだけすみやかに低下させ，その時間経過を確実に記録しておく。
- 人工呼吸器装着中の患者では，$SpO_2$ や，呼気終末二酸化炭素分圧（$PECO_2$）などを継続的に測定し，呼吸状態を観察する。

# E 気管切開

　気管切開は，外科的気道確保の方法の１つである。器具を用いた気道確保が困難で緊急性があるときは，輪状甲状靱帯穿刺または輪状甲状靱帯切開が行われる。気管切開は，長期呼吸管理を要する場合や待機的に行われることが多い。

## 1 目的

長期の呼吸管理を要するときに，安全に気道確保を行う。

## 2 適応

- 喉頭浮腫や頸部の腫脹，気管の狭窄，異物による気道閉塞などにより，経口，経鼻挿管が不可能な場合。
- 呼吸管理が長期化する場合。
- 意識レベル低下状態が遷延（せんえん）し，気道確保を必要とした呼吸管理が必要な場合。

## 3 必要物品

　①気管切開セット（●図6-14），②電気メス，③無影灯，④吸引器，⑤滅菌シーツ，⑥局所麻酔薬，⑦結紮（けっさつ）用糸，⑧吸引チューブ，⑨気管切開チューブ，⑩気管切開チューブ挿入時の潤滑剤，⑪カフ用注射器，⑫チューブホルダー，⑬肩枕，⑭円座，⑮鎮痛・鎮静薬，⑯滅菌手袋，⑰滅菌ガウン，⑱キャップ，マスク，⑲（必要時）ゴーグル

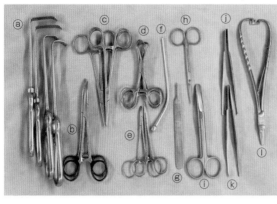

ⓐ 筋鉤
ⓑ ペアン鉗子(曲)
ⓒ ペアン鉗子(直)
ⓓ 布鉗子
ⓔ モスキート鉗子
ⓕ 吸引管
ⓖ メスの柄
ⓗ 尖刃刀
ⓘ 円刃刀
ⓙ 有鉤鑷子
ⓚ 無鉤鑷子
ⓛ マッチュウ持針器

⊙**図6-14　気管切開セット**

## 4 手順

### ▌術前準備

実施はベッドサイドでも可能である。

(1)ベッドサイドで施行する場合は，必要物品が設置できるように周囲の環境を整備する。

(2)気管挿管下に100%酸素で換気，医師の指示による鎮痛・鎮静薬を投与する。血圧，脈拍，$SpO_2$ をモニタリングする。

(3)薬剤投与の操作がしやすいように，輸液ルートを整える。

(4)電気メスの対極板を患者に貼用しておく。

(5)鼻・口・気管内吸引をすませておく。

(6)患者の姿勢は仰臥位とし，肩枕で患者の頸部を過伸展させ，頭部を円座で固定する。また，四肢を固定しておく。

### ▌術中

(1)術野を消毒し，覆布をかける。術野に無影灯のライトをあてる。

(2)皮膚切開部に局所麻酔を行い，正中を縦に輪状軟骨から胸骨上縁まで切開する。

(3)気管軟骨を露出して切開し，気管切開チューブを挿入する。カフをふくらませる。

(4)皮膚切開部を縫合し，消毒後，気管切開チューブをチューブホルダーもしくはひもで固定する。

### ▌術後

(1)患者の体位を整える。

(2)呼吸状態を観察する(胸郭の動き，換気量，気道内圧，呼吸音，$SpO_2$，局所および気管内吸引時の出血，カフもれの有無，皮下気腫など)。

(3)術後胸部 X 線撮影をする。

## 5 救急時の注意点と看護

•術中の血圧，脈拍，$SpO_2$ をモニタリングする。

- 経口(経鼻)気管挿管されているときは，気管内チューブを引き抜きつつ，気管切開チューブを挿入する。気管内チューブのカフ圧を解除する準備もしておく。
- 気管切開チューブを挿入したあとの呼吸状態に注意する。また，カフ圧を確認する。
- 気管切開の合併症がないか観察する(出血，チューブの位置異常，食道損傷，反回神経麻痺，気胸，皮下気腫など)。
- 気管切開チューブは，人工呼吸器回路の重みや患者の体動で簡単に抜けやすいので注意する。
- 術後の酸素濃度や人工呼吸器設定を確認する。

# F　吸引

## 1　口腔・鼻腔内吸引

### 1　目的

口腔・鼻腔内の分泌物，貯留物を除去する。

### 2　適応

- 意識障害や鎮静薬の投与，全身麻酔未覚醒などによる意識レベルの低下や，喀痰喀出機能の低下により，分泌物や貯留物の自己喀出が困難な場合。
- 分泌物が粘稠で喀出が困難な場合。
- 嚥下機能低下により，分泌物や食事を誤嚥している場合。

### 3　必要物品(●図6-15)

①マスク，②吸引ホース，③吸引器，④水道水，⑤ディスポーザブル手袋，⑥アルコール綿，⑦ビニールエプロン，⑧吸引カテーテル(成人：12〜14 Fr，小児：6〜10 Fr)，⑨(必要時)ゴーグル，キャップ，バイトブロック，エアウェイ

### 4　手順

(1)吸引器の接続を正しく行い，圧がかかることを確認する。
(2)ディスポーザブル手袋，マスク，ビニールエプロンを着用する。
(3)患者に目的と方法を説明する。
(4)吸引カテーテルを吸引器に接続し，吸引圧を 150 mmHg(20 kPa)前後に設定する。
(5)吸引カテーテルをゆっくり口腔・鼻腔内に挿入する。挿入時には，吸引カテーテルの根元を母指で押さえて折り曲げ，吸引圧がかからないよう

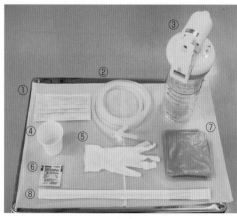

①マスク
②吸引ホース
③吸引器
④水道水
⑤ディスポーザブル手袋
⑥アルコール綿
⑦ビニールエプロン
⑧吸引カテーテル

**◯図6-15 口腔・鼻腔内吸引の必要物品**

にする。

(6) 口腔・鼻腔内に達したら母指を離し，10秒以内で吸引を行う。

(7) 吸引が終わったら，吸引カテーテルを吸引圧をかけながら抜く。

(8) 吸引カテーテルの外側をアルコール綿でふき，その後，水道水を吸引してライン内を洗浄する。

(9) 患者に処置の終了を知らせる。

## 5 救急時の注意点と看護

- 吸引刺激により嘔吐する場合があるため，顔を一側に向けて実施するなど誤嚥に注意する。
- 開口が困難な場合は，バイトブロックやエアウェイを使用して吸引経路を確保することもある。
- 吸引前には前胸部・頸部の聴診を行い，副雑音の有無を確認し，吸引の必要性を判断したうえで効果的に実施することが望ましい。
- 吸引中にも呼吸はできることを伝え，患者に安心感を与える。
- 無理な吸引カテーテルの挿入は，粘膜損傷の原因となるため注意する。粘膜損傷による出血をきたした場合には，繰り返しの吸引は行わない。
- 口腔・鼻腔内吸引は苦痛を伴う処置であるとともに，低酸素状態をおこすこともあるため，患者の表情，$SpO_2$モニター，心電図モニター，血圧，脈拍などを確認しながら短時間で行うことが望ましい。

# 2 気管内吸引（気管吸引）

## 1 目的

気管分泌物を除去し，気道の開放性を維持・改善することにより，呼吸仕事量や呼吸困難感を軽減し，肺胞でのガス交換を維持・改善する。方法には開放式（気管チューブを開放して行う方法）と閉鎖式（気管チューブを人工呼

吸器に接続したまま行う方法)があるが，現在では閉鎖式で行われることが
多い。

## 2 適応

• 気管挿管や気管切開で人工気道を用いており，気道内分泌物を自己喀痰で
きない場合。

## 3 必要物品

● **開放式の場合**　①気管内吸引カテーテル，②口腔・鼻腔内吸引カテーテ
ル，③吸引器，④吸引ホース，⑤ディスポーザブル手袋，⑥アルコール綿，
⑦滅菌蒸留水，⑧鑷子(もしくは滅菌手袋)，⑨マスク，⑩ビニールエプロン，
⑪ジャクソン=リース回路，⑫注射器(カフ上部吸引用)，⑬酸素流量計，⑭
(必要時)ゴーグル，キャップ，テスト肺
● **閉鎖式の場合**　①閉鎖式気管内吸引カテーテル，②口腔・鼻腔内吸引カ
テーテル，③吸引器，④吸引ホース，⑤ディスポーザブル手袋，⑥閉鎖式気
管内吸引カテーテル内腔洗浄水，⑦滅菌蒸留水，⑧アルコール綿，⑨マスク，
⑩ビニールエプロン，⑪注射器(カフ上部吸引用)

## 4 手順

### ▌開放式の場合

(1)気管内吸引の必要性をアセスメントする。
(2)吸引器の接続を正しく行い，圧がかかることを確認する。
(3)ディスポーザブル手袋，マスク，ビニールエプロンを着用する。
(4)患者に目的と方法を説明する。
(5)ジャクソン=リース回路を酸素流量計に接続し，高流量の酸素を流し
バッグをふくらませておく。
(6)口腔・鼻腔内吸引カテーテルと吸引器を接続し，吸引圧を150 mmHg
(20 kPa)程度に設定する。
(7)カフ上部吸引ポートのある気管チューブを使用している場合には，ポー
トからカフ上分泌物を注射器で吸引する。
(8)口腔・鼻腔内吸引を行う。
(9)気管内吸引カテーテルと吸引器を接続する。
(10)人工呼吸器と気管チューブの接続を外す。人工呼吸器の先端が不潔にな
らないように，テスト肺を取りつける場合もある。
(11)必要に応じて，気管内吸引前に高濃度酸素での換気を行う。この方法に
は，ジャクソン=リース回路を用いて用手的に行う方法，人工呼吸器の
$FIO_2$ を一時的に上げる方法，人工呼吸器のサクションモードや100%$O_2$
モード機能(◎図6-16)を用いる方法がある。
(12)気管内吸引カテーテルを，先端が気管分岐部にあたらない位置まで挿入
する。挿入時には，吸引カテーテルの根もとを母指で押さえて折り曲げ，
吸引圧がかからないようにする。このとき，カテーテルを持つ側の手は

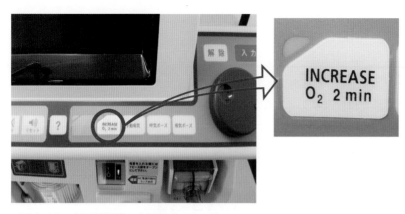

◉図6-16 人工呼吸器の100%$O_2$モード

　鑷子もしくは滅菌手袋を用いる。

⒀気管内に達したら母指を離し，10秒以内で吸引を行う。

⒁吸引が終わったら，吸引カテーテルを吸引圧をかけながら抜く。

⒂気管チューブを人工呼吸器に接続する。

⒃吸引カテーテルの外側をアルコール綿でふき，その後，滅菌蒸留水を吸引してライン内を洗浄する。

⒄気管内吸引の効果をアセスメントする。

⒅患者に処置の終了を知らせる。

### ▌閉鎖式の場合

（1）気管内吸引の必要性をアセスメントする。

（2）ディスポーザブル手袋，マスク，ビニールエプロンを着用する。

（3）人工呼吸器回路と気管チューブの間に，閉鎖式気管内吸引カテーテルを接続する。

（4）必要に応じて，気管内吸引前に高濃度酸素での換気を行う。人工呼吸器の$F_{IO_2}$を一時的に上げる方法，人工呼吸器のサクションモードや100%$O_2$モード機能（◉図6-16）を用いる方法のいずれかを選択する。

（5）口腔・鼻腔内吸引カテーテルと吸引器を接続し，吸引圧を150 mmHg（20 kPa）前後に設定する。

（6）カフ上部吸引ポートのある気管チューブを使用している場合には，ポートからカフ上分泌物を注射器で吸引する。

（7）口腔・鼻腔内吸引を行う。

（8）閉鎖式気管内吸引カテーテルと吸引器を接続する。

（9）閉鎖式気管内吸引カテーテルのコントロールバルブを180度回転させて，吸引圧がかかることを確認する。

⑽片方の手で閉鎖式気管内吸引カテーテルと気管チューブの接続部を固定し，もう片方の手でスリーブの上から吸引カテーテルを，先端が気管分岐部にあたらない位置まで挿入する。

⑾コントロールバルブを押し，まっすぐに吸引カテーテルを引きながら10秒以内に吸引する。

⑿閉鎖式気管内吸引カテーテルの洗浄ポートに内腔洗浄水を接続する。コントロールバルブを押しながら洗浄水を5〜10 mL注入し，カテーテルの内腔を洗浄する。

⒀コントロールバルブを180度回転させロックする。

⒁気管内吸引の効果をアセスメントする。

⒂患者に処置の終了を知らせる。

## 5　救急時の注意点と看護

- 気管内吸引カテーテルのサイズは，留置されている気管チューブ内径の1/2以下の外径のものを使用する。サイズが太すぎると，カテーテルの挿入が困難となったり，低酸素血症をまねくおそれがあるので注意する。
- カテーテル先端が気管壁に触れると咳嗽反射が誘発されるため，それ以上深くカテーテルを進めないように注意する。
- 事前にフィジカルアセスメントやグラフィックモニターから，分泌物の貯留を示唆する所見（第4肋間付近での副雑音の聴取または呼吸音低下，ガスの移動に伴った胸壁の振動など）の有無を確認し，気管内吸引の必要性をアセスメントすることが重要である。気管内吸引後には，その効果をアセスメントする。
- 開放式気管内吸引を行う場合には，分泌物の飛散や低酸素血症，肺胞虚脱にとくに注意する。
- 低酸素血症，気管粘膜の損傷，出血，血圧の変動，不整脈，頭蓋内圧の亢進，気胸などの合併症に注意する。

# G　血管確保

# 1　末梢静脈血管確保

## 1　目的

　留置針を静脈に穿刺し，輸液ラインと接続する静脈路を確保する。これにより輸液・輸血・薬物の血管内投与が可能となる。

## 2　適応

- 輸液（水分，電解質の補給）が必要な場合。
- 輸血・血液製剤の投与が必要な場合。
- ワンショット（一度に投与する方法）で薬剤を血管内に投与する必要がある場合。
- 血管作動薬，抗菌薬など薬剤の投与が必要な場合。

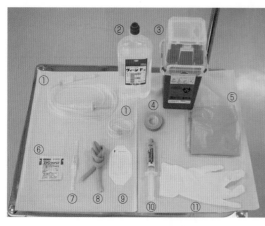

②　③
①
①
④
⑤
⑥
⑦　⑧　⑨
⑩　⑪

①延長チューブ
②輸液製剤
③針廃棄容器
④固定用テープ
⑤処置用シート
⑥アルコール綿
⑦留置針
⑧駆血帯
⑨透明フィルムドレッシング
⑩ヘパリン加生理食塩液
⑪ディスポーザブル手袋

▶**図6-17　末梢静脈血管確保の必要物品**

**3　必要物品**(▶図6-17)

　①延長チューブ，②輸液ライン，③指示された輸液製剤，④針廃棄容器，⑤固定用テープ，⑥処置用シート，⑦アルコール綿，⑧留置針(18〜23 G)，⑨駆血帯，⑩透明フィルムドレッシング，⑪ヘパリン加生理食塩液，⑫ディスポーザブル手袋，⑬点滴スタンド

**4　手順**

**▐ 輸液ラインの準備**

(1)手指消毒後，ディスポーザブル手袋を装着する。

(2)指示された輸液製剤を準備し，輸液ラインと延長チューブを清潔に接続する。

(3)輸液ラインのクレンメをゆるめ，ライン内を輸液で満たしたあと，クレンメを閉じておく。

**▐ 末梢静脈穿刺**

(1)患者に目的と方法を説明する。

(2)処置用シートを穿刺部位の下に敷く。

(3)穿刺部位を露出し，伸展位をとる。

(4)穿刺部位より中枢側に駆血帯を巻き，穿刺部位を消毒する。

(5)針を持っていないほうの手で，穿刺方向と逆方向に皮膚を伸展し血管を固定する。

(6)皮膚に対して約30度の角度で，留置針の切口を上にして穿刺する(▶図6-18-a)。穿刺部位は，**橈側皮静脈**，**手背静脈**，**前腕正中皮静脈**，**足背静脈網**，**大伏在静脈**のいずれかを選択する。弾力があり蛇行していない静脈を選択することが望ましい。

**▐ 末梢静脈路の確保**

(1)血液の逆流を確認後，針を寝かせてさらに数mm進め，外筒の根元まで血管内に入るようにする。

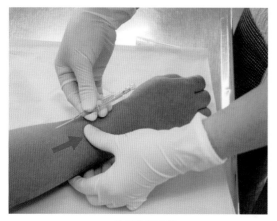

**a. 末梢静脈穿刺**

穿刺と逆方向に皮膚を伸展し，約30度の角度で留置針の切口を上にして穿刺する。

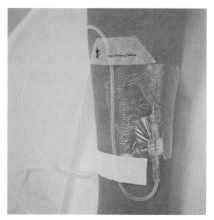

**b. 穿刺部の固定**

輸液ラインはループをつくって遊びをもたせてテープで固定する。

◉**図 6-18　末梢静脈血管確保**

（2）駆血帯を外したあとに内針を抜き，輸液ラインに接続する。抜いた内針にはキャップをせず，そのまま針廃棄容器に捨てる。

（3）輸液ラインのクレンメをゆるめ，滴下と穿刺部位の腫脹の有無を確認する。

（4）問題がなければ，透明フィルムドレッシングを用いて，穿刺部を固定する。輸液ラインはループをつくり，遊びをもたせて固定用テープで固定する（◉図6-18-b）。

（5）患者に処置の終了を知らせる。

### 5　救急時の注意点と看護

- 血液透析患者の内シャント側，熱傷や外傷患者で病変のある四肢，麻痺側には，末梢静脈路は確保しないように，穿刺部位を決定する際には注意が必要である。

- 穿刺時には患者に声をかけ，体動での穿刺の失敗，血液汚染，針刺し事故がおこらないように注意する。とくに意識障害のある患者では，穿刺部の固定を十分に行う。

- 穿刺時，血管が出にくいときは，穿刺部位を軽くたたき血管を浮き出させる方法や，穿刺部位をあたためて末梢血管を拡張させる方法を試みる。意識があり，協力可能な患者の場合には，手を握ったり開いたりを繰り返してもらい，血行を促進することも有効である。

# 2　中心静脈ライン確保

### 1　目的

中心静脈にカテーテルを留置し，中心静脈路を確保することにより，急速

大量輸液や微量点滴投与が行えるとともに，中心静脈圧の測定が可能である。
また，血液浄化時のブラッドアクセス，スワン-ガンツカテーテルや経静脈
的ペーシングの挿入経路としても用いられる。おもな中心静脈経路として，
**鎖骨下静脈，内頸静脈，外頸静脈，大腿静脈**が使用される。

## 2　適応

- 大量輸液・輸血が必要な場合。
- 末梢静脈路の確保が困難な場合。
- 中心静脈圧測定が必要な場合。
- 中心静脈栄養法を行う場合。
- 血液浄化療法のためのブラッドアクセスが必要な場合。
- スワン-ガンツカテーテルや経静脈的ペーシングの挿入が必要な場合。

## 3　必要物品

①中心静脈カテーテルキット，②試験穿刺用注射器・注射針（カテラン針），
③滅菌シーツ，④滅菌穴あきシーツ，⑤持針器，⑥縫合セット，⑦消毒薬，
⑧滅菌手袋，⑨滅菌ガウン，⑩キャップ・マスク，⑪局所麻酔薬，⑫局所麻
酔用注射器・注射針（22 G，23 G），⑬ヘパリン加生理食塩液，⑭透明フィル
ムドレッシング，⑮肩枕，⑯指示された薬剤と輸液セット，⑰延長チューブ，
⑱三方活栓，⑲滅菌ガーゼ，⑳処置台，㉑超音波診断装置（エコー），滅菌エ
コーカバー

## 4　手順

### ▊ 中心静脈穿刺の準備

（1）患者・家族に目的と方法，合併症について説明する。
（2）術者がマスク，キャップ，滅菌手袋，滅菌ガウンの装着を清潔に行える
　　よう介助する。
（3）処置台に清潔野をつくり，滅菌物を清潔に取り出し準備する。
（4）術者が操作しやすい高さにベッドの位置を調整する。
（5）患者の体位を整える（◐図6-19）。体位は仰臥位で，内頸静脈または鎖骨
　　下静脈を穿刺する場合は，肩の下に肩枕を入れ，穿刺部位をはり出すよ
　　うにし，顔を穿刺側と反対側に向ける。

### ▊ 医師による中心静脈穿刺

（1）穿刺部周囲を消毒し，滅菌穴あきシーツをかける。
（2）穿刺部周囲に局所麻酔をする。
（3）穿刺部の血管に試験穿刺を行ったのち，中心静脈カテーテルを挿入する。
　　試験穿刺前に，エコーで血管の走行を確認する場合もある。

### ▊ 中心静脈路の確保

（1）静脈血の逆流を確認後，カテーテルを留置し，皮膚に縫合固定する。胸
　　部単純X線撮影でカテーテルの位置を確認したのち，輸液ラインと接
　　続する。

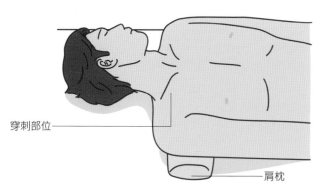

**◉図 6-19　鎖骨下静脈穿刺時の患者の体位**
仰臥位で，肩の下に肩枕を入れて穿刺部位をはり出すようにし，
顔を穿刺側と反対側に向ける。

穿刺部位

肩枕

（2）患者に処置の終了を知らせ，滅菌穴あきシーツをとる。

（3）透明フィルムドレッシングなどを用いて，穿刺部を固定する。挿入部周
　　囲の消毒液をタオルでふきとる。

### 5　救急時の注意点と看護

- 穿刺部位が決定したら，患者に動かないように説明し，疼痛や呼吸困難な
  どが出現したら合図で知らせるよう説明する。また穿刺中は，声をかけ，
  不安の軽減に努める。

- シーツで顔がおおわれるため，患者の状態の変化に気づきにくい場合があ
  るので注意する。患者に声をかけ，状態に変化がないことを確認するとと
  もに，モニター画面を観察しておくことが大切である。

- 大腿静脈を穿刺する場合は，陰部に近いため汚染に注意する。穿刺部位周
  囲を剃毛する場合もある。

- 気胸・血胸，穿刺部位の出血・血瘤などの合併症をおこす可能性があるた
  め，穿刺後は穿刺部位や患者の状態を観察するとともに，胸部単純 X 線
  撮影でカテーテルの挿入位置と合併症の有無を確認する。

- 中心静脈カテーテルにはさまざまなタイプがあるため，用途に合わせて選
  択する。

- 中心静脈カテーテルの挿入の長さは目視で確認し，記録に残す。

# H　輸液と輸血

## 1　輸液

### 1　目的

　水分の補給，電解質と酸塩基平衡の是正，循環血漿量の回復，熱量とタン

パク質および各栄養素の補給を行う。

## 2 適応

- 嘔吐・下痢・絶食による脱水状態。
- ショック・熱傷などにより循環血液量が減少している場合。
- 心不全，腎不全などで種々の代謝異常をきたした場合。
- 経口的に栄養摂取不可能な場合。

## 3 必要物品

　①末梢静脈ラインまたは中心静脈ライン，②アルコール綿，③輸液製剤，④輸液ライン，⑤輸液ポンプ，シリンジポンプ，⑥三方活栓，⑦点滴スタンド，⑧（必要時）エア針

## 4 手順

### 輸液の準備

(1) 末梢静脈路確保または中心静脈路確保の手順に順じ，輸液ラインを確保する。
(2) 指示票と輸液製剤が合っているかを2名以上で確認する（ダブルチェック）。
(3) 輸液ボトルにラベルをはる。ラベルがない場合には，輸液ボトルに患者氏名，日付，何本目の輸液か（輸液本数）を記入する。輸液可能なラインが数本ある場合には，どのラインから投与するかについても記入する。
(4) 清潔操作で，輸液ボトルと輸液ラインを接続し，クレンメをゆるめて先まで液を満たし，クレンメをとめる。その後，点滴スタンドにセットする。
(5) 必要があれば，輸液セットを輸液ポンプまたはシリンジポンプにセットし，予定注入量，注入速度を設定する。

### 輸液の開始

(1) 患者に目的と方法を説明する。
(2) 清潔操作で，輸液セットと静脈ラインを接続する。
(3) クレンメをゆるめ，滴下速度を調整する。
(4) 患者に輸液の開始を知らせる。
(5) 患者の全身状態を観察するとともに，輸液のもれ，疼痛の有無を確認する。

## 5 救急時の注意点と看護

- ルート接続部のゆるみ，薬液もれ，体位による輸液ルートの屈曲に注意する。
- 滴下速度が速すぎると，心不全や肺水腫をおこしたり，頭蓋内圧亢進を助長させる原因となりうるため注意が必要である。
- 原因疾患の病態を把握し，バイタルサインや時間尿量などを注意深く観察

する。
- 輸液ポンプやシリンジポンプを使用する際には，操作方法を熟知し，滴下速度の設定を正確に行い，定期的に注入量や残液を確認する必要がある。
- 輸液セットには，20滴で1 mLになる一般用（成人用）と60滴で1 mLになる微量用（小児用）の2種類があるため，目的や速度などを考慮して選択する。

# 2 輸血

## 1 目的

循環血液量の補充，組織への血液酸素運搬能の改善，血漿タンパク質の補給を行う。

## 2 適応

- 出血などにより高度の貧血がある場合。
- 低タンパク血症がある場合。
- 血液凝固因子の欠乏がある場合。

## 3 必要物品

①末梢静脈ラインまたは中心静脈ライン，②アルコール綿，③血液バッグ，④輸血用輸液ライン，⑤点滴スタンド，⑥輸血指示箋（せん）と交差試験適合票，⑦ディスポーザブル手袋，⑧（必要時）血液加温器

## 4 手順

### 血液の準備
(1) 患者氏名，血液型・交差試験適合票・血液バッグの一致，指示された血液成分であるか，必要本数がそろっているかについて，2名以上で確認する（ダブルチェック）。
(2) 交差試験の適合，血液製剤番号，交差試験適合結果との番号の一致を確認し，有効期限，血液バッグの損傷の有無，血液の性状（色調，気泡や混濁の有無）を確認する。
(3) 氏名と血液型の確認を，血液型検査票の原本を使用して行う。

### 輸血の準備
(1) 患者に目的と方法を説明する。
(2) 末梢静脈路確保または中心静脈路確保の手順に準じ，輸液ラインを確保する。
(3) 血液を水平に置き，血液バッグのピールタブの一方を引き，輸血口を露出する。その後，清潔操作で輸血セットの針を輸血口の深さいっぱいまで垂直に差し込む。最後に血液バッグを静かに上向きにして，輸血セットの濾過筒を血液で満たす。

◎表6-4 おもな輸血用血液製剤の種類

| 血液製剤名 | 略語 | 保存温度(℃) | 有効期間 |
| --- | --- | --- | --- |
| 全血製剤 | WB | 2〜6 | 採血後 21 日間 |
| 赤血球製剤 | RBC | 2〜6 | 採血後 28 日間 |
| 血漿製剤 | FFP | −20 以下 | 採血後 1 年間 |
| 血小板製剤 | PC | 20〜24(振盪貯蔵) | 採血後 4 日間 |

◎表6-5 輸血の副作用

| 発症時期 | 症状 | 考えられる原因 |
| --- | --- | --- |
| 輸血開始直後<br>(5〜10 分以内) | 顔面紅潮,腹痛,頻脈,呼吸促拍,熱感,胸部絞扼感,息切れなど | 不適合輸血による血管内溶血反応 |
| 輸血中または輸血後 | 悪寒戦慄,発熱,頭重感,胸部絞扼感,血圧低下,頻脈,喘鳴,全身発赤,瘙痒感,嘔吐,冷汗など | 細菌汚染血の投与<br>アレルギー反応<br>循環血液量増加による急性心不全 |
| 輸血後 1〜2 週間 | 発熱,紅斑,肝障害,下痢,下血,多臓器不全,汎血球減少症など | 輸血後 GVHD* |

\* graft versus host disease の略。移植片対宿主病。輸血した血液製剤中の白血球(リンパ球)が,拒絶されることなく宿主の体内で増殖し,宿主の諸臓器を非自己とみなして攻撃するためにおこる病態をいう。

## ▌ 輸血の開始

(1)血液バッグを点滴スタンドにかけ,輸血用輸液セットのクレンメをゆるめ,滴下速度を調整する。

(2)患者に輸血の開始を知らせる。

(3)開始後,患者の状態を観察し,異常がないかを確認する。

## 5 救急時の注意点と看護

- 輸血開始前には,輸血に伴う合併症や副作用について患者・家族に説明し,輸血承諾書にサインをもらう(緊急の場合は,事後承諾になることもある)。
- 各血液製剤の保存方法を把握し,不適切な保存がされていなかったか,有効期限が切れていないかなどを十分確認する(◎表6-4)。
- 緊急時に保冷されていた赤血球製剤などを大量に輸血する際は,患者の体温を低下させるおそれがあるため,溶血をおこさない範囲で,血液加温器を用いて加温する。
- 輸血の副作用を◎表6-5 に示す。輸血開始直後は重篤なことが多いので,十分な観察が必要であり,異常がみられたらただちに輸血を中止し,医師に報告する。

# I 心電図モニター

## 1 目的

　心電図モニターは，心筋細胞が興奮して収縮するたびに生じる活動電流の変化を体表面から記録するものである。心電図モニターには，身体の2点間に電極を置き，相対的な電位差を測定する双極誘導法を用いた**3点誘導モニター心電図**と，双極誘導法(第I誘導，第II誘導，第III誘導，aVR誘導，aVL誘導，aVF誘導)と単極誘導法(電極直下の心臓の電位を測定する：$V_1 \sim V_6$誘導)を合わせた**12誘導法**がある。3点誘導モニター心電図では，心拍数の変化や不整脈，虚血性変化の有無，電解質異常に関する情報を，非侵襲的かつリアルタイムに得ることができる。標準12誘導心電図では，心筋虚血や不整脈の診断のほかにも，心房・心室の負荷や肥大の診断，電解質の異常などの情報を得ることができる。

## 2 適応

- 心臓の活動を持続的にモニタリングする必要がある場合。
- 心筋虚血が疑われるときなど，心電図検査が必要な場合。

## 3 必要物品

● **3点誘導の場合**　①モニター心電図，②ペーストつき電極，③送信機と受信機，④リード線，⑤アルコール綿
● **12誘導の場合**　①心電計，②電極リード線，③四肢用電極，④胸部用電極，⑤伝導用クリーム，⑥アルコール綿，⑦ティッシュペーパー，⑧記録用紙

## 4 手順

### ▌3点誘導の心電図モニターの場合

(1) 送信機とリード線を接続し，ペーストつき電極を取りつける。
(2) モニター画面に表示する誘導を設定する。基本的には，P波の見やすい第II誘導が選択される。
(3) 患者に目的と方法を説明する。
(4) 上半身の衣類を脱がせ，胸部に直接ペーストつき電極を貼付する(◎図6-20)。
(5) モニター画面に心電図波形が出ていることを確認し，アラームを設定する。

### ▌12誘導の心電図モニターの場合

(1) 心電計に記録用紙をセットし，電源を入れる。
(2) リード線に四肢，胸部それぞれの電極を取りつける。
(3) 患者に目的と方法を説明する。

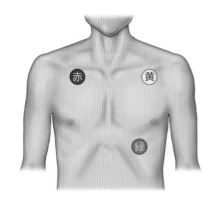

赤(陽極電極)：右鎖骨下窩
黄(不関電極)：左鎖骨下窩
緑(陰極電極)：左前腋線上最下肋骨上

▶図 6-20　電極の貼付部位

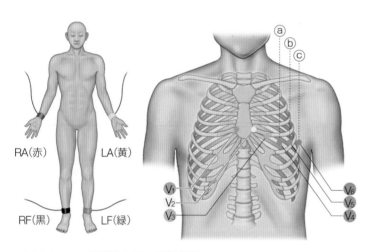

ⓐ　左鎖骨中線
ⓑ　前腋窩線
ⓒ　中腋窩線
Ⓥ₁　第4肋間胸骨右縁
V₂　第4肋間胸骨左縁
Ⓥ₃　V₂とV₄の中間点
Ⓥ₄　第5肋間と左鎖骨中線の交点
Ⓥ₅　V₄の水平線と左前腋窩線の交点
Ⓥ₆　V₄の水平線と左中腋窩線の交点

RA(赤)　　LA(黄)

RF(黒)　　LF(緑)

▶図 6-21　12 誘導心電図の電極部位
四肢それぞれに計4本，胸部に6本の電極を取りつける。肢誘導により6波形，胸誘導により6波形の12波形によりモニタリングする。

（4）検査ができるように身体を露出させ（上半身は下着と衣類をとる。下半身は足首から 10 cm 程度を露出させる），仰臥位をとる。
（5）伝導用クリームをつけた電極を貼付する（▶図6-21）。
（6）モニター画面に心電図波形がきれいに出ていることを確認し，記録を開始する。
（7）ティッシュペーパーでクリームをふきとり，衣類を整える。
（8）患者に検査の終了を知らせる。

## 5 救急時の注意点と看護

・心電図波形を判読するためには，心筋の刺激伝導系のしくみ，正常波形，記録用紙，不整脈について理解しておく必要がある。
・電極が肋間や横隔膜の近くに位置していると，呼吸に伴って基線が動き，きれいな波形が得られないことがあるため，呼吸性変動の少ない位置にはるように注意する。

- 電極装着部位の汗や水分をふき取り，体毛が濃い場合は，除毛も考慮する。
- モニターのアラーム設定は適切に行い，患者に不必要なアラーム音による不安を与えない。
- アラーム時には，患者の状態を観察すると同時に，電極の位置を確認する。

# J　観血的動脈圧モニター

## 1　目的

　橈骨・上腕・大腿動脈のいずれかに留置したカテーテルとトランスデューサとを接続することにより，電気的信号に変換された圧波形と圧測定値をモニター画面に表示する。この方法では，動脈圧の変化を連続的にモニタリングすることができる。また，血液ガス分析のために動脈血を採血するラインとしても使用できる。

## 2　適応

- 持続的な血圧のモニタリングが必要な場合。
- 末梢循環不全のため，非観血的な測定では正確な血圧値が測定できない場合。
- 頻繁に動脈血ガス分析を行わなくてはならない場合。

## 3　必要物品

　①血管内留置針(成人：20〜22 G，小児：22〜24 G)，②消毒薬，③局所麻酔薬，④滅菌手袋，⑤局所麻酔用注射器，⑥局所麻酔用注射針，⑦固定用テープ，⑧延長チューブ，⑨生食バッグ(500 mL)，⑩ヘパリンナトリウム(2,000〜5,000 単位)，⑪圧測定回路(トランスデューサキット)，⑫加圧バッグ，⑬圧ライン，⑭透明フィルムドレッシング，⑮点滴スタンド，⑯小枕またはタオル，⑰針廃棄容器

## 4　手順

### ▍圧測定回路の準備

(1) ヘパリン加生理食塩液をつくる(生理食塩液 500 mL ＋ヘパリンナトリウム 2,000〜5,000 単位)。生食バッグのエアーは抜いておく。

(2) ヘパリン加生理食塩液を加圧バッグに入れ，圧ラインに接続する。

(3) 回路内をヘパリン加生理食塩液で満たす。このとき，回路内に空気を入れずに清潔に行う。加圧バッグは，動脈血の逆流を防止するために，圧を 300 mmHg まで上げる。

(4) 圧トランスデューサを接続し，モニター接続プラグをモニターに接続する(◐図6-22)。

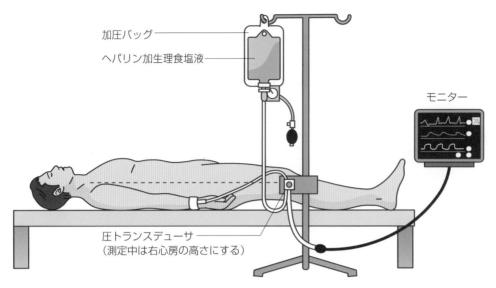

**◖図6-22　観血的動脈圧モニターの測定回路**
このような回路により圧波形と圧測定値をモニター画面に表示し，動脈圧の変化を継続的にモニタリングすることができる。

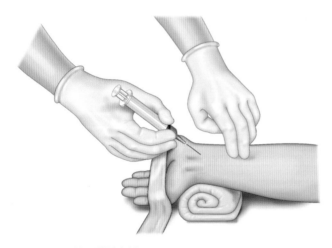

**◖図6-23　橈骨動脈穿刺**
橈骨動脈のほか，上腕・大腿動脈のいずれかに留置したカテーテルとトランスデューサとを接続することにより，動脈圧の変化を連続的にモニタリングすることができる。

## ▌ 医師による動脈穿刺

（1）患者に目的と方法を説明する。

（2）手関節の下にタオルを入れて，軽く背屈にして，手をテープで固定する（◖図6-23）。

（3）穿刺部位を消毒し，局所麻酔をする。

（4）動脈穿刺を行う。

（5）血液の逆流を確認したのち，中枢側を圧迫しながら内針を抜き，圧ライ

○表6-6　観血的動脈圧モニター時の測定値への影響

| 測定値に影響を与える要素 | 実際の血圧との比較 |
| --- | --- |
| トランスデューサの高さ | 低い位置に設置　→　高く表示<br>高い位置に設置　→　低く表示 |
| 回路内の気泡 | 小さい気泡　→　高く表示<br>多量の気泡　→　低く表示 |
| カテーテルの長さ | 長い　→　高く表示 |
| 測定部位 | 末梢動脈　→　高く表示 |

ンに接続する。

■ 圧モニターの開始

（1）回路内の空気を十分抜いてから，留置針を固定する。固定には，挿入部の観察ができるよう，透明フィルムドレッシングを用いる。

（2）三方活栓を大気圧に開放し，0点（基準点）を設定したのち，動脈圧波形が表示されていることを確認する。測定中はトランスデューサを右心房の高さ（第4肋間）に合わせる。

（3）患者に処置の終了を知らせる。

## 5　救急時の注意点と看護

・患者の意識が清明でない場合，体動によりカテーテルが抜去しやすいため，穿刺部の固定や出血の有無に十分注意する。カテーテルを抜去した場合は，すみやかに圧迫止血し，出血量を確認することが必要である。

・穿刺時には，強い疼痛を感じることがあるため，患者の体動に注意する。

・患者はカテーテル挿入による拘束感が強いため，利き腕を避けたり，ラインの固定に注意する。

・モニターのアラーム設定は適切に行い，不必要なアラーム音による不安を与えない。

・モニターに表示された測定値は，トランスデューサの高さ，回路内の気泡の有無，カテーテルの長さ，測定部位に影響を受け，測定誤差が生じるため，注意が必要である（○表6-6）。また適宜，非観血的動脈圧測定を行い，正確な血圧値を判断することが大切である。

# K　膀胱内留置カテーテル

## 1　目的

　カテーテルを尿道口から挿入し，バルーンによって膀胱内に固定し留置することによって，持続的に尿を体外へ排泄させる。また，持続的に尿量と尿性状を確認することにより，組織循環状態などの指標を得ることができる。さらに，無尿か尿閉かの鑑別，外傷による腎損傷や膀胱損傷などの確認を行

うこともできる。

## 2　適応

- 意識障害，ショック状態や腎機能障害などで時間的な尿測定が必要な場合。
- 外傷により腎損傷，尿道・尿管損傷，膀胱損傷が疑われる場合。
- 尿道結石，膀胱腫瘍などで尿閉がある場合（絶対的適応）。
- 治療上，ベッド上での安静を必要とする場合。

## 3　必要物品

　①消毒薬，②水溶性潤滑油，③膀胱内留置カテーテル（14〜20 Fr），④閉鎖式蓄尿袋，⑤注射器，⑥滅菌精製水（5〜10 mL），⑦ディスポーザブル手袋または滅菌手袋，⑧鑷子，⑨膿盆，⑩固定用テープ，⑪処置用シーツ，⑫滅菌ガーゼ

## 4　手順

### ▌ カテーテルの準備

(1) 膀胱内留置カテーテルと閉鎖式蓄尿袋を接続する。接続は清潔に行い，蓄尿袋の排液口が閉鎖していることを確認する。
(2) 注射器に滅菌精製水を吸引し，蒸留水注入口に接続する。
(3) 注入口からバルーンに滅菌精製水を入れ，バルーンが均等にふくらむか，もれはないかを確かめる。
(4) 水溶性潤滑油を滅菌ガーゼにとり，カテーテルの先端に塗布する。

### ▌ カテーテルの挿入

(1) 患者に目的と方法を説明する。
(2) 患者の体位を，男性の場合は下肢を伸展させた体位に，女性の場合は，仰臥位で膝を立て，膝の間を肩幅程度に離した体位に整える。
(3) 尿道口を消毒する。
　〈男性の場合〉
　　　　手袋を装着し，陰茎冠状溝を中指と環指ではさみ固定する。その後，母指と示指で尿道口を開き消毒する。
　〈女性の場合〉
　　　　手袋を装着し，片手の母指と示指で小陰唇を開き，尿道口を露出する。消毒は，外尿道口を中央→右→左の順に行う。
(4) 膀胱内留置カテーテルを挿入する。
　〈男性の場合〉
　　　①亀頭部を露出したまま陰茎を腹壁側 45〜90 度の角度で伸展させる。
　　　②鑷子または滅菌手袋を用いて，カテーテルを 15〜25 cm 程度ゆっくり挿入する（●図 6-24-a）。
　　　③カテーテルが尿道球部に達すると，壁にあたる感じがあるので，陰茎の支持角度を腹壁側 90〜120 度の方向にかえて伸展させ，挿入する（●図 6-24-b）。

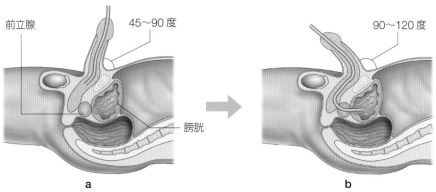

**a**

亀頭部を露出したまま陰茎を腹壁側45〜90度
の角度で伸展させ，カテーテルを15〜25 cm
程度ゆっくり挿入する。

**b**

カテーテルが壁にあたる感じがし，尿道球部
に達したら，陰茎の支持角度を腹壁側90〜
120度の方向にかえて伸展させて挿入する。

◎**図6-24 膀胱カテーテルの挿入（男性）**

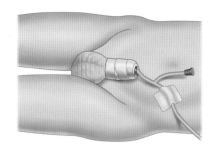

**a. 男性の場合**
陰茎を挙上した状態で固定する。

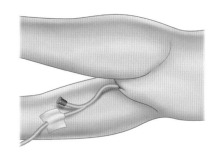

**b. 女性の場合**
ゆとりをもたせて大腿内側に固定する。

◎**図6-25 膀胱カテーテルの固定**

④続いて尿道括約筋，前立腺をこえて膀胱内に到達したら，尿の流出を
確認し，さらに2 cm程度カテーテルを進め，バルーンを精製水で満
たす。

〈女性の場合〉

①鑷子または滅菌手袋を用いて，カテーテルを3〜4 cm程度ゆっくり
挿入する。

②尿の流出を確認したら，さらに2 cm程度カテーテルを進め，バルー
ンを精製水で満たす。

▌**カテーテルの固定**

（1）カテーテルをゆっくり引き，バルーンが膀胱頸部でとまることを確認し
たあとにテープで固定する。

〈男性の場合〉

陰茎を挙上した状態で固定する（◎図6-25-a）。

〈女性の場合〉

ゆとりをもたせて大腿内側に固定する（◎図6-25-b）。

（2）患者に処置の終了を知らせる。

## 5 救急時の注意点と看護

- 膀胱内留置カテーテル挿入時は，プライバシーの保護と保温ができるよう環境を整える。
- 膀胱カテーテル挿入時の刺激によって，尿道の痛みを訴えたり，バルーンによる膀胱への刺激症状として尿意を訴えることがある。ほとんどの場合，数時間で消失することを伝え，患者の不安を緩和する。
- 滅菌精製水を注入する際に患者が痛みを訴えたら，尿道内でバルーンがふくらんで尿道損傷をおこす可能性があるため，注入を中止してカテーテルを抜去し，もう一度挿入を試みる。
- 男性の場合，カテーテル挿入時に抵抗がある場合には，尿道損傷や仮性尿道形成の危険性があるため，無理に挿入せず医師に報告する。また尿道括約筋をこえる際には，力んでいると入りにくいため，口で呼吸するよう説明しながら挿入する。
- 蓄尿袋は患者の身体より低い位置になければ，うまくドレナージされない。また，膀胱の位置より高くすると，尿が逆流し，感染の原因となるため注意が必要である。

# L 胃管挿入・胃洗浄

## 1 目的

　胃管挿入は，胃内容物の吸引による減圧，胃内への薬剤や栄養の投与，胃内の出血の監視などを目的とし，胃洗浄は，胃内容物（薬物や毒物）の排泄，上部消化管出血に対しての血液・血塊の除去と冷却止血，緊急胃十二指腸ファイバースコープの前処置などを目的とする。

## 2 適応

### ▌胃管挿入

- 意識障害や人工呼吸管理下にある場合。
- 意識障害などで，絶飲食の期間が長くなることが予測される場合。
- 上部消化管の手術後。
- 胃内への薬剤や栄養の投与が必要な場合。

### ▌胃洗浄

- 薬物や毒物による急性中毒が疑われる場合で，服用から1時間以内である場合。

## 3 必要物品

● **胃管挿入・留置**　①胃管チューブ（成人では 14〜18 Fr），②水溶性潤滑

油，③注射器（10 mL，50 mL），④聴診器，⑤マギール鉗子，⑥チューブ固
定用テープ，⑦ディスポーザブル手袋，⑧排液袋，⑨接続用バブルチューブ，
⑩胃管用三方活栓，⑪（必要時）ゴーグル，マスク

● **胃洗浄**　①胃管チューブ（成人では 22～24 Fr の 2 重管），②Y コネク
ター，③洗浄液（微温湯または生理食塩液），④イリゲーター，⑤接続用バブ
ルチューブ 2～3 本，⑥水溶性潤滑油，⑦排液袋もしくはバケツ，⑧チュー
ブ固定用テープ，⑨聴診器，⑩クランプ鉗子 2 つ，⑪バイトブロック，⑫点
滴スタンド，⑬ディスポーザブル手袋，⑭（必要時）ゴーグル，マスク

## 4　手順

### ▌胃管挿入

胃管の挿入は，経口・経鼻のどちらでもよい。多くの場合，経鼻が選択される。

（1）患者に目的と方法を説明する。

（2）患者の体位を整える。可能であれば座位または半座位で行う。臥位にて
　　行う場合は，下顎を挙上すると挿入しやすい。

（3）胃管チューブの表面に水溶性潤滑油を塗布し，咽頭へと先端を進め，嚥
　　下運動に合わせてゆっくり挿入していく。挿入困難な場合や気管挿管さ
　　れている患者では，喉頭鏡を用いて口腔・鼻腔を直接確認し，マギール
　　鉗子を用いて食道内に挿入する。成人では，50～55 cm 挿入する。

（4）注射器で胃内容を吸引する。また，空気を少量，胃管から注入し，心窩
　　部の聴診で気泡音を確認すればチューブが胃内にあると判断する。
　　チューブの気管への誤挿入がないこと，胃内にカテーテルの先端がある
　　ことを確認するため，チューブ挿入後には胸部単純 X 線撮影で確認す
　　る。

（5）胃管を，鼻翼または鼻の下か横に，チューブ固定用テープで固定する。

（6）持続排液をする場合には，胃管チューブと三方活栓，接続用バブル
　　チューブ，排液袋を接続する。

（7）患者に処置の終了を知らせる。

### ▌胃洗浄の準備

（1）口角とイリゲーター液面の高さの差が約 50 cm となるように，点滴ス
　　タンドを調節する。

（2）排液チューブとイリゲーター側のチューブを，Y コネクターで接続す
　　る。

（3）排液チューブの先端を排液袋もしくはバケツに固定し，クランプ鉗子で
　　はさむ。

（4）イリゲーター内に微温湯もしくは生理食塩液を注入し，クランプ鉗子で
　　はさむ。

（5）胃管チューブを Y コネクターに接続する。

### ▌胃洗浄

（1）患者に目的と方法を説明する。

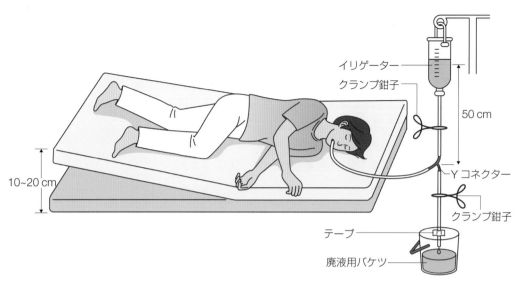

イリゲーター

クランプ鉗子

50 cm

Y コネクター

クランプ鉗子

テープ

廃液用バケツ

10〜20 cm

◉**図 6-26　胃洗浄の体位と回路**

胃洗浄時は，左側臥位で足側を 10〜20 cm 高くし，頭部を低くした姿勢をとる。イリゲーター側のクランプ鉗子を外して洗浄液を胃管内に注入し，その後排液側のクランプ鉗子を外す。洗浄液の注入と排液の操作を，排液がきれいになるまで繰り返し行う。

（2）患者の体位を整える。体位は左側臥位で，足側を 10〜20 cm 高く，頭部を低くした姿勢をとる（◉図 6-26）。

（3）イリゲーター側のクランプ鉗子を外し，洗浄液を胃管内に注入する。注入終了後は，クランプ鉗子ではさむ。1 回の洗浄量は 200〜300 mL とする。

（4）1 分くらい放置してから，排液側のクランプ鉗子を外す。

（5）洗浄液の注入と排液の操作を，排液がきれいになるまで繰り返し行う。このとき，注入量と逆流量を観察しておく。

（6）胃洗浄施行後，持続排液をする場合には，胃管チューブと三方活栓，接続用バブルチューブ，排液袋を接続する。持続排液が不要の場合は，胃管チューブを抜去する。

（7）患者に処置の終了を知らせ，体位を水平に戻す。

## 5　救急時の注意点と看護

- 出血しやすい食道静脈瘤，狭窄や穿孔が考えられる食道疾患などの場合は，胃管挿入は行わない。それでも挿入が必要な場合には，内視鏡下にて行われる。

- 鼻出血や髄液漏がある場合は，経鼻的な挿入や留置は禁忌である。

- 強酸や強アルカリなど，粘膜腐食物質の服毒の場合，胃洗浄は行わない。

- 胃管チューブ挿入時は，誤嚥，鼻咽頭粘膜からの出血，気管内への誤挿入，胃出血，穿孔などの合併症をおこす可能性があるため，十分な観察が必要である。

- 胃管チューブの挿入時には患者の協力が必要であるが，吐きけを伴うこと

があるので，患者へ声をかけ，不安の軽減に努めるよう配慮する。また嘔吐した際には，誤嚥することがないよう，意識障害のある患者にはとくに注意が必要である。

- 胃管チューブ挿入後は，におい，色，薬物混入の有無など，排液の性状や量を確認する。
- 上部消化管出血の場合，冷却した生理食塩液で胃洗浄を行うが，この場合は低体温や不整脈の出現に注意し，モニタリング下で行うとともに，保温を心がける。
- 胃洗浄による胃液の排泄により，電解質異常をきたすことがあるので注意する。
- 胃洗浄後には，腸に流出した毒物を瀉下（しゃげ）するために下剤を胃管内に注入しておくこともある。その場合，排便時の便の性状や量を確認することが必要である。
- 胃洗浄の際，注入する洗浄液の位置が高すぎると，注入速度が速くなり，胃を傷つけたり胃内容物を腸へ流し出してしまうおそれがあるので注意が必要である。

# M 穿刺

## 1 胸腔穿刺

### 1 目的

　胸腔内に貯留した気体・液体を体外に排出し，呼吸・循環動態の改善をはかる治療的側面と，貯留液を採取し，疾患の鑑別や病変の原因を検索する診断的側面がある。

### 2 適応

#### 治療的胸腔穿刺
- 緊張性気胸（ききょう）に対する緊急脱気（閉塞性ショックの解除）が必要な場合。
- 自然気胸，外傷性気胸に対する脱気が必要な場合。
- 外傷性血胸（けっきょう），膿胸（のうきょう），胸膜炎やうっ血性心不全などによる胸水の排液が必要な場合。
- その他，薬剤の注入などに必要な場合。

#### 診断的胸腔穿刺
- 胸水貯留の原因が特定されていない場合。
- 採取した貯留液の性状観察に加えて，一般検査，細胞診検査（腫瘍細胞の検出），細菌検査（感染症の起因菌の判定）などを行う場合。

## 3　必要物品

　①消毒液，②滅菌手袋・滅菌ガウン，③マスク・キャップ，④滅菌シーツ，⑤滅菌ガーゼ，⑥局所麻酔薬，⑦局所麻酔用注射器・注射針，⑧ディスポーザブルの防水シーツ(血液などからの汚染防止)，⑨穿刺針(16〜18 G 静脈内留置針)，⑩カテラン針(20〜23G 試験穿刺用)，⑪注射器，⑫三方活栓，⑬延長チューブ，⑭滅菌スピッツ(検体提出用)，⑮排液バッグ(必要時)，⑯超音波診断装置(エコー)，⑰処置台(ワゴン)

## 4　手順

### ▋胸腔穿刺の準備

(1) 患者・家族に目的や方法，合併症について説明し同意を得る。

(2) 術者が操作しやすい高さにベッドを調節する。

(3) 患者の体位は，仰臥位またはファウラー位とする。上着(寝衣)を脱がせ，背面に防水シーツを敷いておく。また，穿刺側の上肢を頭側へ外転挙上させて体位の固定を行う。

(4) エコーを用いて穿刺部位や深さを確認し，必要時マーキングを行う。一般的な穿刺部位は，気胸に対する脱気の場合は鎖骨中線上第2肋間または第3肋間，貯留液の採取・排液の場合は前腋窩線上第5肋間，中腋窩線上第6肋間，後腋窩線上第7肋間である(●図6-27)。

(5) マスク・キャップをした術者へ，滅菌手袋・滅菌ガウンを清潔に手渡し，装着の介助を行う。

(6) 処置台に清潔野をつくり，滅菌物を清潔に取り出す。

### ▋医師による胸腔穿刺

(1) 穿刺部位から周囲に向かって消毒し，滅菌シーツ(穴あき)をかけ，局所麻酔を行う。

(2) 穿刺針またはカテラン針で穿刺し，針を進めていく。穿刺の際，患者の協力が得られれば呼息状態で呼吸を一時的にとめてもらう。

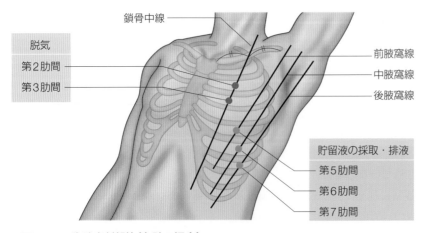

●図 6-27　胸腔穿刺部位(左肺の場合)

（3）胸腔内に挿入後，穿刺針の内筒を抜き，注射器で貯留液を吸引する。緊張性気胸の場合，穿刺針の内筒を抜いた時点で脱気音が聴取できる。三方活栓と延長チューブを接続すれば，注射器で吸引した貯留液を，三方活栓を介して排液させることができる。検体提出の場合は，滅菌スピッツに採取する。排液が多い場合は，排液バッグに接続することもある。

（4）貯留液が排出されたら，穿刺針（外筒）を抜去し，滅菌ガーゼで用手圧迫する。

（5）穿刺部位を消毒し，滅菌ガーゼでおおい固定する。

（6）患者に処置の終了を知らせ，ガーゼ周囲の消毒液を清拭し，体位を整える。

（7）胸部単純 X 線検査を行い，穿刺の結果と合併症の有無を確認する。

## 5 救急時の注意点と看護

- 呼吸状態によっては仰臥位やファウラー位が保てない場合がある。その場合，座位や起座位で処置できるように体位を調整する。ただし，処置中の急変やドレナージの必要性が生じた際に対応しづらくなるため注意が必要である。

- 肋骨下縁には肋間動脈，肋間静脈，肋間神経が走行しており，穿刺の際に損傷させてしまう可能性がある。動静脈損傷による出血性ショック，神経損傷による激しい疼痛および迷走神経反射による血圧低下や徐脈をきたしやすい。また，咳嗽（がいそう）や不意な動きにより，肺実質や胸膜を損傷する可能性もある。バイタルサインや患者の様子を観察しながら処置の介助を行う。訴えがある場合には言葉で伝えるように説明する。

- 胸腔内貯留液を排液させる際，注射器や三方活栓の脱着時に空気が胸腔内に引き込まれないように注意する。

- 処置中は疼痛を伴い，穿刺針や医療器具，処置の状況を見ることでも不安や恐怖心をいだく場合がある。患者に声かけを行いながら，疼痛緩和に最大限努める。

# 2 胸腔ドレナージ

## 1 目的

　胸腔内にドレーンを挿入し，持続的に貯留した気体・液体を体外に排出することで，胸腔内圧の適正化と肺の再拡張を促す。貯留液による炎症や感染を防ぐ。

## 2 適応

- 治療的胸腔穿刺に準じる。

- そのほか，開胸術（肺・食道・心臓など）後のモニタリング，胸腔内の洗浄などの場合。

## 3 必要物品

胸腔穿刺①～⑧に準じ，そのほかに次の物品を準備する。⑨メス（小刃刀），⑩ペアン鉗子（曲），⑪トロッカーカテーテル（脱気目的の場合20Fr前後，排液目的の場合28Fr以上），⑫コネクターつき接続チューブ，⑬低圧持続吸引器，⑭排液バッグ（低圧持続吸引器専用のもの），⑮滅菌蒸留水，⑯縫合セット（持針器，縫合糸・針含む），⑰滅菌ガーゼ（固定用）またはフィルムドレッシング材，⑱固定テープ，⑲ドレーン鉗子，⑳タイ・タイガン

使用する器具がパッケージ化されたアスピレーションキットを用いる場合，⑨～⑫は準備が不要である。ただし，カテーテルの径が細く，血胸や膿胸などのドレナージには向かない。

## 4 手順

### 胸腔ドレーン挿入の準備

（1）胸腔穿刺の準備に準じる。

（2）必要に応じて，鎮痛・鎮静薬を投与する。

（3）あらかじめ水封部（ウォーターシール部）に滅菌蒸留水を適量入れ，低圧持続吸引器にセットしておく。

### 医師による胸腔ドレーン挿入

（1）穿刺部位から周囲に向かって消毒し，滅菌シーツ（穴あき）をかける。必要時，滅菌シーツ（穴なし）を追加し，清潔野を広くとる。

（2）穿刺部周囲の皮下から壁側胸膜まで局所麻酔を行う。

（3）メスで穿刺部の皮膚を小切開し，ペアン鉗子で切開孔を壁側胸膜まで剝離する。

（4）切開孔からトロッカーカテーテルを挿入し，カテーテル内のくもりや貯留液の排出が確認できたら内筒を抜き，ドレーン鉗子でいったんカテーテルをクランプする。

### 胸腔ドレナージの開始

（1）トロッカーカテーテルと接続チューブをつなぎ，低圧持続吸引器にセットしておいた排液バッグに接続する（○図6-28）。

（2）指示された吸引圧を設定し，クランプを外して吸引を開始する。一般的に，持続吸引圧は－10～－20 cmH$_2$O で設定する。

（3）トロッカーカテーテルを皮膚に縫合固定する。

（4）カテーテル挿入部を消毒し，滅菌ガーゼまたはフィルムドレッシング材で固定する。カテーテルの固定は，カテーテル挿入部の1か所だけでなく，屈曲や事故抜去を防ぐため挿入部から離れた場所で1～2か所追加で行うとよい。その際，カテーテルによる皮膚への圧迫を避けるため，カテーテルのまわりを包み込むように固定する（Ω型）。

（5）トロッカーカテーテルと接続チューブで延長させた箇所（コネクター接続部）は，タイとタイガンで接続補強する。

（6）患者に処置の終了を知らせ，固定部周囲の消毒液を清拭し，体位を整える。

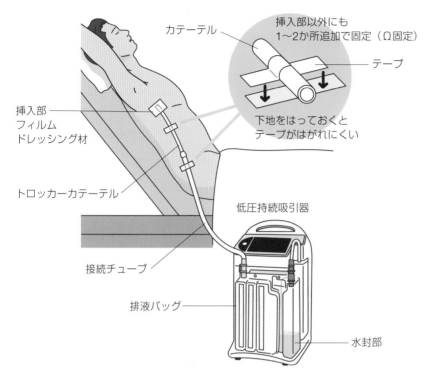

カテーテル

挿入部以外にも
1～2か所追加で固定（Ω固定）

テープ

下地をはっておくと
テープがはがれにくい

挿入部
フィルム
ドレッシング材

トロッカーカテーテル

低圧持続吸引器

接続チューブ

排液バッグ

水封部

◉**図 6-28　ドレナージ回路と固定**

（7）胸部単純 X 線検査を行い，カテーテル挿入位置やドレナージの結果，
合併症の有無を確認する。

## 5　救急時の注意点と看護

- トロッカーカテーテルの径は太く，挿入時および挿入後にも疼痛や拘束感
を伴うため，患者の訴えを傾聴し，鎮痛薬の投与や体位の工夫を行い，症
状の緩和に努める。
- 肺虚脱が顕著な気胸または血胸の解除の際には，再膨張性肺水腫の発症に
注意する必要がある。長時間虚脱していた肺がドレナージによって急速に
再膨張し，肺血流の増加と血管透過性の亢進によって生じる。呼吸状態の
悪化をまねくおそれがあるため，排液量の調整や陰圧をかけすぎない圧管
理が必要である。
- 人工呼吸器による陽圧換気下にある場合，カテーテルの閉塞や屈曲などで
脱気不良となると容易に緊張性気胸にいたるため，呼吸音の左右差など身
体症状とともに，水封部のエアリークや液面（呼吸性変動）の観察を経時的
に行い，ドレナージが適切に行われるように管理する。
- 各種検査や処置に伴って，患者の移送が必要な場面がある。排液コント
ロールが必要な場合を除いて，基本的にはカテーテルをクランプせずに移
送する。その場合，逆行性感染に注意が必要である。カテーテルの接続部
の外れ，ドレーン回路の破損などに備えて，いつでもクランプできるよう
ドレーン鉗子を持参しておくとよい。

• 排液が血性で，100〜200 mL/時が持続する場合，止血術または再手術となる可能性が高い。排液量・性状を継続観察し，異常がみられた場合はただちに医師に報告する。

# 3 心嚢穿刺

## 1 目的

　心タンポナーデを解除し，血行動態の改善をはかる治療的側面と，心嚢液（しんのう）の性状から心嚢液貯留の原因疾患を検索する診断的側面がある。

## 2 適応

• 外傷性や急性心筋梗塞による心破裂，心・大血管損傷，急性大動脈解離などにより心タンポナーデをきたしている場合（閉塞性ショックの解除）。
• 各種心膜炎や悪性腫瘍などによって貯留した心嚢液の排液と精査が必要な場合。

## 3 必要物品

　胸腔穿刺①〜⑧に準じ，そのほかに次の物品を準備する。⑨心嚢穿刺針，⑩注射器，⑪三方活栓，⑫延長チューブ，⑬滅菌スピッツ（検体提出用），⑭超音波診断装置（エコー）・エコープローブカバー，⑮縫合セット（持針器，縫合糸・針含む），⑯滅菌ガーゼ（固定用）またはフィルムドレッシング材，⑰固定テープ，⑱救急医薬品（硫酸アトロピンなど）

　心膜穿刺用キットを用いる場合，使用する器具がパッケージ化されているため，⑨〜⑫は準備が不要である。⑮〜⑰はドレーンを留置する際に必要となる。

## 4 手順

### ▌心嚢穿刺の準備

(1) 患者・家族に目的や方法，合併症について説明し同意を得る。
(2) 術者が操作しやすい高さにベッドを調節する。
(3) 患者の体位をセミファウラー位にする。心嚢貯留液が穿刺部位から近い下方に移動し，心筋損傷のリスクを低減できる。
(4) 上着（寝衣）を脱がせ，背面に防水シーツを敷く。
(5) エコーを用いて心嚢液の貯留を確認する。
(6) マスク・キャップをした術者へ，滅菌手袋・滅菌ガウンを清潔に手渡し，装着の介助を行う。
(7) 処置台に清潔野をつくり，滅菌物を清潔に取り出す。エコーガイド下穿刺の場合，エコープローブカバーを出しておく。
(8) 待機的処置の場合，医師の指示のもと前投薬として硫酸アトロピンを投与する。

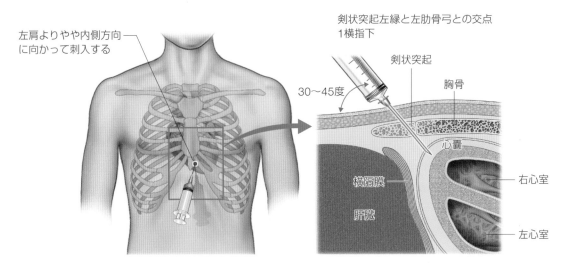

左肩よりやや内側方向に向かって刺入する

剣状突起左縁と左肋骨弓との交点
1横指下

30〜45度

剣状突起

胸骨

心囊

横隔膜

肝臓

右心室

左心室

●図6-29　心囊穿刺部位

### ▌医師による心囊穿刺

(1) 穿刺部位（剣状突起左縁と左肋骨弓との交点より1横指下）から周囲に向けて消毒し，滅菌シーツ（穴あき）をかける。

(2) 穿刺部位周囲に局所麻酔を行う。

(3) 胸壁に対して30〜45度の角度で，左肩よりやや内側方向に向けて穿刺する（●図6-29）。安全面からエコーガイド下穿刺が望ましい。

(4) 穿刺針を安定させて，心囊液を採取する。検体提出の場合は，滅菌スピッツに採取する。

(5) 滅菌ガーゼで穿刺部を押さえながら穿刺針を抜去し，しばらく用手圧迫する。ドレーンを留置する場合，穿刺針から心膜穿刺用キット内にあるガイドワイヤーを挿入し，ピッグテールカテーテルなどを留置する。カテーテルを皮膚に縫合固定し，排液バッグを接続する。

(6) 用手圧迫後，穿刺部の異常がないことを確認し，滅菌ガーゼで固定する。ドレーンを留置した場合は，フィルムドレッシング材を貼付する。

(7) 患者に処置の終了を伝え，固定部周囲の消毒液を清拭し，体位を整える。

## 5　救急時の注意点と看護

- 心タンポナーデは，心臓の拡張運動が障害され，ショックや心停止にいたる。心囊穿刺は，それらを回避するための一時的な処置であり，心膜開窓術や開胸術といった根本的治療が必要となる場合がある。緊急手術の可能性も念頭におき，対応できるように準備しておく必要がある。

- 心囊穿刺の合併症として，冠動脈穿刺や心腔内穿刺，腹腔内臓器損傷（肝損傷など），気胸，不整脈などがある。救急カート，救急医薬品，除細動器などをすぐに使用できるようにしておき，穿刺中・後はとくに，身体症状や各種モニターを厳重に監視する。

- 胸部に穿刺針を刺す処置であり，患者の精神的負担は大きい。患者の表情や言動を観察し，声かけやタッチング，十分な説明を行い，可能な限り精

神的苦痛の緩和に努める。

 # 4 腹腔穿刺

## 1 目的

腹腔内を穿刺し，貯留した液体を体外に排出することで，呼吸機能の改善や苦痛緩和をはかる治療的側面と，貯留液を採取し，疾患の鑑別や病変の原因を検索する診断的側面がある。

## 2 適応

### 治療的腹腔穿刺

- 外傷などによる腹腔内出血があり，血液など液体の貯留がみとめられる場合。
- 肝硬変やがん性腹膜炎などで大量に腹水が貯留している場合。
- 腹水貯留により，横隔膜が挙上し呼吸困難を呈している場合。
- 腹水貯留により，腹部膨満感や腹痛などの症状が強く，苦痛を伴っている場合。
- そのほか，薬剤の注入などに必要な場合。

### 診断的腹腔穿刺

- 腹水貯留の原因が特定されていない場合。細胞診検査（腫瘍細胞の検出），細菌検査（感染症の起因菌の判定）などを行い精査する。
- CT検査や超音波検査などの画像診断で腹水の性状が判定できない場合。

## 3 必要物品

胸腔穿刺①〜⑧に準じ，そのほかに次の物品を準備する。⑨穿刺針（血管内留置針やカテラン針），⑩注射器，⑪三方活栓，⑫延長チューブ，⑬滅菌スピッツ（検体提出用），⑭超音波診断装置（エコー）・エコープローブカバー

ドレーンを留置する場合は，アスピレーションキットなどの腹腔穿刺用キットを用いる。あわせて，縫合セット，排液バッグ，固定に必要なガーゼやフィルムドレッシング材などを用意する。

## 4 手順

### 腹腔穿刺の準備

(1) 患者・家族に目的や方法，合併症について説明し同意を得る。

(2) 術者が操作しやすい高さにベッドを調節する。

(3) 患者の体位は，仰臥位またはファウラー位とする。腹部を露出し，背面から殿部にかけて防水シーツを敷いておく。

(4) エコーを用いて腹水の貯留とその程度を確認し，安全に穿刺できる部位を選定する。下腹壁動脈への誤穿刺を避けるため，腹直筋外側の左右上下4点，とくに臍と上前腸骨棘を結ぶモンロー・リヒター線の外側

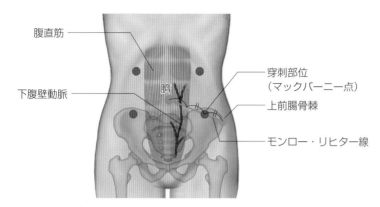

腹直筋

下腹壁動脈

臍

穿刺部位
（マックバーニー点）

上前腸骨棘

モンロー・リヒター線

◦**図 6-30　腹腔穿刺部位（左側の場合）**

1/3 の部位（マックバーニー点）を穿刺部位とする（◦図 6-30）。

（5）必要があれば腹囲測定（臍上と最大）を行い，穿刺前後の値を記録する。

（6）マスク・キャップをした術者へ，滅菌手袋・滅菌ガウンを清潔に手渡し，装着の介助を行う。

（7）処置台に清潔野をつくり，滅菌物を清潔に取り出す。エコーガイド下穿刺の場合，エコープローブカバーを出しておく。

### ▌医師による腹腔穿刺

（1）穿刺部位から周囲に向かって消毒し，滅菌シーツ（穴あき）をかける。

（2）穿刺部位周囲に局所麻酔を行う。

（3）穿刺し，貯留液を確認する。安全面からエコーガイド下穿刺が望ましい。

（4）穿刺針を安定させて，貯留液を採取する。検体提出の場合は，滅菌スピッツに採取する。

（5）滅菌ガーゼで穿刺部を押さえながら穿刺針を抜去し，しばらく用手圧迫する。ドレーンを留置する場合，穿刺針から腹腔穿刺用キット内にあるガイドワイヤーを挿入し，ピッグテールカテーテルなどを留置する。カテーテルを皮膚に縫合固定し，排液バッグを接続する。

（6）用手圧迫後，穿刺部の異常がないことを確認し，滅菌ガーゼで固定する。ドレーンを留置した場合は，フィルムドレッシング材を貼付する。

（7）患者に処置の終了を伝え，固定部周囲の消毒液を清拭し，体位を整える。

## 5　救急時の注意点と看護

- 腸管穿刺，膀胱・胃穿刺，血管損傷などの合併症が発生する可能性があるため，排液の性状やバイタルサイン，身体症状の変化に注意して観察を行う。

- 貯留液の急速な排液は，腹腔内圧の急激な低下，循環血液量の不均等等につながり，ショックにいたる可能性があるため，患者の自覚症状とともに循環動態の観察を十分に行う必要がある。

- 大量の腹腔内出血があり，腹腔内圧が上昇している場合，腹部コンパートメント症候群を回避するため経皮的ドレナージを行う必要がある。ただし，臓器破裂や穿孔で止血が得られていない，一時的な減圧にとどまってしま

う，ショックを呈しているといった場合には，ドレナージを行わず緊急開腹術となる可能性が高い。これらを念頭におき，いつでも対応できるように備えておく。

# 5 腰椎穿刺

## 1 目的

　腰部クモ膜下腔を穿刺し，髄液圧の測定や，髄液を採取してその性状観察，細胞診検査などを行うことにより，中枢神経系および髄膜の病変に対する診断が可能となる。また，薬物の髄腔内注入，髄液排液による減圧といった治療目的でも行われる。

## 2 適応

- 髄膜炎や脳炎などの中枢神経系の感染症が疑われる場合。
- クモ膜下出血（頭部 CT で確定診断できない）が疑われる場合。
- 多発性硬化症やギラン-バレー症候群など炎症性疾患の診断や回復の程度を評価する場合。
- 腫瘍細胞の中枢神経への浸潤の有無を評価する場合。
- 特定の抗がん薬や麻酔薬などの投与を行う場合。
- 髄液の持続ドレナージが必要な場合。

## 3 必要物品

　胸腔穿刺①〜⑧に準じ，そのほかに次の物品を準備する。⑨スパイナル針（21G または 23G），⑩三方活栓，⑪圧測定用マノメータ，⑫滅菌スピッツ（検体提出用），⑬注射器（必要時），⑭絆創膏

## 4 手順

### ▌腰椎穿刺の準備
（1）患者・家族に目的や方法，合併症について説明し同意を得る。
（2）術者が操作しやすい高さにベッドを調節する。
（3）患者の体位は，術者側に背面が向くように側臥位にする。背面を露出し，腰の下に防水シーツを敷いておく。また，両膝を深く曲げ，背面を丸めて腰椎骨間腔を可能な限り開くような体勢にする（◉図6-31-a）。
（4）マスク・キャップをした術者へ，滅菌手袋・滅菌ガウンを清潔に手渡し，装着の介助を行う。
（5）処置台に清潔野をつくり，滅菌物を清潔に取り出す。

### ▌医師による腰椎穿刺
（1）穿刺部位から周囲に向かって消毒し，滅菌シーツ（穴あき）をかける。穿刺部位は，ヤコビー線（左右の腸骨稜上縁を結ぶ線）を目安とし，$L_4$・$L_5$または $L_3$・$L_4$棘突起間が選択される❶（◉図6-31-b）。

---

**NOTE**

❶ 穿刺部位を $L_4$・$L_5$または $L_3$・$L_4$間とする理由は，脊髄終末が $L_1$〜$L_2$上縁にあり，脊髄損傷を防ぐためである。

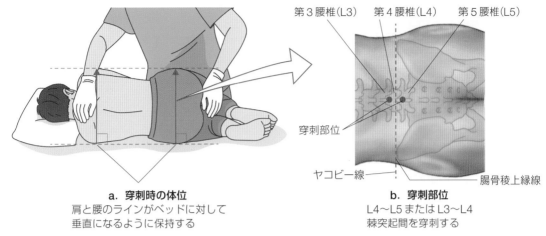

第3腰椎(L3)　第4腰椎(L4)　第5腰椎(L5)

穿刺部位

ヤコビー線　　　　　　　　　　　　　　腸骨稜上縁線

**a. 穿刺時の体位**
肩と腰のラインがベッドに対して
垂直になるように保持する

**b. 穿刺部位**
L4〜L5 または L3〜L4
棘突起間を穿刺する

◉図6-31　腰椎穿刺部位と体位保持

（2）穿刺部位に局所麻酔を行う。
（3）スパイナル針を用いて穿刺する。先端が硬膜を貫通し，クモ膜下腔に達したら髄液の流出が確認できる。三方活栓にマノメータを接続し，性状を観察しながら初圧を測定する。三方活栓を操作し，マノメータ内の髄液を滅菌スピッツに採取したら，終圧を測定し針を抜去する。
（4）穿刺部位をしばらく用手圧迫し，消毒後に絆創膏を貼付する。
（5）患者に処置の終了を伝え，消毒液で汚染した部位を清拭し，体位を整える。

## 5 救急時の注意点と看護

- 患者の体位保持がむずかしい場合，看護師は術者の対側（患者の正面）に立ち，患者の肩と膝窩部をかかえ込むように保持する。また，患者の肩や腰のラインがベッドに対して垂直になるように体位を固定する。
- 出血傾向（出血性疾患や抗凝固薬服用中など）がある場合，穿刺後の出血，血腫形成のリスクが高い。穿刺時は，咳嗽をしたり，急に身体を動かしたりしないように伝え，訴えがあるときには口頭で知らせるよう説明する。
- 中枢神経系への感染を防ぐため，徹底した無菌操作が必要である。
- 穿刺後24〜48時間以内に，髄液の漏出による低髄圧症状として頭痛やめまい，吐きけ・嘔吐を生じることがある。処置後1時間程度は仰臥位とし，安静を保つ必要がある。その後，穿刺部の状態と身体症状を継続観察する。

# N 整復固定と牽引

## 1 整復固定

### 1 目的

　体幹や四肢などの患部を整復・固定することにより，患部の安静や消炎・鎮痛効果が期待できる。また，変形の矯正，整復位の保持を行うことで，不良肢位や新たな損傷の予防につながる。固定法には，ギプス包帯法，副子法，テーピングや弾性・伸縮包帯を用いた絆創膏包帯法，装具による固定などがある。

### 2 適応

- 骨折や脱臼，重篤な捻挫がある場合。
- 腱や靱帯などの軟部組織損傷がある場合。
- 観血的手術後の内固定保護が必要な場合。

### 3 必要物品

● **ギプス包帯法**　①ストッキネット，②ギプス下巻き(オルソラップや綿包帯など)，③ギプス包帯(プラスチックギプスまたは石膏ギプス)，④ギプス剪刀，⑤バケツ(プラスチックギプスの場合は水，石膏ギプスの場合は42〜45℃の湯を入れる)，⑥ディスポーザブルの防水シーツ，⑦処置用ゴム手袋
● **副子法**　①金網副子(ソフトシーネ)，ギプス副子，アルミ副子など，②弾性包帯，③固定テープ

　ギプスを用いて副子固定する場合，ギプスシーネ(オルソグラス®やGRスプリント®など)やギプスシャーレ(ギプスが固まったのち，半分にカットしたもの)を副子として利用する。ギプスシーネを用いる場合，ギプス包帯法④〜⑦が必要となる。ギプスシャーレを作成する場合は，ギプスカッターが必要となる。

　手指を副子固定する場合は，緩衝材のついたアルミ副子を用いることが多い。

### 4 手順

▋ **ギプス包帯法**

(1) 患者に目的や方法，合併症について説明し同意を得る。

(2) 患部の清拭，更衣，排泄をすませておく。創傷があれば，事前に処置する。

(3) 医師の指示に従って体位を調整し，整復位を保持する。ギプス装着部位の下に防水シーツを敷く。

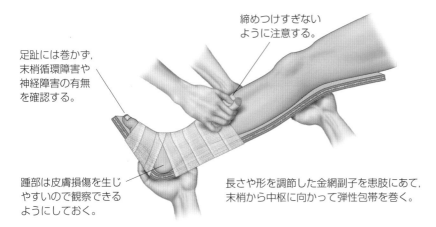

締めつけすぎない
ように注意する。

足趾には巻かず，
末梢循環障害や
神経障害の有無
を確認する。

踵部は皮膚損傷を生じ
やすいので観察できる
ようにしておく。

長さや形を調節した金網副子を患肢にあて，
末梢から中枢に向かって弾性包帯を巻く。

○図6-32　金網副子による固定

(4) ストッキネットをギプス装着部位に装着し，しわやたるみを伸ばす。後
　　で折り返すため，ギプス装着部位より両端数cm長くなるようにしてお
　　く。
(5) ストッキネットの上から，ギプス下巻き包帯を巻く。骨突出部や神経が
　　皮膚表層を走行する部位は厚めに巻く。
(6) 処置用手袋を装着し，ギプス包帯の封を切る。包帯を縦にした状態で水
　　に数秒つけた後，軽く絞ってバケツから取り出す。
(7) 末梢から中枢に向けてギプス包帯を巻いていく。
(8) ギプスがなめらかになるように手掌でさすり，型を整える（モールディ
　　ング）。痛みや圧迫による不快な箇所がないか患者に確認する。
(9) ギプス両端に余分な部分がある場合はカットする。
(10) ギプスが硬化したら，両端が直接肌にあたらないようにストッキネット
　　を折り返し，テープで固定する。
(11) 患者に処置の終了を伝える。

### 副子法
(1) 患者に目的や方法，合併症について説明し同意を得る。
(2) 処置しやすい体位に調整する。
(3) 健肢に副子をあて，長さや形を調節しておく。固定範囲は，原則患部を
　　中心に上下1関節を含めた範囲とする。
(4) 患部に副子をあて，整復位をとるように弾性包帯で固定する（○図6-32）。
(5) 患者に処置の終了を知らせる。

## 5　救急時の注意点と看護

• ギプス固定後の衣服着脱が容易になるよう，事前に伸縮性がある衣服や裾
　口が広い寝衣を着用してもらう。
• 骨折や脱臼そのものの痛みに加えて，整復や固定時など処置に伴う疼痛，
　活動制限による精神的苦痛などをいだきやすい。患者の表情や言動を観察
　し，適切なポジショニングやマッサージ，鎮痛薬の投与を行うことで苦痛

の緩和に最大限努める。

- ギプス固定後は，末梢循環障害，神経障害，皮膚障害(褥瘡など)に注意し，挙上肢位で管理する。固定後の患肢の循環状態(動脈触知，皮膚や爪の色，皮膚温など)，神経症状(しびれ，知覚鈍麻，疼痛，運動障害など)を観察し，固定前と比較して悪化があればすみやかに医師に報告する。皮膚の状態は固定後に確認しにくくなるため，創傷管理が必要な場合や観血的手術までの一時的な整復固定の場合はギプス副子などで固定するとよい。
- ギプス固定が長期にわたる場合，固定による二次的障害として筋力低下，筋萎縮，関節拘縮を併発しやすい。ギプスから出ている手指・足趾の屈伸運動を促す，可能な範囲で等尺性運動を行うなど，早期から機能障害を予防するかかわりを行う。

# 2 牽引

## 1 目的

　四肢や体幹を持続的に牽引し，整復や固定を行うことで，患部を安静に保ち，良肢位の保持や新たな損傷・機能障害の回避，鎮痛などをはかる。牽引には，直達牽引法と介達牽引法があり，損傷部位や程度によって使い分ける。

## 2 適応

- 外傷による骨折や脱臼に対して，徒手整復や外固定が困難な場合。
- 観血的手術までの間，患部の整復と安静の保持が必要な場合。

## 3 必要物品

● **直達牽引**　キルシュナー鋼線牽引の場合，①牽引ベッド，②牽引フレーム(縦・横)，③クランプ(上・下)，④滑車，⑤牽引ロープ，⑥重錘つりまたはS字フック，⑦重錘，⑧ブラウン架台，⑨砂嚢(架台固定用)，⑩キルシュナー鋼線，⑪電動または手動ドリル，⑫馬蹄型緊張弓，⑬牽引鈎，⑭固定皿，⑮固定用ネジ，⑯ペンチ，⑰消毒薬，⑱局所麻酔薬，⑲局所麻酔用注射器・注射針，⑳ディスポーザブルの防水シーツ，㉑滅菌ガーゼ(必要時)，㉒滅菌手袋，㉓Yカットガーゼ

　⑩〜⑯など，そのほか関連する器材を含めて，あらかじめ「骨折牽引セット」として取りそろえておくとよい。

● **介達牽引**　スピードトラック牽引の場合，直達牽引①〜⑦に準じ，そのほかに次の物品を準備する。⑧トラックバンド，⑨弾性包帯，⑩固定テープ，⑪牽引用金具，⑫スポンジ架台

## 4 手順

### ▌直達牽引（キルシュナー鋼線牽引の場合）の準備

(1) 牽引用ベッド柵を取りつけたベッドを準備する。牽引用フレーム（縦・横）を固定し，横フレームに滑車を取りつける。

(2) 患者に目的や方法，合併症について説明し同意を得る。

(3) 牽引ベッドへの移動が必要な場合は，移乗の介助を行い，処置しやすい体位に調整する。

(4) 患肢の下に防水シーツを敷く。下肢の骨折の場合は，ブラウン架台に患肢をのせる。

### ▌医師による直達牽引

(1) 鋼線刺入部と刺出部周囲を消毒し，局所麻酔を行う。

(2) ドリルを用いて，長骨に対して直角に鋼線を刺入する。貫通後，刺入部・刺出部それぞれにYカットガーゼをあて，固定皿と固定ネジで固定する。

(3) 鋼線に緊張弓を取りつけ，両端の余った鋼線をペンチで曲げ，注射針のキャップなどで先端を保護する。

(4) 緊張弓に牽引鉤をつけ，牽引ロープを接続し，滑車に通す。

(5) 牽引ロープの長さを調節し，重錘つりまたはS字フックに重錘をかけ，牽引を開始する（◐図6-33-a）。

(6) 体位・肢位，牽引の方向，重錘の重さを確認し，必要があれば調整を行う。

(7) 患者に処置の終了を伝える。

### ▌介達牽引（スピードトラック牽引の場合）

(1) 直達牽引の手順(1)〜(3)に準じる。

(2) 患肢の幅に合ったトラックバンドを，患肢側面にはわせながら，患肢の先端でゆとりをもたせてループ状に折り返し，始点の対側までもってくる。この際，始点・終点のトラックバンドは10 cm程度余分に確保しておく。

(3) 患肢を徒手牽引しながら，もう1人の介助者が末梢から中枢側へ向かってトラックバンドの上から弾性包帯を巻く。

(4) 残しておいた始点・終点のトラックバンドを折り返し，その上からさらに弾性包帯を巻き，固定テープでとめる。

(5) 患肢をスポンジ架台にのせ，ループを作っておいた部分に牽引用金具をかけ，ロープを接続する。

(6) ロープを滑車に通し，重錘つりまたはS字フックに重錘をかけ，牽引を開始する（◐図6-33-b）。

(7) 体位・肢位，牽引の方向，重錘の重さを確認し，必要があれば調整を行う。

(8) 患者に処置の終了を伝える。

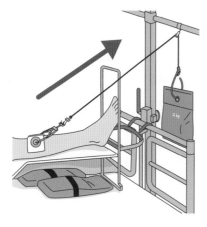

**a. 直達牽引法**

直接，鋼線などを骨に通して牽引力を
加える方法。
介達牽引法と比べて，牽引力が強い。

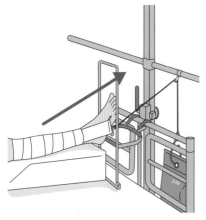

**b. 介達牽引法**

皮膚にあてたトラックバンドを介して，
間接的に骨に牽引力を加える方法。
牽引力は直達牽引法に比べて劣るが，
簡便であり，短期間で強い牽引力を必
要としない場合に行う。

**◑図6-33　牽引法**

## 5 救急時の注意点と看護

- ギプスなどによる外固定時と同様に，末梢循環障害，神経障害，皮膚障害
に注意するとともに，直達牽引の場合には，鋼線刺入部の状態(出血，滲
出液，発赤，腫脹，疼痛などの有無)もよく観察し，感染予防を行うこと
が重要である。

- 鋼線刺入時は，患部の痛みだけでなく，極度の不安や恐怖感から精神的ダ
メージも受けやすい。そばで支えながら，訴えを傾聴し，処置後はねぎら
いの言葉をかけるなど，苦痛の緩和に最大限努める。

- 牽引中は，適切な体位・肢位と牽引力・牽引方向を保持する必要があるが，
長時間の同一体位や日常生活援助の過度な制限につながらないように注意
する。

- 牽引用フレームの落下や滑車の外れは，患者の整復位を保持できないばか
りか，二次損傷や疼痛増強をまねきかねない。重大事故につながらないよ
う，フレームを固定しているクランプや固定ネジのゆるみ，滑車を固定し
ている固定ネジのゆるみを定期的に必ず確認し，安全な牽引の実施を心が
ける。

# O 創傷処置

## 1 目的

　創傷や創周囲の皮膚の清浄化，細菌繁殖の抑制をはかり，生体のもつ自己治癒力を阻害せずに，治癒促進につなげる。感染創においては，創傷および全身状態の悪化を最小限にとどめ，正常な治癒過程に戻す。

## 2 適応

- 外傷による機械的損傷（創傷）。
- 熱傷，凍傷，電撃症などによる非機械的損傷。
- 褥瘡，潰瘍，壊疽などの内因性損傷。
- 手術創，感染創など。

## 3 必要物品

　①感染防護具（ビニールエプロンまたはガウン，マスク，キャップ，ゴーグル），②手袋（滅菌，非滅菌），③ディスポーザブルの防水シーツ，④創洗浄セット（38℃前後にあたためた生理食塩液ボトル，18G注射針，注射器，必要時スワブスティックなど），⑤膿盆，⑥吸引セット（必要時），⑦創消毒セット（鑷子，綿球，消毒薬），⑧滅菌ガーゼ，⑨ドレッシング材，⑩包帯，⑪固定用テープ，⑫壊死組織・異物除去セット（クーパー，メスなど），⑬局所麻酔薬，⑭縫合セット（持針器，縫合針，縫合糸など），⑮電気メス（必要時），⑯ペンローズドレーン（必要時），⑰汚染物破棄容器

## 4 手順

### ▌創傷処置の準備

（1）患者に創傷処置の目的と方法を説明し，同意を得る。
（2）創の状態を観察・アセスメントし，処置に必要な物品を準備する。
（3）血液，体液，膿などへの曝露やほかの患者への微生物の伝播を防ぐため感染防護具を着用する。
（4）患者の体位を安楽かつ処置がしやすいように調整し，処置部位の下に防水シーツなどを敷く。また，処置物品や汚染物破棄容器は，実施者の手の届く適切な位置に配置しておく。

### ▌創洗浄

（1）手袋（非滅菌）を装着する。
（2）生理食塩液ボトルに18G注射針を直接刺す。または，生理食塩液を注射器にとる。
（3）創傷部の下面に膿盆を設置する。排液があふれる可能性を考えて，吸引できるように準備しておく。
（4）適切な量と圧で十分に創部を洗浄する。創面から異物や壊死組織が除去

される十分な量❶と組織損傷を引きおこさない程度の高圧で洗浄するのが望ましい。また，洗浄水を流しながら，手袋を装着した指で軽くこすり直接創部を洗浄するグローブ洗浄法や，先端にスポンジのついたスワブスティックなどでブラッシングする方法が選択されることもある。

━ NOTE
❶排液がきれいになる量が目安である。

### ▐ 創消毒

(1)一般に皮膚表面はポビドンヨード(イソジン®液10%)，クロルヘキシジングルコン酸塩(5%ヒビテン®液)を用いる。消毒薬をしみ込ませた綿球を鑷子でつかみ，創部を消毒する。その際，創の中心から外側へ向かって広範囲に行う。創が数か所ある場合には，清潔な箇所から，それぞれ綿球を交換して消毒する。

(2)消毒薬が乾いたあとに，創部を開放または閉鎖して管理する。閉鎖させる場合，湿潤環境を保つためドレッシング材を用いる。創部からの出血や滲出液が多い場合には，滅菌ガーゼでおおう。

(3)固定には包帯または固定用テープなどを用い，創部を保護する。

### ▐ 壊死組織・異物除去(デブリドマン)

(1)創の状態により，滅菌・非滅菌手袋を選択し装着する。切除範囲が広く，深い場合は，観血的処置となる可能性が高いため，滅菌手袋を装着し滅菌操作で行う。必要があれば，局所麻酔を行う。

(2)十分な洗浄と消毒ののち，クーパーやメスを用いて壊死組織や異物，または不活化組織を取り除く。

(3)出血がある場合には，滅菌ガーゼを用いて用手的に圧迫止血を行うか，電気メスを使用して凝固止血を行う。

### ▐ 創縫合

(1)十分な洗浄と消毒ののち，創部周囲に局所麻酔を行う。

(2)創内に死腔をつくらず，皮膚に過度の緊張がかからないように創を縫合する。その際，可能な限り筋層と筋層，皮下組織と皮下組織というように，同じ層どうしが合わさるように縫合する。

(3)血腫や死腔の形成が懸念される場合には，あらかじめペンローズドレーンを留置し縫合する。

(4)縫合部からの滲出液をみとめる場合には，滅菌ガーゼをあて固定する。

## 5　救急時の注意点と看護

- 創傷の治癒過程は，炎症期・増殖期・成熟期からなり，創傷治癒のタイプによってさまざまである(◖図6-34)。創傷処置を行う際には，その過程を理解したうえで，創傷が正常な治癒過程をたどっているか，感染徴候(発赤・腫脹・熱感・疼痛など)がないかを十分に観察・評価し，適切な処置を選択・実施することが大切である。

- 創傷(局所)だけにとらわれず，創傷治癒に影響を及ぼす基礎疾患，呼吸・循環の状態，栄養状態など全身の状態を把握することも重要である。

- 処置の際には，創部操作による身体的な痛みに加えて，露出している創傷をまのあたりにするなど精神的苦痛をしいられる場面も多い。患者の表情

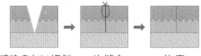

感染していない創，リスクの少ない創
を縫合し，治癒させる。組織の接着は
良好で，瘢痕はほとんどない。比較的
短期間で治癒する。

**a．一次治癒**

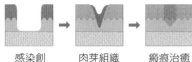

著しい汚染により感染が疑われる創や，
欠損が大きく縫合できない創を，開放
創のまま治癒させる。肉芽と瘢痕によ
り，欠損した組織が充填され，上皮で
おおわれる。

**b．二次治癒**

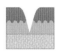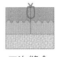

感染がコントロールされるまで一時的
に創を開放し，健常な肉芽組織が形成
されてから縫合する。二次治癒よりも
瘢痕が少ない。

**c．三次治癒**

◐ **図6-34　創傷治癒のタイプ**

や言動を注意深く観察しながら，適宜声かけや情報提供，適切な鎮痛，プ
ライバシーへの配慮を行い，苦痛の緩和に努める必要がある。

# P 開胸心マッサージ

## 1 目的

　開胸心マッサージは，蘇生的開胸術 resuscitative thoracotomy（RT）の目的の
1つとして位置づけられ，開胸して直接手で心臓をマッサージすることで，
より高い心拍出量と脳灌 流 量を保つ。

## 2 適応

- 外傷性心停止（胸腹部外傷，骨盤外傷）の場合。ただし，救急現場で生命徴
  候があり，搬送中あるいは来院後に心停止となったもの。
- 心筋梗塞による心停止のうち，心破裂が疑われる場合。
- 心タンポナーデによる心停止の場合（経皮的心囊ドレナージが困難または
  無効）。
- 開胸術後の心停止の場合。
- 偶発性低体温症による心停止の場合。
- 胸郭の著しい変形のため，胸骨圧迫が有効に行えない場合。

## 3 必要物品

　①消毒液，②滅菌手袋・滅菌ガウン，③マスク・キャップ，④滅菌シーツ，
⑤滅菌ガーゼ，⑥メス（円刃刀，小刃刀），⑦有鉤鑷子，⑧開胸器，⑨大動脈

遮断鉗子，⑩洗浄用の生理食塩液(低体温時は温生食)，⑪滅菌ビーカー，⑫カテーテルチップシリンジ，⑬無影灯，⑭除細動器(体内式パドル)，⑮吸引セット，⑯救急医薬品，⑰ディスポーザブルの防水シーツ(出血などで汚染するため)，⑱胸腔ドレーンセット

　⑦〜⑨は，あらかじめ「緊急開胸セット」として取り揃えておくとよい。開胸術後の場合，メーヨー剪刀，ワイヤーカッターを追加で準備する。

## 4　手順

### 開胸心マッサージの準備

(1) 家族に目的と方法，合併症について説明し同意を得る。
(2) 術者が操作しやすい高さにベッドを調節する。
(3) 事前に気管挿管を行い，人工呼吸器管理とする。
(4) 患者の体位は仰臥位とし，背面に防水シーツを敷いておく。左上肢を頭側へ外転挙上させて体位の固定を行う。
(5) 頸部から鼠径部までを消毒する[❶]。
(6) マスク・キャップをした術者へ，滅菌手袋・滅菌ガウンを清潔に手渡し，装着の介助を行う。

ーNOTE
❶この消毒は，体外循環装置使用の可能性を考慮して行うものである。

### 医師による開胸心マッサージ

(1) 術野にシーツをかけ，無影灯で照らす。
(2) 第4または第5肋間の肋骨直上で，胸骨左縁から中腋窩線まで円弧状に切開し，開胸する(◉図6-35)。胸腔が開いたら，開胸器をかけ肋間を広げる。出血がある場合には止血点を捜索しながら吸引し，心タンポナーデの場合は心膜を切開して心囊を開放する(心タンポナーデが疑われない場合には，心筋保護のため心膜は切開しない)。胸部下行大動脈や左肺門部を遮断し，循環血液量を維持させる場合もある。
(3) 術者の右手を心後面に，左手を前面に入れ，心臓を包み込むようにリズミカルに圧迫する。その際，心尖部から心基部に向けて血液を押し出すように圧迫する。片手を心後面に挿入し，胸骨との間に心臓をはさんで

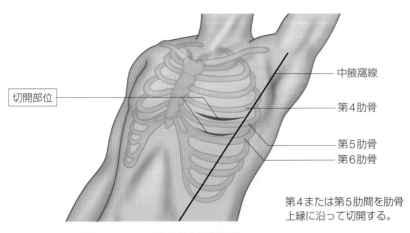

切開部位　　　　中腋窩線
　　　　　　　　第4肋骨
　　　　　　　　第5肋骨
　　　　　　　　第6肋骨

第4または第5肋間を肋骨
上縁に沿って切開する。

◉図6-35　開胸心マッサージ時の皮膚切開部位

片手のみで圧迫する方法もある。

（4）心室細動がある場合には，周囲の安全を確認したのち，ただちに体内式除細動をかける。

（5）直接心筋の動きを視認し，自己心拍再開があれば胸腔内を洗浄・止血処置し，胸腔ドレーンを挿入して閉胸する。自己心拍の再開がなければ，医師の判断で体外循環装置の使用や蘇生の中断などを決定する。

## 5 救急時の注意点と看護

- 手技と実施後の全身管理のため，熟練したチームで対応することが望ましい。
- 処置中は各種モニター，検査値を十分観察し，状態の変化があればすみやかに医師に報告する。
- 騒然とした状況であるため，メスや剪刀などの手術器具でけがをしないように注意する。ふだんから必要物品の確認を行い，スムーズに処置が開始できるよう準備しておく。
- 処置後は集中治療室への入室や緊急手術になる場合もあるため，そのための準備を整えておく。また，自己心拍再開後は，出血や低体温，呼吸不全などの合併症の出現がないか注意して観察を行う。致死的不整脈の出現，血圧の変動などの急変に備えて，救急カートや除細動器を近くに準備しておくとよい。

**参考文献**
1. 芦川和高監修：New 図解救急ケア. 学習研究社, 2007.
2. 救急救命士標準テキスト編集委員会編：救急救命士標準テキスト, 改訂第10版. へるす出版, 2020.
3. 竹尾惠子監修：看護技術プラクティス, 第4版. 学研メディカル秀潤社, 2019.
4. 日本救急医学会監修：救急診療指針, 改訂第5版. へるす出版, 2018.
5. 日本蘇生協議会監修：JRC 蘇生ガイドライン2020. 医学書院, 2021.
6. 山勢博彰編著：院内エマージェンシー——急変時に対応するための知識と技術. メヂカルフレンド社, 2004.
7. 山勢博彰編：クリティカルケアアドバンス看護実践——看護の意義・根拠と対応の争点. 南江堂, 2013.
8. 山勢博彰ほか編：急変・救急時看護スキル——その根拠とポイント. 照林社, 2004.
9. 山勢博彰・山勢善江編：救命救急ディジーズ——疾患の看護プラクティスがみえる. 学研メディカル秀潤社, 2015.
10. 山元惠子監修：写真でわかる整形外科看護アドバンス. インターメディカ, 2021.

第 **7** 章

救急時に使用される医薬品

# A 救急時の医薬品使用時の注意点

　救急時には，多くの場合に注射薬が用いられる。医師からの指示は，指示書や電子カルテなどさまざまな形式で出される。口頭での指示は原則禁止であるが，切迫した救急の現場ではやむをえず口頭指示となる場合もあり，その場合は口頭指示受け用紙を使用する。プレフィルドシリンジの注射薬などそのまま投与できる製剤もあるが，ほとんどの薬剤は注射器に薬液を詰めかえたり，用時溶解して投与する。また，通常時に比べて投与量が多く，投与速度が速い場合が多い。扱う薬剤も，一般病棟で扱う薬剤よりも作用が強い薬剤❶を扱うケースが多い（●表7-1）。そのため，つねに **6R** を意識して業務を行う必要がある（●表7-2）。

━NOTE
❶患者へ使用するにあたり，とくに安全な取り扱いに注意しなければならないこのような薬剤をハイリスク薬とよぶ。

## 1 薬剤の知識

　救急患者は臓器障害などさまざまな侵襲を受けており，各臓器が生理的に機能していないことも多い。救急時には効果が強く副作用も強い薬剤を速い速度で短時間に使用するケースが多いため，誤って投与すると，侵襲を受けている各臓器や生体に大きな影響を及ぼす可能性がある。また，多剤併用に

●**表7-1　救急で用いられるおもなハイリスク薬**

| 薬効分類 | おもな薬品名 |
|---|---|
| 抗不整脈薬 | アトロピン硫酸水和物など |
| 心不全治療薬・昇圧薬 | ジゴキシン，アドレナリン，ノルアドレナリン，ドパミン塩酸塩，ドブタミン塩酸塩など |
| 抗てんかん薬 | ホスフェニトインナトリウム水和物など |
| 電解質製剤 | 塩化カリウムなど |

●**表7-2　与薬の6R**

| ① **正しい患者(Right patient)** |
|---|
| 患者のフルネーム，生年月日，リストバンドの確認 |
| ② **正しい薬剤(Right drug)** |
| 薬剤の名称，規格，濃度の確認 |
| ③ **正しい目的(Right purpose)** |
| 患者の病態を確認したうえでの投与目的の確認 |
| ④ **正しい用量(Right dose)** |
| 投与量，単位などの確認 |
| ⑤ **正しい用法(Right route)** |
| 投与経路，投与方法，投与速度の確認 |
| ⑥ **正しい時間(Right time)** |
| 投与日，投与時間の確認 |

よる相互作用や配合変化にも注意する必要がある。そのため，救急看護に携わる看護師は，各薬剤の物性，効果，作用過程や影響する臓器，適正な投与量，副作用，相互作用などを理解しておく必要がある。

### 2 緊急時の指示の確認

　患者の生命にかかわる事態の際には，緊急時口頭指示受け用紙などを用い，以下を確認，復唱し，薬剤投与を行う。
①誰が誰に：指示医師(診療科名)，指示受け看護師の確認
②誰へ：患者名(フルネーム)の確認
③何時に：実施時間の確認
④なにを：薬剤名の確認
⑤どのように：用量，用法，点滴流量，病態に応じた条件変更(中止，追加)
　　などの確認

### 3 投与後の観察と記録

　薬剤の投与後の観察は，必ず行わなければならない。患者の主訴の観察を中心に，ショック，アナフィラキシー症状，点滴刺入部の発赤・腫脹の有無や，血圧・脈拍・心電図波形，血液検査(肝，腎機能，血算など)，呼吸症状などのモニタリングを経時的に行う。また，副作用の把握のため，血中濃度モニタリングが有用な薬剤もある。

　実施後は，薬剤の投与時間や投与後の患者反応などをすみやかにカルテなどに入力する。

## B　救急時に使用するおもな医薬品

本項では，救急時に使用されるおもな注射薬について解説する。

### 1 昇圧薬

　全身の血圧を上昇させるために用いる薬剤で，患者の心肺機能停止(CPA)が確認されたときやショック時に使用する代表的なものである。アドレナリン，ノルアドレナリン，ドパミン塩酸塩，ドブタミン塩酸塩は，カテコールアミンともよばれ，血管や心臓のアドレナリン受容体($\alpha$，$\beta$)やドパミン受容体を刺激し昇圧・強心作用をもたらす。各薬剤により受容体への作用の強さが異なるため，病態に応じて使い分ける。

○ 表 7-3 昇圧薬

| 薬剤名<br>（代表的商品名） | おもな適応 | 投与時のポイント | 重大な副作用 | モニタリング項目 | 特徴 |
|---|---|---|---|---|---|
| アドレナリン（ボスミン®） | 急性低血圧（種々のショック），アナフィラキシー，気管支喘息発作，心停止時の補助治療 | 持続投与の場合，血管外漏出時は壊死のリスクがあるため，原則中心静脈より投与。 | 肺水腫，呼吸困難，心停止 | ・血圧，心拍数<br>・四肢末梢の虚血性壊死，腸管虚血<br>・α 遮断作用をもつ抗精神病薬，α1 遮断薬併用の有無（アドレナリン反転により β2 刺激作用が優位となり，血管が拡張，血圧が低下する）<br>・不整脈（頻脈，不整脈など） | α₁刺激作用（血圧収縮），β₁刺激作用（心収縮力）がともに強い。適応によって，投与量，投与方法が異なる。 |
| ノルアドレナリン（ノルアドリナリン®） | 急性低血圧（種々のショック） | 持続投与の場合，血管外漏出時は壊死のリスクがあるため，原則中心静脈より投与。やむをえず末梢静脈から投与する場合は，なるべく太い血管を使用。過量投与にならないよう注意（急性肺水腫，不整脈，心停止の可能性）。 | 徐脈（アトロピンにより回復） | ・血圧<br>・四肢末梢の虚血性壊死，腸管虚血<br>・不整脈（頻脈，期外収縮，徐脈など） | α₁刺激作用（血管収縮作用）が強い。敗血症ショックに対する昇圧薬の第一選択薬。 |
| ドパミン塩酸塩（イノバン®） | 急性循環不全（出血性ショック，心原性ショック） | 持続投与の場合，血管外漏出時は壊死のリスクがあるため，原則中心静脈より投与。やむをえず末梢静脈から投与する場合は，なるべく太い静脈を使用。 | 麻痺性イレウス，末梢の虚血 | ・血圧<br>・四肢末梢の虚血性壊死<br>・不整脈（頻脈，期外収縮など） | 用量により作用が異なる。低用量（2γ*以下）ではドパミン受容体刺激作用（腎動脈拡張作用）により利尿効果を示す。中等度の用量（2〜10γ）では β₁刺激作用（強心作用），高用量（10γ 以上）では α₁刺激作用（血管収縮作用）が優位となる。 |
| ドブタミン塩酸塩（ドブタミン，ドブトレックス®） | 急性循環不全（心原性ショック） | 末梢静脈から投与可能だが，血管外漏出時は壊死のリスクがあるためなるべく太い静脈を使用。 | 心停止，心室頻拍，心室細動，心筋梗塞，ストレス心筋症 | ・血圧<br>・心電図<br>・不整脈（頻脈，期外収縮など）<br>・肺動脈楔入圧，心拍出量<br>・α 遮断薬併用（アドレナリン反転により β₂刺激作用が優位となり，血管が拡張，血圧が低下する），β 遮断薬併用（α 作用が増強され血管収縮が増強する）の有無 | β₁刺激作用が強い。72 時間使用すると耐性がみられることがある。 |

\* γ＝μg/kg/分。

# 2 降圧・冠血管拡張薬

　血圧を正常な範囲まで下げたり，冠血管を拡張させるための医薬品で，救急医療においてはカルシウム拮抗薬がよく用いられる。

**表7-4　降圧・冠血管拡張薬**

| 薬剤名<br>（代表的商品名） | おもな適応 | 投与時のポイント | 重大な副作用 | モニタリング項目 | 特徴 |
|---|---|---|---|---|---|
| ニカルジピン塩酸塩（ペルジピン®） | 高血圧緊急症，手術時の異常高血圧の救急処置，急性心不全（慢性心不全の急性増悪を含む） | 中心静脈から投与する場合は問題ないが，末梢静脈から持続投与する場合は静脈炎が高頻度に発症するため，必ず希釈する（生理食塩液または，5%ブドウ糖液を用いて0.01～0.02%に希釈）。また，血管外漏出による炎症・硬結に注意する。 | 麻痺性イレウス，低酸素血症，肺水腫，呼吸困難，狭心痛，血小板減少，肝機能障害，黄疸 | • 血圧・心拍数・動脈血酸素分圧<br>• 静脈炎<br>• 血液検査（肝機能，血小板） | 血管選択性は，ほかのカルシウム拮抗薬より高い。脳血管拡張作用により脳血流を増加させるため，クモ膜下出血後の脳血管攣縮予防で使用することがある（適応外）。強酸性であり，配合変化をおこしやすい。 |
| ニトログリセリン（ミリスロール®） | 手術時の低血圧維持，手術時の異常高血圧の救急処置，急性心不全（慢性心不全の急性増悪期を含む），不安定狭心症 | ポリ塩化ビニル（PVC）製の輸液セットに吸着されるので，本剤点滴時にはPVCフリーのルートを使用する。 | 急激な血圧低下，心拍出量低下 | • 血圧（循環機能検査，動脈血検査，尿量の検査もあわせて行う）<br>• 急性心不全に用いる場合には肺動脈拡張期圧，肺動脈楔入圧等，血行動態をモニター | 少量投与（2.4 mg/時以下）で前負荷減少作用（静脈の拡張），大量投与（12 mg/時以上）で後負荷減少作用（動脈の拡張）が優位となる。早期（24～48時間以内）から耐性が出現する。 |
| 硝酸イソソルビド（ニトロール®） | 急性心不全（慢性心不全の急性増悪期を含む），不安定狭心症，冠動脈造影時の冠攣縮寛解 | ポリ塩化ビニル（PVC）製の輸液セットに吸着されるので，本剤点滴時にはPVCフリーのルートを使用する。 | ショック，危険な不整脈（心室細動，心室頻拍） | • 血圧（頻回に）<br>• 血行動態 | 半減期がニトログリセリンの約10倍なので，血圧が低下しやすい。心室細動などの危険な不整脈や血圧低下発現時には電気的除細動などの適切な処置を行う。 |
| ニコランジル（シグマート®） | 不安定狭心症，急性心不全（慢性心不全の急性増悪期を含む） | 循環動態の変動は軽微であるが，高用量での血圧低下に注意する。 | 肝機能障害，黄疸，血小板減少 | • 血圧・血行動態<br>• 血液検査（肝機能，血小板） | 冠動脈を拡張させ，冠血流を増加させることから冠動脈バイパス術後の心筋虚血や冠攣縮の予防で使用する。ニトログリセリン，硝酸イソソルビドに比べて耐性を生じにくい。 |

# 3 抗不整脈薬

不整脈はさまざまな原因によって引きおこされ，それぞれの原因にあった薬理作用をもった医薬品が使用される。抗不整脈薬は，必ず患者に心電図モニターを装着し，心電図波形を観察しながら使用する。

▷表7-5 抗不整脈薬

| 薬剤名<br>（代表的商品名） | おもな適応 | 投与時のポイント | 重大な副作用 | モニタリング項目 | 特徴 |
|---|---|---|---|---|---|
| アトロピン硫酸塩水和物（アトロピン硫酸塩） | 有機リン系殺虫剤・副交感神経興奮剤の中毒，迷走神経性徐脈および迷走神経性房室伝導障害，麻酔前投薬，その他の徐脈および房室伝導障害 | 静注は希釈せず急速に行う（速度が遅いと逆に徐脈を誘発）。最小投与量（0.5 mg）より少ない量では投与しない（逆に徐脈を誘発）。 | ショック，アナフィラキシー | ・脈拍<br>・抗コリン作用による副作用症状（散瞳，口渇，吐きけ，便秘，排尿障害，記銘障害） | 重度の副作用に対しては，コリンエステラーゼ阻害薬（ネオスチグミンなど）を投与する。 |
| ジゴキシン（ジゴシン®） | うっ血性心不全（肺水腫，心臓喘息などを含む）心房細動・粗動による頻脈発作性上室性頻拍手術，急性熱性疾患，出産，ショック，急性中毒における心不全及び各種頻脈の予防と治療 | 5分以上かけて緩徐に投与。 | ジギタリス中毒（高度の徐脈，心室性期外収縮，発作性心房性頻拍等の不整脈，消化器症状），非閉塞性腸間膜虚血 | ・脈拍<br>・血中濃度（頻脈性不整脈：0.5〜1.5 ng/mL，左室駆出率45%未満の慢性心不全：0.5〜0.9 ng/mL，1.5 ng/mL以上より中毒症状があらわれることがある） | 心収縮力増強と，心拍数減少を有する唯一の薬剤。頻脈に対する第一選択薬としては推奨されない。低カリウム血症時は，ジゴキシンの作用が増強するため注意が必要。相互作用に注意。 |
| リドカイン（キシロカイン®） | 期外収縮（心室性，上室性），発作性頻拍（心室性，上室性），急性心筋梗塞時および手術に伴う心室性不整脈の予防 | 頻回の血圧測定，および心電図の連続監視下で投与。 | ショック，意識障害，振戦，痙攣，悪性高熱 | ・アナフィラキシー<br>・徐脈・房室ブロック | 局所麻酔薬としてのリドカインと取り違えに注意。リドカイン中毒時は，20%脂肪乳剤を大量投与する。 |
| ベラパミル塩酸塩（ワソラン®） | 頻脈性不整脈（発作性上室性頻拍，発作性心房細動，発作性心房粗動） | 頻回の血圧測定，および心電図の連続監視下で投与，静注用β-遮断剤（プロプラノール塩酸塩）とは併用しない，5分以上かけて徐々に静脈内に注射。 | — | ・脈拍<br>・血圧<br>・心不全の増悪（心収縮力の低下作用がある） | ほかのカルシウム拮抗薬と比べて心臓に対する作用が強く，降圧作用は弱い。心収縮力の低下はジルチアゼム塩酸塩に比べて強い。 |
| ジルチアゼム塩酸塩（ヘルベッサー®） | 頻脈性不整脈（上室性），手術時の異常高血圧の救急処置，高血圧性緊急症，不安定狭心症 | 目的に応じて投与量が異なる。心電図と血圧を連続的に監視。 | 完全房室ブロック，高度徐脈うっ血性心不全 | ・不整脈<br>・血圧<br>・心不全の増悪（心収縮力の低下作用がある） | 心収縮力の低下はベラパミル塩酸塩に比べて弱い。房室伝導抑制効果が強いため，徐脈患者への降圧目的での投与は注意。 |

● 表7-5　（つづき）

| 薬剤名<br>（代表的商品名） | おもな適応 | 投与時のポイント | 重大な副作用 | モニタリング<br>項目 | 特徴 |
|---|---|---|---|---|---|
| ランジオロール塩酸塩（オノアクト®） | 心房細動，心房粗動，血行動態不安定な心室頻拍敗血症に伴う頻脈性不整脈 | 10 mg/mL をこえる濃度で点滴しない（局所反応や皮膚壊死が発現するおそれ），輸液以外の薬剤とは別経路で投与，心電図と血圧を連続的に監視。 | ショック，心停止，完全房室ブロック，洞停止，高度徐脈，心不全 | ・脈拍<br>・喘息症状<br>・心不全の増悪 | β1 受容体選択性が高いため喘息患者に対しても使用しやすい。作用時間が短い（3分）ため用量調節がしやすい。増量する際には少なくとも15分の間隔をあける。陰性変力作用が弱いため心不全合併患者に使用しやすい。 |
| アミオダロン塩酸塩（アンカロン®） | 致死性不整脈（心室細動，心室頻拍）<br>電気的除細動抵抗性の心室細動，無脈性心室頻拍による心停止 | PVC フリーのルートを用いる，ブドウ糖液を用いて溶解する（生理食塩液と配合しない），心電図と血圧を連続的に監視。 | 間質性肺炎，肝炎，肝機能障害，黄疸，肝不全，既存の不整脈の重度の悪化，Torsades de pointes（トルサード-ド-ポアンツ），心停止，血圧低下，徐脈，心不全，甲状腺機能亢進症，無顆粒球症，白血球減少 | ・肝機能，甲状腺，血算の検査<br>・血圧<br>・咳，呼吸困難<br>・不整脈 | 初期急速投与→負荷投与→維持投与と投与方法が煩雑なので注意する。 |
| アデノシンミリン酸二ナトリウム水和物（アデホス-L コーワ） | 心不全，頭部外傷後遺症 | ゆっくり（10 mg を 1〜2 分で）静脈内に投与。 | ショック | ・気管支痙攣<br>・一過性の胸内苦悶，顔面潮紅，咳，吃逆，発熱，血圧低下 | 発作性上室性頻脈では，1〜2 秒で静脈内に投与する（適応外）。その後，生理食塩液でフラッシュ（アデノシンは房室結節の伝導を抑制する）。気管支収縮作用があるため喘息患者に用いない。 |

# 4　抗てんかん薬

　てんかん発作は，救急領域ではしばしば遭遇する疾患である。てんかん重積発作は脳への障害を残す可能性があるほか，さまざまな合併症を生じうるため，すみやかに発作を抑える必要がある。

●表7-6 抗てんかん薬

| 薬剤名<br>(代表的商品名) | おもな適応 | 投与時のポイント | 重大な副作用 | モニタリング項目 | 特徴 |
|---|---|---|---|---|---|
| ジアゼパム(ホリゾン®, セルシン®) | てんかん様重積状態, 有機リン中毒, カーバメート中毒 | ほかの注射液と混合または希釈せず, 原液で使用する。静注時はなるべく太い静脈を選び, できるだけ緩徐に(2分間以上をかけて)注射する。 | 依存性, 舌根の沈下による気道閉塞, 呼吸抑制, 刺激興奮, 錯乱, 循環性ショック | ・呼吸抑制<br>・循環不全(頻脈, 徐脈, 血圧低下)<br>・血栓性静脈炎(急速静注や細い静脈内に注射した場合に発現しやすい) | 高齢者へは少量から開始するなど慎重に投与(運動失調などの副作用が発現しやすい)。第1段階の早期てんかん重積状態に使用。 |
| ロラゼパム(ロラピタ®) | てんかん重積状態 | 静脈内投与のみ使用。同量の注射用水, 生理食塩液または5%ブドウ糖注射液で希釈してから投与。 | 呼吸抑制, 無呼吸, 心停止, 昏睡, 激越, 錯乱, 攻撃性 | ・呼吸抑制<br>・心停止<br>・循環不全 | 2回をこえて投与したときの追加効果は限定的。第1段階の早期てんかん重積状態に使用。 |
| ホスフェニトインナトリウム水和物(ホストイン®) | てんかん重積状態, 脳外科手術または意識障害時のてんかん発作の発現抑制, てんかん患者(フェニトイン経口投与患者)の一時的な代替療法 | 急速静注しない(心停止, 一過性の血圧低下, 呼吸抑制などの循環・呼吸障害発現の可能性), 初回投与量と維持投与量が異なる, 使用直前に適宜希釈する。 | 中毒性表皮壊死融解症, 皮膚粘膜眼症候群, 過敏症症候群, SLE様症状, 再生不良性貧血, 汎血球減少, 無顆粒球症, 単球性白血病, 血小板減少, 溶血性貧血, 赤芽球癆, 劇症肝炎, 肝機能障害, 黄疸, 間質性肺炎, 心停止, 心室細動, 呼吸停止, 強直発作, 悪性リンパ腫, リンパ節腫脹, 小脳萎縮, 横紋筋融解症, 急性腎障害, 間質性腎炎, 悪性症候群 | ・徐脈, 血圧低下<br>・眼振, 不随意運動, 意識障害<br>・肝・腎機能, 血液検査<br>・血中濃度(10～20 μg/mL) | 第2段階の確定したてんかん重積状態に使用。体内で加水分解されフェニトインとなる。心血管系の副作用が強い。アルブミンが低下した患者では, 効果が増強する可能性。 |
| レベチラセタム(イーケプラ®) | てんかん患者の部分発作(二次性全般化発作を含む), ほかの抗てんかん薬で十分な効果がみとめられないてんかん患者の強直間代発作に対する抗てんかん薬との併用療法 | 1回投与量(500～1500 mg)を100 mLの生理食塩液などで希釈し, 15分かけて点滴静脈内投与。 | 中毒性表皮壊死融解症, 皮膚粘膜眼症候群, 薬剤性過敏症症候群, 重篤な血液障害, 肝不全, 肝炎, 膵炎, 攻撃性, 自殺企図, 横紋筋融解症, 急性腎障害, 悪性症候群 | ・過鎮静<br>・精神状態の変化(興奮, 攻撃性) | 中枢神経系の副作用(鎮静)が多い。経口投与が可能になった場合はすみやかに経口薬に切りかえる。第2段階の確定したてんかん重積状態に使用。 |

# 5 鎮静薬

　鎮静は, 患者の快適性・安全性の確保(不安・不穏の防止), 酸素消費量・基礎代謝量の減少, 換気の改善と圧外傷の減少などの目的で施行される。

● 表7-7　鎮静薬

| 薬剤名<br>(代表的商品名) | おもな適応 | 投与時のポイント | 重大な副作用 | モニタリング項目 | 特徴 |
|---|---|---|---|---|---|
| ミダゾラム(ドルミカム®) | 全身麻酔の導入および維持，集中治療における人工呼吸中の鎮静 | 長期間(100時間をこえて)投与する場合は，投与量の増加，鎮痛薬の併用を検討する(効果が減弱する可能性)。 | 依存性，無呼吸，呼吸抑制，アナフィラキシーショック，心停止，心室頻拍，心室性頻脈，悪性症候群 | ・せん妄・精神状態<br>・呼吸抑制<br>・血圧低下<br>・徐脈 | 抗痙攣作用がある。ほかの鎮静薬と比較して血圧低下のリスクが低い。アルコール，ベンゾジアゼピン系離脱症候群のリスクがある場合にも有用である。拮抗薬にフルマゼニルがあるが，作用時間が短いため，ミダゾラムの効果が再燃する場合がある。 |
| プロポフォール(ディプリバン®) | 全身麻酔の導入および維持，集中治療における人工呼吸中の鎮静 | 静脈内投与の場合，長期投与で静脈炎にいたる場合がある。DEHPフリーもしくはPVCフリーの輸液セットを用いる。卵黄レシチンと大豆油を含有するため，それらのアレルギーのある患者には注意する。 | 低血圧，アナフィラキシー，気管支痙攣，舌根沈下，一過性無呼吸，てんかん様体動，重篤な徐脈，不全収縮，心室頻拍，心室性期外収縮，左脚ブロック，肺水腫，覚醒遅延，横紋筋融解症，悪性高熱類似症状 | ・血圧低下<br>・静脈炎<br>・プロポフォール注入症候群(不整脈，心不全，横紋筋融解症など) | 覚醒がすみやかであるため，1日1回の鎮静中断の実施に有用である。抗痙攣作用がある。1%プロポフォール1.0 mLあたり約0.1 gの脂質を含有している(約1.1 kcal/mLのカロリーとなる)。小児には投与禁忌。 |
| デクスメデトミジン塩酸塩(プレセデックス®) | 集中治療における人工呼吸中および離脱後の鎮静，局所麻酔下における非挿管での手術および処置時の鎮静 | 急速静注・投与禁止(徐脈，血圧低下，呼吸抑制の可能性)，持続投与期間120時間(小児では24時間)をこえて鎮静が必要な場合には，全身状態を慎重に観察。 | 低血圧，高血圧，徐脈，心室細動，心停止，洞停止，低酸素症，無呼吸，呼吸困難，呼吸抑制，舌根沈下 | ・血圧低下<br>・徐脈 | 軽い刺激で容易に覚醒し，意思の疎通が良好であり，呼吸抑制がほとんどない。ミダゾラムやプロポフォールと比較してせん妄発症リスクが少ない可能性がある。抗痙攣作用はない。 |

# 6　筋弛緩薬・拮抗薬

　筋弛緩薬は，患者を不動化するが意識を失わせるわけではない。使用の際は，鎮痛薬・鎮静薬を併用する。

▶表 7-8　筋弛緩薬・拮抗薬

| 薬剤名<br>(代表的商品名) | おもな適応 | 投与時のポイント | 重大な副作用 | モニタリング項目 | 特徴 |
|---|---|---|---|---|---|
| ロクロニウム臭化物(エスラックス®) | 麻酔時, 気管挿管時の筋弛緩 | アナフィラキシーが比較的多いので注意する。作用持続時間は用量に依存して長くなる。 | ショック, アナフィラキシー, 遷延性呼吸抑制, 横紋筋融解症, 気管支痙攣 | • アナフィラキシー様症状(血圧低下, 頻脈, 気管支痙攣)<br>• 遅延性呼吸抑制 | ベクロニウム臭化物に比べて作用が発現するまでの時間が短い。鎮静, 鎮痛作用はない。原則, 呼吸管理が瞬時に行える領域, 病棟のみで用いる。重症呼吸不全の人工呼吸管理における人工呼吸器関連肺障害予防や, 低体温時の悪寒戦慄(シバリング)予防で用いることがある。保管管理は厳重に行う。 |
| スガマデクスナトリウム(ブリディオン®) | ロクロニウム臭化物またはベクロニウム臭化物による筋弛緩状態からの回復 | 他剤と併用時には, 別々の投与経路で使用するか, 同一点滴回路使用の場合はラインを生理食塩液などでフラッシュする。 | ショック, アナフィラキシー, 心室細動, 心室頻拍, 心停止, 高度徐脈, 冠動脈攣縮, 気管支痙攣 | • 心血管系有害作用(徐脈, 血圧低下, 心停止)<br>• 筋弛緩状態のモニター<br>• 呼吸抑制 | 10 秒以上かけてゆっくり静注する(心血管系事象を減らすため)。 |

# 7　鎮痛薬

　痛みによって引きおこされるストレス反応は, 組織灌流不全などの有害な結果をもたらすため, 適切な鎮痛薬を使用することは重要である。

▶表 7-9　鎮痛薬

| 薬剤名<br>(代表的商品名) | おもな適応 | 投与時のポイント | 重大な副作用 | モニタリング項目 | 特徴 |
|---|---|---|---|---|---|
| アセトアミノフェン(アセリオ) | 疼痛および発熱(経口薬および坐薬の投与が困難な場合) | 15 分かけて静脈内投与。結晶析出時は, 湯煎(60℃以下)にて加温溶解後, 放冷して使用。他剤の混注は行わない。残液は破棄する。 | ショック, アナフィラキシー, 中毒性表皮壊死融解症, 皮膚粘膜眼症候群, 急性汎発性発疹性膿疱症, 喘息発作の誘発, 劇症肝炎, 肝機能障害, 黄疸, 顆粒球減少症, 間質性肺炎, 間質性腎炎, 急性腎障害 | • 血圧低下<br>• 肝機能(とくに 1,500 mg/日をこえる場合は注意) | 内服でも吸収がよいため, 注射薬と同等の効果が得られる(経口薬投与が可能になればすみやかに投与を中止し, 経口薬の投与に切りかえる)。安全性が高く, 高齢者, 妊婦や小児にも使用しやすい。NSAIDs とは異なり, 抗炎症作用はない。 |

▶表 7-9　（つづき）

| 薬剤名<br>（代表的商品名） | おもな適応 | 投与時のポイント | 重大な副作用 | モニタリング項目 | 特徴 |
|---|---|---|---|---|---|
| レミフェンタニル塩酸塩（アルチバ®） | 全身麻酔の導入及び維持における鎮痛，集中治療における人工呼吸中の鎮痛 | 単回静脈内投与する場合は，30 秒以上かけて行う。プロポフォールなど，他剤と混合しない。加水分解されるおそれがあるため，血液・血清・血漿と同じ静注用ラインへ本剤を投与しない。 | 筋硬直，換気困難，呼吸停止，呼吸抑制，血圧低下，徐脈，不全収縮，心停止，ショック，アナフィラキシー，全身痙攣 | • 血圧低下<br>• 呼吸抑制<br>• 循環動態 | 添加剤としてグリシンを含むため，硬膜外およびクモ膜下への投与は行わないこと。保管管理は厳重に行う。2022 年 8 月に集中治療における人工呼吸中の鎮痛が適応追加となった。 |
| フェンタニルクエン酸塩（フェンタニル） | 全身麻酔，全身麻酔における鎮痛，局所麻酔における鎮痛の補助，激しい疼痛に対する鎮痛 | 蘇生設備の完備された場所で，厳重な管理のもとに使用。とくに全身麻酔時は麻酔医の管理のもとに使用。 | 依存性，呼吸抑制，無呼吸，換気困難，血圧降下，ショック，アナフィラキシー，不整脈，期外収縮，心停止，興奮，筋強直，チアノーゼ | • 血圧低下<br>• 呼吸抑制<br>• ショック，中毒症状 | 救急，集中領域で最も汎用されるオピオイド。拮抗薬（ナロキソン塩酸塩）は作用時間が短く，フェンタニルの効果が再燃する可能性がある。鎮痛効果に天井効果はなく，増量するほど効果が強まるが，副作用発現率も上昇する。保管管理は厳重に行う。 |
| ペンタゾシン（ソセゴン®） | 各種がん，術後，心筋梗塞，胃・十二指腸潰瘍，腎・尿路結石，閉塞性動脈炎，胃・尿管・膀胱検査器具使用時における鎮痛，麻酔前投薬および麻酔補助 | バルビタール系薬剤と同じ注射筒で使用すると沈殿を生ずる。 | ショック，アナフィラキシー，呼吸抑制，依存性，中毒性表皮壊死融解症，無顆粒球症，神経原性筋障害，痙攣 | • 依存性<br>• 呼吸抑制 | 鎮痛効果に天井効果があり，ある程度の量以上に投与量を増やしても効果は頭打ちとなる。交感神経刺激作用があり，心血管疾患患者には適さない。 |

## 8　止血薬（特異的中和薬）

　止血薬は，抗凝固薬服用中患者の止血困難な出血の発現時に用いられることがある。

**表7-10　止血薬（特異的中和薬）**

| 薬剤名<br>（代表的商品名） | おもな適応 | 投与時のポイント | 重大な副作用 | モニタリング項目 | 特徴 |
|---|---|---|---|---|---|
| イダルシズマブ（プリズバインド®） | 以下の状況でのダビガトランエテキシラートメタンスルホン酸塩抗凝固作用の中和（生命をおびやかす出血または止血困難な出血の発現時，重大な出血が予想される緊急を要する手術または処置の施行時） | ほかの薬剤との混合を避けるため，本剤の注入前後にラインを生理食塩液でフラッシュする。 | ショック，アナフィラキシー | ・過敏症状 | ダビガトランエテキシラートメタンスルホン酸塩以外の抗凝固剤の中和には使用しない。ダビガトランエテキシラートメタンスルホン酸塩投与は本剤投与から24時間後に再開可能。ほかの抗凝固薬の投与は本剤投与後いつでも再開可能。 |
| アンデキサネット アルファ（オンデキサ®） | 直接作用型第Xa因子阻害薬（アピキサバン，リバーロキサバン，エドキサバントシル酸塩水和物）投与中患者における，生命をおびやかす出血または止血困難な出血の発現時の抗凝固作用の中和 | 輸液ポンプまたはシリンジポンプを用い，タンパク結合性の低い0.2または0.22μmのインラインフィルターを通して投与。他剤と混合しない。1バイアルあたり20mLの注射用水で無菌的に調製。 | 血栓塞栓症，インフュージョンリアクション（急性輸液反応） | ・虚血性脳卒中，脳血管発作<br>・心筋梗塞，肺塞栓症<br>・潮紅，熱感，咳嗽，呼吸困難 | アピキサバン，リバーロキサバン，エドキサバントシル酸塩水和物以外の抗凝固薬による抗凝固作用の中和には使用しない。 |

# 9　その他の救急医薬品（利尿薬，電解質製剤）

　既出の医薬品以外に救急場面でよく用いられるものとして，以下のようなものがある。

**表7-11　その他の救急医薬品**

| 薬剤名<br>（代表的商品名） | おもな適応 | 投与時のポイント | 重大な副作用 | モニタリング項目 | 特徴 |
|---|---|---|---|---|---|
| フロセミド（ラシックス®） | 急性，慢性腎不全による乏尿 | 1日量は1,000mgまでとする。投与速度は毎分4mg以下となるよう調節する（難聴予防）。配合変化に注意。 | ショック，アナフィラキシー，再生不良性貧血，汎血球減少症，無顆粒球症，血小板減少，赤芽球癆，水疱性類天疱瘡，難聴，中毒性表皮壊死融解症，皮膚粘膜眼症候群，多形紅斑，急性汎発性発疹性膿疱症，心室性不整脈，間質性腎炎・肺炎 | ・腎機能（尿量，血清クレアチニン値）<br>・電解質（ナトリウム，カリウム値）<br>・血圧<br>・聴力<br>・脱水症状（めまい，失神など） | 作用時間は短く（静注で約2時間），降圧作用は弱い。 |

●**表7-11　（つづき）**

| 薬剤名<br>（代表的商品名） | おもな適応 | 投与時のポイント | 重大な副作用 | モニタリング<br>項目 | 特徴 |
|---|---|---|---|---|---|
| カルペリチド<br>（ハンプ®） | 急性心不全<br>（慢性心不全の急性増悪期を含む） | 注射用水5 mLに溶解後,生理食塩液または5%ブドウ糖注射液で希釈（生理食塩液で直接溶解すると沈殿する）。配合変化に注意。 | 血圧低下, 低血圧性ショック, 徐脈, 過剰利尿（脱水）に伴う電解質異常, 心室性不整脈, 赤血球増加,血小板増加, 肝機能障害, 血小板減少 | • 血圧<br>• 脈拍<br>• 尿量・電解質 | 血管拡張作用と利尿作用を有する。ほかの利尿薬と異なり, 電解質異常が発現しにくい。 |
| 塩化カリウム<br>（KCL） | カリウム補給,低クロール性アルカローシス, 補液の電解質補正 | 40 mEq/Lをこえない濃度とし, 1分間に8 mLをこえない速度で点滴する。1日の投与量は100 mEqをこえない。 | ― | • 電解質（血清カリウム値）<br>• 徐脈, 心電図変化<br>• 血管痛 | エプレレノン（セララ®）服用患者では使用しない（併用禁忌）。添付文書を逸脱する用量・用法で用いる場合は,倫理委員会などの承認が必要。 |
| 炭酸水素ナトリウム（メイロン） | アシドーシス,薬物中毒の際の排泄促進（尿アルカリ化） | カルシウムを含む輸液との直接混合は避ける。血管外へもれると静脈炎,血管壊死のリスクがある。8.4% 250 mLの外袋は使用直前まで開封しない（薬液のpH上昇を抑制するためのフィルムで包装している）, また, 外袋を開封する前にインジケーターの色が「黄色」であることを確認する（紫色に変色している場合は使用しない）。 | ― | • 電解質（血清ナトリウム,カリウム値）<br>• PH<br>• 心不全の増悪 | ナトリウムを高濃度含有しているため（8.4%製剤：1,000 nEq/L）, 心不全が増悪する可能性がある。 |

**参考文献**

1. 高久史麿・矢崎義雄監修：治療薬マニュアル2023. 医学書院, 2023.
2. 日本蘇生協議会監修：JRC蘇生ガイドライン2020. 医学書院, 2021.
3. 小川洋史監修：救急・ICU重要薬クイックノート. 照林社, 2021.

# 動画一覧

QRコードから動画サイトのリンクを読み込むことができます。

**1** 一次救命処置（医療者用）　p.181

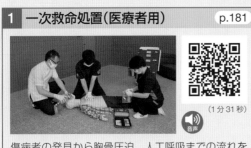

（1分31秒）　音声

傷病者の発見から胸骨圧迫，人工呼吸までの流れを確認してみましょう。

**2** 死戦期呼吸　p.181

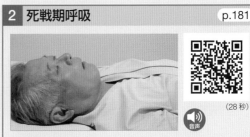

（28秒）　音声

死戦期呼吸は，一見，呼吸をしているようにもみえますが，「呼吸停止」とみなされます。

**3** AEDの実施　p.189

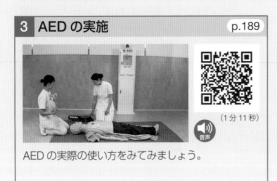

（1分11秒）　音声

AEDの実際の使い方をみてみましょう。

**4** 二次救命処置　p.190

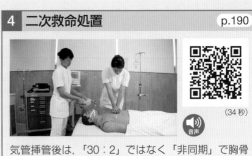

（34秒）　音声

気管挿管後は，「30：2」ではなく「非同期」で胸骨圧迫と人工呼吸を行います。

**5** 非同期の胸骨圧迫と人工呼吸　p.194

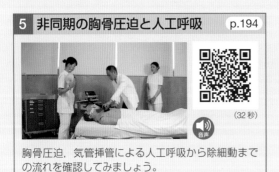

（32秒）　音声

胸骨圧迫，気管挿管による人工呼吸から除細動までの流れを確認してみましょう。

# 索引

## 数字・欧文・略語

3T　76
3点誘導の心電図モニター　341
5P 症状　148
5の法則　279
6P 徴候　166, **167**
6R　374
9の法則　279
12 誘導の心電図モニター　341
119 番通報　19
Ⅰ型呼吸不全　203
Ⅱ型呼吸不全　203
ABCDE アプローチ　**116**, 266
ABCDEF アプローチ　272
ACLS　14
ACP　**92**, 105
ACS　151
AED　11, 20, **188**
――実施手順　188
AHA　14
AHA 心肺蘇生と救急心血管治療の
　ための国際ガイドライン　14
AIUEOTIPS　197
ALS　180, **190**
AMDA　33
ARDS　205
ASD　81
AVPU　133
BCP　83
BI　279
BLS　180
BPS　168
CBRNE 災害　30
CCU　16, **69**
CESU　23
CNS-FACE　**59**, 87
CO$_2$ ナルコーシス　205
CPR　180
CRRA　23
CRT　148
CSCATTT　76
CT 検査　130
DCS　271
DHEAT　84

DMAT　**32**, 84
DMORT　84
DPAT　84
ECS　133
EMIS　**19**, 32
EMT　22
ER　8, **69**
FAST　129, **268**
GCS　72, **132**, 197
Good death　96
HCU　28
head to toe examination　119
HERS　28
ICU　3, 16, **28**, 69
JATEC™　26, **266**
JCS　72, **132**, 197
JDR　33
JMAT　84
JNTEC™　26, 80, **266**
JPTEC™　26
JRAT　84
JRC 蘇生ガイドライン　20
JTAS　64
load and go　26
LOS　213
LQQTSFA　156
MET　**86**, 116
MIST　272
MRC 息切れスケール　140
MRI 検査　130
MTP　269
NP　10
NPPV　**323**, 325
NRS　**168**, 224
OCHA　33
OD　286
OPQRST　156
PAT 法　78
PBI　279
PCR 検査　128
PDD　77
PFA　81
PICS　28
PICS-F　91
PPE　110

primary survey　71
primary survey と蘇生　266
PTD　26, 167, **266**
PTSD　**54**, 81
pulseless VT　187
QOD　**44**, 89
quick SOFA スコア　246
RRS　29, **86**, 181
RRT　**86**, 116
RS ウイルス感染症　249
SAMU 方式　23
SCU　32, **69**
secondary survey　72
――，外傷時の　267
SFTS　298
SI　149
SMUR　23
SOFA スコア　246
START 法　78
TAE　271
TALK の原則　292, **306**
TBSA　279
t-PA　198
TTM　295
VAP　201
VAS　168
VF　187
VTE　82
WHO　33

## あ

アイウエオチップス　197
あえぎ呼吸　142
アクションカード　83
悪性高熱症　253
悪性症候群　255
アダムス-ストークス発作　146
圧挫症候群　266
アドバンスケアプランニング
　　　　　　　　　　　　　**92**, 105
アドボカシー　43
アドレナリン自己注射薬　105
アナフィラキシーショック
　　　　　　　　107, **212**, 297
――の救急処置　216

**あ**

アムダ　33
アメンチア　173
アルツの基準　279

**い**

胃管挿入　348
意識混濁　173
意識障害　54, **196**
　──時の救急処置　197
　──時の検査　199
　──の定義　196
意識状態　145, **173**
意識変容　173
意識レベル　132
意思決定支援　92
医師法　36
異常呼吸音　143
異状死ガイドライン　41
異状死の届出　40
胃洗浄　290, **348**
一次救命処置　24, **180**, 348
一次性意識障害　197
一次性脳損傷　260
一次的評価　71
一次トリアージ　77
一酸化炭素中毒　287
溢水　237
　──時の救急処置　238
　──時の検査　238
医療事故の届出　40
医療政策への参画　7
医療的ケア児　99
インアウトバランス　238
咽頭反射　137
院内救急　28
院内急変　85
院内迅速対応システム　29, **86**, 181
院内迅速対応チーム　86
院内他部門との連携
　──, 院内急変時の　87
　──, 初期・第二次救急医療施設
　における　67
　──, 第三次救急医療施設におけ
　る　74
院内トリアージ　5, 14, **64**
インフォームドコンセント　42
インフルエンザ感染症　249
インホスピタルケア　27

**う**

ウツタイン様式　22
うつ熱　251

**え**

エアウェイ　207
鋭的外傷　258
エコー検査　129
エスマルヒ駆血帯　316
エピペン®　105
エマージェンシー-コーマ-スケール
　　　133
円蓋部骨折　260
嚥下障害　158

**お**

応召義務　39
黄疸　153, **158**
嘔吐　157
オフラインメディカルコントロール
　　　22
オンラインメディカルコントロール
　　　21

**か**

カーバメート　287
カーペンター分類　197
開胸心マッサージ　369
外頸静脈の怒張　120
開口障害　248
外傷　257
　──時の救急処置　269
　──時の検査　267
　──の分類　258
外傷初期看護ガイドライン　80
外傷性四肢切断　266
　──の救急処置　272
外傷病院前救護　26
咳嗽反射　137
介達牽引　365
回復体位　181
開放骨折　166
開放性外傷　258
開放性気胸　262
　──の救急処置　270
下顎挙上法　183
下顎呼吸　142
化学損傷　282
牙関緊急　248
角膜反射　137
ガスティロ分類　166
画像検査　129
家族システム　54
家族への対応　104
喀血　210
学校保健　34

──における対応　105
活性炭　289
割創　166
下部消化管出血　221
カプノメータ　193
過量内服　286
カルシウム拮抗薬　377
カロリックテスト　138
眼位の異常　135
換気-血流比　204
眼球運動の異常　135
眼球浮動　135
環境調整　6
冠血管拡張薬　377
観血的動脈圧モニター　343
看護記録
　──, 院内急変時の　88
　──, 学校保健における　107
　──, 在宅療養における　105
　──, 終末期における　95
　──, 初期・第二次救急医療施設
　における　69
　──, 第三次救急医療施設におけ
　る　75
看護体制
　──, 初期・第二次救急医療施設
　における　62
　──, 第三次救急医療施設におけ
　る　69
間接圧迫止血法　315
間接的メディカルコントロール　22
感染症　244
　──の届出　41
感染症の予防及び感染症の患者に対
　する医療に関する法律　41
感染予防対策　110
　──, 一次救命処置における
　　　181
　──, 院内急変時における　111
　──, 学校での救急時における
　　　112
　──, 急性感染症の対応における
　　　112
　──, 在宅急変時における　112
　──, 初療場面における　110
陥没呼吸　142
顔面骨折　262
顔面神経麻痺　136
関連痛　221
緩和ケア　90

**き**

奇異呼吸　142

キーセルバッハ部位　318
記憶錯誤　174
基幹災害拠点病院　31
気管支呼吸音　143
気管切開　327
気管挿管　192
気管内吸引　330
気管の偏位　120
危機理論　53
起座呼吸　143
希死念慮　306
拮抗薬　**291**, 381
気道異物　206
気道確保　**182**, 192
　──，小児の　194
気道熱傷　279
気道閉塞　201
気尿　165
ギプス包帯法　362
奇脈　264
記銘力障害　174
虐待の届出　41
逆行性健忘　174
吸引　329
吸気延長　142
救急医療　2
　──の歴史　12
救急医療システム　14
救急医療施設　3, **15**
救急医療情報システム　19
救急医療情報センター　19
救急医療政策　8
救急医療体制　12
　──，アメリカの　22
　──，ヨーロッパの　23
　──，わが国の　12
救急医療における終末期医療に関す
　る提言（ガイドライン）　89
救急カート　180
救急外来　3, **27**
救急看護
　──の課題　11
　──の実施者　3
　──の専門性　10
　──の対象　3
　──の定義　2
　──の特徴　2
　──の場　3, **23**
　──の役割　5
救急看護研究　8
救急看護師　7
　──に求められる能力　9
　──の教育　9

──の健康問題　12
──の役割　8
救急看護師の倫理綱領　42
救急看護認定看護師　14
救急患者
　の心理的特徴　52
　の特徴　48
救急患者家族
　──の特徴　54
　──のニーズ　58
救急救命士　**21**, 39
　──による救急救命処置　39
　──の役割　25
救急救命士制度　14, **21**
救急救命士法　12, 14, **21**
救急救命士法施行規則　39
救急告示病院　13, **16**
救急車　17
救急・集中ケアにおける終末期看護
　プラクティスガイド　44, **88**
救急・集中治療における終末期医療
　に関するガイドライン〜3学会か
　らの提言〜　14, **44**, 89
救急出動件数　48
救急初療室　**27**, 69
救急搬送システム　16
救急病棟　28
休日夜間急患センター　15
急性冠症候群　151
急性硬膜外血腫　261
急性硬膜下血腫　261
急性呼吸窮迫症候群　205
急性呼吸不全　203
急性・重症患者看護専門看護師　10
急性腎盂腎炎　225
　──の救急処置　226
急性膵炎　220
　──の救急処置　223
急性ストレス症　81
急性胆管炎　220
　──の救急処置　223
急性胆嚢炎　220
　──の救急処置　223
急性虫垂炎　220
　──の救急処置　223
急性中毒　286
　──の救急処置　287
急性腹症　218
　──時の救急処置　221
　──時の検査　223
　──の症状　220
　──の定義　218
救命救急センター　13, **16**, 69

救命の連鎖　**20**, 180
胸腔穿刺　351
胸腔ドレナージ　353
凝固・線溶系検査　124
胸骨圧迫　184
　──，小児の　194
共同的意思決定モデル　93
共同偏視　135
共同利用型方式　16
胸部外傷　262
　──の救急処置　270
胸壁動揺　**142**, 262
業務継続計画　83
局所性脳損傷　261
キルシュナー鋼線牽引　365
緊急検査　123
緊急手術　73
緊急性　4
緊急度　50, **113**
緊急度判定　85
緊急度判定支援システム　64
緊急度判定プロトコル　65
筋区画症候群　265
筋弛緩薬　381
筋性防御　**155**, 162
緊張性気胸　207, **263**

### く

偶発性低体温症　256
クオリティオブデス　**44**, 89
クスマウル呼吸　141
クッシング現象　**139**, 201
クモ状血管腫　154
グラスゴー-コーマ-スケール
　　　　　　　　　　72, **132**, 197
クラッシュシンドローム　266
グリーフワーク　57
クリティカルケア　4
クリティカルケア認定看護師　10
グルコース-インスリン療法　254

### け

経カテーテル動脈塞栓術　271
頸静脈の怒張　148
頸動脈の触知　181
頸部損傷　262
傾眠　173
痙攣　138
下血　**158**, 221
血圧　149
血液ガス分析　126
血液型検査　124
血液浄化法　291

血液生化学検査　124
血液の検査　123
血液分布異常性ショック　212
　　──の救急処置　216
血管確保　333
血管雑音　154
血管造影検査　131
血管の損傷　166
血球計算　124
血算　124
結節性紅斑　153
血糖検査　124
血尿　165, **230**
　　──時の救急処置　231
　　──時の検査　231
血便　158
血流の評価　167
解毒薬　291
下痢　**157**, 221
ケルニッヒ徴候　138
検案　40
牽引　364
幻覚　174, **301**
研究活動　7
言語性幻聴　301
幻視　301
幻嗅　301
幻触　302
幻聴　301
減張切開　284
見当識　196
見当識障害　173
腱反射　137
健忘　174
幻味　301

### こ

誤飲, 小児の　288
降圧薬　377
広域医療搬送計画　32
広域災害　30
広域災害救急医療情報システム
　　　　　　　　　　　　**19**, 32
高カリウム血症　239
　　──時の救急処置　240
高規格救急車　17
口腔内吸引　329
抗原検査　128
甲状腺クリーゼ　169
高浸透圧高血糖状態　169, **242**
　　──の救急処置　243
向精神薬　287
咬創　166

高体温　251
高炭酸ガス血症　203
高張性脱水　237
抗てんかん薬　374, **379**
口頭指示受け用紙　374
高度救命救急センター　**16**, 69
高度実践看護師　10
高度治療室　28
高二酸化炭素血症　203
抗破傷風人免疫グロブリン　248
項部硬直　120, **138**
抗不整脈薬　374, **378**
興奮状態　301
誤嚥性肺炎　201
コードブルー　29, **86**
呼気延長　142
呼気終末二酸化炭素分圧　193
呼気二酸化炭素濃度モニター　193
呼吸音の聴診　143
呼吸障害　202
　　──時の救急処置　206
　　──時の検査　207
　　──の症状　205
　　──の定義　203
呼吸数の基準範囲　141
国際緊急援助隊　33
黒色便　158
国連人道問題調整事務所　33
こころのケア, 災害時の　81
個人情報の保護に関する法律　45
個人防護具　110
誇大妄想　302
国境なき医師団　33
骨折　166
　　──に伴う出血量　167
骨盤外傷の救急処置　271
骨盤骨折　265
骨盤固定用ベルト　271
昏睡　173
混濁尿　165
コンパートメント症候群　265
昏迷　301
昏蒙　173

### さ

災害
　　──, 世界の　33
　　──時の対応　75
　　──の定義　30
　　──の分類　30
災害医療　29
災害医療コーディネーター　84
災害医療体制　30

災害関連死　82
災害救助法　30
災害拠点病院　31
災害サイクル　75
災害支援ナース　84
災害時健康危機管理支援チーム　84
災害時トリアージ　77
災害死亡者家族支援チーム　84
災害対応マニュアル　83
災害対策基本法　31
災害派遣医療チーム　32, **84**
災害派遣精神医療チーム　84
細菌尿　165
サイコロジカルファーストエイド
　　　　　　　　　　　　　　81
在宅当番医　15
在宅療養における対応　98
再認障害　174
避けられた外傷死
　　　　　26, 167, 257, **266**
避けられた死　21
挫傷　166
挫創　166
錯覚　174
擦過傷　166
殺虫剤　287
挫滅創　166
産業保健　35
酸素投与　320
散瞳　135

### し

肢位異常　135
シーソー呼吸　142
シーツラッピング　271
死腔換気量　203
死腔様効果　204
止血帯法　316
止血法　314
止血薬　383
刺咬症　296
事後メディカルコントロール　22
自殺企図　305
四肢外傷　265
　　──の救急処置　271
四肢麻痺　136
耳出血の止血　320
事前意思　74
死戦期呼吸　142, **181**
自然災害　30
事前メディカルコントロール　22
刺創　166
失見当識　173

失神　152
失調性呼吸　139, **142**
児童虐待の防止等に関する法律　41
自動体外式除細動器　11, **188**
死亡検案書　40
死亡診断書　40
脂肪塞栓症候群　266
嗜眠　173
社会的支援　6
ジャクソン=リース回路　**194**, 325
ジャパン-コーマ-スケール
　　　　　　　　72, **132**, 197
シャント　204
シャント様効果　204
周囲の状況確認　110
重症外傷専門病室　69
重症度　51, **113**
重症熱性血小板減少症候群　298
修正ボルグスケール　140
集中治療後遺症候群　28
集中治療室　3, **28**, 69
集中治療における重症患者の末期医
　療のあり方についての勧告　89
集中治療領域における終末期患者家
　族のこころのケア指針　89
終末期　43
終末期医療の決定プロセスに関する
　ガイドライン　89
縮瞳　134
受傷機転　258
手掌紅斑　154
手掌法　279
出血性ショック　**212**, 265
受動的外部加温法　276
守秘義務　40
循環血液量減少性ショック　212
　——の救急処置　216
循環障害　211
準緊急手術　73
昇圧薬　374, **375**
消化管出血　219
　——の救急処置　222
消化管穿孔　220
　——の救急処置　223
症候性血尿　230
上腸間膜動脈閉塞　219
　——の救急処置　222
小児
　——の誤飲　288
　——の心肺蘇生　194
小児救急専門病床　69
小児初期救急センター　16
上部消化管出血　221

静脈血栓塞栓症　82
静脈怒張　154
静脈路の確保　192
初期救急医療施設　**15**, 62
初期対応
　——，初期・第二次救急医療施設
　における　66
　——，第三次救急医療施設におけ
　る　71
初期輸液，熱傷時の　283
食中毒の届出　41
植物状態　97
食物アレルギー　**105**, 212
徐呼吸　141
除細動　187
　——，小児の　196
ショック　148, **211**
　——，外傷による　258
　——時の救急処置　215
　——時の検査　216
　——の症状　214
　——の定義　212
ショックインデックス　148
ショックスコア　149
除脳硬直　135
除皮質硬直　135
徐脈　146
人為災害　30
腎外傷　226
心外閉塞・拘束性ショック　213
　——の救急処置　216
新型救命救急センター　16
新型コロナウイルス感染症　249
神経原性ショック　212
　——の救急処置　216
神経症状　175
神経の損傷　166
心原性ショック　213
　——の救急処置　216
人工呼吸　323
　——，一次救命処置における
　　　　　　　　　　　　185
　——，小児の　196
人工呼吸器関連肺炎　201
人工呼吸用フェイスシールド　185
人工鼻　325
心室細動　187
心室頻拍　187
滲出性腹水　159
人生の最終段階にある傷病者の意思
　に沿った救急現場での心肺蘇生等
　のあり方に関する提言　44

人生の最終段階における医療・ケア
　の決定プロセスに関するガイドラ
　イン　89
心臓集中治療室　16, **69**
迅速簡易超音波検査　129, **268**
身体診察のスクリーニング　118
心タンポナーデ　264
　——の救急処置　271
心的外傷後ストレス症　**54**, 81
心電図検査　129
心電図モニター　341
心嚢穿刺　356
心肺蘇生法　180
　——，小児の　194
深部加温　276
深部静脈血栓症　82
心不全治療薬　374
心理・社会的特徴，救急患者家族の
　　　　　　　　　　　　　　55
心理的応急処置　81
心理的ストレス反応
　——，救急患者家族の　57
　——，救急患者の　53
心理的特徴，救急患者の　52
診療看護師　10

### す

髄液耳漏　261
髄液鼻漏　**261**, 319
髄液漏　**120**, 261
錐体外路症状　255
髄膜刺激症状　138
頭蓋→「とうがい」
スタットコール　29
スタンダードプリコーション　110
頭痛　137
ストレス　53
ストレッチャー移送　310
スピードトラック牽引　365
スピリチュアルな苦痛　91

### せ

精神症状　300
精神状態のアセスメント　173
精神的ケア　5
整復固定　362
世界保健機関　33
セカンダリーサーベイ　72
咳　145
赤色皮膚線条　154
脊髄損傷　262
脊椎損傷　262
切創　166

絶対的医行為　36
切迫する D　269
遷延性意識障害　96
前向性健忘　174
穿刺　351
全人的苦痛　92
喘鳴　146
せん妄　54, 173, **302**
専門看護師　10

### そ

臓器移植　97
臓器の移植に関する法律　97
総頸動脈　146
総合周産期母子医療センター　16
創傷処置　367
躁状態　301
創傷治癒のタイプ　368
創消毒　368
創傷の分類　166
創洗浄　367
相対的医行為　36
創縫合　368
足背動脈　146
ソフトサイン　167

### た

ターニケット　316
タール便　158
第一印象　116
　——, 外傷初療時の　273
体位ドレナージ　210
体液喪失性ショック　212
体液・代謝異常　235
体温異常　251
体温管理療法　295
待機的緊急手術　73
対光反射　134
第三次救急医療施設　16, 69
代償性ショック　213
体性痛　220
大腿動脈　146
第二次救急医療施設　16, 62
体表加温　276
体表保温　276
代理意思決定　57, 74, 93
大量血胸　264
大量輸血プロトコル　269
他院との連携
　——, 初期・第二次救急医療施設
　における　68
　——, 第三次救急医療施設におけ
　る　75

他機関との連携, 災害時の　83
たこつぼ型心筋症　82
多職種との連携
　——, 院内急変時の　87
　——, 災害時の　83
　——, 初期・第二次救急医療施設
　における　67
　——, 第三次救急医療施設におけ
　る　74
タスクシフト・タスクシェア　12
脱水　236
　——時の救急処置　237
　——時の検査　238
脱水症の分類　236
多尿　165
多発外傷　258
ダブルリング試験　319
ダメージコントロールサージェリー
　　　271
痰　146
担架での搬送　313
単純 X 線撮影　129
断続性副雑音　143
単独外傷　258

### ち

チアノーゼ　**145**, 149
地域医療　33
地域救命救急センター　**16**, 69
地域災害拠点病院　31
地域包括ケアシステム　**34**, 99
チェーン-ストークス呼吸
　　　139, **141**
知覚異常　174
致死性不整脈　239
窒息　206
中心静脈ライン確保　335
中枢性過呼吸　139
中枢性高熱症　139
中枢性チアノーゼ　**145**, 149
中毒　286
　——, 小児の　288
中毒 110 番　288
超音波検査　129
腸洗浄　289
腸蠕動音　154
腸閉塞　220
　——の救急処置　222
チョークサイン　102, **206**
直接圧迫止血法　314
直接的メディカルコントロール　21
直達牽引　365
直流除細動器　191

鎮静薬　380
鎮痛薬　382

### つ

追想障害　174
付添人への対応　67
ツルゴール反応　**172**, 237

### て

低カリウム血症　239
　——時の救急処置　240
低血糖　170, **242**
　——の救急処置　243
低酸素血症　205
低心拍出量症候群　213
低体温　251
低体温症　256
低張性脱水　236
溺水　293
デグロービング損傷　165, **266**
手袋状剝皮損傷　165, **266**
デブリドマン　368
電解質製剤　374, **384**
電撃傷　284

### と

頭蓋骨骨折　260
頭蓋底骨折　260
頭蓋内圧亢進症状　198
動悸　152
瞳孔異常　134
瞳孔不同　134
橈骨動脈　146
凍傷　256
等張性脱水　237
疼痛の評価方法　168
導尿　229
糖尿病性ケトアシドーシス
　　　169, **241**
　——の救急処置　243
糖尿病性昏睡　169
頭部外傷の救急処置　270
頭部後屈顎先挙上法　182
動脈血酸素分圧　**127**, 203
動脈血酸素飽和度　127
動脈血二酸化炭素分圧　**127**, 203
動脈損傷の救急処置　272
トキシドローム　288
特異的中和薬　383
特殊災害　30
ドクターカー　**18**, 26
ドクターカーナース　**18**, 26
ドクターヘリ　**18**, 26

特定行為　37
特定行為研修　**10**, 37
特定行為に係る看護師の研修制度
　　　　14

吐血　**157**, 221
徒手筋力検査　136
届出義務　40
トリアージ　5
　──，救急外来における　63
　──，災害時の　77
　──，第三次救急医療施設におけ
　　る　70
　──，電話相談による　65
トリアージタッグ　78
トリアージナース　11
努力呼吸　**142**, 207
ドロッピングテスト　136
鈍的外傷　258

## な

ナースプラクティショナー　10
内視鏡検査　131
内臓痛　220

## に

二次救命処置　180, **190**
二次性意識障害　197
二次性脳損傷　260
二次的評価　72
二次トリアージ　77
日本DMAT　14
日本医師会災害医療チーム　84
日本救急医学会　13
日本救急看護学会　**11**, 14
日本紅斑熱　298
日本災害リハビリテーション支援協
　会　84
日本蘇生協議会　20
尿検査　126
尿失禁　165
尿中薬物スクリーニング検査　126
尿閉　228
　──時の救急処置　229
　──時の検査　229
尿路結石　225
　──の救急処置　226
人形の目現象　138

## ね

ネーザルハイフロー　250, **322**
ネックカラー　312
熱傷　277
　──時の検査　284

　──時の初期輸液　283
　──の救急処置　282
　──の重症度評価　279
　──の分類　277
熱傷指数　279
熱傷深度　277
熱傷面積　279
熱傷予後指数　279
熱中症　251
粘液水腫性昏睡　169

## の

脳挫傷　261
脳死　96
　──患者の看護　98
脳死判定基準　96
脳卒中集中治療室　69
能動的外部加温法　276
能動的内部加温法　276
脳ヘルニア　**198**, 200
農薬　287

## は

パークランド法　283
ハードサイン　167
バーンアウト　12
配偶者からの暴力の防止及び被害者
　の保護等に関する法律　41
配偶者暴力相談支援センター　41
ハイケアユニット　28
敗血症　245
　──の救急処置　247
　──の検査　247
敗血症性ショック　212, **245**
　──の救急処置　216
バイスタンダー　20
肺動脈血栓塞栓症　82
肺内シャント　204
排尿困難　165
排尿痛　165
背部叩打法　102, **206**
背部痛　159
ハイブリッドERシステム　28
ハイフローセラピー　250
肺胞呼吸音　143
肺胞低換気　203
ハイムリック法　102
培養検査　128
ハイリスク薬　374
吐きけ　157
白色皮膚線条　154
バクスター法　283
爆創　166

破傷風　248
ハチ毒　297
バッグバルブマスク　**185**, 324
バッグバルブマスク法　187
バックボード　312
発熱　251
波動　162
バトル徴候　**120**, 139, 261
鼻カニューレ　322
パニック発作　300
バビンスキー反射　137
ハフィング　209
パラコート　287
パラメディック　22
ハリーコール　29
バルーンタンポン法　318
バレー徴候　136
反跳痛　**155**, 162
反応の評価　181

## ひ

ビオー呼吸　141
非開放性外傷　258
被害妄想　302
皮下気腫　120, **145**
鼻腔内吸引　329
鼻出血の止血　318
微小妄想　302
非侵襲的陽圧換気　323
非代償性ショック　213
悲嘆　94
　──の分類　94
　──へのケア　94
悲嘆作業　**57**, 95
悲嘆反応　57, **94**
皮膚線条　154
びまん性脳損傷　261
ヒュー-ジョーンズ分類　140
病院群輪番制方式　16
病院前救護　23
標準予防策　110
鼻翼呼吸　142
頻呼吸　141
頻尿　165
頻脈　146

## ふ

ファーストインプレッション　116
ファーストエイド　24
ファーストエイドナース　11
ファイティング現象　326
不安　300
不安発作　54

フィジカルアセスメント　113
フェイスシールド法　186
フェイスマスク　322
不穏状態　301
不可逆性ショック　213
腹腔穿刺　358
複合型災害　30
副雑音　143
複雑性悲嘆　58, **94**
副子法　362
副腎クリーゼ　169
腹水　158
腹痛　220
　── のアセスメント　155
　── の部位　156
腹部外傷　264
　── の救急処置　271
腹部大動脈瘤の救急処置　222
腹部大動脈瘤破裂　219
腹部突き上げ法　102, **206**
腹膜炎　220
　── の救急処置　223
腹膜刺激症状　**155**, 220
浮腫　149, **237**
不正性器出血　233
　── 時の救急処置　233
　── 時の検査　233
防ぎえた災害死　77
フライトナース　11, **18**, 26
プライバシー保護　45
プライマリーサーベイ　71
ブラックアイ　**120**, 139, 261
フラッシュバック　54
ブルジンスキー徴候　138
ブルンベルグ徴候　155
フレイルチェスト　**142**, 262
プレホスピタルケア　3, **23**

**へ**

閉鎖骨折　166
ベックの三徴　264
ヘッドイモビライザー　312
ヘルニア　159
ベロックタンポン法　318
偏側臥位呼吸　143
ベンチュリーマスク　322
便秘　157
片麻痺　136

**ほ**

包括的指示　37

膀胱タンポナーデ　231
膀胱内留置カテーテル　345
膀胱瘻造設術　229
放射線障害　285
乏尿　165, **229**
ポータブル X 線撮影　129
ポケットマスク　185
ポケットマスク法　187
保健師助産師看護師法　**36**, 40

**ま**

マダニ　298
末梢静脈穿刺　334
末梢静脈路　192
末梢性チアノーゼ　**145**, 149
マムシ咬症　298
麻薬及び向精神薬取締法　41
麻薬患者の届出　41
慢性呼吸不全　203
慢性中毒　286

**み**

ミオグロビン尿　253
脈圧　150
脈拍数　146
脈拍の触診　146

**む**

無呼吸　**141**, 206
無自覚低血糖　242
無症候性血尿　230
無尿　165, **229**
胸やけ　158
無脈性　187

**め**

メディカルエマージェンシーチーム
　　　　　　　　　　　　　　　86
メディカルコントロール　21
メドゥーサの頭　154
めまい　152

**も**

毛細血管再充満時間　148
妄覚　174
妄想　175, **302**
もうろう状態　173

**ゆ**

有機リン　287
優先順位　113

輸液　337
輸血　339
　── の副作用　340
輸血用血液製剤の種類　340

**よ**

養護教諭　35
用手的呼吸介助法　210
要素性幻聴　301
腰椎穿刺　360
腰痛　159
腰背部痛　225
　── 時の救急処置　226
　── 時の検査　226
予期しない終末期　43
予期悲嘆　94
抑うつ　300
杙創　166
与薬の 6R　374

**ら**

ライム病　298
ランド-ブラウダーの公式　279

**り**

リザーバつきフェイスマスク　322
利尿薬　384
リフィリング　281
両眼内方下方偏視　135
臨時応急の手当　36
輪状甲状靱帯切開　327
輪状甲状靱帯穿刺　327
臨床推論　115
倫理調整　7
倫理的判断　8

**れ**

轢創　166
轢断　266
裂創　166
連携システム，在宅療養における
　　　　　　　　　　　　　　　100
連続性副雑音　143
連絡システム，学校保健における
　　　　　　　　　　　　　　　106

**ろ**

漏出性腹水　159
ロードアンドゴー　26